# 精编现代护理学规范

主编　张成程　刘　明　郑海英　王小芹
李　燕　严　卉　侯晓慧　刘　颖

黑龙江科学技术出版社
HEILONGJIANG SCIENCE AND TECHNOLOGY PRESS

图书在版编目（CIP）数据

精编现代护理学规范 / 张成程等主编. -- 哈尔滨：
黑龙江科学技术出版社，2023.11
ISBN 978-7-5719-2230-6

Ⅰ．①精… Ⅱ．①张… Ⅲ．①护理学 Ⅳ．①R47

中国国家版本馆CIP数据核字（2023）第237363号

**精编现代护理学规范**
JINGBIAN XIANDAI HULIXUE GUIFAN

| 主　　编 | 张成程　刘　明　郑海英　王小芹　李　燕　严　卉　侯晓慧　刘　颖 |
| 责任编辑 | 包金丹 |
| 封面设计 | 宗　宁 |
| 出　　版 | 黑龙江科学技术出版社 |
| | 地址：哈尔滨市南岗区公安街70-2号　邮编：150007 |
| | 电话：（0451）53642106　传真：（0451）53642143 |
| | 网址：www.lkcbs.cn |
| 发　　行 | 全国新华书店 |
| 印　　刷 | 黑龙江龙江传媒有限责任公司 |
| 开　　本 | 787 mm×1092 mm　1/16 |
| 印　　张 | 23.5 |
| 字　　数 | 592千字 |
| 版　　次 | 2023年11月第1版 |
| 印　　次 | 2023年11月第1次印刷 |
| 书　　号 | ISBN 978-7-5719-2230-6 |
| 定　　价 | 238.00元 |

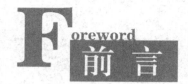

前　言

　　随着医学模式和护理工作模式的转变,护理学理论和临床研究也发生了深刻变化。医学科学技术的迅猛发展,使新理论、新技术、新方法在临床实践中得到了广泛的推广。基础护理和专科护理技术的规范应用,实现了医疗活动的目标效应,但在个性化、人文化和科学化诸方面仍存在护理教育质量参差不齐、护理教学与临床应用脱节的现象。为更好地适应现代医学模式,体现安全护理和科学护理的内涵,我们特组织多位专家共同编写了本书。

　　本书是由多位长期从事临床护理实践和护理教学的专家共同编写而成。在编写过程中,编者们充分结合了临床操作实际,广泛征求了各级医院中临床护理工作人员的意见,同时还参考了大量相关的教材和文献。

　　本书主要由各科室常见疾病的临床护理措施构成,内容全面、新颖,实用性强,对临床护理工作的实施具有较好的指导作用,既可作为护理专业各层次学生实际操作及毕业实习的指导用书,也可作为护理教学人员及临床工作人员进行护理技能学习、考试的参考用书。

　　临床护理操作规范需要在临床实践中不断完善,才能形成科学的护理操作规范体系。为此,我们愿和所有同仁一起共同努力和奋斗!

《精编现代护理学规范》编委会

2023 年 7 月

# Contents 目录

# 第一章　临床常用护理指标

## 第一节　护　患　比

### 一、概述

护患比反映护理服务需求和护理人力的匹配关系。计算护患比,能够帮助管理者了解当前护理人力配备状况,进而建立一种以护理服务需求为导向的科学调配护理人力的管理模式,让需要照护的患者获得护理服务,保障患者的安全和护理服务质量。

### 二、定义和意义

#### (一)指标的定义

1.护患比

护患比指统计周期内当班责任护士人数与其负责照护的住院患者数量之比。

2.当班责任护士人数

统计期间内在岗直接看护患者的责任护士总人数,不包括治疗护士(配药护士)、办公班(主班)护士、护士长等其他岗位护士。

#### (二)指标的意义

患者护理结局的好坏,与护理人力的配备有直接关系。护患比反映护理服务的有效人力投入,反映执业护士直接照护患者数量情况,而护理人力的合理配置,是护理服务的规范化的基本保障,属于护理质量的结构指标。无论是从逻辑还是实证研究的结果上看,合理护理人力配备与护理质量密切相关。如护患比过高,代表每个护士照护患者数量增加,护士的护理工作量超负荷,将影响护理质量、患者结果及护理队伍稳定。患者安全隐患、医患矛盾、护理质量、护理人员因工作压力而离职等问题,都与护理人力配备不足密切相关。

然而,何为"合理",却一直困扰着国内的护理管理者。到目前为止,能够指引管理者配备护理人力的工具依旧十分缺乏。对于护理人力配置而言,我们也一直在探求以患者需要为导向的指标,"护患比"便是其中之一。国内有些医院已经开始探索使用这一指标进行护理人力的调配。本章通过研讨护患比的测算和应用方法,为管理者提供一种从完善人力配备出发提升护理质量的参考路径。

从护患比的定义可以看出,如果需要接受照护的患者数固定,提供护理服务的执业护士人数越多,护患比越高。例如,国家卫健委颁布的"三级医院评审标准"主张每个责任护士平均看护患者数量不超过 8 个。假定某个护理单元通过实践表明,当护患比达到 1∶8 时,护理服务质量能够得到保障,那么,其他类似的护理单元若护患比低于此值,应当考虑增加护理人力的配置。再如,当管理者发现不同班次之间护患比的差异很大,夜班的护患比明显低于此值,则应根据患者护理工作量需求配备护士人数,达到合适护患比。

值得注意的是,不同护理单元收治的患者类型不同,所以,即便患者数量相同,护理工作量的差异可能很大。管理者应该监控全院各护理单元护患比情况,根据患者疾病严重程度和护理依赖度合理调配护理人员,必要时增加护士人数。同时,考量各护理单元、各班次患者护理需求的差异性,保持护士与患者的合适比例。重症监护病房(ICU)、母婴同室等收治危重患者等护理工作服务强度明显高于普通病房的护理单元,则需配备的护理人力也较多。故此,测量护患比时,可以计算一个医院各个时段平均的护患比,也可以根据管理的需要,计算不同护理单元、不同时段的护患比,如各护理单元护患比、白班护患比、夜班护患比等。

## 三、测量方法

### (一)计算公式

平均每天护患比=1×(统计周期内每天各班次责任护士数之和/同期每天各班次患者数之和)。

"统计周期"是质量管理者关注的时间段,如某年、某月、某一天或某个班次等。其中,每个班次或每天"收治患者总数"包含统计时期始收治在院患者总数与新转入患者数之和,例如,该班次起始时点在院患者 20 人,到该班次结束,转出 2 人,转入 3 人,则"收治患者总人数"为 23 人。

### (二)数据及来源

1.涉及的数据

统计周期、统计周期内收治患者总人数及在岗责任护士人数。

2.数据来源及采集方式

某一班次及每一天在岗责任护士的总人数,通常可以从各专业临床科室护理单元排班表中获得;收治患者总人数可以从统计报表中获得。

## 四、使用方法

从护理质量管理的角度出发,护患比至少可以应用于护理人力配置的预判和护理质量与护理人力配置关联推断这两个方面。无论应用在哪个方面,只要应用得当,都有助于一线护理服务规范、有序地开展,进而有助于防范护理不良事件的发生,提升护理质量。

### (一)护理人力配置的预判

如前所述,护患比是一个引导管理者"基于患者的护理需要"配置护理人力的工具。管理者根据不同护理单元收治患者的情况,从患者安全出发,应当对这些护理单元最低并合理的护患比之"理论值"做到心中有数。管理者通过采集相关的变量信息,计算当前不同护理单元实际的护患比,与护患比的"理论值"对比,便可以预先判断护理单元人力配置是否恰当、尚可、不足、过多。继而,便可以考虑护理人力的增减和/或存量调配。即便短期内无法改进人力配置,至少让管理者明了潜在的风险。

事实上,每当护理对象发生显著变化时,管理者都可以通过护患比的计算来指引护理人力的配置。另一方面,管理者有必要定期分析各个护理单元护患比(有条件的医疗机构,甚至可以把护患比作为一个日常监测的指标),通过护患比的变化识别护理人力的配置是否合理,进而提前进行护理质量风险的预判,做好应对和预案,以保障患者的安全和护理质量。

### (二)护理质量与护理人力配置关联的推断

当管理者同时掌握护理单元护患比和该护理单元其他护理质量指标的情况,或者同时掌握多个护理服务内容和强度相似的护理单元的这两类信息。那么,管理者就可以通过分析护患比与另外一个或几个护理质量指标值的关联,来推断护患比与其他护理质量指标的关联特性,甚至得出护患比与其他指标的关联规律(如护患比每提高 1%,某指标值升高或降低 2%等)。

关联推断的方法,假定管理者除了护患比以外还掌握另一个护理质量结局指标的数值(图 1-1),随着护患比的增加,另一个指标值也随之增加,说明两者之间为正相关关系;如果随着护患比的增加,另一个指标值随之下降,说明两者之间为负相关关系;如果随着护患比的增加,另一个指标值并无显著的变化或变化趋势不明朗,说明两者之间无相关关系。如果分析结果发现护患比与某一护理结局指标关联密切,那么,一线护理人力配置的问题很可能就是导致这个不良事件的原因,管理者应当考虑通过人力调配进行质量改善。

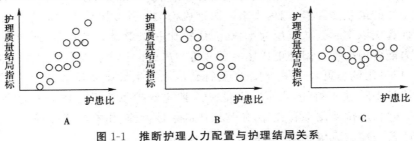

**图 1-1  推断护理人力配置与护理结局关系**

A.表示护理结局指标值与护患比呈正相关关系;B.表示护理结局指标值与
护患比呈负相关关系;C.表示护理结局指标值与护患比没有相关关系

可见,关联分析能够给管理者直接的证据,把通过关联分析获得的证据及时反馈给院长、护理部主任、科主任、护士长、人力资源部门或其他护理单元的决策者,有助于他们快速把握问题,有理有据地进行决策。

## 五、评述

护患比之所以能够作为护理质量的敏感指标,是因为患者能否获得与其病情相应的规范的护理服务,取决于有多少一线护理人员能够为患者提供服务。如若人手不足,护理服务的数量和质量都会大打折扣,继而有损患者的安全和护理结局。

世界上有些地区甚至对护患比进行了法律上的强制规定。例如,美国的加利福尼亚州早在1999 年就强制执行最低护患比,规定 ICU 的最少护患比为 1∶2、分娩及产后综合病房为 1∶3、儿科为 1∶4、普通专科病房为 1∶5(2008 年调整为 1∶4)等。许多研究对加利福尼亚州强制执行最小护患比的政策进行了评估,结果发现此项政策的实施确实有助于降低护理不良事件和提升护士工作满意度。到 2010 年,美国已有 15 个州和哥伦比亚地区采用了这种"最低护患比"规定或者签署了相关法案。

澳大利亚的维多利亚州是另一个较早实行"最小护患比"制度的地区。初期,维多利亚州要求辖区内的公立医院最小护患比达到 1∶4。到了 2004 年,在澳大利亚护士联盟的推动下,维多利亚州政府将最小护患比调整为"5∶20"。尽管从数值上看,5∶20=1∶4,但在操作层面,政策调整后,护理单元的人力配备较过去灵活了。这是因为一个护理单元有多个护士时,有些护士护理患者病情严重,从绝对数量上看,这些护士人均护理的患者可能不到 4 个,而另一些护士护理的患者病情较轻,他们人均护理的患者可能超过 4 个。但只要从总体上看,这个护理单元不违反 5∶20 的护患比,便不会违规。因此,新的模式把护士人力配置的决定权交回给了病区管理者,使他们可以根据患者的病情和护士的能级情况来决定护士数量,再次强调了护理工作是一个团队的工作,护理工作是由整个病区的护理团队来共同承担的。

日本针对床位数计算出 24 小时内平均护士人数,还明确规定了夜班护士配置的最低比例。如果患者病情突然变化或有紧急入院等情况而引起护理工作量突然增加时,护理人员的呼叫制度可以保证迅速调集在家备班的护士前来补充;如果配置的护理人力超过了实际工作需要,也可随时安排部分上班护士回家,以减少当班的剩余人力。

目前,我国已经在三级医院评审时引入了护患比的概念,对三级医院提出了"每位责任护士照护患者不超过 8 人"的基本要求。

作为护理人力资源配置、护理质量结构性指标,国内更多地采用床护比指标,是把床位数量作为护理人员配置的最主要因素,国内大多数医疗机构实际开放床位比编制床位要多,因此床护比指标的床位计算应以实际开放床位为基数,但床护比并未考虑患者数量、病情变化需要,因此存在一定的人力配备局限性。国外更成熟的是评价护患比。护患比是以患者所需的护理工作量为主要因素的,护患比概念更合理化;护患比更符合国家卫生健康委员会提出的"每名责任护士平均负责患者数量不超过 8 例"的要求。无论是床护比或护患比进行护理人力资源的配备、评价,除与患者的病情、床位使用率有关外,还与病房的条件设施、相关配套设施,如配液中心、护理人员的工作效率及当地的风俗习惯等相关。

## 六、可能遇到的问题和应对方法

**(一)统计期间内收治患者总人数**

(1)某统计时间点的住院患者人数。

(2)统计期间内收治患者总人次,包括转出、出院、收入患者人数。

**(二)护士总人数的确定**

统计期间内在岗看护患者的责任护士总人数。

**(三)护患比的评价频次**

护患比指标主要是评价责任护士与看护患者的比例,评价每位护士看护患者的数量,可测量一段时间的平均护患比,或某班次的平均护患比,或某特定班次的护患比。有条件的医院可利用信息化系统,常规测量每班次护患比。

## 七、与其他敏感指标的关联和联合应用

(1)护患比与护理时数:护患比是合理护士人力配备指标。合理护患比指标的测算基础是收

治患者所需护理时数。

（2）护患比是根据患者的护理需要而配备护士,更符合患者实际需求。但也应考虑影响护理人力配备的基础设施建设、设备配备等因素。

**（刘　明）**

# 第二节　床　护　比

## 一、概述

床护比反映开放床位和护理人力的匹配关系。计算床护比,能够帮助管理者了解当前开放床位所配备的护理人力状况,进而建立一种以开放床位为导向的护理人力配备管理模式,保障一定数量开放床位护理单元的基本护理人力配备,是医疗机构及其护理单元护理人力的配备参考、评价指标。

## 二、定义和意义

### （一）指标的定义

1.床护比

统计周期内提供护理服务的单位实际开放床位与所配备的执业护士人数比例,反映平均每张开放床位所配备的执业护士数量。根据护理服务单位的类型,可分为医疗机构总床护比、普通病房护理单元床护比及特殊护理单元床护比等。

2.其他相关名词定义

（1）实际开放床位数:医疗机构实际收治患者的长期固定床位数,有别于医疗机构执业注册的"编制床位数"。

（2）特殊护理单元床位数和普通病房护理单元床位数:特殊护理单元床位数包括重症医学科、手术室、产房、层流病房、母婴同室床位数。除这些特殊护理单元外,其他护理单元均为普通护理单元,其床位数计为普通病房护理单元床位数。

（3）执业护士总人数:在护理岗位工作的执业护士总人数,含助产士。

### （二）指标的意义

患者护理结局的好坏,与护理人力的配备有直接关系。床护比正是反映护理服务的人力投入。床护比过低,表明护理人力不足,而当受到护理人力不足的掣肘时,护理服务的规范化便失去了基础的保障。护理人员的工作强度很可能超负荷,进而影响护理队伍的稳定。

护理服务的需要是配置护理人力的准绳。不同护理单元收治的病例类型不同,需要的护理服务内容和强度也有区别,故此,应用床护比作为人力配置或护理质量结构性指标时,有必要对不同护理单元区别对待。重症医学科(各类 ICU)、手术室、产房、层流病房、母婴同室等护理单元的护理工作服务强度通常明显高于普通病房,这些单元的床护比一般也比较高。

### 三、测量方法

#### (一)计算公式

床护比＝1×(统计周期内实际开放床位数/同期执业护士人数)

(1)根据测量不同类别床护比,护士总人数为统计周期内相应医疗机构或护理单元的总执业护士人数(包含所有护理岗位注册执业护士),但如果某护理单元有非开放床位配置的全院性专科护士,则在测算护理单元床护比时应排除。

(2)统计周期可根据质量管理评价部门的要求确定统计周期时间,如某月、某季、某年等,也可以测量某个时点的床护比。为了便于统计,统计周期内执业护士总人数可以通过期初和期末的执业护士人数算得。

#### (二)数据及来源

计算床护比涉及全院及各护理单元的实际开放床位数和在岗的执业护士数。从"医院统计报表"可以获得实际开放床位数;从医院的人事部门或护理部可以获得在护理岗位的执业护士人数。从临床科室的执业护士名单和排班表,也可以获得各护理单元的在岗护士人数。

数据采集方式:医院的统计和病案部门通常每天都会统计当天实际开放床位。通过医院人力资源管理信息系统和/或护理排班信息系统,可以提取统计期间内医院或各病区护理单元护理岗位的执业护士人数,依据这些信息可以计算医院和各护理单元的床护比。如果医院的信息系统尚不能便利地采集和汇总上述信息,可以通过病案科、人事部门、护理部采集上述开放床位和护理人力信息,汇总成"报表"(表 1-1),进行医院和各护理单元床护比的计算。

表 1-1　医疗机构和护理单元床护比信息报表举例

| 统计单位 | 统计周期(统计时间) | 实际开放床位数 | 执业护士总数 |
| --- | --- | --- | --- |
| 医院 | | | |
| 普通病房 | | | |
| 手术间 | | | |
| 重症监护室 | | | |
| 母婴同室 | | | |
| 层流病房 | | | |
| 产房 | | | |
| 某护理单元 | | | |

### 四、使用方法

床护比是一个引导管理者基于开放床位数配置护理人力的工具。管理者应当对这些护理单元最低和合理的床护比的"理论值"做到心中有数。理论值可以参考国家卫生行政部门或行业组织的相关推荐,也可以参考国外权威机构发布的推荐值。区域医护服务管理者和医院的管理者还可以结合收治患者的类型、医院的定位和发展方向等因素,拟定自身的床护比标准值。

管理者通过采集相关的变量信息,计算当前不同护理单元实际的床护比,比对床护比的"理论值",可以预先判断护理单元人力配置是否恰当、尚可、不足、过多。继而管理者可以考虑护理人力的增减和/或存量调配。即便短期内无法改进人力配置,至少让管理者了解潜在的风险。

事实上,每当开放床位数发生显著变化时,管理者都可根据床护比的计算来指引护理人力的配置。另一方面,管理者可以定期分析各个护理单元床护比,通过床护比的变化识别护理人力的配置是否合理,进而提前进行护理质量风险的预判,做好应对和预案,以保障患者的安全和护理质量。

医院质量管理通常是医院(质控办)、护理部、护理单元三级管理。护理单元床护比不达标时,及时向护理部汇报,护理部首先进行人力资源调配。如无法完成人力资源调配,护理部应向医院人事部门和质控部门汇报,提交院委会解决。医院院委会在质控办、护理部、人力资源部汇报的数据和目标基础上,给予政策支持,督促执行干预措施,保证最低床护比配备,并实施床护比指标质量持续保持方案。

## 五、评述

在很长一段时间内,床护比几乎是我国卫生行政部门指导医疗机构配置护理人力的唯一一个量化指标。1978 年,原卫生部会发布的《综合医院组织编制原则试行草案》便提出了不同床位规模医疗机构床护比的指导意见,例如,床位数为 100～200 张的机构,推荐床护比为 1:(0.46～0.49);床位数为 300 张的机构,推荐床护比为 1:(0.50～0.53);床位数达 500 张的机构,推荐床护比为 1:(0.58～0.61)。2011 年底,原卫生部会颁发的《中国护理事业发展规划纲要(2011—2015 年)》提出,到 2015 年,全国三级综合医院、部分三级专科医院的医院床护比不低于 1:0.8,病区床护比不低于 1:0.6。2014 年,国家卫健委颁布的《优质护理服务评价细则》,也使用床护比作为护理质量的结构性指标。

以床护比作为指标,最大的优势是涉及的变量和计算方法简单,便于操作。这也是这一指标得到广泛应用的原因。然而,值得注意的是,床护比实际上是以"实际开放床位数"代表护理服务的需要,以"执业护士数"代表护理服务的提供。这既忽略了床位使用率对护理服务需要的影响,也没有细致区分护士中有多少人是真正从事护理相关工作、有多少人是从事非护理工作。可见,床护比无论是对护理服务的需要还是提供的测量,都比较粗糙。

作为护理质量的结构性指标,护患比和护理时数要比床护比敏感。国内有学者研究了国内外护理人力资源的配置现状与方法,其中包括以护理时数推算护理人力配备,然后评判目前业内流行的床护比标准的恰当性。

此外,影响护理服务需要和提供的因素复杂,应用床护比时应当结合患者的病情、病房的条件设施、相关配套设施(如是否设有配液中心)、护理人员的工作效率及当地的风俗习惯等进行综合考虑。翁卫群等根据收治患者病情危重程度、临床专业、护理工作量不同,将各临床专业病区分为 A、B、C 三类,测算得出 A 类病区床护比为 1:0.75,B 类病区 1:0.68,C 类病区 1:0.57。也有学者以医院等级代表医院收治患者的护理服务需要,提出三级综合医院床护比为 1:(0.63～0.77),二级医院床护比为 1:(0.49～0.51),一级医院床护比为 1:(0.4～0.44)。

总而言之,应用床护比时,应综合考虑床位使用率、平均住院日、危重患者占比等影响护理实际工作量的因素。如能结合护患比、护理时数、基础设施建设、设备配备等做全面分析,则能更好地控制偏差。

(刘　明)

# 第二章 临床常用护理技术

## 第一节 排痰技术

### 一、有效排痰法

**(一)目的**

对不能有效咳痰的患者进行叩背,协助排出肺部分泌物,保持呼吸道通畅。

**(二)操作前准备**

1. 告知患者

操作目的、方法、注意事项、配合方法。

2. 评估患者

(1)病情、意识状态、咳痰能力、影响咳痰的因素、合作能力。

(2)痰液的颜色、性质、量、气味。

(3)肺部呼吸音情况。

3. 操作护士

着装整洁、修剪指甲、洗手、戴口罩。

4. 物品准备

听诊器、隔离衣、快速手消毒剂,必要时备雾化面罩、雾化液。

5. 环境

整洁、安静。

**(三)操作步骤**

(1)穿隔离衣,核对腕带及床头卡。

(2)协助患者取侧卧位或坐位。

(3)叩击患者胸背部,手指合拢呈杯状由肺底自下而上、自外向内叩击。

(4)拍背后,嘱患者缓慢深呼吸用力咳出痰液。

(5)听诊肺部呼吸音清。

(6)协助患者清洁口腔。

(7)整理床单位,协助患者取舒适卧位。

(8)整理用物,脱隔离衣。

(9)洗手、记录,确认医嘱。

**(四)注意事项**

(1)注意保护胸、腹部伤口,并发气胸、肋骨骨折时禁做叩击。

(2)根据患者体型、营养状况、耐受能力,合理选择叩击方式、时间和频率。

(3)操作过程中密切观察患者意识及生命体征变化。

**(五)评价标准**

(1)患者能够知晓护士告知的事项,对服务满意。

(2)操作过程规范、安全,动作娴熟。

## 二、经鼻或经口腔吸痰法

**(一)目的**

充分吸出痰液,保持患者呼吸道通畅,确保患者安全。

**(二)操作前准备**

1.告知患者和家属

操作目的、方法、注意事项、配合方法。

2.评估患者

(1)病情、意识状态、生命体征、承受能力、合作程度。

(2)双肺呼吸音、痰鸣音、氧疗情况、$SpO_2$、咳嗽能力。

(3)痰液的性状。

(4)义齿、口腔及鼻腔状况。

3.操作护士

着装整洁、修剪指甲、洗手、戴口罩。

4.物品准备

治疗车、治疗盘、吸痰包、一次性吸痰管、灭菌注射用水、负压吸引装置一套、隔离衣、快速手消毒剂、污物桶、消毒桶;必要时备压舌板、开口器、舌钳、口咽通气道、听诊器。

5.环境

整洁、安静。

**(三)操作过程**

(1)穿隔离衣,携用物至患者床旁,核对腕带及床头卡。

(2)协助患者取适宜卧位,取下活动义齿。

(3)连接电源,打开吸引器,调节负压吸引压力 20.0～26.7 kPa(150～200 mmHg)。

(4)戴一次性无菌手套,连接吸痰管。

(5)吸痰管经口或鼻插入气道(进管时阻断负压),边旋转边向上提拉,每次吸痰时间不超过15秒。

(6)吸痰过程中密切观察患者生命体征、血氧饱和度及痰液情况,听诊呼吸音。

(7)吸痰结束,用手上的一次性手套包裹吸痰管,丢入污物桶。

(8)冲洗管路。

(9)整理床单位,协助患者取安全、舒适体位。

(10)整理用物,按医疗垃圾分类处理用物;消毒仪器及管路。

(11)脱隔离衣,擦拭治疗车。

(12)洗手、记录、确认医嘱。

**(四)注意事项**

(1)观察患者生命体征、血氧饱和度变化及痰液情况,并准确记录。

(2)遵循无菌原则,插管动作轻柔。吸痰管到达适宜深度前避免负压,逐渐退出的过程中提供负压。

(3)选择粗细、长短、质地适宜的吸痰管。

(4)按需吸痰,每次吸痰时均须更换吸痰管。

(5)患者痰液黏稠时可以配合翻身叩背、雾化吸入,患者发生缺氧症状时如发绀、心率下降应停止吸痰,休息后再吸。

(6)吸痰过程中,鼓励并指导清醒患者深呼吸,进行有效咳嗽。

**(五)评价标准**

(1)患者和家属能够知晓护士告知的事项,并能配合操作。

(2)遵循无菌原则、消毒隔离制度。

(3)操作过程要规范、安全、有效,动作要轻柔。

## 三、气管插管吸痰法

**(一)目的**

充分吸出痰液,保持患者呼吸道通畅。

**(二)操作前准备**

1.告知患者和家属

操作目的、方法、注意事项、配合方法。

2.评估患者

(1)病情、意识状态、合作程度。

(2)心电监护及管路状况。

3.操作护士

着装整洁、修剪指甲、洗手、戴口罩。

4.物品准备

治疗车、负压吸引装置一套、一次性吸痰管、无菌生理盐水、隔离衣、快速手消毒剂、污物桶、消毒桶。

5.环境

安静、整洁。

**(三)操作过程**

(1)穿隔离衣,携用物至患者床边,核对患者腕带及床头卡。

(2)协助患者取仰卧位,头偏向操作者侧。

(3)吸痰前给予2分钟纯氧吸入。

(4)连接电源,打开吸引器,调节负压吸引压力20.0～26.7 kPa(150～200 mmHg)。

(5)戴一次性无菌手套,连接吸痰管。

(6)正确开放气道,迅速将吸痰管插入至适宜深度,边旋转边向上提拉,每次吸痰时间不超过15秒。

(7)观察患者生命体征、血氧饱和度变化,观察痰液的性状、量及颜色,听诊呼吸音。

(8)吸痰结束后再给予纯氧吸入2分钟。

(9)吸痰管用手上的一次性手套包裹,丢入污物桶。

(10)冲洗管路并妥善放置。

(11)整理床单位,协助患者取安全、舒适体位。

(12)整理用物,按医疗垃圾分类处理用物。

(13)脱隔离衣,擦拭治疗车。

(14)洗手、记录、确认医嘱。

**(四)注意事项**

(1)观察患者生命体征及呼吸机参数变化,如呼吸道被痰液堵塞、窒息,发生应立即吸痰。

(2)遵循无菌原则,每次吸痰时均须更换吸痰管,应先吸气管内,再吸口鼻处。

(3)吸痰前整理呼吸机管路,倾倒冷凝水。

(4)掌握适宜的吸痰时间。呼吸道管路每周更换消毒一次,发现污染严重,随时更换。

(5)注意吸痰管插入是否顺利,遇有阻力时,应分析原因,不得粗暴操作。

(6)选择型号适宜的吸痰管,吸痰管外径应≤气管插管内径的1/2。

(7)吸痰过程中,鼓励并指导清醒患者深呼吸,进行有效咳痰。

**(五)评价标准**

(1)患者和家属能够知晓护士告知的事项,并能配合操作。

(2)遵循无菌技术、标准预防、消毒隔离原则。

(3)护士操作过程规范、安全、有效。

## 四、排痰机的使用

**(一)目的**

协助排除肺部痰液,预防、减轻肺部感染。

**(二)操作前准备**

1.告知患者

操作目的、方法、注意事项、配合方法。

2.评估患者

(1)病情、意识状态、耐受能力、心理反应、合作程度。

(2)胸部皮肤情况及肺部痰液分布情况。

3.操作护士

着装整洁、修剪指甲、洗手、戴口罩。

4.物品准备

振动排痰机、叩击头套、快速手消毒剂。

5.环境

整洁、安静、私密。

**(三)操作步骤**

(1)携用物至患者床旁,核对腕带及床头卡。

(2)协助患者取适宜体位。

(3)连接振动排痰机电源,开机。

(4)调节强度、频率。

(5)选择排痰模式(自动和手动),定时。

(6)安装适宜的叩击头及套。

(7)叩击头振动后,方可放于胸部背部及前后两侧并给予适当的压力治疗。

(8)治疗结束,撤除叩击头套。

(9)整理床单位,协助患者取安全、舒适卧位。

(10)整理用物,按医疗垃圾分类处理用物。

(11)洗手、记录、确认医嘱。

**(四)注意事项**

(1)注意皮肤感染、胸部肿瘤、心内附壁血栓、严重心房颤动、心室颤动、急性心肌梗死、不能耐受振动的患者禁忌使用。

(2)密切监测患者病情变化,如患者感到不适,应及时停止治疗。

(3)应将叩击头置于叩击部位不动,持续数秒,再更换叩击部位,或叩击头缓慢在身体表面移动,要避免快速移动,以免影响治疗效果。

(4)根据患者情况选择治疗时间,一般为5～10分钟。

**(五)评价标准**

(1)患者和家属能够知晓护士告知的事项,对服务满意。

(2)注意观察患者肺部情况。

(3)护士操作过程规范、准确。

(李　燕)

# 第二节　氧　疗　技　术

## 一、鼻导管或面罩吸氧

**(一)目的**

纠正各种原因造成的缺氧状态,提高患者血氧含量及动脉血氧饱和度。

**(二)操作前准备**

1.告知患者

操作目的、方法、注意事项、配合方法。

2.评估患者

(1)病情、意识、呼吸状态、缺氧程度、心理反应、合作程度。

(2)鼻腔状况:有无鼻息肉、鼻中隔偏曲或分泌物阻塞等情况。

3.操作护士

着装整洁、修剪指甲、洗手、戴口罩。

4.物品准备

治疗车、一次性吸氧管或吸氧面罩、湿化瓶、蒸馏水、氧流量表、水杯、棉签、吸氧卡、笔、快速手消毒剂、污物桶、消毒桶。

5.环境

安全、安静、整洁。

**(三)操作过程**

(1)携用物至患者床旁,核对腕带及床头卡。

(2)协助患者取适宜体位。

(3)清洁双侧鼻腔。

(4)正确安装氧气装置,管路或面罩连接紧密,确定氧气流出通畅。

(5)根据病情调节氧流量。

(6)固定吸氧管或面罩。

(7)填写吸氧卡。

(8)用氧过程中密切观察患者呼吸、神志、氧饱和度及缺氧程度改善情况等。

(9)整理床单位,协助患者取舒适卧位。

(10)整理用物,按医疗垃圾分类处理用物。

(11)擦拭治疗车。

(12)洗手、记录、确认医嘱。

**(四)注意事项**

(1)保持呼吸道通畅,注意气道湿化。

(2)保持吸氧管路通畅,无打折、分泌物堵塞或扭曲。

(3)面罩吸氧时,检查面部、耳郭皮肤受压情况。

(4)吸氧时先调节好氧流量再与患者连接,停氧时先取下鼻导管或面罩,再关闭氧流量表。

(5)注意用氧安全,尤其是使用氧气筒给氧时注意防火、防油、防热、防震。

(6)长期吸氧患者,湿化瓶内蒸馏水每天更换一次,湿化瓶每周浸泡消毒一次,每次30分钟,然后洗净、待干、备用。

(7)新生儿吸氧应严格控制用氧浓度和用氧时间。

**(五)评价标准**

(1)患者能够知晓护士告知的事项,对服务满意。

(2)操作过程规范、安全,动作娴熟。

## 二、一次性使用吸氧管

**(一)目的**

纠正各种原因造成的缺氧状态,提高患者血氧含量及动脉血氧饱和度。

（二）操作前准备

1.告知患者和家属

操作目的、方法、注意事项、配合方法。

2.评估患者

（1）病情、意识、缺氧程度、呼吸、自理能力、合作程度。

（2）鼻腔状况。

3.操作护士

着装整洁、修剪指甲、洗手、戴口罩。

4.物品准备

治疗车、氧流量表、人工肺、水杯、棉签、快速手消毒剂、吸氧卡、笔，必要时备吸氧面罩。

5.环境

安静、整洁。

（三）操作过程

（1）携用物至患者床旁，核对腕带及床头卡。

（2）协助患者取舒适卧位。

（3）正确安装氧气装置。

（4）清洁鼻腔。

（5）根据病情调节氧流量。

（6）吸氧并固定吸氧管或面罩。

（7）观察患者缺氧改善情况。

（8）整理床单位，协助患者取舒适、安全卧位。

（9）整理用物，按医疗垃圾分类处理用物。

（10）擦拭治疗车。

（11）洗手、签字、确认医嘱。

（四）注意事项

（1）保持呼吸道通畅，注意气道湿化。

（2）保持吸氧管路通畅，无打折、分泌物堵塞或扭曲。

（3）面罩吸氧时，检查面部、耳郭皮肤受压情况。

（4）吸氧时先调节好氧流量再与患者连接，停氧时先取下鼻导管或面罩，再关闭氧流量表。

（5）注意用氧安全，尤其是使用氧气筒给氧时注意防火、防油、防热、防震。

（6）新生儿吸氧应严格控制用氧浓度和用氧时间。

（五）评价标准

（1）患者和家属能够知晓护士告知的事项，并能配合，对服务满意。

（2）操作过程规范、安全，动作娴熟。

（李　燕）

# 第三节 导尿技术

## 一、女患者导尿法

### (一)目的

为昏迷、尿潴留、尿失禁或会阴部有损伤者,留置尿管以保持局部干燥清洁,协助临床诊断、治疗、手术。

### (二)操作前准备

(1)告知患者和家属:操作目的、方法、注意事项、配合方法及可能出现的并发症。

(2)签知情同意书。

(3)评估患者:①病情、意识状态、自理能力、合作程度及耐受力;②膀胱充盈度;③会阴部清洁程度及皮肤黏膜状况。

(4)操作护士:着装整洁、修剪指甲、洗手、戴口罩。

(5)物品准备:治疗车、一次性导尿包、一次性多用巾、快速手消毒剂、隔离衣、污物桶、消毒桶;必要时备会阴冲洗包、冲洗液、便盆。

(6)环境:整洁、安静、温度适宜、私密。

### (三)操作过程

(1)穿隔离衣,携用物至患者床边,核对患者腕带及床头卡。

(2)关闭门窗。

(3)协助患者摆好体位,脱去对侧裤腿盖在近侧腿部,取仰卧屈膝位。

(4)两腿外展,暴露会阴部。

(5)多用巾铺于患者臀下,打开导尿包外包装,初步消毒物品置于两腿之间。

(6)一手戴手套,将碘伏棉球放入消毒弯盘内,另一手持镊子依次消毒阴阜、双侧大阴唇、双侧小阴唇外侧、内侧和尿道口(每个棉球限用 1 次),顺序为由外向内、自上而下。

(7)脱手套,处理用物,快速手消毒剂洗手。

(8)将导尿包置于患者双腿之间,打开形成无菌区。

(9)戴无菌手套,铺孔巾。

(10)检查气囊,将导尿管与引流袋连接备用。将碘伏棉球放于无菌盘内,用液状石蜡纱布润滑尿管前端至气囊后 4～6 cm。

(11)用纱布分开并固定小阴唇,再次按照无菌原则消毒尿道口、左、右小阴唇内侧,最后 1 个棉球在尿道口停留 10 秒。

(12)更换镊子,夹住导尿管插入尿道内 4～6 cm,见尿后再插入 5～7 cm,夹闭尿管开口。

(13)按照导尿管标明的气囊容积向气囊内缓慢注入无菌生理盐水,轻拉尿管有阻力后,连接引流袋。

(14)摘手套妥善固定引流管及尿袋,位置低于膀胱,尿管标识处注明置管日期。

(15)整理床单位,协助患者取舒适卧位。

(16)整理用物,按医疗垃圾分类处理用物。

(17)脱隔离衣,擦拭治疗车。

(18)洗手、记录置管日期,尿液的量、性质、颜色等,确认医嘱。

**(四)注意事项**

(1)严格执行查对制度和无菌操作技术原则。

(2)保护患者隐私。

(3)对膀胱高度膨胀且极度虚弱的患者,第一次放尿不得超过1 000 mL,以免膀胱骤然减压引起血尿和血压下降导致虚脱。

(4)为女患者插尿管时,如导尿管误入阴道,应另换无菌导尿管重新插管。

(5)插入尿管动作要轻柔,以免损伤尿道黏膜。

(6)维持密闭的尿路排泄系统在患者的膀胱水平以下,避免挤压尿袋。

**(五)评价标准**

(1)患者和家属知晓护士告知的事项,对操作满意。

(2)遵循查对制度,符合无菌技术、标准预防原则。

(3)操作规范、安全,动作娴熟。

(4)尿管与尿袋连接紧密,引流通畅,固定稳妥。

## 二、男患者导尿法

**(一)目的**

同女性患者。

**(二)操作前准备**

评估男性患者有无前列腺疾病等引起尿路梗阻的情况,余同女性患者。

**(三)操作过程**

(1)穿隔离衣,携用物至患者床边,核对患者腕带及床头卡。

(2)关闭门窗。

(3)协助患者摆好体位,脱去对侧裤腿盖在近侧腿部,取仰卧屈膝位。

(4)两腿外展,暴露会阴部。

(5)多用巾铺于患者臀下,打开导尿包外包装,初步消毒物品置于两腿之间。

(6)一手戴手套,将碘伏棉球放入消毒弯盘内,另一手持镊子依次消毒阴阜、阴茎、阴囊。用纱布裹住患者阴茎,使阴茎与腹壁呈60°,将包皮向后推,暴露尿道口,用碘伏棉球由内向外螺旋式消毒尿道口、龟头及冠状沟3次,每个棉球限用1次。

(7)脱手套,处理用物,快速手消毒剂洗手。

(8)将导尿包置于患者双腿之间,打开形成无菌区。

(9)戴无菌手套,铺孔巾。

(10)检查气囊,将导尿管与引流袋连接备用。将碘伏棉球放于无菌盘内,用液状石蜡纱布润滑尿管前端至气囊后20~22 cm。

(11)一手持纱布包裹阴茎后稍提起和腹壁呈60°,将包皮后推,暴露尿道口。以螺旋方式消毒尿道口、龟头、冠状沟3次,每个棉球限用1次,最后一个棉球在尿道口停留10秒。

(12)提起阴茎与腹壁呈60°,更换镊子持导尿管,对准尿道口轻轻插入20~22 cm,见尿后再插入 5～7 cm。

（13）按照导尿管标明的气囊容积向气囊内缓慢注入无菌生理盐水,轻拉尿管有阻力后,撤孔巾。

（14）摘手套妥善固定引流管及尿袋,尿袋的位置低于膀胱,尿管应有标识并注明置管日期。

（15）整理床单位,协助患者取舒适卧位。

（16）整理用物、按医疗垃圾分类处理用物。

（17）脱隔离衣,擦拭治疗车。

（18）洗手、记录置管日期,尿液的量、性质、颜色等,确认医嘱。

**（四）注意事项**

（1）严格执行查对制度和无菌操作技术原则。

（2）保护患者隐私。

（3）对膀胱高度膨胀且极度虚弱的患者,第一次放尿不得超过 1 000 mL,以免膀胱骤然减压引起血尿和血压下降导致虚脱。

（4）插入尿管动作要轻柔,以免损伤尿道黏膜。

（5）男性患者包皮和冠状沟易藏污垢,导尿前要彻底清洁,导尿管插入前建议使用润滑止痛胶,插管遇阻力时切忌强行插入,必要时请专科医师插管。

**（五）评价标准**

（1）患者和家属知晓护士告知的事项,对操作满意。

（2）遵循查对制度,符合无菌技术、标准预防原则。

（3）操作规范、安全,动作娴熟。

（4）尿管与尿袋连接紧密,引流通畅,固定稳妥。

（张成程）

# 第四节　铺 床 技 术

## 一、备用床的铺床技术

**（一）目的**

保持病室整洁,准备接收新患者。

**（二）操作前准备**

1.操作护士

着装整洁,修剪指甲,洗手,戴口罩。

2.物品准备

床、床垫、床褥、棉被或毛毯、枕芯、床罩、床单、被套、枕套。

3.环境

整洁、安静。

**（三）操作过程**

（1）移开床旁桌椅于适宜位置。

（3）用物按使用顺序放于床旁椅上。

（3）检查床垫。

（4）将床褥齐床头平放于床垫上,并铺平。

（5）铺床单或床罩。

（6）将棉被或毛毯套入被套内。

（7）两侧内折后与床内沿平齐。

（8）尾端塞于床垫下。

（9）套枕套,将枕头平放于床头正中。

（10）移回床旁桌、椅。

（11）处理用物,洗手。

**（四）注意事项**

（1）注意省时、节力,防止职业损伤。

（2）铺床时,病室内无患者进食或治疗。

**（五）评价标准**

（1）用物准备齐全。

（2）床单位整洁、美观。

## 二、麻醉床的铺床技术

**（一）目的**

便于接收和护理麻醉手术后的患者;使患者安全、舒适、预防并发症。

**（二）操作前准备**

**1.评估患者**

诊断、病情、手术和麻醉方式。

**2.操作护士**

着装整洁、修剪指甲、洗手、戴口罩。

**3.物品准备**

（1）床上用物:床垫、床褥、棉被或毛毯、枕芯、床罩、一次性中单、被套、枕套。

（2）麻醉护理盘:治疗巾、开口器、舌钳、通气导管、牙垫、弯盘、吸氧管、吸痰管、棉签、压舌板、镊子、纱布。

（3）其他物品:心电监护仪、听诊器、血压计、吸氧装置、吸痰装置、生理盐水、手电筒、胶布、护理记录单、笔、输液架。

**4.环境**

安静、整洁。

**（三）操作过程**

（1）移开床旁桌椅于适宜位置。

（2）用物按使用顺序放于床旁椅上。

（3）从床头至床尾铺平床褥后,铺上床罩、根据患者手术麻醉情况和手术部位铺中单。

（4）将棉被或毛毯套入被套内。

（5）盖被尾端向上反折,齐床尾。

（6）将背门一侧盖被塞于床垫下,对齐床沿。

（7）将近门一侧盖被边缘向上反折,对齐床沿。

（8）套枕套后,将枕头横立于床头正中。

（9）移回床旁桌、椅。

（10）处理用物。

（11）洗手。

**（四）注意事项**

（1）注意省时、节力,防止职业损伤。

（2）枕头平整、充实。

（3）病室及床单位整洁、美观。

**（五）评价标准**

（1）用物准备齐全。

（2）操作过程规范,符合省时、省力原则。

（3）床单位整洁、美观、符合术后护理要求。

## 三、卧床患者更换床单

**（一）目的**
为卧床患者更换床单,保持清洁,增进舒适。

**（二）操作前准备**

1.告知患者
更换床单的目的及过程,教会患者配合方法。

2.评估患者

（1）病情、意识、身体移动能力及合作程度。

（2）有无肢体活动障碍、偏瘫和骨折。

（3）有无引流管、输液管及伤口,有无尿便失禁。

（4）年龄、性别、体重、心理状态与需求。

3.操作护士
着装整洁、仪表端庄、洗手、戴口罩。

4.物品准备
护理车、清洁的大单、一次性中单、被套、枕套、床刷及半湿状布套、污衣袋等。

5.环境准备
安静、整洁。

**（三）操作过程**

（1）根据需要移开床旁桌椅。

（2）松开固定在床单上的各种引流管,防止引流管脱落。

（3）移枕头,协助患者移向对侧。

（4）松开近侧各层床单,将其上卷于中线处塞于患者身下。

（5）扫床。

（6）按序依次铺近侧各层床单。

(7)移枕头,协助患者移至近侧。

(8)同法,铺另一侧。

(9)整理盖被,更换枕套。

(10)固定引流管。

(11)协助患者取舒适卧位,必要时上床挡。

(12)整理用物,洗手。

**(四)注意事项**

(1)保证患者安全,体位舒适。

(2)注意节力。

(3)注意观察病情变化。

**(五)评价标准**

(1)用物准备齐全。

(2)操作过程规范,符合省时、省力原则。

(3)床单位整洁、美观、患者安全舒适。

（郑海英）

# 第五节 无 菌 技 术

## 一、无菌包使用技术

**(一)目的**

保持已经灭菌的物品处于无菌状态。

**(二)操作前准备**

1.操作护士

着装整洁、修剪指甲、洗手、戴口罩。

2.物品准备

无菌包、无菌持物钳及容器、治疗盘。

3.操作环境

整洁、宽敞。

**(三)操作步骤**

(1)检查无菌包,核对名称、有效灭菌日期、化学指示胶带颜色、包布情况。

(2)打开无菌包,揭开化学指示胶带或系带,按原折叠顺序逐层打开。

(3)用无菌钳取出物品,放于指定的区域内。

(4)包内剩余物品,按原折痕包好。

(5)注明开包时间。

(6)包内物品一次全部取出时,将包托在手中打开,另一手将包布四角抓住,使包内物品妥善置于无菌区域内。

(7)整理用物。

**(四)注意事项**

(1)严格遵循无菌操作原则。

(2)无菌包置于清洁、干燥处,避免潮湿。

(3)打开包布时,手不可跨越无菌区,非无菌物品不可触及无菌面。

(4)注明开包日期,开启后的无菌包使用时间不超过24小时。

**(五)评价标准**

(1)遵循无菌操作原则。

(2)护士操作过程规范、准确。

## 二、戴无菌手套

**(一)目的**

执行无菌操作或者接触无菌物品时需戴无菌手套,以保护患者,预防感染。

**(二)操作前准备**

1.操作护士

着装整洁、修剪指甲、洗手、戴口罩。

2.物品准备

一次性无菌手套。

3.操作环境

整洁、宽敞。

**(三)操作步骤**

(1)检查无菌手套包装、有效期、型号。

(2)打开手套外包装。①分次取手套法:一手掀起口袋的开口处,另一手捏住手套翻折部分(手套内面)取出手套对准五指戴上。掀起另一只袋口,以戴着无菌手套的手指插入另一只手套的翻边内面,将手套戴好。②一次性取手套法:两手同时掀起口袋的开口处,分别捏住两只手套的翻折部位,取出手套。将两手套五指对准,先戴一只手,再以戴好手套的手指插入另一只手套的翻折内面,同法戴好。

(3)双手对合交叉调整手套位置,将手套翻边扣套在工作服衣袖外面。

(4)脱手套方法:①用戴着手套的手捏住另一只手套污染面的边缘将手套脱下。②戴着手套的手握住脱下的手套,用脱下手套的手捏住另一只手套清洁面(内面)的边缘,将手套脱下。③用手捏住手套的里面丢至医疗垃圾桶内。

(5)整理用物,洗手。

**(四)注意事项**

(1)严格遵循无菌操作原则。

(2)戴无菌手套时,应防止手套污染。注意未戴手套的手不可触及手套的外面,戴手套的手不可触及未戴手套的手或者另一手套的里面。

(3)诊疗护理不同的患者之间应更换手套。

(4)脱手套时,应翻转脱下。

(5)脱去手套后,应按规定程序与方法洗手,戴手套不能替代洗手,必要时进行手消毒。

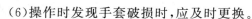

(6)操作时发现手套破损时,应及时更换。

**（五)评价标准**

(1)遵循无菌原则,符合无菌要求。

(2)操作过程规范、熟练。

(3)手套选择型号大小适宜,外观平整。

## 三、铺设无菌器械台

**（一)目的**

将无菌巾铺在清洁、干燥的器械台上,形成无菌区,放置无菌物品,以备手术使用。

**（二)操作前准备**

1.操作护士

着装整洁,修剪指甲,洗手,戴帽子、口罩。

2.物品准备

治疗车、无菌持物钳、无菌敷料包、器械包、手术衣及手术需要的物品。

3.操作环境

宽敞,洁净。

**（三)操作过程**

(1)核对、检查无菌包。

(2)打开无菌持物钳,标记开启时间。

(3)依次打开无菌敷料包、无菌器械包、无菌手术衣,分别铺置于治疗车上。

(4)用无菌持物钳夹取无菌手套置于手术衣旁。

(5)穿手术衣,戴无菌手套。

(6)整理台面,器械、敷料分别置于无菌台左、右侧。

(7)废弃物按医疗垃圾处理。

**（四)注意事项**

(1)严格执行无菌技术操作原则,预防交叉感染。

(2)无菌物品不超过器械台边缘。

(3)铺无菌台时身体须远离无菌区 10 cm 以上。

(4)无菌器械台边缘垂下的无菌单前侧比背侧长,无菌单垂缘至少 30 cm。

**（五)评价标准**

(1)符合无菌操作技术原则及查对制度。

(2)铺置无菌器械台顺序、方向正确。

(3)无菌器械台面平整,无菌物品摆放整齐、合理。

(4)移动无菌台方法正确。

(5)用物处理得当。

## 四、铺无菌盘

**（一)目的**

将无菌巾铺在清洁干燥的治疗盘内,形成无菌区,放置无菌物品,以供治疗时使用。

**(二)操作前准备**

1.操作护士

着装整洁、修剪指甲、洗手、戴口罩。

2.物品准备

治疗盘、无菌包、无菌持物钳及容器、无菌物品。

3.操作环境

整洁、宽敞。

**(三)操作步骤**

(1)检查无菌包,核对名称、有效灭菌日期、化学指示胶带颜色、包布情况。

(2)打开无菌包,使用无菌持物钳取出 1 块治疗巾,放于治疗盘内。

(3)剩余物品按原折痕包好,注明开包日期及时间。

(4)将无菌治疗巾双折平铺于治疗盘内,将上层呈扇形折叠到对侧,边缘向外。

(5)放入无菌物品。

(6)将上层盖于物品上,上下层边缘对齐,开口处向上翻折,两侧边缘向下翻折。

(7)注明铺盘日期及时间。

(8)整理用物。

**(四)注意事项**

(1)严格遵循无菌操作原则。

(2)铺无菌盘区域清洁干燥,无菌巾避免潮湿、污染。

(3)不可跨越无菌区,非无菌物品不可触及无菌面。

(4)注明铺无菌盘的日期、时间,无菌盘有效期为 4 小时。

**(五)评价标准**

(1)遵循无菌技术原则。

(2)操作轻巧、熟练、规范。

(3)用物放置符合节力及无菌要求。

(4)无菌物品摆放合理,折边外观整齐。

(郑海英)

# 第六节 营养支持技术

## 一、肠内营养

**(一)目的**

(1)全面、均衡、符合生理的营养供给,以降低高分解代谢,提高机体免疫力。

(2)维持胃肠道功能,保护肝脏功能。

(3)提供经济、安全的营养治疗。

**(二)操作前准备**

1.告知患者和家属

操作目的、方法、注意事项、配合方法。

2.评估患者

病情、意识状态、合作程度、营养状态、管饲通路情况、输注方式。

3.操作护士

着装整洁、修剪指甲、洗手、戴口罩。

4.物品准备

肠内营养液、营养泵、肠内营养袋、加温器、20 mL 注射器、温水。必要时备插线板。

5.环境

整洁、安静。

**(三)操作过程**

(1)携用物至患者床旁,核对腕带及床头卡。

(2)协助患者取半卧位。

(3)固定营养泵,安装管路,检查并确认喂养管位置,抽吸并评估胃内残留量。

(4)温水冲洗胃肠营养管并与管路连接。

(5)根据医嘱调节输注速度。

(6)加温器连于喂养管上(一般温度调节在 37～40 ℃)。

(7)核对。

(8)输注完毕,温水冲洗喂养管。

(9)包裹、固定胃肠营养管。

(10)协助患者取适宜卧位,整理床单位。

(11)整理用物,按医疗垃圾分类处理用物。

(12)擦拭治疗车。

(13)洗手、记录、确认医嘱。

**(四)注意事项**

(1)营养液现用现配,24 小时内用完。

(2)长期留置胃肠营养管者,每天用油膏涂擦鼻腔黏膜,每天进行口腔护理。

(3)输注前后或经胃肠营养管注入药物后均用温水冲洗胃肠营养管。

(4)定期(或按照说明书)更换胃肠营养管,对胃造口、空肠造口者,保持造口周围皮肤干燥、清洁。

(5)避免空气入胃,引起胀气。

(6)加温器放到合适的位置,以免烫伤患者。

(7)抬高床头,避免患者平卧引起误吸。

(8)观察并记录输注量以及输注中、输注后的反应。

(9)特殊用药前后用约 30 mL 温水冲洗胃肠营养管,药片或药丸经研碎、溶解后注入胃肠营养管。

(10)注意放置恰当的管路标识。

**(五)评价标准**

(1)患者和家属能够知晓护士告知的事项,对服务满意。

(2)操作规范、安全,动作娴熟。

## 二、肠外营养

### (一)目的
通过静脉途径输注各种营养素,补充和维持患者的营养。

### (二)操作前准备
1.告知患者和家属

操作目的、方法、注意事项、配合方法。

2.评估患者

(1)病情、意识状态、合作程度、营养状态。

(2)输液通路情况、穿刺点及其周围皮肤状况。

3.操作护士

着装整洁、修剪指甲、洗手、戴口罩。

4.物品准备

治疗车、穿刺盘、营养液、20 mL注射器、输液泵、营养袋、加温器、温水。必要时备插线板。

5.环境

整洁、安静。

### (三)操作过程
(1)携用物至患者床旁,核对腕带及床头卡。

(2)协助患者取舒适卧位。

(3)固定输液泵,连接电源。

(4)营养袋挂于仪器架上,排气。

(5)打开输液泵门,固定输液管,关闭输液泵门。

(6)开机,设置输液速度及预输液量。

(7)将感应器固定在墨菲氏滴管上端。

(8)消毒皮肤,二次排气。

(9)穿刺,启动输液泵,妥善固定管路。

(10)整理床单位,协助患者取舒适卧位。

(11)整理用物,按医疗垃圾分类处理用物。

(12)擦拭治疗车。

(13)洗手、记录、确认医嘱。

### (四)注意事项
(1)营养液宜现配现用,若营养液配制后暂时不输注,冰箱冷藏,输注前室温下复温后再输,保存时间不超过24小时。

(2)等渗或稍高渗溶液可经周围静脉输入,高渗溶液应从中心静脉输入,明确标识。

(3)如果选择中心静脉导管输注,注意管路维护。

(4)不宜从营养液输入的管路输血、采血。

### (五)评价标准
(1)患者和家属能够知晓护士告知的事项,对服务满意。

(2)遵循查对制度,符合无菌技术、安全给药原则。

(3)操作过程规范,动作娴熟。

（郑海英）

25

# 第三章　公共卫生护理

## 第一节　公共卫生的概念

### 一、公共卫生的定义

至于公共卫生的概念,各个国家和组织之间没有一个统一的、严格的定义。简单来讲,公共卫生实际上就是大众健康。它是相对临床而言的,临床是针对个体的,公共卫生是关注人群的健康。

1920年,美国耶鲁大学的Winslow教授首次提出了早期经典的公共卫生概念。公共卫生是通过有组织的社区行动,改善环境卫生,控制传染病流行,教育个体养成良好的卫生习惯,组织医护人员对疾病进行早期诊断和预防性治疗,发展社会体系以保证社区中的每个人享有维持健康的足够的生活水准,最终实现预防疾病、延长寿命、促进机体健康、提高生产力的目标。随着社会和公共卫生实践的发展、人们认识的更新,公共卫生的概念也在不断地发展之中。

1988年,艾奇逊将公共卫生定义为:"通过有组织的社会努力预防疾病、延长生命、促进健康的科学和艺术。"这一概念高度概括了现代公共卫生的要素。

1995年,英国的Johnlast给出了详细的定义,即"公共卫生是为了保护、促进、恢复人们的健康。是通过集体的或社会的行动,维持和促进公众健康的科学、技能和信仰的集合体。公共卫生项目、服务和机构强调整个人群的疾病预防和健康需求"。尽管公共卫生活动会随着技术和社会价值等的改变而变化,但是其目标始终保持不变,即减少人群的疾病发生、早死、疾病导致的不适和伤残。因此,公共卫生是一项制度、一门学科、一种实践。随着社会经济的发展,医学模式的转变,公共卫生的概念和内涵有了进一步发展。公共卫生通常涉及面都很广泛,包括生物学、环境医学、社会文化、行为习惯、政治法律和涉及健康的许多其他方面。现代公共卫生最简单的定义为"3P",即Promotion(健康促进),Prevention(疾病预防),Protection(健康保护)。

在我国,公共卫生的内涵究竟是什么?公共卫生包括哪些领域?对此至今尚无统一认识和明确定义。2003年7月,中国原副总理兼卫生部部长吴仪在全国卫生工作会议上对公共卫生作了一个明确的定义:公共卫生就是组织社会共同努力,改善环境卫生条件,预防控制传染病和其他疾病流行,培养良好卫生习惯和文明的生活方式,提供医疗服务,达到预防疾病,促进人民身体健康的目的。因此,公共卫生建设需要政府、社会、团体和民众的广泛参与,共同努力。其中,政府主要通过制定相关法律、法规和政策,促进公共卫生事业发展;对社会、民众和医疗卫生机构执行公共卫生法律法规实施监督检查,维护公共卫生秩序;组织社会各界和广大民众共同应对突发公共卫生事件和传染病流行;教育民众养成良好卫生习惯和健康文明的生活方式;培养高素质的公共卫生管理和技术人才,为促进人民健康服务。

从这一定义可以看出,公共卫生就是"社会共同的卫生"。公共即共同,如公理公约。卫生是个人、集体的生活卫生和生产卫生的总称,一般指为增进人体健康,预防疾病,改善和创造合乎生理要求的生产环境、生活条件所采取的个人和生活的措施,包括以除害灭病、讲卫生为中心的爱国卫生运动。

一般情况来讲,公共卫生是通过疾病的预防和控制,达到提高人民健康水平的目的。如对传染病、寄生虫病、地方病,还有一些慢性非传染性疾病的预防控制;借助重点人群或者高危人群,如职业人群,妇女、儿童、青少年、老年人等人群进行的健康防护;通过健康教育、健康政策干预等措施,促进人群健康的社会实践。具体讲,公共卫生就是通过疾病预防控制、重点人群健康防护、健康促进来解决人群中间的疾病和健康问题,达到提高人民健康水平的目的。公共卫生就是以生物-心理-社会-医学模式为指导,面向社会与群体,综合运用法律、行政、预防医学技术、宣传教育等手段,调动社会共同参与,消除和控制威胁人类生存环境质量和生命质量的危害因素,改善卫生状况,提高全民健康水平的社会卫生活动。由此可见,公共卫生具有社会性、系统性、政策法制性、多学科性和随机性等特征。公共卫生的实质是公共政策。

### 二、公共卫生的特征

2004 年,Beaglehole 教授将现代公共卫生的特征进行了总结,认为,公共卫生是以持久的全人群健康改善为目标的集体行动。这个定义尽管简短,但是充分反映了现代公共卫生的特点:①需要集体的、合作的、有组织的行动;②可持续性,即需要可持久的政策;③目标是全人群的健康改善,减少健康的不平等。

现代公共卫生的特征包括 5 个核心内容:①政府对整个卫生系统起领导作用,这一点对实现全人群的健康工程至关重要,卫生部门只会继续按生物医学模式关注与卫生保健有关的近期问题;②公共卫生工作需要所有部门协作行动,忽视这一点只会恶化健康的不平等现象,而政府领导是协作行动、促进全人群健康的核心保障;③用多学科的方法理解和研究所有的健康决定因素,用合适的方法回答相应的问题,为决策提供科学依据;④理解卫生政策发展和实施过程中的政治本质,整合公共卫生科学与政府领导和全民参与;⑤与服务的人群建立伙伴关系,使有效的卫生政策能够得到长期的社区和政治支持。

(王小芹)

## 第二节 公共卫生的主要内容

传统公共卫生是在生物医学模式下,以传染病、地方病和职业病的防治作为工作重点,提供以疾病为中心的公共卫生服务。按照行政区划设置的公共卫生机构,执行同级卫生行政部门的指令,独立开展辖区内的公共卫生工作。随着公共卫生实践与认识的重大变化,公共卫生的内容也逐渐丰富和完善。

## 一、公共卫生体系的建设与完善

公共卫生体系建设是我国卫生改革与发展面临的重要问题。医疗卫生体制改革的重点之一应加强公共卫生体系的建设,保证绝大多数人的健康,提高疾病预防控制能力,让大多数人不得病、少得病、晚得病。按照 WHO 的相关定义,基本医疗服务应纳入公共卫生的范畴,因此公共卫生体系建设应覆盖到医疗机构。因为传染病疫情一旦发生,医疗机构就处在疾病预防控制的第一线。

在公共卫生体系的建设过程中,应以系统的观念统筹规划、平衡发展。应综合考虑卫生资源的投入与分配,以最大限度地发挥公共卫生体系的作用。在体系建设中,应着重考虑如何确定正确的目标规划、完善的基础设施、灵敏的信息系统、科学的决策指挥和有效的干预控制策略。

加强疾病预防控制能力建设是公共卫生体系建设的核心内容。所谓疾病预防控制能力,是指履行疾病预防控制、突发公共卫生事件处置、疫情报告和健康信息管理、健康危害因素干预和控制、检验评价、健康教育与健康促进、科研培训与技术指导等公共职责的能力。在公共卫生体系建设过程中,应完善机制、落实职责,加强能力建设,加大人才队伍建设的力度,以推动公共卫生工作不断发展。

当前,我国已在公共卫生体系建设方面取得了成功经验,使公共卫生水平得到了不断提高。我国已建立了比较全面的公共卫生体系,提供的公共卫生服务从中央辐射到省、市、县,并建立了县、乡、村"三级农村卫生网络"。我国将政府的承诺和意愿与专家技术结合起来,促进了公共卫生体系的发展,为其他国家提供了较好的范例。例如,2004 年初正式启动的疫情及突发公共卫生事件的网络直报系统,覆盖包括乡镇卫生院在内的全国所有卫生医疗机构,是世界上最大的疾病监测系统。目前,全国 93.5% 的县以上医疗卫生机构和 70.3% 的乡镇卫生院均实现了疫情和突发公共卫生事件网络直报。通过不断建立和完善全国传染病疫情和突发公共卫生事件信息网络,我国已实现对传染病疫情、健康危害因素监测、死因监测等重要公共卫生数据的实时管理,传染病控制和应急反应能力明显提高。

公共卫生体系建设和完善是一个长期的庞大的系统工程,事关国民健康、国家安全大局,涉及每个人的健康、安全利益。公共卫生体系建设中的各种项目的设立和决策的正确与否,直接影响到公众的健康和安全。为保证公众公共卫生安全,建设和完善我国的公共卫生体系,需要大力提倡公共卫生体系建设的战略和战术研究。

循证公共卫生决策学的兴起为我国公共卫生体系的建设和完善准备了新型的科学工具,应该充分地利用新工具的优点,不断地学习和加强循证公共卫生决策的能力。高效、可靠、科学的公共卫生体系应来自于对科学技术、公众交流、公众健康需求和各种政治意愿的高度整合。

## 二、健康危险因素的识别与评价

能对人造成伤亡或对物造成突发性损害的因素,称为危险因素;能影响人的身体健康,导致疾病或对生物造成慢性损害的因素,称为有害因素。通常情况下,对两者并不加以区分而统称为健康危险因素。

健康危险因素包括物理性因素、化学性因素、生物性因素以及社会-心理-行为因素。如果能够早期识别到危险因素,并加强自我保健与防护,可以有效避免受到危险因素的侵害。采用筛检手段在"正常人群"中发现无症状患者是一种有效的预防策略,如果及时采取干预措施,阻断致病因素的作用,可以防止疾病的发生。由于人体有很强的自我修复功能,如果能及时发现和识别影响健康的危险因素,并及早采取适当的措施,阻止危险因素的作用,致病因素引起的疾病病程即可出现逆转,症状即可消失,并有可能恢复健康。当致病因素导致疾病发生后,要采取治疗措施并消除健康危险因素,改善症状和体征,防止或推迟伤残发生,减少劳动能力丧失。如果由于症状加剧,病程继续发展,导致生活和劳动能力丧失,此时的主要措施是康复治疗,提高其生命质量。

临床医学服务的起始点是在患者出现症状和体征后主动找医师诊治疾病,而健康危险因素评价是在症状、体征、疾病尚未出现时就重视危险因素的作用,通过评价危险因素对健康的影响,促使人们保持良好的生活环境、生产环境和行为生活方式,防止危险因素的出现。在危险因素出现的早期,可以测评危险因素的严重程度及其对人们健康可能造成的危害,预测疾病发生的概率,以及通过有效干预后可能增加的寿命。健康危险因素评价的重点对象是健康人群,开展的阶段越早,意义越大,因此它是一项推行积极的健康促进和健康教育的技术措施,也是一种预防和控制慢性非传染性疾病的有效手段。

### 三、疾病的预防与控制

疾病的预防与控制是公共卫生的核心内容之一。我国疾病预防控制机构的主要职责包括:①为拟定与疾病预防控制和公共卫生相关的法律、法规、规章、政策、标准和疾病防治规划等提供科学依据,为卫生行政部门提供政策咨询;②拟定并实施国家、地方重大疾病预防控制和重点公共卫生服务工作计划和实施方案,并对实施情况进行质量检查和效果评价;③建立并利用公共卫生监测系统,对影响人群生活、学习、工作等生存环境质量及生命质量的危险因素进行营养食品、劳动、环境、放射、学校卫生等公共卫生学监测,对传染病、地方病、寄生虫病、慢性非传染性疾病、职业病、公害病、食源性疾病、学生常见病、老年卫生、精神卫生、口腔卫生、伤害、中毒等重大疾病发生、发展和分布的规律进行流行病学监测,并提出预防控制对策;④处理传染病疫情、突发公共卫生事件、重大疾病、中毒、救灾防病等公共卫生问题,配合并参与国际组织对重大国际突发公共卫生事件的调查处理;⑤参与开展疫苗研究,开展疫苗应用效果评价和免疫规划策略研究,并对免疫策略的实施进行技术指导与评价;⑥研究开发并推广先进的检测、检验方法,建立质量控制体系,促进公共卫生检验工作规范化,提供有关技术仲裁服务,开展健康相关产品的卫生质量检测、检验,安全性评价和危险性分析;⑦建立和完善疾病预防控制和公共卫生信息网络,负责疾病预防控制及相关信息搜集、分析和预测预报,为疾病预防控制决策提供科学依据;⑧实施重大疾病和公共卫生专题调查,为公共卫生战略的制定提供科学依据;⑨开展对影响社会经济发展和国民健康的重大疾病和公共卫生问题防治策略与措施的研究与评价,推广成熟的技术与方案;⑩组织并实施健康教育与健康促进项目,指导、参与和建立社区卫生服务示范项目,探讨社区卫生服务的工作机制,推广成熟的技术与经验。

此外,各级疾病预防控制机构还负责农村改水、改厕工作技术指导,研究农村事业发展中与饮用水卫生相关的问题,为有关部门做好饮用水开发利用和管理提供依据;组织和承担与疾病预防控制和公共卫生工作相关的科学研究,开发和推广先进技术;开展国际合作与技术交流,引进和推广先进技术等。

## 四、公共卫生的政策与管理

公共卫生是一个社会问题,其实施涉及社会的方方面面,是单个机构无力承担,短期内难以获得回报却又关系到国家整体利益和长远利益的社会工程。从某种角度来说,公共卫生的实质是公共政策问题,要靠政府的政策支持和法律法规的保障。公共卫生政策是国家政策体系的一个重要组成部分,公共卫生政策的制定是一个复杂的过程,受众多因素的影响,包括意识形态、政治理念、传统价值观念、公众压力、行为惯性、专家意见、决策者的兴趣与经验等。

公共卫生管理的长效机制必须建立在法治的基础上。要建立公共卫生的法治机制,必须加强公共卫生的立法,并提高立法的质量。构建公共卫生管理机制,应建立职责明确、相互协调、有财政保障的公共卫生管理机构,建立完善的法制化的公共卫生管理制度,并建立起稳定的、持久的公共卫生管理长效机制。

## 五、公共卫生危机管理

公共卫生危机管理主要是指政府、卫生职能部门和社会组织为了预防公共卫生危机的发生,减轻危机发生所造成的损害并尽早从危机中恢复过来,针对可能发生和已经发生的危机所采取的管理行为。主要包括危机风险评估、危机监测、危机预防、信息分析、危机反应管理和危机恢复等。公共卫生危机管理的基础工作应贯穿于危机管理全过程,主要包括危机管理的组织机构、社会支持和公共卫生人力资源等。

公共卫生危机管理应遵循公众利益至上、公开诚实和积极主动的原则。政府和相关职能部门必须把公众利益放在首位,所采取的一切行动和措施都必须优先保障公众利益。在危机出现的第一时间采取有效措施,及时公开危机的相关信息,否则会导致政府公信度降低,造成不应有的混乱。公共卫生危机一旦发生,就会成为公众舆论关注的焦点,地方政府和职能部门必须快速反应,积极沟通协调,主动寻求社会各界的理解和支持,积极控制和掌握发言权。

## 六、公共卫生的安全与防控

公共卫生安全如同金融安全、信息安全一样,已成为国家安全的重要组成部分,需要引起足够的重视和关注。在全球化时代,既要重视传统安全因素,也要重视非传统安全因素。

非传统安全是相对于传统安全而言的,是一个泛化的概念,其内容涵盖政治安全、经济、文化、科技、生态环境、人类健康和社会发展等。非传统安全更加关注人类安全和社会可持续发展,是对非军事化安全的理解,即公众更加关注经济、社会、环境、健康等发展问题,甚至将其提高到与军事、政治问题同等的位置,从而使人们的安全观更加非国界化。2003 年的 SARS 事件对我国政府和民众传统的安全观是一个严重的挑战,使公众充分认识到公共卫生安全对于维护国家安全、构建和谐社会的重要性。

在分享全球化带来的好处的同时,务必要防范全球化带来的更多的不确定因素和风险。例如,传染病跨国界传播的可能性大大增加,很多以前局限于特定地区的未知病毒或细菌以及已知的传染病可能随着人流、物流迅速传播到全球;随着食品等与健康相关的产品贸易日趋活跃,境外食品污染流入的可能性不断增加,食品的微生物、化学和放射性污染问题一旦在某一国家或地区出现,就可能在全球范围内长距离、大面积地迅速波及蔓延;全球化带来的国际产品结构调整,可能促使污染密集型产业向发展中国家转移,导致职业病危害从经济发达地区向经济发展较慢的地区转移;生物恐怖带来的威胁明显增大,生物技术的迅猛发展使制造强杀伤性生物武器的能力大为提高。因此,有效预防和控制各类突发性公共卫生事件,确保公共卫生安全,保护公众的健康是现代公共卫生工作的重要任务。全球化加剧了公共卫生安全的危险因素,迫使人们要更加重视非传统安全因素。加强公共卫生安全必须强化政府对公共卫生的领导责任,建立突发性公共卫生事件应急处理机制,加强公共卫生领域的国际合作。

公共卫生安全是非传统安全的重要组成部分,也是构建和谐社会的重要内容,应从国家安全的高度考虑公共卫生问题。在突发公共卫生事件、突发伤害事件、突发环境污染事件、突发灾害事件以及恐怖袭击事件的处置过程中,应积极防治各种潜在风险,还应积极构建能够迅速调动社会资源的应急处理系统,并通过加强法律、制度建设以及平战结合系统的建设,合理配置和使用应急储备物资和资源。

每年4月7日是世界卫生日。"世界卫生日"是从1950年开始的,其宗旨就是要动员国际社会和社会各界,共同为控制疾病、为人类的安全做出贡献。历届世界卫生日的主题,从1950年的"了解你周围的卫生机构"、1960年的"消灭疟疾——向世界的宣战"、1963年的"饥饿,大众的疾病"、1970年的"为抢救生命,及时发现癌症"、1980年的"要吸烟还是要健康,任君选择"、1990年的"环境与健康"、2000年的"血液安全从我做起"到2007年的"国际卫生安全",从中不难看出公共卫生的发展轨迹。根据"世界卫生日"主题的变化,可以发现一个非常明显的规律,就是从原来的注重单个局部性问题发展为关注全局性、影响面大的问题。

## 七、公共卫生伦理

伦理学是人类行动的社会规范,伦理学根据人类的经验确定某些规范或标准来判断某一行动是否应该做,应该如何做。"道德"与"伦理学"均为人类行动的社会规范。道德是一种社会文化现象,体现在教育、习俗、惯例、公约之中,传统道德依靠权威,无需论证,"道德"偏重于讲做人。而伦理学是道德哲学,必须依靠理性的论证,现代"伦理学"更强调做事。科学告诉我们能干什么,而伦理学则告诉我们该干什么。

公共卫生伦理是公共卫生机构和工作人员行动的规范,包括有关促进健康、预防疾病和伤害的政策、措施和办法等。在人群中所采取的促进健康、预防疾病和伤害行动,公共卫生伦理起指导作用,其行动规范体现在公共卫生伦理的原则之中。

公共卫生伦理的原则是评价公共卫生行动是否应该做的框架,可概括为四个方面:①公共卫生行动产生的结果要实现利益最大化,即公共卫生行动要使目标人群受益,避免、预防和消除公共卫生行动对目标人群的伤害,受益与伤害和其他代价相抵后盈余最大;②公正性原则,包括分配公正和程序公正,即受益和负担公平分配(即分配公正)和确保公众参与,包括受影响各方的参与(程序公正);③对于人的尊重,即尊重自主的选择和行动,保护隐私和保密,遵守诺言,信息透明和告知真相;④建立和维持信任,即公共卫生机构和工作人员与目标人群之间应建立信任关系,公共卫生行动应取信于民。

按照公共卫生伦理的原则,公共卫生行动也是对公众应尽的义务,但这些义务并不是绝对的,而是初始义务。所谓初始义务是指假设情况不变时必须履行的义务。也就是说,如果情况有变,就不履行初始义务。其理由是,为了要完成一项更重要的义务时,不可能同时履行此初始义务。在公共卫生工作中发生原则或义务冲突的情况下,就面临一个伦理难题。例如,在SARS防控期间,保护公众和个人健康与尊重个人自主性发生矛盾。对SARS患者、疑似患者以及接触者必须采取隔离的办法,这对保护公众以及他们的健康都是不可少的,这种情况下不能履行尊重个人自主性和个人自由的初始义务。但如果情况没有改变,而不去履行初始义务,就违反了伦理学的规范。

### 八、公共卫生领域的国际合作

在现代社会中,伴随着科技的发展、通信与交通工具的发达,"非典"、禽流感、艾滋病等在短时间内迅速蔓延,不仅严重危害着公众的生命安全,而且严重损害着疾病来源国的国际形象、经济发展与社会稳定,其影响已经远远超出了公共卫生领域,在国家安全问题上应受到高度的重视。经济上的国际合作为其他社会生活领域中的国际合作奠定了基础,国际合作是各国实现发展的迫切需要。

在面对全球性的公共卫生问题时,主权国家不可能去他国实施自己的政策,这样就促生了公共卫生领域的国际合作。在面对公共卫生领域内的全球问题上,只有国际合作才是正确的选择。例如,在"非典"期间,通过采取隔离措施,抑制了"非典"的迅速蔓延,但在由飞鸟带来的禽流感病毒的防治上,隔离却起不到任何作用。可见,隔离并不能解决全球性的公共卫生问题,唯有国际合作才能有效地解决全球性的公共卫生问题。

公共卫生领域的国际合作,涉及新国际卫生条例下的全球公共卫生监测系统、传染病的实验室研究与诊断和治疗、国际合作的公共卫生应急机制的建立、公共卫生安全、高级卫生行政人员和专业技术人员的培训、公共卫生管理国际培训项目等诸多领域。自 20 世纪末期以来,全球在非洲抗疟疾行动、艾滋病防治、禽流感全球行动以及中国-东盟自由贸易区公共卫生安全合作机制、东亚公共卫生合作机制、国际公共卫生实验室网络建设等方面的国际合作堪称典范。

(王小芹)

## 第三节   公共卫生的体系与职能

公共卫生体系一直是一个模糊的概念。普遍倾向,疾病预防控制机构、卫生监督机构、传染病院(区),构成了公共卫生体系。

### 一、发达国家的公共卫生体系

美国、英国、澳大利亚、WHO 等国家和组织陆续制定了公共卫生的基本职能或公共卫生体系所需提供的基本服务。

美国提出的 3 项基本职能,即评估→政策发展→保证,并进一步具体化为 10 项基本服务。基本服务的概念与其他国家/组织提出的基本职能概念相似。在此框架下,美国疾病预防控制中心(CDC)与其他伙伴组织联合开展了国家公共卫生绩效标准项目研究,设计了 3 套评价公共卫生体系绩效的调查问卷,分别用于州公共卫生体系、地方公共卫生体系和地方公共卫生行政管理部门的绩效评估。调查问卷规定了每一项基本服务的内涵,并制定有具体的指标和调查内容。澳大利亚提出了公共卫生 9 项基本职能,阐述了每条职能的原有的和新的实践内容。

美国提出的公共卫生体系定义:在辖区范围内提供基本公共卫生服务的所有公、私和志愿机构、组织或团体。政府公共卫生机构是公共卫生体系的重要组成部分,在建设和保障公共卫生体系运行的过程中发挥着关键的作用。但是,单靠政府公共卫生机构无法完成所有的公共卫生基本职能,公共卫生体系中还应包括:医院、社区卫生服务中心等医疗服务提供者,负责提供个体的预防和治疗等卫生服务;公安、消防等公共安全部门,负责预防和处理威胁大众健康的公共安全事件;环境保护、劳动保护、食品质量监督等机构,保障健康的生存环境;文化、教育、体育等机构为社区创造促进健康的精神环境;交通运输部门,方便卫生服务的提供和获取;商务机构提供个体和组织在社区中生存和发展的经济资源;民政部门、慈善组织等,向弱势人群提供生存救助和保障以及发展的机会。

公共卫生基本职能是影响健康的决定因素、预防和控制疾病、预防伤害、保护和促进人群健康、实现健康公平性的一组活动。公共卫生基本职能需要卫生部门,还有政府的其他部门以及非政府组织、私营机构等来参与或实施。公共卫生基本职能属于公共产品,政府有责任保证这些公共产品的提供,但不一定承担全部职能的履行和投资责任。

公共卫生基本职能的范畴大大超出了卫生部门的管辖范围,在职能的履行过程中卫生部门发挥主导作用。卫生部门负责收集和分析本部门及其他部门、民间社团、私人机构等的信息,向政府提供与人群健康相关的、涉及国家利益的综合信息;卫生部门是政府就卫生问题的决策顾问,负责评价公共卫生基本职能的履行情况;同时,向其他部门负责的公共卫生相关活动提供必要的信息和技术支持,或展开合作;负责健康保护的执法监督活动。

## 二、我国公共卫生体系的基本职能

通过分析上述国家和组织制定的公共卫生基本职能框架,结合我国的现状,我们总结出10项现代公共卫生体系应该履行的基本职能,其中涉及三大类的卫生服务提供:①人群为基础的公共卫生服务,如虫媒控制、人群为基础的健康教育活动等;②个体预防服务,如免疫接种、婚前保健和孕产期保健;③具有公共卫生学意义的疾病的个体治疗服务,如治疗肺结核和性传播疾病等,可减少传染源,属于疾病预防控制策略之一;再比如治疗儿童腹泻、急性呼吸道感染、急性营养不良症等。在此基础上,我国现代公共卫生体系的基本职能应包括以下10个方面。

**(一)监测人群健康相关状况**

(1)连续地收集、整理与分析、利用、报告与反馈、交流与发布与人群健康相关的信息。

(2)建立并定期更新人群健康档案,编撰卫生年鉴。其中与人群健康相关的信息:①人口、社会、经济学等信息;②人群健康水平,如营养膳食水平、生长发育水平等;③疾病或健康问题,如传染病和寄生虫病、地方病、母亲和围产期疾病、营养缺乏疾病、非传染性疾病、伤害、心理疾病以及突发公共卫生事件等;④疾病或健康相关因素,如生物的、环境的、职业的、放射的、食物的、行为的、心理的、社会的、健康相关产品的;⑤公共卫生服务的提供,如免疫接种、农村改水改厕、健康教育、妇幼保健等,以及人群对公共卫生服务的需要和利用情况;⑥公共卫生资源,如经费、人力、机构、设施等;⑦公共卫生相关的科研和培训信息。

**(二)疾病或健康危害事件的预防和控制**

(1)对正在发生的疾病流行或人群健康危害事件,如传染病流行,新发疾病的出现,慢性病流行,伤害事件的发生,环境污染,自然灾害的发生,化学、辐射和生物危险物暴露,突发公共卫生事件等,开展流行病学调查,采取预防和控制措施,对有公共卫生学意义的疾病开展病例发现、诊断和治疗。

(2)对可能发生的突发公共卫生事件做好应急准备,包括应急预案和常规储备。

(3)对有明确病因或危险因素或具备特异预防手段的疾病实施健康保护措施,如免疫接种、饮水加氟、食盐加碘、职业防护、婚前保健和孕、产期保健等。

上述第一项和第二项内容包括,我国疾病预防控制机构常规开展的疾病监测、疾病预防与控制、健康保护、应急处置等工作。

### (三)发展健康的公共政策和规划

(1)发展和适时更新健康的公共政策、法律、行政法规、部门规章、卫生标准等,指导公共卫生实践,支持个体和社区的健康行动,实现健康和公共卫生服务的公平性。

(2)发展和适时更新卫生规划,制定适宜的健康目标和可测量的指标,跟踪目标实现进程,实现连续的健康改善。

(3)多部门协调,保证公共政策的统一性。

(4)全面发展公共卫生领导力。

### (四)执行公共政策、法律、行政法规、部门规章和卫生标准

(1)全面执行公共政策、法律、行政法规、部门规章、卫生标准等。

(2)依法开展卫生行政许可、资质认定和卫生监督。

(3)规范和督察监督执法行为。

(4)通过教育和适当的机制,促进依从。

### (五)开展健康教育和健康促进活动

(1)开发和制作适宜的健康传播材料。

(2)设计和实施健康教育活动,发展个体改善健康所需的知识、技能和行为。

(3)设计和实施场所健康促进活动,如在学校、职业场所、居住社区、医院、公共场所等,支持个体的健康行动。

### (六)动员社会参与,多部门合作

(1)通过社区组织和社区建设,提高社区解决健康问题的能力。

(2)开发伙伴关系和建立健康联盟,共享资源、责任、风险和收益,创造健康和安全的支持性环境,促进人群健康。

(3)组织合作伙伴承担部分公共卫生基本职能,并对其进行监督和管理。

第(三)~(六)项融合了国际上健康促进的理念,即加强个体的知识和技能,同时改变自然的、社会的、经济的环境,以减少环境对人群健康及其改善健康的行动的不良影响,促使人们维护和改善自身的健康。第(四)项的职能与1986年《渥太华宪章》中提出的健康促进行动的5项策略相吻合,即"制定健康的公共政策、创造支持性的环境、加强社区行动、发展个人技能、重新调整卫生服务的方向和措施"。

### (七)保证卫生服务的可及性和可用性

(1)保证个体和人群卫生服务的可及性和可用性。

(2)帮助弱势人群获取所需的卫生服务。

(3)通过多部门合作,实现卫生服务公平性。

### (八)保证卫生服务的质量和安全性

(1)制定适当的公共卫生服务的质量标准,确定有效和可靠的测量工具。

(2)监督卫生服务的质量和安全性。

(3)持续地改善卫生服务质量,提高安全性。

第(七)项和第(八)项是对卫生服务的保证,即保证卫生服务的公平和安全性。

**(九)公共卫生体系基础结构建设**

(1)发展公共卫生人力资源队伍,包括开展多种形式的、有效的教育培训,实现终身学习;建立和完善执业资格、岗位准入、内部考核和分流机制;通过有效的维持和管理,保证人力资源队伍的稳定、高素质和高效率。

(2)发展公共卫生信息系统,包括建设公共卫生信息平台;管理公共卫生信息系统;多部门合作,整合信息系统。

(3)建设公共卫生实验室,发展实验室检测能力。

(4)加强和完善组织机构体系,健全公共卫生体系管理和运行机制。

本项是对公共卫生体系基础结构的建设。公共卫生体系的基础结构是庞大的公共卫生体系的神经中枢,包括人力资源储备和素质、信息系统、组织结构等。公共卫生体系的基础结构稳固,整个公共卫生体系才能统一、高效地行使其基本职能。

**(十)研究、发展和实施革新性的公共卫生措施**

(1)全面地开展基础性和应用性科学研究,研究公共卫生问题的原因和对策,发展革新性的公共卫生措施,支持公共卫生决策和实践。

(2)传播和转化研究结果,应用于公共卫生实践。

(3)与国内外其他研究机构和高等教育机构保持密切联系,开展合作。这项职能为公共卫生实践和公共卫生体系的可持续发展提供科学支撑。

上述这十项职能的履行又可具体分解为规划、实施、技术支持、评价和质量改善、资源保障(包括人力、物力、技术、信息和资金等)等 5 个关键环节。不同的环节需要不同的部门或机构来承担。

## 三、我国卫生体系的内部职能

疾病预防控制体系建设研究课题组对我国疾病预防控制机构应承担的公共职能进行了界定,共 7 项职能、25 个类别、78 个内容和 255 个项目。2005 年卫生部发布施行了《关于疾病预防控制体系建设的若干规定》和《关于卫生监督体系建设的若干规定》,分别明确了疾病预防控制机构和卫生监督机构的职能。这些工作对我国疾病预防控制体系和卫生监督体系的建设具有重要的意义。

公共卫生体系是包括疾病预防控制体系、卫生监督体系、突发公共卫生事件医疗救治体系等在内的一个更大的范畴。首先应该将公共卫生体系作为一个整体来看待,明确其职能,避免体系中的各个成分如疾病预防控制体系、卫生监督体系等各自为政。这样将有助于实现公共卫生体系的全面建设,保证部门间的协调与合作,提高公共卫生体系总体的运作效率。

另外,公共卫生基本职能的履行必须有法律的保障。公共卫生体系的构成、职权职责及其主体都应该是法定的,做到权责统一,并应落实法律问责制。至今为止,我国已颁布了 10 部与公共卫生有关的法律,如母婴保健法、食品卫生法、职业病防治法、传染病防治法等,以及若干的行政法规和部门规章。虽然这些对我国公共卫生事业的发展起到了重要的保障作用,但是其中没有一部是公共卫生体系的母法,因而无法形成严密的、统一规划设计的、协调一致的法规体系。解决公共卫生问题所需采取的行动远远超出了卫生部门的职权和能力范围,需要政府其他部门以及非政府组织、私营机构等共同参与。因此,制定公共卫生体系的母法,明确公共卫生体系的构成及其所需履行的基本职能,协调体系中各成分体系或机构间相互关系,是当务之急。

(王小芹)

# 第四节　突发公共卫生事件的应急处理

## 一、突发公共卫生事件的定义

突发公共卫生事件(公共卫生危机事件)是指突然发生,造成或者可能造成公众健康严重损害的重大传染病、群体性不明原因疾病、重大中毒、放射性损伤、职业中毒,以及因自然灾害、事故灾难或社会安全事件引起的严重影响公众身心健康的事件。公共卫生危机事件大多表现为突发性事故危机,其特点表现为:①危机的不可预见性,危机产生的诱因难以预测,危机的发生、发展和造成的影响难以预测;②危机的多发性、多样性和复杂性;③危机的紧迫性,使得迟缓的危机管理可能导致严重后果;④危机的危害性,公共卫生危机已经突破了地区界限,某一国家或地区的危机处理不当,就有可能在短时间内发展为全球危机。

## 二、突发公共卫生事件的形成因素

突发公共卫生事件的发生是不以人的意志为转移的客观现象。突发公共卫生事件的发生具有必然性和偶然性。其必然性是指随着经济全球化和知识经济的到来,国际旅行与全球商务活动的日益频繁,大大增加了传染病跨国传染与流行的机会;同时,食品安全性问题的应对,烟草、武器、有毒废弃物及威胁健康商品的贸易、战争的增加等,使各种各样的公共卫生事件随时可能在人们无法预料的时候发生和肆虐。突发公共卫生事件的出现似乎不可避免,而且其在什么时间出现、以什么样的方式出现、出现什么样的事件、出现在什么地方,都是人们无法预测和认知的,这就是它的偶然性。

从全球来看,整个公共卫生的形势是严峻的。国际上带有政治目的的核生化恐怖事件正在威胁着人类的安全。没有哪一个国家可以完全逃避传染病的危害,也没有哪一个国家可以号称在传染病面前高枕无忧。造成传染病流行的因素很多,如抗生素广泛应用致使耐药株、变异株引起传统传染病的再度暴发和流行;由于开垦荒地、砍伐森林、修建水坝等人类活动,造成居住环境改变,自然和生态环境恶化,引起传染病的发生和传播;全球性气候变暖,有利于一些病原微生物的生长和繁殖,造成一些传染病发生跨地区传播,尤其是扩大了虫媒传染病的疫区范围;人类生活方式和社会行为改变,助长了传染病的传播;人群易感性高,为传染病暴发或流行创造了条件;经济一体化、全球化、现代交通及大量人员和物质的流动对传染病的防治提出了新的挑战,原本局限于某一国家和地区的疾病可能向全球扩散,传染病的传播速度大大加快;由于人口老龄化、免疫抑制剂的使用等因素,使免疫受损人群的增多。中国社会正处于大规模城市化转型期,人口密集和人员流动是传染病流行的温床。

### 三、突发公共卫生事件的预警与监测

**(一)建立突发公共卫生事件的预警系统**

(1)预警系统的背景:预警的概念起源于欧洲,是为了避免或降低随着工业的飞速发展导致对环境和人类健康产生危害而提出的方法,第一次是在1984年关于保护北海的国际会议上提出的。预警系统一般由5大部分组成,包括信息系统、预警评价指标体系、预警评价与推断系统、报警系统和预警防范措施。

(2)建立预警参数:中国疾病预防控制中心对传染病监测、疾病和症状监测、卫生监测、实验室监测等各类资料进行科学分析,综合评估,建立预警基线,提出预警参数。

(3)预警报告:中国疾病预防控制中心根据预警参数,对国内、外各种突发事件和可能发生突发事件的潜在隐患作出早期预测,提出预警报告,按照规定时限和程序报告国务院卫生行政部门。国务院卫生行政部门接到预警报告后,适时发出预警。

**(二)监测体系的建设原则**

(1)时效性和敏感性:以初次报告要快,进程报告要新,总结报告要全为原则,加强突发事件报告的时效性和敏感性。

(2)标准性和规范性:突发事件报告内容尽量采用数字化,以利于统计分析。系统采用的信息分类编码、网络通信协议和数据接口等技术标准,应严格按照国家有关标准或行业规范。

(3)安全性和保密性:建立安全保障体系,采用先进的软、硬件技术,实现网络的传输安全、数据安全、接口安全。

(4)开放性和扩充性:立足于长远发展,选用开放系统。采用模块化和结构化设计并保留足够的接口,使之具有较大的扩充性。

(5)综合性:突发公共卫生事件的监测比较复杂,既包括对具体的暴发事件的监测,也含有对引起或影响突发事件发生的自然、社会、生态等潜在危险因素的监测。因此,监测体系建设需综合性。

**(三)我国的监测体系**

我国1991年建立了传染病重大疫情报告系统,其报告的方式是医院内的首诊医师填写传染病报告卡,并邮寄到辖区内的县级疾病预防控制机构,由县级疾病预防控制机构形成报表通过计算机网络逐级报告,报告的内容只是病例的总数,没有传染病病例的个案资料。2003年,传染性非典型性肺炎疫情发生后,疫情报告突破了传统的报告方式,实现了传染病疫情的个案化管理和网络化直报,首次实现了传染病疫情的医院直报,保证了传染病疫情报告的准确性、实效性。与此同时,建立了全国疾病监测系统,在31个省(自治区、直辖市)建立了145个监测点,监测内容主要包括传染病疫情、死因构成等。此外,我国还根据部分传染病防治需要相继建立了多个专病监测系统,如计划免疫监测系统(麻疹)、艾滋病监测系统、性病监测系统、结核病监测系统、鼠疫监测系统等;同时,还建立了一些公共卫生监测哨点,如13省、市的食源性疾病的监测网络、饮水卫生的监测网络等。

### 四、突发公共卫生事件的报告和通报

**(一)突发事件的报告**

国务院卫生行政部门制定突发事件应急报告规范,建立重大、紧急疫情报告系统。

1.突发事件的责任报告单位和责任报告人

(1)县级以上各级人民政府卫生行政部门指定的突发事件监测机构。

(2)各级各类医疗卫生机构。

(3)卫生行政部门。

(4)县级以上地方人民政府。

(5)有关单位,主要包括突发事件发生单位、与群众健康和卫生保健工作有密切关系的机构或单位,如:检验检疫机构、环境保护监测机构和药品监督检验机构等。

(6)执行职务的各级各类医疗卫生机构的医疗保健人员、疾病预防控制机构工作人员、个体开业医师等为责任报告人。

2.突发事件的报告时限和程序

(1)突发事件监测报告机构、医疗卫生机构和有关单位应当在2小时内向所在地县级人民政府卫生行政管理部门报告。

(2)接到报告的卫生行政部门应当在2小时内向本级人民政府报告,并同时向上级人民政府卫生行政部门和卫生部报告。

(3)县级人民政府应当在接到报告后2小时内向对应的市级人民政府或上一级人民政府报告。

(4)市级人民政府应当在接到报告后2小时内向省(自治区、直辖市)人民政府报告。

(5)省(自治区、直辖市)人民政府在接到报告的1小时内,向国务院卫生行政部门报告。

(6)卫生部对可能造成重大社会影响的突发事件,应当立即向国务院报告。

国家建立突发事件的举报制度,任何单位和个人有权向各级人民政府及其有关部门报告突发事件隐患,有权向上级政府及其有关部门举报地方人民政府及其有关部门不履行突发事件应急处理职责,或者不按照规定履行职责情况。

**(二)突发事件的通报**

国务院卫生行政部门及时向国务院有关部门和各省(自治区、直辖市)人民政府卫生行政部门以及军队有关部门通报突发事件的情况;突发事件发生地的省(自治区、直辖市)人民政府卫生行政部门,应当及时向毗邻省(自治区、直辖市)人民政府卫生行政部门通报;接到通报的省(自治区、直辖市)人民政府卫生行政部门,必要时应当及时通知本行政区域内的医疗卫生机构;县级以上地方人民政府有关部门,已经发生或者发现可能引起突发事件的情形时,应当及时向同级人民政府卫生行政部门通报。

**(三)信息发布**

(1)发布部门:国务院卫生行政部门或授权的省(自治区、直辖市)人民政府卫生行政部门要及时向社会发布突发事件的信息或公告。

(2)发布内容:突发事件性质、原因;突发事件发生地及范围;突发事件人员的发病、伤亡及涉及的人员范围;突发事件处理和控制情况;突发事件发生地的解除。

## 五、突发公共卫生事件的现场应急处理

快速反应是应对处置突发公共卫生事件的关键所在。在事件发生后,应立即成立应急指挥部,统一指挥和协调社会各部门各负其责地投入到预防和控制事件的扩大蔓延及救治受害公众的工作中。同时,要采取果断措施快速处理突发公共卫生事件所造成的危害,彻底预防和控制进

一步蔓延,最大限度地避免和减少人员伤亡、财产损失,降低社会影响,尽快恢复社会秩序,维护公众生命、财产安全,维护国家安全和利益。

### (一)医疗救护

1.突发公共卫生事件医学应急救援中的分级救治体系

对于突发公共卫生事件的应急医学救援大体可分为三级救治:第一级为现场抢救;第二级为早期救治;第三级为专科治疗。

(1)一级医疗救治:又称为现场抢救,主要任务是迅速发现和救出伤员,对伤员进行一级分类诊断,抢救需紧急处理的危重伤员。抢救小组(医务人员为主)进入现场后,搜寻和发现伤员,指导自救互救,在伤员负伤地点或其附近实施最初的救治,包括临时止血、伤口包扎、骨折固定、搬运,预防和缓解窒息、简单的防治休克、解毒以及其他对症急救处置措施。首先要确保伤员呼吸道通畅,同时填写登记表,然后将伤员搬运出危险区,就近分点集中,再后送至现场医疗站和专科医院。

具体职责有:①初步确定人员的受伤方式和类型,对需要紧急处理的危重伤员立即进行紧急处理;对可延迟处理者经自救互救和初步去污后尽快撤离事故现场,到临时分类站接受医学检查和处理。②设立临时分类站,初步估计现场人员的受污剂量,并进行初步分类诊断,必要时酌情给予相应药物,如对于受到放射伤害的现场人员时给予稳定性碘或抗辐射药物。③对人员进行体表污染检查和初步去污处理,防止污染扩散。④初步判断伤员有无体内污染,必要时及早采取阻吸收和促排措施。⑤收集、留取可估计受污剂量的物品和生物样品。⑥填写伤员登记表,根据初步分类诊断,确定就地观察治疗或后送,对临床症状轻微、血象无明显变化的可在一级医疗单位处理;临床症状较重、血象变化较明显的以及一级医疗单位不能处理的应迅速组织转送到二级医疗救治单位;伤情严重,暂时不宜后送的可继续就地抢救,待伤情稳定后及时后送;伤情严重或诊断困难的,在条件允许下可由专人直接后送到三级医疗救治单位。

(2)二级医疗救治:又称为早期救治或就地救治,在现场医疗站对现场送来的伤员进行早期处理,检伤分类。主要任务是对中度和中度以下急性中毒患者、复合伤伤员、有明显体表和体内污染的人员进行确定诊断与治疗;对中度以上中毒或受照的伤员进行二级分类诊断,并将重度和重度以上中毒和复合伤伤员以及难以确诊和处理的伤员,在条件允许下尽早后送到三级医疗救治单位。具体职责范围:①收治中度和中度以下急性中毒、复合伤、放射性核素内污染人员和严重的常规损伤人员,对其中有危及生命征象的伤员继续抢救;②对体表沾污者进行详细的监测并进行进一步去污处理,对污染伤口采取相应的处理措施;③对体内污染的人员初步确定污染物的种类、污染水平以及全身或主要器官的中毒或受照剂量,及时采取相应的医学处理措施,污染严重或难以处理的伤员及时转送到三级医疗救治单位;④详细记录病史,全面系统检查,进一步确定人员受照剂量和损伤程度,并进行二次分类诊断,将重度以上急性中毒、复合伤患者送到三级医疗救治机构治疗,暂时不宜后送者可就地观察和治疗,伤情难以判定的可请有关专家会诊后及时后送;⑤必要时对一级医疗机构给以支援和指导。

(3)三级医疗救治:又称为专科治疗,由国家指定的具有各类伤害治疗专科医治能力的综合医院负责实施。主要任务是收治重度和重度以上的急性中毒和严重污染伤员,进一步作出明确的诊断,并给予良好的专科治疗。继续全面抗休克和全身性抗感染;预防创伤后肾衰、急性呼吸窘迫综合征、多器官功能障碍综合征等并发症,对已发生的内脏并发症进行综合治疗,酌情开展辅助通气,心、肺、脑复苏等,直至伤员治愈。有些伤员治愈后留下残疾,尚需作进一步康复治疗。

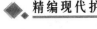

具体职责范围是:①对不同类型、不同程度的中毒、放射损伤和复合伤作出确定性诊断,并进行专科医学救治。②对有严重体内、伤口、体表污染的人员进行全面检查,确定污染物成分和污染水平,估算出人员的受污剂量,并进行全面、有效的医学处理。③必要时,派出有经验的专家队伍对一、二级医疗单位给予支援和指导。

2.分级救治工作的基本要求

根据分级救治的特点,必须正确处理伤病员完整性治疗与分级救治、后送与治疗的关系。为此,应遵循下列基本要求:

(1)及时、合理,力争早日治愈:伤病救治是否及时合理,要从伤病病理过程进行判断。大出血、窒息可因迟延数分钟而死亡,应提早数分钟而得救,其及时性表现在几分钟之间。这就要求分秒必争,竭尽全力地组织抢救。对大多数伤员来说,及时性的标准是伤后 12 小时内得到清创处理。伤后至接受手术的时间长短,对病死率有明显影响。为此,必须做到快抢、快救、快送,迅速搬下和后送伤员。

(2)前、后继承,确保救治质量:为了保证分级救治的质量,还必须从组织上使各级救治工作前、后继承地进行,做到整个救治工作不中断,各级救治不重复。前一级要为后一级救治做好准备,创造条件,争取时间;后一级要在前一级救治的基础上,补充或采取新的救治措施,使救治措施前后紧密衔接,逐步扩大与完善。为实现上述要求,首先要加强急救医学训练,对突发公共卫生事件发生时伤病发生发展规律、救治的理论和处理原则要有统一的认识,保证工作上步调一致;其次要求各级救治机构树立整体观念,认真遵守上级规定的救治原则,正确执行本级的救治范围;最后,要按规定填写统一格式的医疗文件,为前、后继承救治提供依据。

(3)相辅相成,医疗与后送相结合:要实现分级救治,使伤病员获得完整救治。从伤病员转归来说,医疗是主导的,后送是辅助的,为了彻底治愈伤病员,必须实行积极的医疗,尤其对需要紧急拯救生命的伤病员。后送只是为了医疗,如果离开了医疗工作,后送就失去了意义。因此从整体上讲,医疗应当是医疗后送工作的主导方面。但在伤员获得确定性治疗之前,医疗的目的之一是为了保证伤病员安全后送。而具体在特定环境和条件下时,有可能后送问题突出,这时后送便成为主要方面。如当某一救治机构内伤病员过多而又无力为他们全部进行必要的救治时,必须想方设法地将伤病员送到有条件处理的救治机构,否则会对伤病员的救治带来不利影响,甚至造成不应有的死亡和残疾。为实现上述要求,要因时、因地制宜,不能墨守成规。只有及时正确的把医疗与后送有机结合起来,才有可能把在医疗后送线上纵深配置的救治机构连接起来,使伤病员在不断的后送中,逐步得到完善的医疗。

(二)现场流行病学调查

尽快开展现场流行病学调查,有利于判断突发公共卫生事件的源头,其中以传染性疾病的流行病学调查尤为重要。流行病学调查人员应沿消毒通道按规定对现场人员进行调查登记,调查内容为可疑物品来源、性状、接触人员、污染范围等,并确定小隔离圈,设置明显标志(拉警戒线),实施封锁。

1.本底资料的调查

主要有以下几个方面:自然地理资料,主要是地形、气候、水文、土壤和植被以及动物等;经济地理资料,主要是地方行政、居民情况、工农业生产、交通运输状况等,尤其是注意突发公共卫生事件发生地放射源、化工生产、生物制品和相关领域的研究单位等;医学地理资料,主要是卫生行政组织、医疗卫生实力、医学教育、药材供应以及卫生状况等;主要疾病流行概况包括烈性传染病、自然疫源性疾病、虫媒传染病、呼吸道疾病、肠道传染病等;昆虫包括与疾病有关的蚊、蝇、蚤、蜱、螨等;动物包括啮齿动物、食虫动物的种类分布、季节消长等资料。

2.现场可疑迹象的调查

首先应迅速了解污染程度与范围以及人员受污剂量的大小,将监测结果和判定结果及时报告给上级应急领导小组,为采取医学急救和应急防护措施提供重要依据;其次要采集现场食品、饮用水、土壤和空气标本,鉴定可疑与事件发生相关的物品及其迹象;第三要了解现场地理位置及环境条件,追访目击者,询问附近人员,了解发现可疑情况及前后经过。根据当地医学动物本底,采集可疑动物标本,调查现场动物分布。

当有疫情发生或伤亡人员数量较多时,应进一步开展现场污染样品和人员体内污染的实验室测量分析,尽可能多地提供有关毒物及放射性物质数据及初步监测结果,以确定是否需要采取进一步的干预措施。需要调查的内容很多,除了需了解疫情或疾病发展趋势,调查可能扩散的原因,迅速作出初步临床诊断结果,指导防疫、治疗和病原学的特异性检测外,更困难的是判断患者发病与突发公共卫生事件的关系。

3.事件中期与后期的调查

事件中期的调查应从早期已经开展的人员、地面和水体等周围环境污染巡测基础上,进一步增大调查地域范围,提升详细程度,并要采集水、食物、空气样品等,测定污染水平,掌握毒物的污染程度及变化趋势。

事件后期对表面污染、空气污染及环境物质进行必要补充测量,特别要对道路、建筑物、动物、土壤和周围环境设施进行污染水平监测,确定整个事件中所发生的污染水平和范围,为后期决策提供依据。

**(三)现场的洗消处理**

现场洗消是突发公共卫生事件应急中的重要环节,应及时开展。对直接受事件影响的人员加以保护,恢复环境和公众的生活条件。开展恢复活动主要包括:

1.环境监测和巡测

对污染事故造成的环境污染,继续进行不间断的环境监测和巡测,对可能被污染的各类食品和环境物质样品进行分析。受污染的食物和水做适当处理后方可食用,或从别处调运未受污染的食物和水供应公众。估算事故受污人员的个人和群体剂量,对事故定性定级。

2.对事件现场分区,管制污染区进出通道

在应急干预的情况下,为了便于迅速组织有效的应急响应行动,以最大限度地降低突发公共卫生事件可能产生的影响,应尽快将事件现场进行分区管理。专家咨询组根据现场侦检和流行病学调查结果,对突发公共卫生事件性质、区域、污染物性质及污染程度进行分析,向应急指挥部报告分析结果,由指挥部确定突发公共卫生事件性质、区域,将事件现场划分为控制区、监督区和非限制区。

控制区是事故污染现场中心地域,用红线将其与以外的区域分隔开来。在此区域内,救援人员必须身着防护装备以避免被污染或受照射;监督区是控制区以外的区域,以黄色线将其与以外的区域分隔开来,此线也称为洗消线,所有出此区域的人必须在此线上进行洗消处理。在此区域内的人员要穿戴适当的防护装备,避免污染,并在分界处设立警示标识;非限制区是监督区以外的区域,伤员的现场抢救治疗、指挥机构等均设在此区。

另一方面,还要准确地划定污染区与疫区。污染区是指有害因子在地面通过空气运动(风)

扩散而形成的对人有害的区域,或是携带有害因子的媒介生物的分布及其活动的区域。疫区是指当突发公共卫生事件为传染病流行,患者(包括病畜)和密切接触者在发病前后居住和活动的场所。限制人员出入污染区及在局部地区建筑物内居住。工作人员在不离开工作岗位的情况下,由个人单独或相互之间进行,主要是对暴露皮肤及个人用具或必须使用的装备进行紧急处理。

**3.区域环境现场去污与恢复**

应急去污洗消小组赶赴事故现场对道路、建筑物、人员、车辆等受污染的场所与物品进行去污洗消,切断污染和扩散渠道。在监督区与非限制区交界处,设立污染洗消站。洗消站配备监测仪、洗消液等去除污染设备和用品。污染人员在后送救治前需经初步去污处理,运出控制区和监督区的被污染物品需经去污处理和检测后方可运出,避免二次污染。去污过程中产生的固体废物和废水,应妥善收集处理,以防进一步扩大污染。

在制订污染区的洗消计划时应考虑多种因素,包括事件对人群健康和生态环境的潜在影响、污染是否会导致长期影响、污染有无扩散的可能、污染对公众心理的影响、环境监测和评价标准、有无跨行政区域甚至跨境的影响、技术与资源的储备情况、人力和财力等,其中最重要的是要根据所发生事故的特性,环境条件和公众居住、膳食情况,确定恰当的环境去污方法,消除物质、人员外表面和环境中的污染物;将非固定性污染固定,以避免其扩散;用水泥、土壤等覆盖,或用深耕法将污染的表层土翻到地下深处。

应尤其注意对有害生物、化学毒物、放射性材料等污染源的处理,至少使其重新得到有效控制。高放射性废物必须送放射废物库储存;低中水平放射性固体可浅地层处置,对含有腐烂物质、生物的、致病性的、传染性的细菌或病毒的物质,自燃或易爆物质,燃点或闪点接近环境温度的有机易燃物质,其废物不得浅地层处置。

**4.事件中、后期的处置**

对污染的水和食物实施控制是事故中、后期(特别是后期)针对食入途径采取的防护措施,用于控制和减少因食入污染的水和食物产生的损伤。通过采样检测可疑区域中各种食物和饮用水的各种生物、化学毒剂及放射性核素水平,决定是否对食品和饮用水进行控制。原则上,所有受到污染的食品应当禁止食用,并集中销毁。相对于食物而言,饮用水更容易被染毒,针对毒剂和放射性物质类型,采取针对性的检测和消毒措施,包括通过适当的水处理(混凝、沉淀、过滤及离子交换等方法)降低水中毒剂的含量、禁止使用污染的水源以及尽可能提供不受污染的水等。严禁将污染的水或食物与无污染的水或食物混合以稀释水或食物的污染水平,即便混合后的水或食物的污染水平低于相应的限制标准,也不能接受。

**5.人员撤离时的洗消处理**

在突发公共卫生事件现场应急处置结束后,污染的人员、车辆、装备、服装等进行统一彻底的洗消,一般在划定的洗消场地进行。洗消站通常由人员洗消场、装备洗消场和服装洗消场组成:人员洗消场设有脱衣处、洗消处、穿衣处、伤员包扎处和检查处;装备洗消场设有装备洗消处、精密器材洗消处和重复洗消处;服装洗消场设有服装、装备和防护器材等消毒处或洗消处。3个洗消处均应严格划分清洁区和污染区,污染区在清洁区的下风向,场所外设置安全警戒线,一般应距洗消场 500~1 000 m,警戒线处需设置专门岗哨。

**6.洗消行动的技术评估和持续监测**

要对整个洗消过程中所用技术进行评估,行动中使用的技术和技术手段的性能要能够达到行动目标。要有良好的支持系统,保证供给,对职业人员和公众的安全风险符合要求,对于环境的影响小,符合审查、管理要求以及公众能够接受等。

为了确保污染现场经处置后仍旧可能遗留在现场的污染物不会给环境和人类带来不良后果,最常用的后续行动手段是监测,包括对工程屏障的稳定性的长期监测、污染现场及其下风向、下游区域内环境指标的监测、防护体系的维护、防止侵扰、许可管理的延续、监控的审查与管理、行动和后续行动资料的管理等。

**(四)突发公共卫生事件处置中的安全防护**

突发公共卫生事件处置时的安全防护是指用物理手段阻止有害因子及其传播媒介对人体的侵袭,防止有害因子通过呼吸道或皮肤、黏膜侵入人体,免受污染或感染的措施。可分为处置时的个人防护、医院病房或隔离区防护和实验室防护等不同层次。

个人防护装备(personal protective equipment,PPE)分成三个级别:一级防护,穿工作服、隔离衣、戴12～16层纱布口罩;二级防护,穿工作服、外罩一件隔离衣,戴防护帽和符合N95或FFP2标准的防护口罩,戴乳胶手套和鞋套,必要时戴护目镜,尽量遮盖暴露皮肤、口鼻等部位;三级防护,在二级防护的基础上,将隔离衣改为标准的防护服,将口罩、护目镜改为全面呼吸型面罩。生物防护措施主要针对两个方面,一是对气溶胶的防护,二是对媒介昆虫的防护。在生化防护中,如有相应疫苗或药物储备,可紧急接种疫苗或预防性服药,化学防护可着防毒服;在放射医学防护中,除使用铅制屏障外,还可服用稳定性碘,配备能报警的探测仪器、个人剂量仪。

对有可能对其他人造成威胁的患者或感染者应在有良好防护设施的病房或区域进行治疗或隔离,如高致病性传染病患者应在负压病房中进行治疗,放射损伤患者应在专科医院或综合性医院进行相应的专科进行治疗。

针对危险因子的实验操作具有高风险性,预防实验室污染或感染是突发公共卫生事件处置工作的重要一环。实验室安全相关的工作理应该贯穿于实验的整个过程,从取样开始到所有潜在危险的材料被处理,应努力做好危害评估工作,在有适当安全防护的实验室开展监测、检验工作,尽量减少实验室感染和污染环境的危险。感染性物质的运输要遵循国家《可感染人类的高致病性病原微生物菌(毒)种或样本运输管理规定》的要求。

**(五)社会动员**

社会动员指通过一定的手段,调动社会现有的和潜在的卫生资源,将满足社会民众需求的社会目标转化为社会成员广泛参与的社会行动的一个实践过程。其特点是要在特定环境中应用,在一定范围内开展,有系统地实施。

1.处理好公共关系

处理好公共关系是使自己与公众相互了解和相互适应的一种活动或职能,由社会组织(公共关系机构及其成员)、公众和传播三个要素构成。在突发公共卫生事件中要处理好三者的关系,充分利用三者之间的相互作用。

2.利用好传播媒介

传播媒介指信息的传播所依附的物质载体。在突发公共卫生事件发生时要充分利用好人体媒介、印刷媒介、电子媒介、户外媒介、实物媒介等,及时发布公共信息,维护社会稳定。

3.处理好医患关系

在突发公共卫生事件发生时,医患关系尤为突出,涉及技术因素、经济因素、伦理因素和法律因素等。要以主动-被动模式、指导-合作模式和相互参与模式相结合的方式,使医、患双方的共同利益得到满足。

**4.发挥民间社会的作用**

民间社会指在政府和企业以外的、以民间组织为主要载体的民间关系总和。随着社会的发展,民间社会能弥补当地政府失灵和市场失灵时的缺陷,促进社会各界的共同参与。民间社会参与公共事务有其合法性、可及性和有效性。在突发公共卫生事件发生时要充分发挥民间社会的作用,共同参与突发公共卫生事件的应对处置工作。

**(六)心理干预**

在发生突发公共卫生事件时,要关注人群在身体、心理、社会适应三个层面上的健康状况,及时恢复社会秩序,防止和减轻事件对社会心理的影响。应急组织和当地政府应重视舆论导向,统一发布和传播真实信息,及时通报处理措施和结果预测等,既不夸大也不隐瞒,使公众对信息感到真实、可信;邀请有关代表或个人参加环境和食品等监测、剂量估算及防护措施的实施等,使公众了解实情,增强信心;组织专门的危机心理干预队伍进行及时、有效的心理干预,有效的预防和处理心理应激损伤。

在实际工作中,精神病学临床医师要通过心理与环境(自然环境和社会环境,特别是社会环境)的统一性、心理活动自身的完整性和协调性、个性的相对稳定性对一个人是否具有精神障碍进行判断;并综合判断心理异常发生的频度、异常心理的持续时间和严重性,从而进行危机干预。通过媒体宣传、集体晤谈和治疗性干预等心理干预方式,针对不同人群进行危机干预,使心理危机的症状立刻得到缓解和持久的消失,使心理功能恢复到危机前水平,并获得新的应对技能。心理干预的目标是积极预防、及时控制和减轻突发公共卫生事件的心理社会危机,促进心理健康重建,维护社会稳定,保障公众的心理健康。

(王小芹)

# 第五节　大规模传染病的救护

## 一、大规模传染病的概述

各类重大传染病疫情、各类生物恐怖袭击事件等,可能在短时间内产生大批量伤病员,超出基层卫生机构的救治范围和收治能力。有组织的医学救援可以迅速控制疫情,尽快治疗病员,减少对公众健康的危害,稳定民心和维护社会秩序。此外,医学救援还可以借助上级医疗单位专家的智慧,对于不明原因的传染病疫情尽快做出诊断,提出治疗措施。

"新发突发传染病的应对,是一个永恒的课题。"传染病防控既是一个科学问题又是一个技术问题,同时还是一个管理问题。专家们建议,下一步应从国家、科技、地方政府层面着手,真正使传染病防控为我国全面实现小康社会和经济社会发展保驾护航。

**(一)基本概念**

**1.传染病**

传染病是由病原微生物(病毒、细菌、螺旋体等)和寄生虫(原虫或蠕虫)、朊毒体感染人体后引起的,能在人群、动物或人与动物之间相互传播,造成流行的常见病和多发病。

2.突发传染病

突发传染病是指突然发生、严重影响社会稳定、对人类健康构成重大威胁,需要对其采取紧急处置措施的急性传染病疫情。在实际生活中,任何过去已知的传染病在某一时间段突然集中暴发,对人群健康造成严重危害,甚至导致人员死亡的,是突发传染病。

(二)分类与特征

1.分类

(1)甲类传染病:指鼠疫、霍乱。

(2)乙类传染病:指传染性非典型肺炎、艾滋病、病毒性肝炎、脊髓灰质炎、人感染高致病性禽流感、甲型H1N1流感、麻疹、流行性出血热、狂犬病、流行性乙型脑炎、登革热、炭疽、细菌性和阿米巴性痢疾、肺结核、伤寒和副伤寒、流行性脑脊髓膜炎、百日咳、白喉、新生儿破伤风、猩红热、布鲁氏菌病、淋病、梅毒、钩端螺旋体病、血吸虫病、疟疾。

(3)丙类传染病:指流行性感冒、流行性腮腺炎、风疹、急性出血性结膜炎、麻风病、流行性和地方性斑疹伤寒、黑热病、包虫病、丝虫病、除霍乱、细菌性和阿米巴性痢疾、伤寒和副伤寒以外的感染性腹泻病、手足口病。

上述规定以外的其他传染病,根据其暴发、流行情况和危害程度,需要列入乙类、丙类传染病的,由国务院卫生行政部门决定并予以公布。传染病管理制度是依据《传染病防治法》,确保传染性疫情报告的及时性、准确性、完整性和加强传染病的科学管理制定的专业性部门规章制度。

能够有效处置突发传染病的前提是医护人员掌握了传染病学所涉及的基本理论、基本知识和基本技能,并针对传染病的基本特征、流行的基本条件、突发传染病的临床表现特点采取相应措施。

2.基本特征

(1)有病原体:每一种传染病都是由特异病原体所引起,包括各种致病微生物和寄生虫。有些新发传染病的病原体在疾病流行之前不能马上明确,需要科研人员反复研究确定,如英国流行的疯牛病、我国流行的传染性非典型肺炎等。在实行医学救援时,如果已经确知了本次突发传染病的病原,就要针对此病原体做好防治准备。如果不明确病原,医护人员要做好个人防护,带好必要的检测设备,并且通过各种手段尽快判明病原体。

(2)有传染性:这是传染病与其他感染性疾病的主要区别。突发传染病时医护人员暴露于某种传染病环境中,所以要做好个人防护,并采取隔离患者、对其他暴露者采取服用药物和预防接种的措施,以防止疾病传播对人群造成进一步危害。

(3)有流行病学特征:传染病有散发、暴发、流行和大流行之分。散在性发病是指某一种传染病发病率在某地区处于常年一般水平的发病;暴发是指短时间(数天内)集中发生大量同一病种的传染病患者;当某种传染病发病率水平显著高于该地区常年一般发病水平时称为流行;若某种传染病流行范围很广,甚至超出国界或洲界时,则称为大流行。许多传染病的流行与地理条件、气候条件和人民生活习惯等有关,构成其季节性和地区性特点。需要医学救援的一般是暴发或暴发流行的传染病。

(4)有感染后免疫:人体感染病原体后,无论是显性或隐性感染,都能产生针对病原体及其产物的特异性免疫,感染后免疫属于自动免疫,其持续时间在不同传染病中有很大差异。感染后所产生的特异性抗体,可通过胎盘转移给胎儿,使之获得被动免疫。由于病原体种类不同,感染后所获得的免疫力持续时间的长短和强度也不同。突发传染病医学救援由于具有被感染的危险,医护人员应该对自身抵抗某种传染病的能力做一评估。如果过去没有暴露史,也没有接种过疫苗,那就属于对该传染病高度易感者,应该做好个人防护,必要时接种疫苗。对于身处疫区的民众,要科学评估其对该种传染病的抵抗力,采取被动和主动免疫措施增强其免疫力。

**(三)临床特点**

**1.临床分期**

按传染病的发生、发展及转归可分为四期。

(1)潜伏期:从病原体侵入人体起,至首发症状时间,称为潜伏期。不同传染病其潜伏期长短各异,短至数小时,长至数月乃至数年;同一种传染病,各患者之潜伏期长短也不尽相同。每一种传染病的潜伏期长短不一,相当于病原体在体内繁殖、转移、定位、引起组织损伤和功能改变导致临床症状出现之前的整个过程。每种传染病的潜伏期都有一个相对不变的限定时间,并呈常态分布,是检疫工作观察、留验接触者的重要依据。

(2)前驱期:是潜伏期末至发病期前,出现某些临床表现的短暂时间,一般1~2天,呈现乏力、头痛、微热、皮疹等表现。多数传染病,看不到前驱期。

(3)症状明显期:又称发病期,是各传染病之特有症状和体征,随病日发展陆续出现的时期。症状由轻而重,由少而多,逐渐或迅速达高峰。随机体免疫力之产生与提高趋向恢复。

(4)恢复期:病原体完全或基本消灭,免疫力提高,病变修复,临床症状陆续消失的时间。多为痊愈而终止,少数疾病可留有后遗症。

**2.常见症状和体征**

(1)发热和热型:发热是传染病重要症状之一,具有鉴别诊断意义,常见热型有稽留热、弛张热、间歇热、回归热、马鞍热等。

传染病的发热过程可分为三个阶段。①体温上升期:体温可骤然上升至39℃以上,通常伴有寒战,见于疟疾、登革热等;亦可缓慢上升,呈梯形曲线,见于伤寒。②极期:体温升至一定高度,然后持续数天至数周。③体温下降期:体温可缓慢下降,几天后降至正常,如伤寒、副伤寒;亦可在一天之内降至正常,如间日疟和败血症,退热时多伴大量出汗。

(2)皮疹:许多传染病在发热的同时伴有皮疹,称为发疹性传染病。疹子的出现时间、分布和先后顺序对诊断和鉴别有重要参考价值。

(3)毒血症状及单核-吞噬细胞系统反应:病原体的各种代谢产物,可引起除发热以外的多种症状如疲乏、全身不适、厌食、头痛、肌肉、关节、骨骼疼痛等,严重者可有意识障碍、谵妄、脑膜刺激征、中毒性脑病、呼吸及外周循环衰竭等,还可引起肝、肾损害,甚至充血、增生等反应,以及肝、脾和淋巴结的肿大。

**(四)流行条件及影响因素**

传染病的流行过程就是传染病在畜、人群中发生、发展和转归的过程。流行过程的发生需要有三个基本条件,就是传染源、传播途径和畜(人)群易感性。流行过程本身又受社会因素和自然因素的影响。

**1.传染源**

传染源是指病原体已在体内生长繁殖并能将其排出体外的动物(人)。

(1)患畜:是重要的传染源,急性患畜及其症状(咳嗽、吐、泻)而促进病原体的播散;慢性患畜可长期污染环境;轻型患畜数量多而不易被发现;在不同传染病中其流行病学意义各异。

(2)隐性感染者:在某些传染病(沙门菌病、猪丹毒)中,隐性感染者是重要传染源。

(3)病原携带者:慢性病原携带者不显出症状而长期排出病原体,在某些传染病(如伤寒、猪端气病)有重要的流行病学意义。

(4)受感染的人:某些传染病,如人型结核,也可传给动物,引起严重疾病。

2.传播途径

病原体从传染源排出体外,经过一定的传播方式,到达与侵入新的易感者的过程,谓之传播途径。分为四种传播方式。

(1)水与食物传播:病原体借粪便排出体外,污染水和食物,易感者通过污染的水和食物受染。菌痢、伤寒、霍乱、甲型病毒性肝炎等病通过此方式传播。

(2)空气飞沫传播:病原体由传染源通过咳嗽、喷嚏、谈话排出的分泌物和飞沫,使易感者吸入受染。流脑、猩红热、百日咳、流感、麻疹等病,通过此方式传播。

(3)虫媒传播:病原体在昆虫体内繁殖,完成其生活周期,通过不同的侵入方式使病原体进入易感者体内。蚊、蚤、蜱、恙虫、蝇等昆虫为重要传播媒介。如蚊传疟疾,丝虫病,乙型脑炎,蜱传回归热、虱传斑疹伤寒、蚤传鼠疫,恙虫传恙虫病。由于病原体在昆虫体内的繁殖周期中的某一阶段才能造成传播,故称生物传播。病原体通过蝇机械携带传播于易感者称机械传播。如菌痢、伤寒等。

(4)接触传播:有直接接触与间接接触两种传播方式。如皮肤炭疽、狂犬病等均为直接接触而受染,乙型肝炎之注射受染,血吸虫病,钩端螺旋体病为接触疫水传染,均为直接接触传播。多种肠道传染病通过污染的手传染,谓之间接传播。

3.易感人群

易感人群是指人群对某种传染病病原体的易感程度或免疫水平。新生人口增加、易感者的集中或进入疫区,部队的新兵入伍,易引起传染病流行。病后获得免疫,人群隐性感染,人工免疫,均使人群易感性降低,不易传染病流行或终止其流行。

4.影响流行过程的因素

自然因素包括地理、气候、生态条件等,对流行过程的发生和发展起着重要影响,比如呼吸道传染病冬季多发,肠道传染病夏季多发,就是受气候影响所致;有些传染病在某一区域多发,如鼠疫、血吸虫病、疟疾、麻风病,是受地理和生态条件的影响。社会因素包括社会制度、经济和生活条件以及人群的文化水平等,对传染病的流行过程有着决定性的影响。

## 二、大规模传染病的应急预案

### (一)工作原则

(1)预防为主,按照"早发现、早诊断、早治疗"的传染病防治原则,提高警惕,加强监护,及时发现病例,采取有效的预防与治疗措施,切断传染途径,迅速控制重大疫病在本地区的传播和蔓延。

(2)切断传染病的传播,根据有关法律法规,结合重大疫病的流行特征,在采取预防控制措施时,对留院观察病例、疑似病例、临床诊断病例及实验室确诊病例依法实行隔离治疗,对疑似病例及实验室确诊病例的密切接触者依法实行隔离和医学观察。

(3)预防和控制重大疫病,坚持"早、小、严、实"的方针,对留院观察病例、疑似病例、临床诊断病例及实验室确诊病例,要做到"及时发现、及时报告、及时治疗、及时控制"。同时,对疑似病例、临床诊断病例及实验室确诊病例的密切接触者要及时采取实行隔离控制措施,做到统一、有序、快速、高效。

(4)实行属地管理,应急人员必须服从本单位和卫生主管部门统一指挥。

**(二)预警制度**

预警制度包括现场预警、区域预警、全体预警。当出现下列情况时立即启动预警:

(1)某种在短时间内发生、波及范围广泛,出现大量的伤病员或死亡病例,其发病率远远超过常年发病率水平的重大传染病疫情。

(2)群体性不明原因疾病是指在一定时间内某个相对集中的区域或者相继出现相同临床表现的伤病员、病例不断增加、呈蔓延趋势有暂时不明确诊断的疾病。

(3)其他严重影响公众健康事件,具有重大疫情特征,及突发性,针对不特定社会群体,造成或者可能造成社会公众健康严重损害,影响社会稳定的重大事件。

**(三)信息报告制度**

一旦发生传染病疫情,现场人员应尽可能了解和弄清事故的性质、地点、发生范围和影响程度,然后迅速向本单位上级如实汇报。

(1)发现甲类传染病和乙类传染病中的肺炭疽、传染性非典型肺炎、脊髓灰质炎、人感染高致病性禽流感的伤病员、疑似伤病员或不明原因疾病暴发时,于2小时内将传染病报告卡通过网络报告;未实行网络直报的医疗机构于2小时内以最快的通讯方式,如电话、传真等,向当地疾病预防控制机构报告,并与2小时内寄送出传染病报告卡。

(2)乙类传染病为要求发现后6小时内上报,并采取相应的预防控制措施。

(3)丙类传染病在发病后24小时内向当地疾病控制中心报告疫情。

**(四)应急响应**

1.成立护理应急管理小组

成立由护理部、感染科、急诊科、ICU等护士长及医院感染控制科组成的护理应急管理小组,负责应急护理救援工作的指挥、协调、检查与保障等工作。

2.人员调动

护理应急管理小组根据伤病员数量及隔离种类等需要,启动医院护理人力资源应急调配方案,合理调配人力资源。应急护理队伍主要由具有丰富的传染病护理经验、熟练掌握危重伤病员抢救知识和技能、身体素质好的护士组成。

3.组织救援

成立应急护理救援专家组,组织专家对疑难伤病员进行护理会诊,制定科学合理的护理方案,实施有效的救护;负责病房的随时消毒、终末消毒和相关部门的消毒技术指导工作;严格清洁区、半污染(缓冲)区、污染区的区域划分,在缓冲区、污染区分别贴有医护人员防护、污染物品处理流程与路线的醒目标识,防止医院内交叉感染;建立健全各项规章制度,做到有序管理。

4.物资保障

物资保障包括必要的通讯设备、急救设备、抢救设备、测量设备、标志明显的服装或显著标志、旗帜等。指定专人保管,并定期检查保养,使其处于良好状态。

**(五)善后处理**

应急处置结束后,进入临时应急恢复阶段,应急救援指挥部要组织现场清理、人员清点和撤离。并组织专业人员对应急进行总结评审,评估事故后期的损失,尽快恢复医疗护理秩序。

### 三、大规模传染病的救护

突发传染病发病病种多样,发生时间往往不确定,发生地域广泛,而可能造成突发传染病的因素复杂,表现形式差异较大,本节仅根据以往世界范围和我国传染病突发事件的特点予以简述。

**(一)烈性呼吸道传染病**

**1.传染性非典型肺炎**

传染性非典型肺炎又名严重急性呼吸道综合征,为一种由冠状病毒(SARS-CoV)引起的急性呼吸道传染病,世界卫生组织(WHO)将其命名为严重急性呼吸综合征(severe acute respiratory syndrome,SARS)。临床特征为发热、干咳、气促,并迅速发展至呼吸窘迫,外周血白细胞计数正常或降低,胸部 X 线为弥漫性间质性病变表现。又称传染性非典型肺炎、SARS。2002 年 11 月,该病首先在我国广东出现,随后蔓延我国多个省、市、自治区,并波及世界 29 个国家和地区。

目前发现的传染途径有经呼吸道传播或经密切接触传播;易感人群包括与 SARS 患者密切接触的医护人员、家庭成员及青壮年人群。该病潜伏期为 2～12 天,多数为 4～5 天,首发的症状是发热(100%),体温较高,多在 38 ℃以上,可有寒战或畏寒、肌痛、头痛等,呼吸道症状较多的为咳嗽、咳痰少,伴胸闷及呼吸困难。偶有恶心、呕吐或腰痛,有些患者可有腹泻。严重的病例可导致急性呼吸窘迫综合征(ARDS)、多器官功能衰竭综合征(MODS)。肺部体征一般较少,有时可闻少许湿啰音,有皮疹、淋巴结肿大及发绀。实验室检查见大多数患者白细胞数正常或降低,在病程中部分病例常有淋巴细胞计数减少和血小板计数减少。23.4%的患者 ALT 升高,71%的患者 LDH 升高,有 6%～10%的患者心肌酶谱升高,部分患者有低钠。

影像学检查见胸片显示一侧或双侧肺多肺叶病变,最突出的特征是病变进展迅速。病变形态无典型特征,可为片状、斑片状、网状、毛玻璃样改变。目前传染性非典型肺炎的病因尚没有完全确定,又缺乏特效治疗方法,只能采用综合治疗方法。2003 年后,本病没有再次出现,但需要密切关注。

目前尚无针对 SARS-CoV 的药物,临床治疗主要根据病情采取综合性措施,应全面密切观察病情,监测症状、体温、脉搏、呼吸频率、血象、$SpO_2$ 或动脉血气分析,定期复查胸片(早期不超过 3 天),以及心、肝、肾功能和水电解质平衡等。患者均应严格隔离,并注意消毒和防护措施。

(1)对症支持:①卧床休息,避免用力活动。②发热:超过 38 ℃者可作物理降温(冰敷、酒精擦浴)或解热镇痛药(儿童忌用阿司匹林)。③镇咳祛痰药:用于剧咳或咳痰者,如复方甘草合剂,盐酸氨溴索等。④氧疗:有气促症状尽早作氧疗,可作持续鼻导管或面罩吸氧,以缓解缺氧。⑤营养支持治疗:由于能量消耗及进食困难,患者常有营养缺乏,影响恢复,应注意足够的营养支持和补充,可经肠内或全肠外营养给予,如鼻饲或静脉途径。总热量供应可按每天每公斤实际体重 83.7～104.6 kJ(20～25 kcal/kg)计算,或按代谢能耗公式计算[代谢消耗量(HEE)＝基础能量消耗(BEE)×1.26],营养物质的分配一般为糖 40%,脂肪 30%,蛋白质 30%。氨基酸摄入量以每天每公斤体重 1.0 g 为基础,并注意补充脂溶性和水溶性维生素。患者出现 ARDS 时,应注意水、电解质平衡,结合血流动力学监测,合理输液,严格控制补液量(25 mL/kg 体重),要求液体出入量呈轻度负平衡,补液以晶体液为主。

(2)糖皮质激素:糖皮质激素治疗早期应用有利于减轻肺部免疫性损伤,减轻低氧血症和急性呼吸窘迫综合征(ARDS)的发生和发展,并可预防和减轻肺纤维化的形成,大部分患者用药后改善中毒症状,缓解高热,但是大量长期应用糖皮质激素,可能削弱机体免疫力,促进病毒增生繁殖,以及引起三重感染(细菌和真菌),因此激素的合理应用值得进一步探讨。①指征:有严重中毒症状,高热3天持续不退;48小时内肺部阴影进展超过50%;出现ALI或ARDS。②用法和剂量:一般成人剂量相当于甲泼尼龙80～320 mg/d,静脉滴注;危重病例剂量可增至500～1 000 mg/d,静脉滴注。体温恢复正常后,即应根据病情逐渐减量和停用,以避免和减少不良反应的发生,如消化道出血、电解质紊乱、继发感染等。采用半衰期短的糖皮质激素如甲泼尼龙较为安全有效。

(3)抗病毒药:抗病毒药物治疗效果报道不一,利巴韦林和干扰素的应用报道较多。利巴韦林可阻断病毒RNA和DNA复制,宜在早期应用,用法和剂量(成人)宜参照肾功能情况:①肌酐清除率＞60 mL/min者,利巴韦林400 mg,静脉滴注,每8小时1次,连用3天;继以1 200 mg,口服,每天2次,共用7天。②肌酐清除率30～60 mL/min者,利巴韦林300 mg,静脉滴注,每12小时1次,连用3天;继而600 mg,口服,每天2次,共用7天。③肌酐清除率＜30 mL/min者,利巴韦林300 mg,静脉滴注,每24小时1次,连用3天;继而改用每天600 mg,口服。主要不良反应有骨髓抑制、溶血性贫血、皮疹和中枢神经系统症状,应加强注意。

(4)机械通气:机械通气治疗是对患者的重要治疗手段,宜掌握指征及早施行。①无创通气(NPPV)指征:鼻导管或面罩吸氧治疗无效,$PaO_2$＜9.3 kPa(70 mmHg),$SaO_2$＜93%,呼吸频率≥30次/分,胸片示肺部病灶恶化。②方法:用面罩或口鼻罩,通气模式为持续气道正压通气。

2.肺鼠疫

鼠疫是鼠疫耶尔森菌(旧称鼠疫杆菌)引起的自然疫源性疾病。自然宿主为鼠类等多种啮齿类动物,主要是通过染菌的鼠蚤为媒介进行传播。经人皮肤传入引起腺鼠疫;经呼吸道传入引起肺鼠疫,都可发生败血症。临床表现为发热、严重的毒血症状,腺鼠疫有急性淋巴腺炎;肺鼠疫有胸痛、咳嗽、呼吸困难和发绀;败血症型鼠疫多为继发,可有广泛皮肤出血和坏死。该病传染性强,死亡率极高,是危害最严重的传染病之一,属国际检疫传染病。我国把其列为法定甲类传染病之首。

肺鼠疫患者是人间鼠疫的重要传染源,病菌借飞沫或尘埃传播。原发性肺鼠疫是由呼吸道直接吸入鼠疫杆菌而引起,感染后潜伏期可短至数小时。

肺鼠疫起病急,除高热、寒战等严重全身中毒症状外,并发生咳嗽、剧烈胸痛、呼吸急促。病初咳嗽轻,痰稀薄,很快转为大量泡沫样血痰,内含大量鼠疫杆菌。患者呼吸极为困难、发绀,肺部体征不多,仅有散在湿性啰音及胸膜摩擦音,与严重的全身症状不相称,多在2～3天内因心力衰竭、出血、休克而死亡。

肺鼠疫患者要严密隔离,单独一室,室内无鼠无蚤。联合应用抗生素,是降低死亡率的关键。可应用链霉素、庆大霉素、四环素、氯霉素。其中链霉素,每次0.5 g,每6小时1次肌内注射,2天后剂量减半,疗程7～10天,也可和其他抗生素合用,加强对症治疗。

预防传播的措施:灭鼠、灭蚤,监测和控制鼠间鼠疫;疫情监测,加强疫情报告;工作人员每4小时更换帽子、口罩及隔离衣一次。严格隔离患者,患者与疑似患者分开隔离。腺鼠疫隔离至症状消失,淋巴结肿完全消散后再观察7天。肺鼠疫隔离至临床症状消失,痰培养6次阴性可解除隔离。接触者医学观察9天,接受过预防接种者检疫12天。患者的分泌物、排泄物彻底消毒或焚烧,尸体应用尸体袋严密包套后焚烧。加强国际检疫与交通检疫,对可疑旅客应隔离检疫。

医务和防疫人员在疫区工作必须穿五紧服、穿高筒靴、戴面罩、戴符合标准的口罩、防护眼镜、橡皮手套等,必要时接种疫苗。

3.禽流感

人禽流行性感冒(以下称人禽流感)是由禽甲型流感病毒某些亚型中的一些毒株引起的急性呼吸道传染病。早在 1981 年,美国即有禽流感病毒 H7N7 感染人类引起结膜炎的报道。1997 年,我国香港特别行政区发生 H5N1 型人禽流感,导致 6 人死亡,在世界范围内引起了广泛关注。近年来,人们又先后获得了 H9N2、H7N2、H7N3 亚型禽流感病毒感染人类的证据,荷兰、越南、泰国、柬埔寨、印尼及我国相继出现了人禽流感病例。尽管目前人禽流感只是在局部地区出现,但是,考虑到人类对禽流感病毒普遍缺乏免疫力,人类感染 H5N1 型禽流感病毒后的高病死率以及可能出现的病毒变异等,世界卫生组织认为,该疾病可能是对人类潜在威胁最大的疾病之一。禽流感病毒属正黏病毒科甲型流感病毒。已证实感染人的禽流感病毒亚型为 H5N1、H9N2、H7N7、H7N2、H7N3 等,其中感染 H5N1 的患者病情重,病死率高。

禽流感病毒对乙醚、氯仿、丙酮等有机溶剂均敏感。常用消毒剂容易将其灭活,如氧化剂、稀酸、卤素化合物(漂白粉和碘剂)等都能迅速破坏其活性。病毒对热较敏感,在低温中抵抗力较强,65 ℃加热 30 分钟或煮沸 2 分钟以上可灭活。

传染源主要为患禽流感或携带禽流感病毒的鸡、鸭、鹅等禽类。野禽在禽流感的自然传播中扮演了重要角色,目前尚无人与人之间传播的确切证据。经呼吸道传播,也可通过密切接触感染的家禽分泌物和排泄物、受病毒污染的物品和水等被感染,直接接触病毒毒株也可被感染。一般认为,人类对禽流感病毒并不易感。尽管任何年龄均可被感染,但在已发现的 H5N1 感染病例中,13 岁以下儿童所占比例较高,病情较重。从事家禽养殖业者及其同地居住的家属、在发病前1 周内到过家禽饲养、销售及宰杀等场所者、接触禽流感病毒感染材料的实验室工作人员、与禽流感患者有密切接触的人员为高危人群。

感染 H9N2 亚型的患者通常仅有轻微的上呼吸道感染症状,部分患者甚至无任何症状;感染 H7N7 亚型的患者主要表现为结膜炎;重症患者一般均为 H5N1 亚型病毒感染。患者呈急性起病,早期类似普通型流感。主要为发热,大多持续在 39 ℃以上,可伴流涕、鼻塞、咳嗽、咽痛、头痛、肌肉酸痛和全身不适。部分患者有恶心、腹痛、腹泻、稀水样便等消化道症状。重症患者可出现高热不退,病情发展迅速,几乎所有患者都有临床表现明显的肺炎,可出现急性肺损伤、急性呼吸窘迫综合征、肺出血、胸腔积液、全血细胞减少、多脏器功能衰竭、休克及雷耶综合征等多种并发症。可继发细菌感染,发生败血症;重症患者可有肺部实变体征等。

H5N1 亚型病毒感染者可出现肺部浸润。胸部影像学检查可表现为肺内片状影,重症患者肺内病变进展迅速,呈大片状毛玻璃样影及肺实变影像,病变后期为双肺弥漫性实变影,可合并胸腔积液。白细胞总数一般不高或降低;重症患者多有白细胞总数及淋巴细胞减少,并有血小板降低。取患者呼吸道标本采用免疫荧光法(或酶联免疫法)检测甲型流感病毒核蛋白抗原(NP)或基质蛋白(M1)、禽流感病毒 H 亚型抗原。还可用 RT-PCR 法检测禽流感病毒亚型特异性 H 抗原基因;从患者呼吸道标本中可分离禽流感病毒;发病初期和恢复期双份血清禽流感病毒亚型毒株抗体滴度 4 倍或以上升高,有助于回顾性诊断。

人禽流感的预后与感染的病毒亚型有关。感染 H9N2、H7N7、H7N2、H7N3 者大多预后良好,而感染 H5N1 者预后较差,据目前医学资料报告,病死率超过 30%。影响预后的因素还与年龄、基础疾病、合并症以及就医、救治的及时性等有关。

对疑似病例、临床诊断病例和确诊病例应进行隔离治疗。抗病毒治疗应在发病48小时内使用抗流感病毒药物神经氨酸酶抑制剂奥司他韦,并辅以对症治疗,可应用解热药、缓解鼻黏膜充血药、止咳祛痰药等。儿童忌用阿司匹林或含阿司匹林以及其他水杨酸制剂的药物,避免引起儿童雷耶综合征。

4.呼吸道传染病的护理

(1)卧床休息。

(2)饮食宜清淡为主,注意卫生,合理搭配膳食。

(3)避免剧烈咳嗽,咳嗽剧烈者给予镇咳,咳痰者给予祛痰药。

(4)发热超过38.5 ℃者,可使用解热镇痛药,儿童忌用阿司匹林,因可能引起Reye综合征,或给予冰敷、酒精擦浴等物理降温。

(5)鼻导管或鼻塞给氧是常用而简单的方法,适用于低浓度给氧,患者易于接受。氧气湿化瓶应每天更换。

(6)行气管插管或切开经插管或切开处给氧,有利于呼吸道分泌物的排出和保持气道通畅。但应按气管切开护理常规去护理。

(7)心理护理:患者因受单独隔离,且病情重,常易出现孤独感和焦虑、恐慌等心理障碍,烦躁不安或情绪低落,需要热情关注,并有针对性进行心理疏导治疗。

(8)健康教育:保持良好的个人卫生习惯,不随地吐痰,避免在人前打喷嚏、咳嗽、清洁鼻腔,且事后应洗手;确保住所或活动场所通风;勤洗手;避免去人多或相对密闭的地方,应注意戴口罩。建立良好的卫生习惯和工作生活环境,劳逸结合,均衡饮食,增强体质。

(9)对临床诊断病例和疑似诊断病例应在指定的医院按呼吸道传染病分别进行隔离观察和治疗。对医学观察病例和密切接触者,如条件许可应在指定地点接受隔离观察,为期14天。在家中接受隔离观察时应注意通风,避免与家人密切接触,并由卫生防疫部门进行医学观察,每天测量体温。

(10)完善疫情报告制度:按传染病规定进行报告、隔离治疗和管理。发现或怀疑呼吸道传染病时,应尽快向卫生防疫机构报告。做到早发现、早隔离、早治疗。

**(二)严重肠道传染病**

1.霍乱

霍乱是由霍乱弧菌所致的烈性肠道传染病。发病急、传播快,可引起世界大流行,属国际检疫传染病。在我国《传染病防治法》中列为甲类。一直认为霍乱是由O1群霍乱弧菌的两种生物型,即古典生物型与埃尔托生物型所致的感染。1992年发现非O1群新的血清型,即O139引起霍乱样腹泻大量患者的暴发或流行,已引起人们的重视。

霍乱弧菌对热、干燥、直射日光、酸及一般消毒剂(如漂白粉、来苏儿、碘、季铵盐和高锰酸钾等)均甚敏感。干燥2小时或加热55 ℃持续10分钟,弧菌即可死亡,煮沸后立即被杀死。自来水和深井水加0.5ppm的氯,经15分钟即可杀死。1L水加普通碘酊2~4滴,作用20分钟亦可杀死水中的弧菌。在正常胃酸中霍乱弧菌能生存4分钟,在外界环境中如未经处理的河水、塘水、井水、海水中,埃尔托行弧菌可存活1~3周,在各类食品上存活1~3天。O139型霍乱弧菌在水中存活时间较O1霍乱弧菌更长。

霍乱患者和带菌者是霍乱的传染源,患者在发病期间,可连续排菌,时间一般为5天,亦有长达2周者。尤其是中、重型患者,排菌量大,每毫升粪便含有$10^7 \sim 10^9$个弧菌,污染面广,是重要的传染源。可通过水、食物、日常生活接触和苍蝇等不同途径进行传播或蔓延,其中水的作用最为突出。缺乏免疫力的人,不分种族、年龄和性别对霍乱弧菌均普遍易感。病后免疫力不持久,再感染仍有可能。潜伏期一般为1~3天,短者3~6小时,长者可达7天。

典型患者多为突然发病,临床表现可分3期。①泻吐期:多数以剧烈腹泻开始,继以呕吐。多无腹痛,亦无里急后重,少数有腹部隐痛,个别可有阵发性绞痛。每天大便数次至数十次或更多,少数重型患者粪便从肛门直流而出,无法计数。排便后一般有腹部轻快感。初为稀便,后为水样便,以黄水样或清水样为多见,少数为米泔样或洗肉水样,无粪臭,稍有鱼腥味,镜检无脓细胞。少数人有恶心、呕吐(喷射状),呕吐物初为食物残渣,继为水样,与大便性质相仿。一般无发热,少数有低热。本期可持续数小时至1~2天。②脱水虚脱期:由于严重泻吐引起水和电解质丧失,可出现脱水和周围循环衰竭。碳酸氢根离子大量丧失可产生代谢性酸中毒。此期一般为数小时至2~3天。③反应期及恢复期:脱水纠正后,大多数患者症状消失,尿量增加,体温逐渐恢复正常。约1/3患者出现发热性反应。

按临床症状、脱水程度、血压、脉搏及尿量等可分为轻、中、重三型。此外尚有罕见的特殊临床类型即"干性霍乱",起病急骤,不待泻吐症状出现即迅速进入中毒性循环衰竭而死亡。可以通过粪便涂片镜检,动力实验,制动实验和粪便培养获得诊断。霍乱病后不久,可在血清中出现抗菌的凝集素、抗弧菌抗体及抗毒抗体。前二者可于第5天出现,半月时达峰值,有追溯性诊断价值。

采用补液疗法,补充液体和电解质是治疗本病的关键。原则是早期、快速、足量、先盐后糖、先快后慢、纠酸补碱、见尿补钾。输液总量应包括纠正脱水量和维持量。对患者应及时严格隔离至症状消失6天,大便培养致病菌,每天1次,连续2次阴性,可解除隔离出院。

2.细菌性痢疾

细菌性痢疾简称菌痢,为夏秋季常见肠道传染病。病原体是痢疾杆菌,经消化道传播。一些卫生状况差的学校和其他人群聚居地可以发生本病暴发和流行。目前痢疾杆菌分为4群及47个血清型,即A群痢疾志贺菌、B群福氏志贺菌、C群鲍氏志贺菌和D群宋内志贺菌。各型痢疾杆菌均可产生内毒素,是引起全身毒血症的主要因素;痢疾杆菌在外界环境中生存力较强,在瓜果、蔬菜及污染物上可生存1~2周,但对各种化学消毒剂均很敏感。

传染源为菌痢患者及带菌者,病原菌随患者粪便排出,污染食物、水经口通过消化道传播使人感染;苍蝇污染食物也可传播,均可造成夏季与秋季流行。人群普遍易感,病后可获得一定的免疫力,但短暂而不稳定,且不同菌群及血清型之间无交叉免疫,但有交叉抗药性,故易复发和重复感染。

急性典型菌痢有发热、腹痛、腹泻、脓血便、里急后重等症状,易于诊断。不典型病例仅有黏液稀便,应予注意。夏秋季遇急性高热或惊厥的学龄前儿童需考虑中毒型菌痢的可能,可用肛拭或温盐水灌肠取粪便做检查。

本病主要采用敏感有效的喹诺酮类抗菌药物进行治疗。按肠道传染病隔离。休息,饮食以少渣易消化的流食及半流食为宜,保证足够水分、维持电解质及酸碱平衡。中毒型菌痢病势凶险,应及时采用654-2改善微循环,综合措施抢救治疗。

3.肠道传染病的护理

(1)急性期患者要卧床休息,大便次数频繁的,应用便盆、布兜或垫纸,以保存体力。

(2)饮食以流食为主,开始1~2天最好只喝水,进淡糖水、浓茶水、果子水、米汤、蛋花汤等,

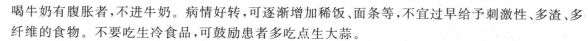

喝牛奶有腹胀者,不进牛奶。病情好转,可逐渐增加稀饭、面条等,不宜过早给予刺激性、多渣、多纤维的食物。不要吃生冷食品,可鼓励患者多吃点生大蒜。

(3)保护肛门:由于大便次数增多,尤其是老人和小孩肛门受多次排便的刺激,皮肤容易淹坏溃破,因此每次便后,用软卫生纸轻轻擦后用温水清洗,涂上凡士林油膏或抗生素类油膏。

(4)按时服药:要坚持按照医嘱服药7~10天,不要刚停止腹泻就停止服药,这样容易使细菌产生抗药性,很容易转为慢性腹泻。

### (三)严重虫媒传染病

#### 1.流行性乙型脑炎

流行性乙型脑炎简称乙脑,是以脑实质炎症为主要病变的中枢神经系统传染病。病原体是乙脑病毒,经蚊虫传播,多在夏秋季流行,多见于儿童。理论上人和多种家畜均可成为本病的传染源,在乙脑流行区,猪感染率高达100%,且血中病毒数量多,病毒血症时间长,故猪是主要传染源。带喙库蚊是主要的传播媒介人群普遍易感;病后可获得稳定的免疫力。我国是乙脑高发区,除新疆、西藏和青海等少数地区无乙脑疫情报告外,其他省份均有出现。2003年广东出现局部流行,2006年山西、河北出现局部暴发流行,表明当对此病监控减弱后,本病就会卷土重来。

本病起病急,有高热、呕吐、惊厥、意识障碍以及脑膜刺激征。实验室检查:白细胞总数及中性粒细胞增高,脑脊液细胞增多,压力和蛋白增高,糖、氯化物正常。特异性IgM抗体检查早期出现阳性。补体结合试验双份血清抗体效价呈4倍增高,有助于回顾性诊断。死亡主要由于中枢性呼吸衰竭所致。

本病无特效疗法,一般采用中西医结合治疗,重点是对高热、惊厥、呼吸衰竭等危重症的处理,这是降低病死率的关键;加强护理,防止呼吸道痰液阻塞、缺氧窒息及继发感染,注意营养及加强全身支持疗法。

#### 2.疟疾

疟疾是疟原虫寄生于人体所引起的传染病。经疟蚊叮咬或输入带疟原虫者的血液而感染。不同的疟原虫分别引起间日疟、三日疟、恶性疟及卵圆疟。本病主要表现为周期性规律发作,全身发冷、发热、多汗,长期多次发作后,可引起贫血和脾肿大。儿童发病率高,大都于夏秋季节流行。是一种严重危害人民健康的传染病。全球约有40%的人口受疟疾威胁,每年有2 000万人感染疟疾,超过200万人死于疟疾。世界卫生组织估计,全球有59%的疟疾病例分布在非洲,38%分布在亚洲,3%分布在美洲。我国传染病网络报告系统数据显示,疟疾年报告病例数由2002年的2.4万增加到2006年的6.4万,2007年,全国共报告疟疾病例46 988例,死亡15例,较2006年下降22.2%。发病主要集中在经济相对落后、交通不便的边远、贫困地区。

疟疾是疟原虫按蚊叮咬传播的寄生原虫病。临床特点是周期性寒战、高热,继以大汗而缓解,可出现脾肿大和贫血等体征。间日疟、三日疟常复发。恶性疟的发热不规则,常侵犯内脏,引起凶险发作。典型发作是诊断的有力依据,非典型发作要仔细分析,可通过血涂片查疟原虫获得诊断。

抗疟原虫治疗是最有效手段,并且辅助以对症处理。①积极治疗传染源:常用的药物主要有羟基喹哌、乙胺嘧啶、磷酸咯啶等。另外常山、青蒿、柴胡等中药治疟的效果也很好。以上这些药物要根据疟原虫的种类和病情的轻重由医师来对症使用,剂量和用法一般人不易掌握,千万不要自己乱吃。除此之外,还要对患者进行休止期治疗,即对上一年患过疟疾的人,再用伯氨喹啉治疗,给予8天剂量,以防止复发。②彻底消灭按蚊:主要措施是搞好环境卫生,包括清除污水,改革稻田灌溉法,发展池塘、稻田养鱼业,室内、畜棚经常喷洒杀蚊药等。③搞好个人防护:包括搞好个人卫生,夏天不在室外露宿,睡觉时最好要挂蚊帐;白天外出,要在身体裸露部分涂些避蚊油膏等,以避免蚊叮。④切断传播途径:主要是消灭按蚊,防止被按蚊叮咬。清除按蚊幼虫孳生场所及使用杀虫药物。个人防护可应用驱避剂或蚊帐等,避免被蚊虫叮咬。彻底消灭按蚊。

3.登革热

登革热是由伊蚊传播登革热病毒引起的急性传染病。临床上主要以高热、头痛、肌肉痛、骨骼和关节痛为主,还有疲乏、皮疹、淋巴结肿大及白细胞减少。本病是一种古老的疾病,现在已成为一种重要的热带传染病。20世纪在世界各地发生过多次大流行,病例数可达百万。我国广东、海南、广西等地近年已数次发生流行,已知的4个血清型登革病毒均已在我国发现。

传染源主要是患者和隐性感染者。传播途径是埃及伊蚊和白纹伊蚊,新流行区人群普遍易感,成人发病为主。主要发生于夏秋雨季。本病潜伏期3~14天,通常5~8天。世界卫生组织按登革热的临床表现将其分为典型登革热和登革出血热。

登革热无特殊治疗药物,主要采取支持及对症治疗。单纯隔离患者不能制止流行,因为典型患者只是传染源中的一小部分。灭蚊是预防本病的根本措施。

4.虫媒传染病的护理

(1)早期患者宜卧床休息,恢复期的患者也不宜过早活动,体温正常,血小板计数恢复正常,无出血倾向方可适当活动。

(2)保持病室内凉爽、通风、安静。昆虫隔离,病室彻底灭蚊,须有防蚊设备。采取以灭蚊、防蚊及预防接种为主的综合性预防措施。

(3)严密观察精神、意识、心率、血压、体温、呼吸、脉搏及出血情况等,异常时及早通知医师处理。并准确记录出入量。

(4)发热的护理:高热以物理降温为主,不宜全身使用冰袋,以防受凉发生并发症,但可头置冰袋或冰槽,以保护脑细胞,对出血症状明显者应避免酒精擦浴,必要时药物降温,降温速度不宜过快,一般降至38 ℃时不再采取降温措施。

(5)皮肤护理:出现瘀斑、皮疹时常伴有瘙痒、灼热感,提醒患者勿搔抓,以免抓破皮肤引起感染,可采用冰敷或冷毛巾湿敷,使局部血管收缩,减轻不适,避免穿紧身衣。有出血倾向者,静脉穿刺选用小号针头,并选择粗、直静脉,力求一次成功,注射结束后局部按压至少5分钟。液体外渗时禁止热敷。

(6)疼痛的护理:卧床休息,保持环境安静舒适,加强宣教,向患者解释疼痛的原因,必要时遵医嘱使止痛药。

(7)饮食护理:给予高蛋白、高维生素、高糖、易消化吸收的流质、半流饮食,如牛奶、肉汤、鸡汤等,嘱患者多饮水,对腹泻、频繁呕吐、不能进食、潜在血容量不足的患者,可静脉补液。

**(四)严重动物源性传染病**

1.肾综合征出血热

出血热是多种病毒引起的临床以发热和出血为突出表现的一组疾病。世界各地冠以"出血热"的疾病达几十种,按肾脏有无损害,分两大类。我国一直沿用流行性出血热(epidemic hemorrhagic fever,EHF),现统称肾综合征出血热(HFRS)。

HFRS是由汉坦病毒引起,以鼠类为主要传染源的自然疫源性疾病。临床以起病急、发热、出血、低血压和肾损害为特征。我国除青海、台湾外均有疫情发生。本病呈多宿主性,我国发现自然感染汉坦病毒的脊椎动物有 53 种。其中黑线姬鼠是农村野鼠型出血热的主要传染源;林区为大林姬鼠;褐家鼠为家鼠型出血热的主要传染源;大白鼠则为实验室感染的主要传染源。携带病毒的鼠类等排泄物污染尘埃后形成气溶胶,通过呼吸道而感染人体。此外,携带病毒的动物排泄物污染食物,可以通过消化道而感染人体。被鼠咬伤或破损伤口接触带病毒的鼠类血液和排泄物,也可以被感染。本病毒还可以通过患病孕妇胎盘传给胎儿。寄生于鼠类身上的革螨和恙螨也可能具有传染作用。感染人群以男性青壮年、工人多见。

本病潜伏期 4~46 天,一般 1~2 周。典型病例分发热期、低血压休克期、少尿期、多尿期、恢复期。重者可发热、休克和少尿期相互重叠。实验室检查有白细胞第 3~4 天逐渐升高,可达 $(15~30)×10^9/L$,少数重者可达 $(50~100)×10^9/L$,并出现较多的异型淋巴细胞。发热后期和低血压期血红蛋白和红细胞明显升高,血小板减少。尿常规可出现蛋白尿,4~6 天常为(＋＋＋)~(＋＋＋＋),对诊断有明确意义。部分患者尿中出现膜状物。尿沉渣中可发现巨大的融合细胞,此细胞能检出 EHF 病毒抗原。免疫学检查中的特异性抗体检查:包括血清 IgM 和 IgG 抗体。一周后 4 倍以上增高有诊断意义。重症患者可因并发症,如腔道出血、大量呕血、便血引起继发性休克,大量咯血引起窒息。还可能出现心衰性肺水肿、呼吸窘迫综合征、脑炎和脑膜炎、休克、凝血功能障碍、电解质紊乱和高血容量综合征等,并可能出现严重的继发性呼吸系统、泌尿系统感染及心肌损害、肝损害等。

早发现、早休息、早治疗,减少搬运是本病的治疗原则。防休克、防肾衰、防出血。采取综合治疗,早期可应用抗病毒治疗,中晚期对症治疗。灭鼠防鼠是关键,作好食品卫生和个人卫生工作。防止鼠类排泄物污染食品,不用手接触鼠类及排泄物。动物试验要防止馈大、小白鼠咬伤。必要时可进行疫苗注射,有发热、严重疾病和过敏者忌用。

2.钩端螺旋体病

钩端螺旋体病简称钩体病。是由致病性钩端螺旋体引起的急性传染病,属自然疫源性疾病。鼠类和猪是其主要传染源。人接触被钩体污染的水、周围环境及污染物,通过皮肤、黏膜进入人体。另外可在消化道传播。临床表现为急性发热,全身酸痛,结膜充血、腓肠肌压痛、浅表淋巴结肿大和出血倾向,疾病后期可出现各种变态反应并发症等。重者可并发黄疸、肺出血、肾衰竭、脑膜炎等,预后差。

钩体病的治疗包括杀灭病原治疗、对症治疗及并发症的治疗。病原治疗首选青霉素 G。早期剂量不宜过大,以防止赫克斯海默尔反应(一般在首剂后 2~4 小时发生,突起发冷,寒战、高热甚至超高热,头痛、全身酸痛、脉速、呼吸急促等比原有症状加重,持续 30 分钟至 2 小时。继后大汗,发热骤退。重者可发生低血压、休克。一部分患者在反应过后,病情加重,可促发肺弥漫性出血)。首剂:5 万 U 肌内注射,4 小时后再用 5 万 U 肌内注射,再 4 小时后才开始 20 万~40 万 U 肌内注射,每 6~8 小时 1 次,至退热后 3 天,疗程约 1 周。对青霉素过敏者,可选用四环素 0.5 g,口服,每 6 小时 1 次;庆大霉素 8 万 U 肌内注射,每 8 小时 1 次。

3.动物源性传染病的护理

(1)发热期的护理:早期卧床休息,创造舒适、安静的环境。减少噪声,减少对患者的刺激。予以高热量、高维生素、易消化饮食。随时观察体温的变化,特别是高热的患者,体温过高时应及时采取物理降温。由于此病有毛细血管中毒性损害,故不宜用酒精擦浴。尽量少用解热镇痛药,定期测量血压。患者发热后期多汗,应鼓励患者多口服补液。必要时给予右旋糖酐-40 等防止休克和保护肾脏。

（2）低血压期的护理：严密观察血压的变化，每30分钟测血压、脉搏1次，做好记录及时报告医师；注意补液速度，低血压早期应快速补液，必要时加粗针头或多静脉通道，但对老年体弱及心、肾功能不全者，速度应适当放慢，减少用量以防止肺水肿的发生，准确记录24小时尿量，尽早发现少尿倾向；低血压期患者注意保暖，禁止搬动。

（3）少尿期的护理：少尿期应注意尿量每天3 000 mL为依据。此时鼓励患者食用营养丰富、易消化、含钾量较高的饮食，对严重贫血者可酌情输入新鲜血液。尿量每天＞3 000 mL，补钾时应以口服为主。必要时可缓慢静脉滴入，同时注意钠、钙等电解质的补充。对尿量每天＜500 mL者，可试用氢氯噻嗪、去氧皮质酮、神经垂体素、吲哚美辛等。由于免疫功能低下，应注意预防感染。注意病室内空气消毒。特别是加强口腔及皮肤的护理。

（4）恢复期的护理：加强营养，高蛋白、高糖、多维生素饮食。注意休息，一般需1～3个月，应逐渐增加活动量，重型病例可适当延长时间。

（5）并发症的护理：①观察是否有鼻出血、咯血、呕血、便血；是否有烦躁不安、面色苍白、血压下降、脉搏增快等休克的表现。根据出血部位的不同给予相应的护理，并按医嘱给予止血药。②心衰、肺水肿患者，应减慢输液或停止补液，半卧位，注意保暖。氧气吸入保持呼吸道通畅。③脑水肿发生抽搐等中枢神经系统并发症时，应镇静、止痉脱水。注意观察疗效。④高血钾患者静脉注射葡萄糖酸钙时宜慢。输注胰岛素应缓慢静脉滴注，随时观察患者的生命体征，必要时血液透析治疗。⑤进行预防流行性出血热的宣教，特别是宣传个人防护及预防接种的重要性和方法。以降低本病的发病率。向患者及家属说明，本病恢复后，肾功能恢复还需较长时间，应定期复查肾功能、血压垂体功能，如有异常及时就诊。

（王小芹）

# 第六节　社区妇幼保健和计划生育

## 一、妇女的社区保健

### （一）概述

妇女卫生保健是社区保健工作的重要组成部分，做到以保健为中心，以基层为重点，以社区妇女群体为对象，防治结合。

1.意义

实施综合性、可持续性、预防为主的措施，可降低孕产妇病死率，减少患病率，消灭和控制某些常见疾病及遗传病的发生，控制性传播疾病的传播，促进妇女的身心健康，提高妇女健康水平。

2.工作职责

女性的一生是由各种不同的阶段构成的一个渐进的生理过程，应根据不同的生理、心理；社会特点、健康、行为方面的问题，提供不同重点的预防保健服务。如为妇女重点提供青春期保健、围婚期保健、围生期保健、围绝经期保健、女工劳动保护、妇女常见病的防治和计划生育、优生优育指导工作。

3.工作组织方法

建立相应的行政机构与专业机构,健全各级妇女保健网,培养配置妇女保健工作人员。健全妇女保健档案并定期开展各项工作,掌握必要的保健知识,提高保健意识,指导妇女做好各项保健工作。社区妇女保健中,社区护士将发挥重要作用。

**(二)不同生理时期的卫生保健**

1.青春期保健

(1)青春期的发育特征:青春期医学上通常把从青春征象开始出现到生殖功能发育成熟为止的一段时期称为青春期。世界卫生组织(WHO)将其年龄范围定为10~20岁。一般在10~14岁开始,至17~18岁结束,因受一些因素,如营养、遗传、环境、社会心理等的影响,青春期开始的年龄因人而异。其发育特点如下。

随着青春期的到来,全身迅速发育,逐步过渡到成熟。女性青春期的发育一般较男性早两年。随着生殖器官的发育,女性的外表特征是乳房最先发育,乳房在10~11岁开始隆起,随之出现阴毛及腋毛、臀部变圆、胸肩部皮上脂肪增多;月经来潮,是女性进入青春期的明显特点,也是性功能成熟的标志。月经一般在11~16岁第一次来潮称初潮,月经初潮迟早受气候、地域、营养、遗传、种族等因素影响,不规则,1~2年后待卵巢发育成熟后月经才规律;青春期是心理发展过程中的一个重要的过渡时期,其心理特征主要表现为:一方面,保持着儿童的某些心理特征,如仍依赖于家庭和父母,具有天真烂漫的幼稚性,对未来的向往是朦胧的;另一方面,又具有成人的某些心理特征,如开始有独立意识,喜欢与同龄人交往,向往与异性交往,求知欲望强,易接受新观念、新事物,开始认真思考人生的价值与个人追求,并确定自己的理想与人生的奋斗目标。但情绪不太稳定,易冲动,来自社会各方面的信息潜移默化地影响他们的思想与行为。一旦缺乏正确引导,就可能出现程度不同的行为偏离。因此,学校、家庭和社区护士都有责任重视女性青春期的生理、心理和社会变化,及时给予适当的帮助并做好指导工作。

(2)青春期的主要健康问题:不良的嗜好与常见问题。①吸烟。大量的研究资料表明,吸烟是目前影响人类健康最严重的不良行为之一。近年来,青少年中吸烟者越来越多,一些少女也吸烟。吸烟可影响少女正常发育、降低学习能力、浪费钱财,容易堕落。②饮酒。可影响少女生长发育、损害中枢神经系统、损害生殖系统等。③不良饮食。有些少女为了体型美而节食,盲目减肥,影响生长发育,导致营养不良、贫血、肺结核等疾病发生,造成神经性厌食。还有些少女,暴饮暴食或爱吃零食,营养过剩,引起肥胖,增加成年后心血管疾病的发生。④早恋。青少年性发育、性成熟的年龄提前,又缺乏必要的性知识、道德法制观念及社会经验与自制力,使中学生早恋问题日益突出,影响了他们的学习和生活;有的还上当受骗成为性犯罪的伤害者,如卖淫、被强暴等,其主要后果是妊娠及性病,使少女身心遭受严重的伤害,导致自杀或自暴自弃,甚至走上犯罪道路,构成社会不稳定因素。⑤月经异常:常见月经失调、痛经、闭经。月经失调。一般好发于15~19岁的少女。当机体遇到精神刺激、气候骤变与环境变化、营养不良、代谢紊乱等内外因素时下丘脑-垂体-卵巢轴系统的调节及完整性可受影响,导致月经失调。痛经。痛经多见于精神紧张、情绪抑郁、体质下降、子宫发育不良和位置不正引起的子宫痉挛性收缩缺血。母亲有痛经者,女儿也易发生痛经。闭经是妇科疾病中常见症状。青春期少女的闭经,多见于精神性闭经,生活节奏紧张者,消瘦者及既往有月经失调者易发生闭经。而少女因减肥导致神经性厌食,引起的重度营养不良,也会造成闭经,但需注意排除因青春期妊娠导致的闭经。⑥意外伤害:据1990年WHO报告,在世界大多数国家意外伤害是儿童青少年致伤、致残、致死最主要的原因。

由于意外伤害导致青少年过早死亡,使人群期望寿命的损失比癌症和心脏病两者之和还多。世界各国的调查结果表明:意外伤害的最常见原因是车祸、跌伤、烧伤、溺水、中毒和自杀。我国意外伤害的病死率则以跌伤、溺水和自杀最高。而青少年体力增长较快,机智灵敏,常常过高地估计自己的力量。加之好胜心强,爱出风头,有冒险精神,而又缺乏各方面的防护知识,则容易发生各种意外伤害,如不遵守交通规则、体育训练超过自身负荷、冒险做自己力所不及的事情等。同时由于少女生理的急剧变化及心理的不成熟、情绪不稳定、缺乏各方面的生活实践,一旦遇到挫折容易走极端,以致发生意外。⑦青少年妊娠:也称青春期妊娠,一般指13～17岁少女的妊娠。近几十年,青少年妊娠在发达国家和发展中国家都相当普遍,发生率呈不断上升的趋势。目前,我国少女妊娠发生率也应引起重视。青春期少女由于性功能的发育,对男女间各种形式的性爱信息极为敏感,受周围环境,如电视、电影和小说等的影响较大,而又缺乏必要的性知识、道德规范和法制观念,不能控制自己的性冲动,而易发生不正当的性行为导致妊娠,使自己生理和心理受到一定的伤害。且影响生活和学习,带来性病发生率高,自杀与犯罪率升高等一系列的社会问题。

(3)青春期的卫生保健:①加强合理的营养指导,养成良好的饮食习惯。青春期生长发育迅速,充分合理的营养是生长发育的物质基础,对各种营养素的需求除儿童期外应高于一生中其他时期。通过健康教育宣传普及营养知识,指导少女养成良好的饮食习惯、增强保健意识,做到合理营养,满足青春期生长发育的需要。②加强体育锻炼,做好个人卫生指导。适当的体育锻炼能强身健体,锻炼坚强的意志,减少疾病的发生;让青少年正确认识青春期的生理特点,养成良好的卫生习惯,做到自我保健和自我保护。如注意经期卫生(用品要清洁卫生,不游泳、不盆浴、不用冷水浴、注意保暖、保持精神愉快、避免重体力劳动、不吃刺激性食物等)、预防感染(培养良好的个人习惯,合理安排生活、工作和学习,有正常的娱乐休息;不吸烟,不酗酒。③心理卫生与行为健康。心理学家将青春期称为"危险时期"。因青春期是心理发展上的一个重要的过渡时期,大多数青少年会在此期的某个阶段的某些方面经历情绪或行为上的困难。所以社区护士与家长、老师应一起关心青少年的心理成长,关注她们的心理活动、情绪波动、行为变化,进行伦理道德教育、思想道德品质教育、法律知识教育等,使青少年树立正确的人生观,培养为事业奋斗的信念,并能正确对待恋爱、婚姻等问题。④性教育。目前青少年性成熟早,婚前性行为比例上升,初次性行为年龄低龄化。由于青少年性教育不足,使青少年被青春期中出现的一些正常生理现象所困扰,如对月经初潮既无思想准备,又缺乏必要生理卫生知识。所以,青少年对性知识的需求是急切的,性教育应引起社区护理的重视。同时,青春期性教育对于指导青少年处理好与同性及异性朋友之间的关系,学会尊重自己、尊重他人、懂得性的自我调节、抵御不正确性思想侵蚀和预防性伤害等都是非常必要的。性教育的内容包括:男女生殖器官的解剖、生理学知识、生育的过程、青春期发育期的表现和卫生、性器官卫生、性生活卫生、月经异常和经期卫生、性道德教育、性美学教育、遗精与手淫、男女性心理特征和社会特征、避孕等。性教育的方法:学校课堂讲授有关青春期心理、生理发育知识、个别谈话(教师与学生间、社区护士与服务对象间、父母与子女间、专家咨询)、专题讲座、科普读物、广播影视、座谈会、宣传手册等。⑤定期体检与建立月经卡。对青春期少女定期体检,及早发现不健康现象,避免疾病的发生。月经卡记录月经周期、经期时间、月经量及色泽、白带变化,及时发现异常并就诊。

2.围婚期保健

围婚期是指妇女从生理发育成熟到怀孕前的一段时期,此期妇女要经历择偶、恋爱、预备新婚调试、准备成为父母等不同的过程。做好此期保健可保证婚配,促进母婴健康及提高出生质量,使婚姻美满,家庭幸福。作为社区护士要从以下几方面做好妇女围婚期保健。

(1)婚前教育:婚前健康教育是实现优生优育的重要组成部分,是使青年人在婚前了解、掌握有关性及婚育问题的基本知识,树立正确的恋爱婚姻观,做好婚前身心两方面准备,提高婚姻保健意识的有效方法和途径。

宣传婚姻法,让恋爱的双方懂得婚姻和生育应遵守的法律和规定;婚前进行性健康教育,社区护士应通过集体上课、电化教育、发放宣传资料、咨询等形式,对恋爱双方进行正确的性卫生指导,如何防病,如何达到性和谐及性放纵的危害、新婚避孕的措施、性道德、计划生育等;患各种急性传染病及精神病的发作期应暂缓结婚,进行必要治疗。患严重心脏病、遗传病及男女双方均为白化病等的男女可结婚,但不宜生育。

(2)配偶的选择:婚姻不仅是酶性的结合,而且会孕育出新的生命。下一代的素质要受夫妻双方的遗传因素;健康状况、文化程度、保健意识等因素的影响。优生始于择偶,择偶不仅要有感情和性爱的基础,而且要有科学的态度,需要进行影响优生优育的多方面因素的考虑。我国婚姻法第六条明确指出:直系血亲和三代内有共同祖先的禁止结婚。双方都有同种遗传病者应慎重。作为社区护士有责任通过调查分析家族史、疾病史、怀孕史及孕妇的年龄等资料确定高危人群。用新知识、新技术来解释、说明、回答遗传病发生率、发病形态、病程治疗情况、生育时可有的选择和支持性服务及遗传病可能给男女双方和家庭带来的问题,咨询;指导帮助男女双方做出正确明智的抉择。结婚年龄过小过大都不合适,最好为 23～28 岁。

(3)婚前检查:对准备结婚的男女双方进行详细的询问个人健康史、疾病史,尤其遗传病、性病、精神病、传染病、智力发育障碍史;全身体格检查、生殖器官、营养状况检查,心、肝、肺、肾等主要器官和必要的实验室检查。及时发现不宜结婚、不宜生育或暂时不宜结婚的男女,并给予指导、治疗、建议及应注意的问题;减少和避免不适当的婚配夫妇婚后出现的矛盾和家庭的不幸,防止遗传性疾病在后代的延续,做到优生,提高人口素质。

检查中发现影响婚育的各种问题应指导受检者进一步检查与治疗,做出不结婚、暂缓结婚、结婚不生育的正确选择。

(4)孕前准备:一些人往往不重视孕前准备,其实孕前准备是优生优育的一个重要环节。①选择最佳生育年龄。生理方面,最好到 23 岁以后生育,因这时女性的生殖器官才发育成熟,但不要超过 35 岁,因年龄过大,生育时发生难产或胎儿先天性缺陷的概率会增加;国家方面,青年夫妇结婚后 2～3 年生育,有利于控制人口的增长;家庭和个人方面,婚后有一段时间做准备,会有利于夫妇的健康、学习、工作,使其在经济和精力上也有了准备。②选择适宜的受孕时机。受孕时最好是双方工作或学习轻松、精神愉快、营养合理,工作或生活中未接触对胎儿有害的因素,如射线、铅、苯等。若接触有害因素,应与有害因素隔离一段时间再受孕。若服避孕药,应停药半年后再受孕。季节最好选择在春天,春天万物复苏,精卵细胞发育较好,而且怀孕后 3 个月内胎儿大脑和神经系统形成期,正是秋高气爽的时节,给孕妇带来精神上的愉快,并有多种多样的瓜果蔬菜供孕妇选用,营养丰富、新鲜,为胎儿的发育提供了有利的条件。而冬末春初是多种病毒性疾病好发季节,如风疹、流感、腮腺炎等,孕妇一旦感染很容易造成胎儿畸形。冬季受孕,夏季分娩,天气炎热会给孕妇和婴儿带来许多不便。③优生优育宣传教育和咨询。开展各种优生优育宣传和咨询指导工作,提高出生质量,做好计划生育和避孕。

3.围生期保健

围生期是指从妊娠满28周至新生儿出生后1周。女性妊娠虽然是一个正常的生理过程,但随着胎儿的生长发育,在胎盘激素参与下,孕妇会产生一系列适应性生理、心理变化,如乳房增大,乳晕的色素沉着;恶心、呕吐、便秘等;惊讶、矛盾、接受、幻想、情绪波动等心理反应过程,渴望体贴关心、容易疲劳、因分娩的痛苦而恐慌。分娩是一种剧烈的运动,产妇体力消耗大;生理负担重,受伤机会多;产褥期产妇的生殖器官经历了复旧的过程,乳房开始分泌乳汁,产妇开始承担起哺乳孩子做母亲的职责。社区护士应及时收集资料,经分析评估孕妇生理心理变化,给予适时恰当的指导、处理,以保护母婴安全,降低孕产妇病死率和围产儿病死率。

(1)孕妇保健手册(卡)建立与管理:社区护士应定期到居委会转抄计划生育妇女名单,及时发现孕妇,做好登记并建立围生期保健手册,以便进行早孕咨询、检查与健康指导。对流产者做出标记,到居委会领取下次生育计划指标。

社区中凡符合计划生育要求的早孕妇女均应在孕12周前到社区妇幼保健部门建立围生保健手册,并进行早孕检查。建册时社区护士详细、准确登记孕妇的姓名、年龄、职业;家庭住址、孕周、初查孕周等表中有关内容;围生保健手册建成后,交孕妇保管(与孕妇及其家庭建立联系,进行经常性定期保健咨询与指导)→妇产科(孕妇入院分娩时),出院(将住院分娩及产后母婴情况完整记录在册)→休养地社区保健部门(由产妇家属将手册送往),以便安排产后访视,并将访视情况一并填写在围生保健手册中→将手册收回(满月访视后)→交至上级妇女保健机构。同时,将访视结案情况填写登记册,新生儿情况填写新生儿管理卡。目前,我国已普遍实施孕产期保健的三级管理。

(2)产前检查是监护孕妇和胎儿的重要方式,社区护士应监督孕妇定期进行产前检查,并对孕妇的生理、心理和社会状况做出评估,加强监护。①初查。在孕12周之前。若经全面检查未发现异常者,于妊娠20周起接受产前系列检查。②复查。孕20~28周期间,20周时查一次,以后每4周查一次(24、28周);孕28~36周,每2周查一次(30、32、34、36周);孕36周后,每周查一次,直至分娩。提高产前检查的质量,加强对孕妇健康和胎儿生长发育的观察指导,进行必要化验检查,防治妊娠高血压综合征、胎位异常及胎儿死亡等。认真填写有关的表与卡,绘制妊娠图。若有异常现象要酌情增加产前检查次数,及早转诊上一级医疗保健单位。③高危妊娠筛查、监护和管理。高危妊娠是指妊娠期某种因素对孕妇、胎儿和新生儿构成较高危险性,增加围生期发病率与病死率者。通过产前检查,及时筛查出高危孕妇,发现高危因素,并进行专门登记和重点监护。

(3)孕期保健。①原则:第一孕期:注意优生优育有关的保健;认识孕期的各种危险因素;预防流产;按时接受产前妇科检查。第二孕期:注意合理丰富的营养膳食;教育孕妇母乳喂养的有关知识;指导其乳房护理,促使母乳分泌。第三孕期:预防早产;确定分娩地点;进行健康教育并指导有关分娩前兆的有关知识和及时就医的方法、新生儿新陈代谢的有关知识、新生儿黄疸的有关知识和产后家庭自我护理计划,继续追踪,按时产前检查,注意营养膳食,及时发现问题。②保健措施。健康教育与心理指导:孕早期孕妇及家庭其他成员在心理上会发生一定的变化,家庭生活规律随着怀孕与新添小生命的来临,要重新调适。产前护理评估是做好产前护理的基础。社区护士应根据孕妇的不同心理特点,帮助她们实施必要的心理护理,动员孕妇的亲友;同事以及居住社区的相关成员,尤其家庭成员共同参与,开展有益于身心健康的活动,消除她们的顾虑与恐惧,以减轻精神紧张与压力,使她们在妊娠期能够始终保持愉快而稳定的健康情绪;为胎儿发育提供一个良好的心理环境。再者,孕早期是胎儿各组织器官开始形成的阶段,孕妇要避免接触各种有害因素,如致畸药物、X 线、病毒感染、酒精、香烟中的尼古丁等;整个孕期对孕妇及配偶进行分娩及其前兆、母乳喂养的有关知识、科学育儿及如何做好孕期保健的教育;教育指导孕妇进行胎教,给胎儿创造一个优美的环境,提供良好的刺激以促进胎儿脑的发育,为儿童智力发育打下良好基础。膳食营养:针对不同的孕期,指导孕妇合理安排膳食。尤其是从孕 20 周以后要孕妇加强营养,以满足胎儿快速生长的需要。劳动与休息:健康的孕妇可从事一般的日常工作、家务与学习,可起到增强体质,利于分娩的目的。但避免进行重体力劳动、从事长时间站或坐着的工作;保证充足睡眠,每晚至少 8 小时睡眠,睡眠以侧卧为好,且左侧卧好于右侧卧;站时避免挺腰,突出肚子;双脚分开;背部保持挺直,再慢慢蹲下;不宜弯腰提重物和穿袜子、鞋。合理运动:适当的运动可增强身体柔韧性和力量,使身体逐渐适应妊娠和分娩的需要,并能帮助孕妇减轻紧张情绪,同时可促进胎儿新陈代谢,加速胎儿组织功能的形成,尤其是胎儿脑组织。社区护士依照孕妇情况,指导孕妇循序渐进进行适当的体育锻炼,避免过于激烈的活动,如滑冰、骑马、仰卧起坐等。乳房护理:选用棉质、尺码合适的乳罩,乳罩的乳杯要覆盖整个乳房;孕 20 周后,为产后更好喂养,应注意乳房护理,避免用肥皂清洁乳头,注意清洗痂皮,洗后对乳头进行轻柔的转动和牵拉,每天 3 次,每次 3～14 分钟。乳头凹陷者可用右手的拇指和食指将乳头拉出,并进行矫正。着装:孕妇衣服宜宽大、柔软、方便、舒适、防滑,不束胸,不穿紧的合成纤维的袜子,不穿高跟鞋。个人清洁:妊娠期汗腺和皮质腺分泌增多,应坚持勤洗澡,以淋浴为宜,保持会阴部清洁,勤换衣物,棉质为好,避免发生上行感染。性生活:整个妊娠期间若无阴道出血、早产、胎盘早剥等异常现象,均可进行性生活,但要有节制,尤其是孕 12 周内和孕 32 周后,临产前最好停止性生活,避免引起流产、早产和感染。用药与预防感染:孕期用药时要考虑药物对胎儿的影响。用药一定要有医护人员的指导,不能擅自用药,病毒感染会影响胎儿的发育,造成胎儿发育异常。整个孕期要注意,尤其是前 12 周内。一旦发现胎儿畸形,应终止妊娠。婴儿物品的准备:衣物不宜过多,只需安全保暖。准备尿布、奶瓶。

(4)产后社区保健:产后妇女的生殖系统恢复大约需要 6 周时间,才能恢复到怀孕前的状态(乳房除外),称为复旧。同时还有心理的调适。

家庭访视:家庭访视是社区护士为产妇提供护理的重要方式。通过家庭访视,社区护士可对产妇及婴儿进行全面评估,及时发现问题给予指导。

访视时间与次数。社区护士在产妇产后一般访视家庭 1～2 次,若有异常,可酌情增加访视次数以加强指导占,第一次访视宜在产妇出院后 3～7 天;第二次访视在产妇分娩后 28～30 天。

访视内容。一般生命体征的评估:测血压、体温、脉搏和呼吸,了解精神、睡眠、饮食及大小便,若有异常要及时处理。产妇产后 24 小时内因分娩疲劳,体温会轻度升高,一般不超过 38 ℃。产后 3～4 天,因乳房肿胀,体温有时可达 39 ℃,持续数小时,最多不超过 12 小时,若产后体温持续升高,则要查明原因与产褥感染鉴别;产妇脉搏较慢但规律,为 60～70 次/分;呼吸深而慢,为14～16 次/分,当产妇体温升高时,呼吸和脉搏均加快;注意心肺的听诊,若有异常应及时报告处理;注意排尿功能是否通畅,有无尿路感染;指导产妇多饮水、预防尿路感染。子宫复旧评估:产褥期第 1 天子宫底平脐;以后每天下降 1～2 cm,产后 10～14 天降入骨盆,经腹部检查触不到子宫底,在耻骨联合上方扪不到宫底,检查有无压痛。如发现子宫不能如期复旧,提示异常。产妇恶露评估:正常的恶露有血腥味,但无臭味。产后第 1～3 天,为血性恶露;3 天后转为浆液恶露,约 2 周后变为白色恶露,持续 14～21 天干净。若血性恶露持续 2 周以上,说明子宫复旧欠佳。

腹部、会阴伤口评估:检查伤口有无感染或血肿,发现异常指导产妇到医院就诊。乳房与母乳喂养评估:乳房有无肿胀、硬结,乳头有无皲裂,乳腺管是否通畅,乳汁分泌情况。母乳喂养的质量,有无影响母乳喂养的心理、生理和社会因素存在,若有,指导产妇排除。

访视前的准备:社区护士在访视前要首先与产妇家庭建立联系,了解产妇的一般情况及确切的休养地点。

访视后工作:每次访视结束后,社区护士应将访视情况认真记录在妇女围产保健手册上,对护理建议和已实施的处理方法做详细记录,并将围产保健手册交至上级妇女保健部门备案管理。

产褥期保健指导:①健康教育。宣传母乳喂养的好处,提供母乳喂养的知识,重点为 0～6 个月。学会阴护理。每天应冲洗外阴,勤换消毒会阴垫,大便后用水冲清,保持会阴部清洁、干燥、预防感染。若有感染、肿胀疼痛,可用 75% 的酒精纱布湿敷或用高锰酸钾溶液坐浴。②个人卫生。产妇所在环境及日常用品要干净、舒适、清洁干燥,勤换衣物。每天用温热水漱口、刷牙、洗脚和擦澡。③乳房护理。应经常擦洗,保持清洁、干燥。对乳房有损伤、肿胀、硬块等情况者要及时进行指导。④合理营养。产后妇女的营养要满足两个人的营养需要,要摄入富含营养、清淡、易消化、有利于乳汁分泌的食物,保证足够的热量和均衡的营养。少食辛辣食品。

产后计划生育:产后 4 周内禁止性生活。产后指导产妇分娩 4 周后采取适宜的避孕方法,以阴茎套为好。

产后复查:产后 42 天应到门诊复查全身、盆腔器官、哺乳情况和新儿生长发育情况等。

4.围绝经期保健

围绝经期是指妇女从卵巢功能开始衰退到完全停止的阶段,一般发生在 45～55 岁,平均持续 4 年。但是,因经济、个人、地区、婚孕状况的不同,每个人的时间略有不同。大约有 2/3 的妇女在此期出现一系列因性激素减少而引起的症状,给妇女带来生理和心理不适。称为女性更年期综合征。其中约有10%～30%的妇女症状比较明显,甚至于影响日常生活与工作。所以,做好此期妇女保健,可预防疾病的发生,使她们身心健康,提高生活质量,延年益寿。

(1)围绝经期妇女生理、心理特点:主要表现为:卵巢功能减退和机体自然老化引起雌性激素水平下降;生殖器官退行性改变:生殖能力,降低;月经周期改变。随着内分泌的改变,机体自然的衰退,还会出现自主神经系统功能紊乱,产生一系列情绪上的变化及各种各样的心理反应,如悲观、易激动、个性及行为的改变等,困扰她们的生活和工作。

(2)常见症状与健康问题:①心理。能力与精神减退,注意力不集中,自我封闭,精神紧张,有挫折感,自责、自罪感,抑郁等。②血管舒缩症状。潮热、夜间出汗,有些人还伴有头晕、耳鸣等。③泌尿生殖器的萎缩症状。排尿困难、尿痛、尿频、尿急。性欲减退、性交困难或发生阴道炎。④月经不规律或月经出现量的变化。⑤皮肤、毛发和体型的改变。皮肤干燥、瘙痒、弹性下降并出现褶皱;头发脱落;腹、臀部增大;乳腺下垂等。⑥雌激素分泌减少,骨矿物质加速丢失,妇女心血管疾病和生殖系统癌症的发病率也增加。

(3)卫生保健指导:①卫生宣教。让社会各界(家庭及更年期妇女)都认识到更年期妇女预防保健的重要性,并为之创造良好的生活和工作环境。让她们了解女性更年期的妇女保健的内容,学会自我心理调节,避免过度紧张,善于保持良好的心态。②合理膳食。应有足够的优质蛋白;多食富含维生素和钙质的食物;少吃甜食;限制食盐、脂肪和刺激性较大的食品。③坚持合理的体育运动与休息。轻体育运动(散步、慢跑、太极拳、跳舞和网球等)能促进心血管健康,减缓机体的衰退,有利于保持良好的精神状态,预防骨质疏松。运动要有规律,每周 3～4 次为宜,每次

30～40分钟为宜。注意劳逸结合,保持充分的睡眠时间。④配偶支持。社区护士要让男士了解妇女在这一时期的生理、心理特点,使他们能够理解妇女,帮助她们安全渡过此时期。⑤避孕及性生活指导。由于卵巢功能的波动,仍须避孕直到妇女闭经满一年。保持每月1～2次性生活,有助于保持生殖器官的良好状态。⑥激素替代疗法。目的是恢复血循环的雌激素水平到绝经前的平均水平。有复方雌激素和孕激素类的联合和序贯治疗方案,应用时注意其各自的适应证及禁忌证。⑦重视健康检查与普查普治。定期开展常见疾病的普查普治或定期到医院做健康检查,可早期发现影响围绝经期妇女健康的常见病、多发病,并及时进行治疗,有效地控制疾病的发展。

**(三)计划生育**

计划生育是指有计划地生育子女,达到有计划地控制人口增长的目标。其内容是提倡晚婚晚育和节制生育和优生优育。实施计划生育是我国的一项基本国策,也是社区妇女保健工作的重要组成部分。我国计划生育政策规定:男25周岁,女23周岁结婚者为晚婚;男26周岁,女24周岁生育者为晚育。社区护士要宣传、普及优生优育知识,熟悉各种避孕方法的特点,指导育龄青年有计划地生育、节育,避免遗传性疾病代代相传,并防止后天因素对后代的影响,达到有效控制人口增长,提高人口素质的目的。同时也有责任指导不孕夫妇接受治疗,达到适当生育的目的。

## 二、儿童的社区保健

**(一)概述**

**1.儿童保健的意义**

儿童保健是研究自胎儿至青少年期生长发育、营养指导、疾病防治与护理、健康管理和生命统计等的一门综合性学科。儿童时期是人的身体发育、性格、心理素质、理想、爱好、思想品德形成的关键时期,是一生的基础,是提高人口质量的重要环节。儿童的健康状况是衡量一个国家社会发展、经济、文化、卫生水平的重要指标之一。社区通过对儿童实施整体、连续的保健,可促进儿童身心健康成长。增强体质、预防儿童常见病、多发病、减小儿童发病率,降低新生儿、婴幼儿病死率。

**2.儿童发育的特点**

儿童生理和心理上不断发生变化,是一生中生长发育最快、呈连续的、阶段性的发展时期,每一个阶段的发展又都以前一阶段为基础。

(1)婴儿期:出生到满1周岁前为婴儿期。此期为小儿生长发育的第一个高峰,若营养不足易造成营养缺乏。但此时小儿的消化吸收功能尚不完善,饮食不当易出现消化功能紊乱;婴儿天生就具有情绪反应能力,社区护士应指导年轻父母在日常养育中对小儿的生理需要给予及时而恰当的反映,提供适度的社交活动,避免精神紧张和创伤,从而培养儿童良好、开朗的情绪和情感,以促进其心智发育和良好品德的形成。

(2)幼儿期:指1周岁到满3岁前的时期。此期体格发育比婴儿期缓慢,但在语言、动作、心理方面有显著发展。此期小儿前囟闭合、乳牙出齐、学会控制大小便、与周围事物接触增多,但识别危险的能力不足。

(3)学龄前期:指3周岁到入小学前。此期体格发育开始稳步增长,智力发育更趋完善,并接近成人水平。有强烈的好奇心,高度的可塑性,是培养小儿各种良好习惯及意志品质的好时机。

(4)学龄期:从入学起(6～7岁)到青春期前(11～14岁)。此期小儿体格仍稳步增长,除生殖系统外其他各器官组织的发育在本期末已接近成人水平。智力发育更为成熟,是接受各种科学文化知识的重要时期。表现出积极勤奋的态度,做事力求完善的个性。

儿童期是一个人机体、心理、品德和性格形成的关键时期,社区护士要分析研究儿童生长发育特点;探索其规律,指导年轻父母科学育儿,使儿童具有强健的体魄、良好的心理素质和良好的性格。

**(二)儿童健康保健评估**

社区护士有计划的、定期的、连续的从儿童及其家庭收集儿童生长发育资料,做出评估,及时发现儿童生长发育的异常问题,制订相应保健措施加以纠正,促进生长发育,防止儿童常见病、多发病,降低发病率和病死率。

**1.体格指标**

体格评估常用的指标是身高、体重、头围、胸围等。

(1)身长(身高):身长是从头顶至足底的全身长度。年龄越小增长越快,可反映儿童营养与发育状况。因受民族、遗传、营养、经济等因素影响,身长存在着差异。出生时身长平均为50 cm。6个月时达65 cm,1岁时为75 cm,2岁时为85 cm。2岁以后平均每年增长5～7.5 cm,2～10岁可用下列公式推算。

$$身高(cm)=年龄(岁)×7+70(cm)$$

(2)体重:是机体各器官、组织和体液的总重量,是评估小儿生长发育和营养状况最常用的指标。体重测量应在晨起空腹时,排空膀胱、脱去衣裤鞋袜后进行。新生儿出生体重一般为2.5～4 kg,男孩略重于女孩。从1个月到12岁体重推算公式为:

$$1～6个月小儿体重(kg)=出生体重(kg)+月龄×0.7$$
$$7～12个月小儿体重(kg)=出生体重(kg)+6×0.7+(月龄-6)×0.3$$
$$2～12岁体重(kg)=(年龄×2)+7(或8)$$

(3)头围:经眉弓上方、枕后结节绕头一周的长度,可反映脑和颅骨的发育状况。出生时平均为34 cm。1～6个月时增长最快,6个月时达44 cm。1岁时为46 cm。2岁时为48 cm。5岁时50 cm。15岁时为53～54 cm,与成人接近。头围测量在两岁前最有价值。

(4)胸围:胸围是沿乳头下缘水平经肩胛下角绕胸一周的长度,可反映胸廓骨骼、肺、肌肉和皮下脂肪的发育状况。出生时平均为32 cm,1岁时胸围与头围相等,1岁至青春期胸围超过头围长度(cm)=年龄-1。头胸围交叉延迟说明小儿胸廓发育异常、小儿营养状况较差,如佝偻病时头围增大,胸廓发育异常。

**2.牙齿**

出生6个月时开始萌出,12个月尚未出牙可视为异常,最晚2.5周岁出齐。出牙时个别小儿可出现低热、流涎、睡眠不安、烦躁等反应。

**3.运动功能**

小儿动作的发育是神经系统发育和骨骼肌一切活动的一个重要标志。其发育的规律为:动作的发育相对落后于感觉的发展;动作从整体到分化、从不随意到随意、从不准确到准确,从头到尾、由近到远。

**4.语言的发展**

语言能表达思维、观念等心理过程,与智能有直接的联系。正常儿童天生具有发展语言技能的机制与潜能。但非自动说话,环境必须提供适当的条件,其语言能力才能得以发展。语言能力是评估智力水平的主要标志之一,也是智能发展的基础。社区护士应能够评估儿童语言发展状况,以确定可能存在的发育异常或迟缓,及时给予正确指导,并给小儿创造一个丰富的语言环境,使小儿语言得到良好的发展。

5.心理活动的发展

(1)注意:是指人们心理的指向并集中于一定的人或物,分为无意注意和有意注意,两者可互相转化。婴儿时期以无意注意为主,随着年龄的增长、活动范围的扩大、生活内容的丰富等逐渐出现有意注意。

(2)记忆:是指人们在过去生活中所经历的事物在脑中所遗留的痕迹。婴幼儿记忆的时间短、内容少、易记忆带有欢乐、愤怒等情绪的事情。随年龄的增长,记忆的内容越来越广泛和复杂,时间也增长。

(3)思维:是人利用理解、记忆、综合分析能力认识事物的本质,掌握事物发展规律,借助语言实现的一种思想或观念的精神活动。儿童思维能力的培养,应采用启发式的方法,对小儿进行教育、学习和训练。

**(三)儿童保健管理**

儿童保健是社区保健的重要内容之一,为更好地给社区儿童提供保健服务,真正发挥社区保健作用,儿童保健必须有完善系统的管理体系。

儿童保健系统管理的运行程序:在城市是以街道或居委会为单位,由所在辖区的医疗保健机构承担工作,并根据其能力大小实行就近划片包干责任制;在农村依靠三级妇幼保健网络,以乡为单位,实行分级分工负责制,乡村配合,共同做好0～7岁,重点为3岁以内儿童保健的系统管理工作,疑难病症患儿转县(市)级以上医疗保健机构处理。其保健系统管理措施如下。

1.散居儿童保健管理

(1)建立完整的儿童系统管理的保健卡(册):婴儿出生即建立系统保健卡(册),一人一卡(册)制,并由承担系统保健的机构管理。

(2)加强新生儿保健访视:按照一看(新生儿一般情况,如精神、呼吸、面色、吸吮、肤色等),二问(出生体重、出生情况、睡眠、大小便、卡介苗接种等),三查(全面体格检查),四指导(指导喂养、护理、防病),五给药(生后半月应给维生素 D、钙剂预防佝偻病)的方法定期进行访视,做好有关记录,填写系统保健卡(册),并定期总结。

(3)严格"4-2-1"定期健康体检:对0～6岁儿童,进行定期的健康体检,重点是3岁以下婴幼儿。0～1岁检查4次,每季度1次;1～3岁每年检2次,每半年查一次;3～7岁每年检1次,进行身高、体重、头围、胸围、心、肺等指标的测量、评价工作。同时对儿童视力、听力、智力及心理发育进行初步筛查,发现可疑异常患儿应及时送医院治疗。准确填写保健卡(册),收集儿童发育和健康状况的动态资料,做出相应评估,及时发现身体异常,及早采取矫治措施。

(4)儿童生长发育监测:是应用儿童生长发育监测图,对儿童体重、身高进行定期连续监测与评估,观察儿童体格生长发育趋势,早期发现生长发育缓慢者,及时分析原因,进行矫治,以保护和增进儿童健康成长。要求1岁内测5次,1～2岁测3次,2～3岁测2次。

(5)对高危儿、体弱儿进行专案管理:高危儿管理对象为早产儿、低出生体重儿及患有产伤、窒息、颅内出血等的新生儿。建立专案管理卡,每半月检查一次身高、体重,观察其增长速度。每半年检查1次血红蛋白,同时对家长进行喂养指导,血红蛋白正常水平并维持2个月无变化时,才转正常儿管理。对体检中发现的营养不良及活动性佝偻病患儿均按体弱儿管理办法进行专案管理。

（6）儿童常见病防治：婴幼儿在生长发育的过程中，会受到许多因素的影响，佝偻病、缺铁性贫血、肺炎和腹泻、龋齿、沙眼和视力不正常成为儿童的常见病。掌握这些疾病的发病规律，制订相应防治措施，可降低发病率，提高治愈率。

（7）健康教育：儿童时期是一个人生理、心理、性格和良好道德品质形成的关键时期，为此社区要通过各种方式方法，加强健康教育和设立健康咨询，向母亲或小儿的照顾者普及科学育儿知识。合理营养，从小养成良好的生活卫生习惯，对小儿进行有目的启蒙教育，充分挖掘小儿的智慧潜力，使他们的先天素质得到最大限度的发挥，促进小儿健康成长。

**2.集体儿童的健康管理**

集体儿童的健康管理是指托儿所、幼儿园等集体儿童机构的预防保健服务。包括儿童入园（所）前的全面体检，定期体检和对园（所）的生活、膳食、体格锻炼、卫生消毒、疾病防治、安全、工作人员的定期体检等项制度的建立和卫生统计与管理。

**3.加强社区儿童保健工作监督指导**

这有利于促进儿童保健指标达标，了解儿童保健工作现状、最新进展及存在的问题，使之对工作进行适当调整。

**(四)儿童青少年的健康指导**

加强营养与合理膳食，提供充足而符合需要的热能，蛋白质、脂肪、碳水化合物及各种营养，以满足儿童、青少年各方面快速发展的物质需要。制订儿童、青少年一日三餐的合理膳食计划和食谱，应根据儿童、青少年各时期的生长发育特点、各种营养素的供给量，同时要考虑儿童青少年的个体差异来制订。

**1.早期教育**

幼儿起就要从各方面有计划、有目的、有针对性地对儿童进行启蒙教育，充分挖掘小儿的智力潜能。加强思想品德教育，养成良好的性格，具有优良的心理素质，使小儿德、智、体、美、劳全面发展。

**2.创设良好的生活环境**

良好的生活环境可使小儿健康成长。

（1）居室要清新舒适，宜用自然光，阳光要充足，冬天要定时通风换气，保持空气清新；室内温度以18～22 ℃为宜，相对湿度为50%～60%。

（2）室内装饰、物品布局要淡雅、整洁、适宜，使儿童心情愉快。

（3）儿童所用物品要柔软吸水，床垫软硬适宜。危险物品摆放要注意儿童安全。儿童居室的窗户、阳台、楼梯等要有保护栏，防止儿童发生危险。

**3.养成良好的生活与卫生习惯**

（1）注意用眼卫生、口腔卫生。读、写姿势要正确，光线要适宜，以防近视。掌握正确的刷牙方式，注意个人卫生，饭前饭后要洗手。

（2）创造良好的学习环境，培养良好的学习态度和学习方法。教室的通风、取暖、采光、照明、课桌椅子设计、教学用具的卫生要求等都应符合卫生标准，以利于儿童学习与生长发育。

（3）不吸烟、不酗酒、不滥用药物。

（4）保证充足的睡眠，合理安排作息时间，一般每天要保证睡眠时间为 10 小时以上。

**4.加强体育锻炼**

加强体育锻炼，增强体质，预防疾病。未上学前家长要根据小儿素质制订体格锻炼项目的计划。上学后，按照学校所规定的体育科目进行锻炼。

**5.加强安全意识，防止意外事故发生**

社区护士及家长要教会儿童注意安全的方法，要遵守交通规则，避免烧伤，外伤、溺水、触电、食物或药物中毒、交通事故等。

**6.生长发育监测**

每年应对儿童、青少年进行 1～2 次的健康检查和体格测量，并填写健康保健卡（册）。

**7.预防常见病**

指导儿童、青少年预防近视、沙眼、龋齿、牙周病、缺铁性贫血、营养不良与肥胖。

**8.性教育与早恋**

社区护士要利用专业知识和技能，采用适当的方法，用直接科学的语言对青少年进行性教育及指导，让青少年对青春期男女性生理改变、生殖器官的结构与功能、第二性征、月经和遗精、胎儿的形成与出生过程等有正确的认识。避免过分紧张，处理好男女同学之间关系，抵制黄色书刊、影像的干扰。因受自身心理因素、社会因素、成人传统观念及教育方法等的影响，早恋，目前在青少年中是一种很常见的现象，若处理不好会影响青少年的生理和心理发育，有的甚至造成大的危害。所以，教育者和家长要正确认识早恋，不要采取训斥、讽刺、打骂、冷落的态度来对待早恋者，而应正确启发、引导、教育，使他们树立正确的人生观、世界观，使男女同学之间的关系健康发展，促进他们的身心健康。

**9.预防接种**

按计划免疫程序进行预防接种，并加强管理。

**（五）儿童计划免疫**

小儿半岁后，来自母体的免疫力消失，自身免疫力尚未成熟，易感染各种传染病，计划免疫是一种重要而有效的预防措施。儿童保健中，做好计划免疫工作是社区护士应有的责任。计划免疫是根据传染病的疫情监测、人群免疫状况调查分析，遵循科学的免疫程序，有计划地给人群接种疫苗，以提高其免疫水平，达到控制或消灭相应传染病的目的。

**1.儿童计划免疫程序**

儿童计划免疫程序是指儿童需要接种的疫苗种类、先后次序、剂量和要求。

**2.预防接种实施及要求**

（1）建立预防接种卡（册）：社区护士要全面掌握所管地段儿童免疫情况，落实接种对象，无接种卡或手册的儿童要建卡（册）。

（2）做好宣传组织工作：及时发放预防接种通知单，让家长了解接种疫苗种类、接种时间、地点及注意事项。按要求带儿童和接种卡（册）进行接种。

（3）做好接种器材、疫苗、药品及接种环境准备：实行一人一针一管制，做到严格消毒。有充足的消毒棉球、棉签，75％的酒精和消毒镊子；详细认真检查核对疫苗名称、批号、生产厂家及有效期。疫苗在冷藏包中保存，使用不得超过 48 小时，冷藏瓶中保存，使用时间不得超过 12 小时；接种现场设在宽敞、明亮、整洁的室内，温度要适宜，便于工作。

（4）实施接种:核对接种卡（册）、接种疫苗、接种对象;询问儿童健康状况,注意接种禁忌证,如患急性传染病、活动性结核、发热、严重心脏病、高血压、肝肾疾病、慢性病急性发作者,有哮喘和过敏史者待病情缓解、恢复健康后即可接种,而疫苗过敏者、有明确过敏史、患有自身免疫性疾病、恶性肿瘤及免疫缺陷病儿童,应绝对禁忌;确认疫苗无误、有无变色或异物、安瓿有无破损等。核实无误后,接种人员严格无菌操作进行注射疫苗。

（5）接种后:认真填写接种卡（册）;接种对象在现场观察30分钟后,无反应时方可离开;向家长交代接种后的注意事项,如接种当日不洗澡、避免剧烈运动等。

3.预防接种反应

接种后5～6小时有体温升高或头晕;恶心、腹泻及接种局部出现红、肿、热、痛等常见反应,一般不需特殊处理。适当注意休息、多饮水或口服解热镇痛药;异常反应:晕针、过敏性休克对症治疗为主,重者可皮下注射肾上腺素。

（时　昱）

# 第七节　慢性非传染性疾病的社区护理与管理

随着生活方式的改变,医疗技术的进步,人类疾病谱发生了变化。许多过去威胁人类生命的疾病已经得到了有效控制。慢性非传染性疾病（以下简称慢性病）,更多地受到医学专家的重视。许多国家的政府也逐渐认识到,慢性病不仅是发达国家,而且也是发展中国家的重要公共卫生问题,已经成为威胁人类健康的首要疾病。世界卫生组织（World Health Organization,WHO）报告称,发展中国家慢性病死亡已是15岁以上人口死亡的重要原因。

## 一、慢性非传染性疾病的概述

慢性非传染性疾病,主要包括:恶性肿瘤、心脑血管病、肥胖症、糖尿病、精神病等一系列不能传染的疾病。

### （一）慢性非传染性疾病概念

1.定义

关于慢性病有很多定义。美国疾病控制中心将其定义为"一种长期的、不能够自然消退、几乎不能完全治愈的疾病"。WHO将慢性病定义为病情持续时间长、发展缓慢的疾病。我国原卫生部颁布的《全国慢性病预防控制工作规范（试行）》指出,慢性病是对一类起病隐匿、病程长且病情迁延不愈、缺乏明确的传染性生物病因证据、病因复杂或病因未完全确认的疾病的概括性总称。

2.慢性非传染性疾病分类

按国际疾病系统分类法（ICD-10）分类。①精神和行为障碍:严重抑郁症、精神分裂症等。②呼吸系统疾病:慢性阻塞性肺疾病（COPD）等。③循环系统疾病:高血压、冠心病、脑血管病等。④消化系统疾病:脂肪肝等。⑤内分泌、营养代谢疾病:血脂异常、糖尿病等。⑥肌肉骨骼系统和结缔组织疾病:骨关节病、骨质疏松症。⑦恶性肿瘤:肺癌、肝癌等。

### (二)慢性非传染性疾病流行病学特点

WHO 的调查显示,在西太平洋区域每天约有 2.65 万人死于慢性病,近半数的慢性病死亡发生在 70 岁以下的人群。2015 年 6 月 30 日国务院新闻办公室发布的《中国居民营养与慢性病状况报告(2015 年)》显示,2012 年全国 18 岁及以上成人高血压患病率为 25.2%,糖尿病患病率为 9.7%,与 2002 年相比,患病率呈上升趋势。不健康的生活方式和环境变化是慢性病常见的危险因素。慢性病的危险因素大多可通过有效的干预措施加以预防。据估计,约 80% 的早发心脏病、脑卒中和 2 型糖尿病以及 40% 的癌症,可以通过调节饮食、定期锻炼和避免吸烟等生活行为方式的干预加以预防。

我国现有吸烟人数超过 3 亿,15 岁以上人群吸烟率为 28.1%,其中男性吸烟率高达 52.9%,非吸烟者中暴露于二手烟的比例为 72.4%。2012 年全国 18 岁及以上成人的人均年酒精摄入量为 3 升,饮酒者中有害饮酒率为 9.3%,其中男性为 11.1%。成人经常锻炼率为 18.7%。吸烟、过量饮酒、身体活动不足和高盐、高脂等不健康饮食是慢性病发生、发展的主要行为危险因素。全国 18 岁及以上成人超重率为 30.1%,肥胖率为 11.9%,比 2002 年上升了 7.3 和 4.8 个百分点,6~17 岁儿童青少年超重率为 9.6%,肥胖率为 6.4%,比 2002 年上升了 5.1 和 4.3 个百分点。估计现有超重和肥胖人数分别为 2 亿和 6 000 多万。慢性病的种类很多,发生的原因也相当复杂。常见的慢性病危险因素有以下几个方面。

1.不良的生活方式

常见的不良生活方式主要包括不合理的膳食,缺乏身体活动和吸烟、过量饮酒等。

(1)不合理膳食:均衡饮食是机体健康的基石,而不合理膳食是慢性病的主要原因之一。不合理膳食具体表现为饮食结构不合理、烹饪方法不当、不良饮食习惯等。饮食结构不合理包括高盐、高胆固醇、高热量饮食、低纤维素饮食;不当的烹饪方法如腌制和烟熏等;不良饮食习惯可体现为进食时间无规律、暴饮暴食等。

(2)缺乏身体活动:运动可以加快血液循环,增加肺活量,促进机体新陈代谢;增强心肌收缩力,维持各器官的健康。但是由于现代生活节奏快和交通工具便利,人们常常以车代步,活动范围小,运动量不足。调查显示,人群中有 11%~24% 属于静坐生活方式,31%~51% 体力活动不足,大多数情况下每天活动不足 30 分钟。缺乏运动是造成超重和肥胖的重要原因,也是许多慢性病的危险因素。

(3)吸烟:吸烟是恶性肿瘤、慢性阻塞性肺疾病、冠心病、脑卒中等慢性病的重要危险因素;吸烟者心脑血管疾病的发病率要比不吸烟者增高 2~3 倍;吸烟量越大、吸烟起始年龄越小、吸烟史越长,对身体的损害越大。WHO 将烟草流行作为全球最严重的公共卫生问题列入重点控制领域。

2.自然环境和社会环境

自然环境中空气污染、噪声污染、水源土壤污染等,都与恶性肿瘤或肺部疾病等慢性病的发生密切相关。社会环境中健全的社会组织、教育程度的普及、医疗保健服务体系等都会影响人群的健康水平。

3.个人的遗传和生物以及家庭因素

慢性病可以发生于任何年龄,但年龄越大,机体器官功能老化越明显,发生慢性病的概率也越大。家庭对个人健康行为和生活方式的影响较大,许多慢性病,如高血压、糖尿病、乳腺癌、消化性溃疡、精神分裂症、动脉粥样硬化性心脏病等都有家族倾向,这可能与遗传因素或家庭共同的生活习惯有关。

4.精神心理因素

生活及工作压力会引起紧张、焦虑、恐惧、失眠甚至精神失常。长期处于精神压力下,可使血压升高、血中胆固醇增加,还会降低机体的免疫功能,增加慢性病发病的可能。

**(三)社区慢性非传染性疾病管理原则**

WHO 防治慢性病的框架中,强调个人在慢性疾病防治中的责任,建立伙伴关系等。任何地区和国家在制订慢性病防治策略和选择防治措施时,都至少要考虑以下的原则。

(1)强调在社区及家庭水平上降低最常见慢性病的共同危险因素,进行生命全程防控。

(2)三级预防并重,采取以健康教育、健康促进为主要手段的综合措施,把慢性病作为一类疾病来进行共同的防治。

(3)全人群策略和高危人群策略并重。

(4)鼓励患者共同参与、促进和支持患者自我管理、加强患者定期随访、加强与社区和家庭合作等内容的新型慢性病保健模式发展。

(5)加强社区慢性病防治的行动。

(6)改变行为危险因素预防慢性病时,应以生态健康促进模式及科学的行为改变理论为指导,建立以政策及环境改变为主要策略的综合性社区行为危险因素干预项目。

## 二、高血压患者的护理与管理

**(一)流行病学特点及主要危险因素**

1.流行病学特点

(1)患病率、致残率、致死率高:①患病率。高血压病患病率在不同国家、地区或种族间有差别。欧美国家高于亚非国家,发达国家高于发展中国家,美国黑人患病率为美国白人的 2 倍。我国进行的成人血压普查结果显示,中国的高血压患病率虽不如西方国家高,但总体呈上升趋势;2012 年全国 18 岁及以上成人高血压患病率为 25.2%,北方高于南方,东部高于西部;城市高于农村;高原少数民族地区患病率高。血压随年龄增长而上升,35 岁以后上升幅度较大,高血压在老年人群中较常见,尤其是收缩期高血压;男性发病率高于女性,但 60 岁以后性别差异缩小。②致残率。血压升高是中国人群脑卒中发病的最重要危险因素,是导致高血压患者致残的主要原因。中国七城市脑卒中预防研究表明,血压水平与脑卒中发生危险密切相关,收缩压每升高1.3 kPa(10 mmHg),脑卒中危险就增加 25%。社区针对高血压的干预治疗可使脑卒中危险下降 31%。血压升高是中国人群冠心病发病的危险因素,血压急剧升高可诱发心肌梗死。有高血压病史者患心力衰竭的危险比无高血压病史者高 6 倍。脉压增大是反映动脉弹性差的指标,它与总死亡率、心血管性死亡、脑卒中和冠心病发病率均呈显著正相关。舒张压每降低 0.7 kPa(5 mmHg),可使发生终末期肾病的危险减少 1/4。③致死率。2012 年我国原卫生部对全国30 个市和 78 个县(县级市)进行的调查表明,全国居民慢性病死亡率为 533/10 万,占总死亡人数的 86.6%,其中心脑血管病死亡率为 271.8/10 万。

(2)知晓率、治疗率、控制率低:2000 年美国民众对高血压病的知晓率、治疗率和控制率分别达 70%、59% 和 34%。1991 年和 2002 年我国抽样调查收集了有关城乡人群高血压的"三率",1991 年分别为26.3%、12.1% 和 2.8%,2002 年上升为 30.2%、24.7%、6.1%。我国"三率"虽有上升,但仍然很低,明显低于美国等发达国家。

2.主要危险因素

高血压的病因未完全阐明,可能是遗传易感性和环境因素相互作用的结果,一般认为前者约占 40%,后者约占 60%。高血压危险因素分为不可改变因素、可改变因素以及伴随病变。

(1)不可改变的因素:①遗传。高血压的发病以多基因遗传为主,有较明显的家族聚集性。②年龄。高血压发病随年龄而升高;老年人心血管发病率高。③性别。男性发病率高于女性,但 60 岁以后性别差异缩小。

(2)可改变的行为危险因素:①超重。体重超重(BMI:24.0～27.9 kg/m²)和肥胖(BMI≥28 kg/m²)或腹型肥胖(腰围:男性>85 cm;女性>80 cm)是高血压发病的重要危险因素,同时也是其他多种慢性病的独立危险因素。②膳食高钠盐。2015 年 WHO 建议每人每天食盐量为 6 g,高钠摄入可使血压升高,而低钠可降压。我国北方人群每人每天食盐摄入量 12～18 g,高于南方 7～8 g,北方人群血压水平也高于南方。高钠膳食是中国人群高血压发病的重要因素。③过量饮酒。饮酒以及饮酒量与收缩压和舒张压有明显的相关性,可引起血压升高。④高蛋白质、富含饱和脂肪酸或饱和脂肪酸/不饱和脂肪酸比值较高的膳食,属于升压因素。⑤缺少体力活动。有研究表明,缺乏体力活动、肥胖等可使患高血压病的危险性增加。⑥吸烟:吸烟不但使高血压病的发病率增加,而且使高血压病的并发症如冠心病、脑卒中的发病率明显上升。⑦精神应激:精神紧张度高,长期受视觉和听觉刺激,焦虑或抑郁者易患高血压。

**(二)高血压的筛查流程**

(1)机会性筛查:全科医师在诊疗过程中,对到基层卫生机构就诊者测量血压时,如发现血压增高应登记,并嘱患者进一步检查确诊;在各种可能利用的公共场所,如老年活动站、单位医务室、居委会血压测量站等随时测量血压,如发现血压增高,应建议到医疗卫生机构进一步检查。

(2)重点人群筛查:为各级医疗机构门诊 35 岁以上的首诊患者测量血压。

(3)健康体检筛查:各类从业人员体检、单位健康体检时测量血压,如发现血压增高者,应建议进一步检查确诊。

(4)其他筛查:建立健康档案、进行基线调查、高血压筛查等工作中进行血压测量,发现患者;通过健康教育使患者或高危人群主动测量血压。

**(三)高血压的治疗**

1.非药物治疗

高血压需要终身治疗,治疗的手段可以包括非药物治疗和药物治疗,非药物治疗是基础。无论是血压偏高的个体还是被确诊的高血压患者,都应立即采取非药物治疗。初诊低危高血压患者,应在医师的指导下首先采取强化非药物治疗至少 3 个月,然后根据效果确定是否采取药物治疗。

非药物治疗的内容包括合理搭配膳食、限制钠盐摄入、减轻体重、戒烟、加强体育锻炼、控制饮酒和保持良好的心理状态。非药物治疗不仅是高危对象和轻度高血压患者的主要防治手段,而且是药物治疗的基础。非药物治疗的意义在于:可有效降低血压,减少降压药物的使用量,最大程度地发挥降压药物的治疗效果,降低其他慢性病的危险。

非药物治疗的目标。①控制体重:BMI<24 kg/m²,腰围:男性<85 cm;女性<80 cm。②合理膳食:减少钠盐,每人每天食盐量逐步降至 5 克。③控制总热量;减少膳食脂肪,多吃蔬菜水果,增加膳食钙和钾的摄入。④戒烟限酒:白酒<50 mL/d,葡萄酒<100 mL/d,啤酒<250 mL/d。⑤适量运动:每周 3～5 次,每次持续 30 分钟左右。⑥心理平衡:减轻精神压力,保持心理平衡。

2.药物治疗

(1)药物治疗原则:①初诊低危高血压患者,应在全科医师的指导下首先采取强化非药物治疗至少 3 个月,然后根据效果确定是否采取药物治疗。②药物治疗要从单一药物、小剂量开始,效果不佳时可考虑联合其他药物或增加剂量。③为使降压效果提高而不增加不良反应,可采用两种或多种降压药物联合治疗,实际治疗过程中多数高血压患者需要联合用药才能使血压达标。④为了有效地防止靶器官损害,要求每天 24 小时内血压稳定于目标范围内,最好使用一天一次给药而有持续 24 小时作用的药物(降压谷峰比值>50%)。

(2)高血压药物的种类及不良反应。

利尿剂:吲达帕胺、氢氯噻嗪。不良反应为失钾、失镁,血尿酸、血糖、血胆固醇增高,糖耐量降低和低血钠等,这些不良反应随剂量增大和应用时间延长而增多;过度作用可致低血压、低血钾;高血钾患者、老年人和肾功能不全者更易发生,不宜与血管紧张素转换酶抑制剂合用。

β受体阻滞剂:阿替洛尔、美托洛尔。不良反应为头晕、心动过缓、心肌收缩力减弱、血甘油三酯增加、高密度脂蛋白降低、末梢循环障碍加重、气管痉挛、胰岛素敏感性下降。

钙通道阻滞剂:①维拉帕米。②地尔硫䓬。③二氢吡啶类:如硝苯地平,其长效制剂包括硝苯地平、非洛地平、氨氯地平、拉西地平。不良反应为:维拉帕米和地尔硫䓬两类药抑制心肌收缩性、自律性、传导性较强,对心衰和传导阻滞者不宜用;二氢吡啶类短效制剂有心率增快、潮红、头痛等反射性交感激活作用,对冠心病事件的预防不利,不宜长期服用;长效制剂使上述不良反应明显减少,可长期应用。

血管紧张素转换酶抑制剂:卡托普利、依那普利、贝那普利、西拉普利。血管紧张素转换酶抑制剂是 6 种强适应证(冠心病、心肌梗死、心衰、糖尿病、慢性肾病和卒中)的唯一降压药物。不良反应为干咳,是该类药物最突出的不良反应,还有味觉异常、皮疹、蛋白尿,可出现直立性低血压,肾功能不全者应慎用,高钾者、妊娠者禁用。

血管紧张素Ⅱ受体拮抗剂:氯沙坦为代表。不良反应可出现直立性低血压,首次服药可出现"首次剂量现象",可有耐药性。

α受体阻滞剂:制剂有哌唑嗪。不良反应常见胃肠道症状,如恶心、呕吐、腹痛等,还可引起体位低血压。静脉注射过快可引起心动过速、心律失常,诱发或加剧心绞痛。

其他:可乐定、甲基多巴、胍乙啶、肼屈嗪(肼苯达嗪)、米诺地尔(长压定)等。不良反应较多,缺乏心脏、代谢保护,不宜长期服用。

(3)服药期间直立性低血压的预防和处理。

直立性低血压的表现为乏力、头晕、心悸、出汗、恶心、呕吐等,在联合用药、服首剂药物或加量服药时应特别注意。

预防方法:避免长时间站立,尤其在服药后最初几个小时;改变姿势,特别是从坐、卧位起立时动作宜缓慢;服药时间可选在平卧休息时,服药后继续休息一段时间再下床活动;如在睡前服药,夜间起床排尿时应注意;避免用过热的水洗澡,更不宜大量饮酒。

直立性低血压发生时取头低足高位平卧,下肢屈曲和活动脚趾,以促进下肢血液回流。

(4)提高高血压患者服药依从性的技巧。

监测服药与血压的关系:鼓励家庭自测血压,指导患者及家属如何测量血压,应注意在固定的时间、固定条件下测量血压,并作血压与服药关系的记录。

强调长期药物治疗的重要性:用降压药使血压降至理想水平后,应继续服用维持量,以保持血压相对稳定,对无症状者更应强调。

按时按量服药:如果患者根据主观感觉增减药物、忘记服药或在下次吃药时补服上次忘记的剂量,都可导致血压波动。如果血压长期过高会导致靶器官损害,出现心、脑、肾并发症;如果血压下降过快,会导致心、脑、肾等重要脏器供血不足,出现头晕,甚至发生休克、急性脑血管病、肾功能不正常等。

不能擅自突然停药:经治疗血压得到满意控制后,可以在医师指导下逐渐减少药物剂量。但如果突然停药,可导致血压突然升高,出现停药综合征,冠心病患者突然停用 β 受体阻滞剂可诱发心绞痛、心肌梗死等。

正确认识药物说明书中的不良反应,打消患者长期服药的顾虑:几乎所有的药物在其说明书中都提到了许多可能出现的不良反应,但这并不意味着在每个患者身上都会发生,只是提醒注意有出现的可能,需要在用药过程中密切观察。相当一部分患者常常过分在意可能出现的不良反应而放弃治疗危害更大的高血压病,这是不可取的。

**(四)高血压社区护理管理**

**1.饮食疗法**

(1)限盐:食盐摄入过多,会导致体内钠的潴留,体液增多,使心肾负担过重,可引起高血压等各种疾病。钾可以缓冲钠盐升高血压的作用并抑制血管平滑肌增生,对脑血管有独立的保护作用。应让每位居民知道过多用盐的危害,减少食盐至每天 5～6 g 以下不会有不良影响(如不会出现无力等现象),而对预防和控制高血压是有利的,人的口味咸淡是可以改变的。帮助居民计算家庭中的合理用盐量(如以每周或每月为计算单位),如有条件,发给并指导使用定量盐勺。医学专家建议,高血压、心血管病患者和有高血压家族史者,每天应减少到 5 g 以下,以 1.5～3 g 为宜。

具体措施如下。①减少烹调用盐:烹调用盐定量化,最好使用定量化的盐勺加盐,使烹调者心中有数。为了减轻减盐带来的口味不适,可以适当改变烹调方法,如炒菜时后放盐(此时蔬菜表面的盐较多,使口感较咸),或将菜肴烹调成以甜、酸、辣为主的口味。减少其他高盐调味品的使用,不喝剩余菜汤,少食各种咸菜及腌渍食品。②限制酱油的用量:每 10 g 酱油中约含食盐1.5 g。减盐的同时也应该控制酱油的用量。烹调时,不放酱油或少放酱油,可以通过其他方法改变菜肴的颜色。③警惕看不见的盐:调味品、腌制品、各种熟食、方便快餐食品、零食中含有一定量的盐。④多吃富含钾的食物,尤其是新鲜蔬菜和水果:绿叶菜如菠菜、苋菜、雪里蕻、油菜等含钾较多;豆类含钾也丰富,如黄豆、毛豆、豌豆;水果有苹果、橘子、香蕉、葡萄等;菌类如蘑菇、紫菜、海带、木耳、香菇;山药、马铃薯也是钾的重要来源。建议还可以选择食用含钠低钾高的"低钠盐",能达到限盐补钾的双重作用。⑤食品含盐量的计算:对于食盐量的评估不能仅凭患者复述,每人的口味不同,对于咸与不咸的标准也不一样,要深入家庭实际评估。第一步:根据家庭日常烹饪菜肴含盐量,计算出个人食盐基础数。评估每月食盐、酱油、味精的总用量,再根据在家用餐的频率及人口数,计算出平均每人每天食盐量。第二步:加上某日食用外购食品含盐量,如熟食、酱菜、各种含盐零食、饮料等。

(2)控制脂肪摄入:成人每天通过脂肪提供的热量小于总热量的30%,其中饱和脂肪的热量小于10%。对于 BMI 在 24 kg/m² 以上、血脂异常者以及膳食调查结果显示脂肪摄入量高者应给予特别指导,选择低脂饮食(含饱和脂肪酸和胆固醇低的食物),每天食用油用量小于 25 g。避免食用高脂肪、高胆固醇食物。富含饱和脂肪的食物如:猪油、牛油、肥肉、全脂奶等动物性油脂;

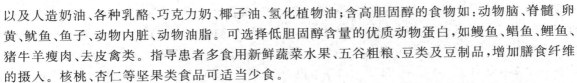

以及人造奶油、各种乳酪、巧克力奶、椰子油、氢化植物油;含高胆固醇的食物如:动物脑、脊髓、卵黄、鱿鱼、鱼子、动物内脏、动物油脂。可选择低胆固醇含量的优质动物蛋白,如鳗鱼、鲳鱼、鲤鱼、猪牛羊瘦肉、去皮禽类。指导患者多食用新鲜蔬菜水果、五谷粗粮、豆类及豆制品,增加膳食纤维的摄入。核桃、杏仁等坚果类食品可适当少食。

(3)控制总热量摄入:根据患者不同的年龄、性别、身高体重、劳动强度,计算出每天能量的供给量,按照《中国居民膳食指南》指导的各类膳食比例设计一定热卡的食谱。对于超重或肥胖的高血压患者,力争做到热卡负平衡,即实际热卡摄入为理论需求量的80%左右为宜。

2.运动疗法

(1)运动原则:①患者可根据年龄、身体状况及爱好决定适宜的运动项目,如快步行走、慢跑、游泳、健身操、太极拳等,但不宜选择激烈的运动项目。②适当的体育活动可考虑"1、3、5、7方案",即每天至少活动1次,每次至少活动30分钟,每周至少活动5天,活动后心率不要超过"170-年龄(岁)"。③锻炼强度因人而异,以运动后不出现疲劳或明显不适为度。如果运动后感觉良好,且保持理想体重,则表明运动量和运动方式是适宜的。

(2)运动注意事项:①从小运动量开始,逐渐增加,使运动量在能承受范围之内。②对于年龄较大者,中、重度高血压患者或有其他严重合并症者,应减少运动强度,避免运动中发生意外。③制订出适合的计划,长期坚持下去。④急性期或严重心脑血管疾病患者,暂不进行体育锻炼。

3.其他非药物疗法

(1)控制体重。①减重目标:保持 BMI<24 kg/m²;男性腰围<85 cm(相当于2尺6寸),女性腰围<80 cm。②措施:控制膳食脂肪和热量的摄入;增加体力活动,增加热量的消耗;必要时在专科医师指导下用减肥药物(不是保健品)辅助治疗。③注意事项:减重速度要因人而异,以每周0.5~1 kg为宜;初步减重不要超过原来体重的15%;不要采取极度饥饿的方法达到快速减重的目的。

(2)戒烟:宣传吸烟的危害,让患者产生戒烟的愿望;并逐步减少吸烟量;戒断症状明显的可用尼古丁贴片或安非他酮;避免被动吸烟;告诫患者克服依赖吸烟的心理及惧怕戒烟不被理解的心理;家人及周围同事应给予理解、关心和支持;采用放松、运动锻炼等方法改变生活方式,有助于防止复吸。

(3)限酒:宣传过量饮酒的危害,过量饮酒易患高血压,如饮酒则少量;不提倡高血压患者饮酒,鼓励限酒或戒酒。酗酒者逐渐减量,酒瘾严重者,可借助药物戒酒。家庭成员应帮助患者解除心理症结,使之感受到家庭的温暖。成立各种戒酒协会,进行自我教育及互相约束。

(4)减轻精神压力,保持心理健康:长期的精神压力和心情抑郁是引起高血压等慢性病的重要原因之一。高血压患者应心胸开阔,避免紧张、急躁和焦虑状态,同时还要劳逸结合、心情放松。对于精神压力大、心情抑郁的患者,社区护士应尽量了解其压力的来源,配合家属有针对性地对其进行心理疏导,使之保持乐观积极的心态,缓解精神压力。还应建议他们参与社交活动,提倡选择适合个人的体育、绘画等文化活动,增加社交机会,在社团活动中倾诉心中的困惑,得到劝导和理解,从而提高生活质量,达到良好的心理状态。

4.血压自我监测

(1)自我测量血压:高血压患者自测血压,可为医师制订或调整治疗方案提供重要参考。监测过程还可以促使高血压患者更加关注治疗和保健。自我测量血压简称自测血压。是指受试者在诊所以外的其他环境所测的血压。一般而言,自测血压值低于诊所血压值。自测血压可获取日常生活状态下的血压信息,在排除单纯性诊所高血压(即白大衣性高血压)、增强患者诊治的主动性、改善患者治疗依从性等方面具有独特的优点,已作为诊所测量血压的重要补充。但对于精神焦虑或根据血压读数常自行改变治疗方案的患者,不建议自测血压。推荐使用符合国际标准的上臂式全自动或半自动电子血压计。正常上限参考值18.0/11.3 kPa(135/85 mmHg)。血压监测的时间安排:建议在下列时间自测血压,每天清晨睡醒时,上午6~10点;下午4~8点;当有头痛、头晕不适症状时,应及时自测血压,倘若发现血压升高超过24.0/14.7 kPa(180/110 mmHg),应该及时到医院看医师。具体测量方法、测量频度以及测量时的注意事项还需根据降压药的半衰期、服药方法、生活习惯、血压计的类型等因素决定。

(2)测量血压的方法:①选择符合标准的水银柱式血压计[标准水银柱式血压计以每小格0.3 kPa(2 mmHg)为单位、刻度范围0~40.0 kPa(0~300 mmHg)]或符合国际标准的电子血压计进行测量。②袖带的大小适合患者的上臂臂围,袖带宽度至少覆盖上臂长度的2/3。③被测量者测量前半小时内避免剧烈运动、进食、喝咖啡及茶等饮料,避免吸烟、服用影响血压的药物;精神放松、排空膀胱;至少安静休息5分钟。④被测量者应坐于有靠背的座椅上,裸露右上臂,上臂与心脏同一水平,如果怀疑外周血管病,首次就诊时应测量四肢血压。特殊情况下可以取卧位或站立位。老年人、糖尿病患者及出现直立性低血压者,应加测站立位血压。⑤将袖带紧贴在被测者上臂,袖带下缘应在肘弯上2.5 cm。将听诊器胸件置于肘窝肱动脉处。⑥在放气过程中仔细听取柯氏音,观察柯氏音第Ⅰ时相(第一音)和第Ⅴ时相(消失音)。收缩压读数取柯氏音第Ⅰ时相,舒张压读数取柯氏音第Ⅴ时相。12岁以下儿童、妊娠妇女、严重贫血、甲状腺功能亢进、主动脉瓣关闭不全及柯氏音不消失者,以柯氏音第Ⅳ时相(变音)作为舒张压读数。⑦确定血压读数:所有读数均以水银柱凸面的顶端为准;读数应取(0、2、4、6、8)。电子血压计以显示数据为准。⑧应相隔1~2分钟重复测量,取2次读数平均值记录。如果收缩压或舒张压的2次读数相差0.7 kPa(5 mmHg)以上应再次测量,以3次读数平均值作为测量结果。

(3)血压计的种类及特点。①水银柱式血压计:是由Riva-Roci在1896年发明的,它与柯氏音听诊法一起组成了目前临床测量血压的标准方法。水银柱式血压计应有校准服务,每年应检测一次。成人和儿童应选择不同的袖带,测量者需经过规范血压测量方法的培训。测量结果可能会因为测量者实际操作的不同造成一定的人为差异。操作中还需经常警惕水银外溢,避免汞中毒。②电子血压计:为了保护环境,减少水银的污染,提高血压测量的准确性和便利性,目前欧美发达国家,已部分淘汰了水银柱血压计,推广使用经国际标准认证的自动血压计。

一般推荐使用符合国际标准的上臂式全自动或半自动电子血压计。其测量结果与水银柱血压计比较无明显差别。电子血压计的使用避免了使用水银柱血压计的人为影响因素(判断柯氏音和放气速率等),如果有条件可以推广使用。缺点是价格较昂贵,使用费率高(测量千次要更换电池)。

电子血压计的选择:不推荐使用手腕式和手套式电子血压计;推荐使用国际标准(美国医疗仪器协会,英国高血压学会,欧洲高血压学会)认证的电子血压计。

电子血压计的使用方法:让受试者脱去紧身的衣服袖子,休息3分钟以上,将受试者上臂穿过血压计袖带环,袖带底边在肘上方约1~2 cm的位置,袖带上的绿色标志置于肱动脉上,让受试者保持不动,直到测量结束。首次血压不计数,如果2次收缩压读数相差1.1 kPa(8 mmHg)以上,或舒张压相差0.5 kPa(4 mmHg)以上时,应再次测量,取后两次平均值。

(4)家庭血压计的选择和维护:建议普通家庭首选正规厂家生产的全自动或半自动臂式电子

血压计。水银柱式血压计操作较复杂,但经过培训也可在普通家庭使用。无论哪种血压计,都应根据其产品说明进行保养和维护。原则上,血压计应定期校准。正规厂家的产品可在当地的办事机构校准(通常免费);在质量技术监督部门校准花费通常很大;普通诊所医师一般不具备校准能力。如果仅是自己使用,在没有明显损坏或异常情况下,可使用多年。

5.高血压社区管理流程与随访监测

(1)高血压治疗是终身性的:要把高血压患者很好地管理起来,让广大患者真正认识到控制血压的重要性,认识到现存的危险因素,自觉定期随诊,规律服药,正确运用非药物治疗手段巩固治疗效果。社区护士应利用自身善于沟通、深入社区、勤于组织的特点,抓住每一个机会对高血压患者进行健康宣教,综合性的干预管理,重点是健康理念的灌输、健康生活方式的采纳、提高药物治疗依从性和自我监测管理技能。从而提高高血压知晓率、治疗率、控制率,提高高血压患者的生活质量。

(2)以家庭为单位对高血压患者的干预管理:对高血压患者的干预管理强调以家庭为单位,不仅仅是因为此病的家族聚集性,更是因为一个人的健康观念、生活方式、从医行为的改变往往离不开家庭的支持。社区护士在这方面有极大的优势:深入社区了解每个家庭,有条件了解哪一位家庭成员负责主持家里饮食起居,哪一位是家庭权利(生活)核心,改变他们的健康理念,教授其高血压监测管理技能,受益者将是所有家庭成员。家庭的核心人物往往也是社区中的活跃分子,他们的改变将辐射到整个社区,带动全社区居民的健康行为。

(3)提高管理效率:为了扩大成本效益比,以最小的投入得到最大的效果,在对高血压人群的干预管理中,建议建立高血压培训网络:纳入网络的可以是高血压患者本人,也可是高血压患者的家庭核心成员或照顾者;成立高血压俱乐部,建立成员基本资料库;制订培训计划,定期举办培训活动;年终考评并展示学习成果,提供成员交流学习经验的平台,从而大大提高高血压患者治疗依从性和治疗效果,丰富业余生活,提高生活质量。

6.高血压社区护理程序

(1)健康评估:个人基本信息、高血压病史、目前采取的治疗措施(药物治疗、非药物治疗)、并发症、各项检查结果、治疗依从性、社会心理状况的评估;目前行为状况(生活方式)、高血压知识知晓程度。

(2)健康诊断:首先列出患者现存的可改变危险因素、伴随病变、检查异常值、不良就医行为、所掌握健康知识的不足点、心脑血管事件危险度分层。再根据危险因素对机体的危害程度、可干预性及患者本人的性格和工作生活状态分析,哪些应优先纳入干预计划。

(3)制订干预计划:根据健康诊断制订干预计划,原则上计划应切实可行、易操作。具体目标制订应细化,计划内容适宜本人实际状况,可操作性强,有易实现的短期目标。这样让患者在短期内看到成果,激发患者坚持不懈的信心。

(4)干预评价、反馈:按照计划规定的目标、时间定期评价执行效果,根据实际情况及时调整干预计划以适应患者的实际需要,提高干预效果。执行计划期间遇到困难也可随时沟通,实时反馈,调整方案。①服药依从性:是否遵医嘱按时、按量服药,有无擅自停药或增减药,是否遵医嘱定期复诊。②血压控制不理想:收缩压≥18.7 kPa(140 mmHg)、舒张压≥12.0 kPa(90 mmHg)。③存在下列症状之一即为危急情况:收缩压≥24.0 kPa(180 mmHg)、舒张压≥14.7 kPa(110 mmHg);意识改变;剧烈头痛或头晕;恶心呕吐;视力模糊、眼痛;心悸胸闷;喘憋不能平卧;心前区疼痛;血压高于正常的妊娠期或哺乳期妇女。

### 三、糖尿病患者的护理与管理

#### (一)流行病学特点及危险因素

糖尿病是一组以血浆葡萄糖(简称血糖)水平升高为特征的慢性、全身性代谢性疾病。引起血糖升高的病理生理机制是胰岛素分泌缺陷和/或胰岛素作用缺陷。糖尿病可危及生命的急性并发症主要为酮症酸中毒及高渗性非酮症糖尿病昏迷。慢性高血糖可导致人体多器官组织损害(包括眼、肾、神经、周围血管及心脑血管等),引起脏器功能障碍或衰竭。

1.流行病学特点

糖尿病是全世界患病率最高的疾病之一,在发达国家仅次于肿瘤和心血管疾病。2013年,全球2型糖尿病患者达1.5亿,预计到2025年,全球糖尿病患者将突破3亿。我国在20世纪50～60年代是世界上糖尿病发病率最低的国家之一。1978－1979年在上海10万人口中调查发现,糖尿病患病率为10.12‰,随着经济发展和生活方式改变,糖尿病患病率正在逐渐上升。2012年全国18岁及以上成人糖尿病患病率为9.7%,居世界第二位。本病多见于中老年人,患病率随年龄而增长,自45岁后明显上升,至60岁达高峰,年龄在40岁以上者患病率高达9.7%,年龄在40岁以下者患病率低于2‰,2型糖尿病的发病正趋于低龄化,儿童中发病率逐渐升高。男女患病率无明显差别。职业方面,干部、知识分子、退休工人、家庭妇女较高,农民最低,脑力劳动者高于体力劳动者,城市高于农村。体重超重者(BMI≥24 kg/m²)患病率是体重正常者的3倍。

2.主要危险因素

(1)不可改变危险因素。①遗传因素:国内外报道普遍认为糖尿病有遗传易感性,表现为糖尿病有明显的家族、种族集聚现象。有糖尿病家族史者患病率比无糖尿病家族史者高。②年龄:糖尿病发病率随年龄增长而升高。③先天子宫内营养环境不良:子宫内营养不良可致胎儿体重不足,而低体重儿在成年后肥胖则发生糖尿病及胰岛素抵抗的机会增加。

(2)可改变危险因素。①不良生活方式:不合理膳食,包括高热量、高脂肪、高胆固醇、高蛋白、高糖、低纤维素食物;静坐生活方式;肥胖,尤其是中心性肥胖,又称腹型肥胖或内脏型肥胖,男性腰围≥85 cm、女性≥80 cm者患糖尿病的危险为腰围低于此界限者的2.5倍;酗酒;心境不良等。②生物源和化学因素:病毒感染,如1型糖尿病与柯萨奇B4病毒、腮腺炎病毒、风疹病毒、EB病毒有关。化学毒物和某些药物,如噻嗪类利尿药、苯妥英钠可影响糖代谢并引起葡萄糖不耐受性。长期应用糖皮质激素可引起糖尿病。

(3)中间危险因素:又称伴随疾病,如高血压、血脂异常、血黏稠度增高、胰岛素抵抗等。

#### (二)糖尿病诊断与治疗

1.诊断标准

中华医学会糖尿病学分会建议在我国人群中采用WHO糖尿病诊断标准。

(1)糖尿病症状＋任意时间血浆葡萄糖水平≥11.1 mmol/L(200 mg/dL)。

(2)空腹血浆葡萄糖(fasting plasma glucose,FPG)水平≥7.0 mmol/L(126 mg/dL)。

(3)口服葡萄糖耐量试验(oral glucose tolerance test,OGTT)中,2小时血浆葡萄糖水平≥11.1 mmol/(200 mg/dL)。

(4)糖尿病症状不典型者,一次血糖值达到糖尿病诊断标准,必须在另一天复查核实。

2.分型

根据目前对糖尿病病因的认识,将糖尿病分为四型,即1型糖尿病、2型糖尿病、其他特殊类

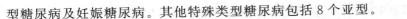

型糖尿病及妊娠糖尿病。其他特殊类型糖尿病包括8个亚型。

（1）1型糖尿病：胰岛β细胞破坏导致胰岛素绝对缺乏。

（2）2型糖尿病：胰岛素抵抗伴胰岛素分泌不足。

（3）其他类型糖尿病：因糖代谢相关基因异常的遗传性糖尿病或其他疾病导致的继发性糖尿病。

（4）妊娠糖尿病：妊娠期间发现的糖代谢异常，已有糖尿病又合并妊娠者不包括在内。

3.急性并发症

（1）酮症酸中毒：口渴、多饮、多尿加重，恶心、呕吐、食欲下降等消化道症状，意识障碍及酸中毒表现；呼吸常加深加快，可闻"烂苹果味"。1型糖尿病患者，在胰岛素应用不当、严重感染以及其他应激情况可导致酮症酸中毒；2型糖尿病患者常见诱因有感染、胰岛素治疗中断或剂量不足、饮食失调、妊娠和分娩、创伤、手术、精神紧张或严重刺激引起应激状态等。

（2）非酮症高渗性昏迷：多见于50～70岁老年人，约2/3患者于发病前无糖尿病病史或仅为轻症，常见诱因有感染、急性胃肠炎、脑血管意外、不合理限制饮水等，少数未诊断糖尿病者可因输入葡萄糖液或口渴大量饮用含糖饮料诱发。

（3）乳酸酸中毒：糖尿病患者一种较少见而严重的并发症，一旦发生，病死率高达50%。本病临床表现常被各种原发疾病所掩盖，尤其当患者已合并存在多种严重疾病如肝肾功能不全、休克等；另一组症状除原发病外以代谢性酸中毒为主。起病较急，有不明原因的深大呼吸、低血压、神志模糊、嗜睡、木僵及昏迷等症状，有时伴恶心、呕吐、腹痛，偶有腹泻，体温可下降。

（4）低血糖：可出现心慌、大汗、无力、手抖等交感神经兴奋表现，也可出现头痛、头晕，表情淡漠、意识障碍、精神失常甚至昏迷等中枢神经系统症状，甚至死亡。多见于1型糖尿病患者，尤其是接受强化胰岛素治疗者。老年患者及肾功能不全者在夜间出现低血糖的危险性最高。

4.慢性并发症

（1）大血管病变：动脉粥样硬化主要引起冠心病、缺血性或出血性脑血管病、肾动脉和肢体动脉硬化。下肢动脉硬化者可有下肢疼痛、感觉异常和间歇性跛行，严重缺血可致肢端坏疽。

（2）微血管病变：①糖尿病肾病包括肾小球硬化症、肾动脉硬化等。典型临床表现为蛋白尿、水肿和高血压，晚期出现氮质血症，最终发生肾衰竭。②糖尿病性眼病中视网膜病变是重要表现，也是失明的主要原因之一。此外，还有白内障、青光眼、屈光改变等。

（3）神经病变：表现为对称性肢端感觉异常，分布如袜子或手套状，伴麻木、针刺、灼热感，继之出现肢体隐痛、刺痛或烧灼痛。后期累及运动神经可出现肌力减弱、肌萎缩和瘫痪。自主神经病变，表现为排汗异常、腹泻或便秘、直立性低血压、尿失禁或尿潴留等。

（4）糖尿病足：足部疼痛、皮肤深溃疡、肢端坏疽等病变，统称为糖尿病足。

（5）伴发疾病：代谢综合征、高血压、冠心病等。

5.治疗

（1）药物联合应用原则：①某一种药物血糖控制不达标，联合使用两种以上药物。②口服降糖药可与胰岛素合用；但需要胰岛素替代治疗者不联合使用胰岛素促分泌剂（磺脲类，格列奈类）。③小剂量药物联合应用，可减少单一用药的毒副作用并提高疗效。④同一类口服降糖药不能联合应用。⑤联合用药应考虑药物作用机制、体重、年龄、并发症、肝肾功能。

（2）胰岛素治疗：2006年8月美国糖尿病学会（Americn Diabetos Association，ADA）和欧洲糖尿病研究学会（European Association for the Study of Diabetes，EASD）联合发布的"非妊娠成

年 2 型糖尿病患者的高血糖管理"共识和 2007 年 ADA"糖尿病治疗建议",对胰岛素治疗给予了前所未有的重视,将胰岛素作为降糖治疗最主要的组成部分。而且提出积极起始胰岛素治疗是治疗达标最有效的手段,在 2 型糖尿病诊断初期胰岛 β 细胞功能是部分可逆的,胰岛素强化治疗不仅可逆转 β 细胞功能,也可改善胰岛素抵抗。

胰岛素治疗的指征:①1 型糖尿病患者。②2 型糖尿病患者经治疗,血糖未达标。③难以分型的消瘦糖尿病患者。④妊娠糖尿病和糖尿病合并妊娠者。⑤部分特殊类型糖尿病。⑥糖尿病酮症酸中毒和高渗性非酮症糖尿病昏迷。⑦糖尿病合并感染、手术、急性心肌梗死、脑卒中等应激状态和严重糖尿病血管并发症以及活动性肝病等。

胰岛素的使用方法:①1 型糖尿病患者:常采用中效或长效胰岛素制剂提供基础胰岛素,采用短效或速效胰岛素提供餐时胰岛素。如无其他的伴随疾病,1 型糖尿病患者每天的胰岛素需要量为 0.5～1.0 U/kg 体重。②2 型糖尿病患者:包括短期强化治疗、补充治疗、替代治疗。采用短期的胰岛素强化治疗使血糖得到控制后,多数 2 型糖尿病患者仍可改用饮食控制和口服降糖药治疗。大多数的 2 型糖尿病患者补充胰岛素控制血糖。在口服降糖药疗效逐渐下降的时候,可采用口服降糖药与中效或长效胰岛素联合治疗。当上述联合治疗效果仍不理想时,完全停用口服降糖药,改用每天多次胰岛素注射或持续皮下胰岛素输注治疗(胰岛素泵治疗)。

**(三)糖尿病社区护理管理**

**1.饮食疗法**

饮食疗法的目的是纠正不良生活方式,减轻胰岛负担,改善整体健康水平。

(1)基本原则。①平衡膳食:选择多样化、营养合理的食物。作为每餐的基础,可多吃小麦、大米、扁豆、豆荚、蔬菜、新鲜水果(不甜的);适量吃富含蛋白质的食物,如鱼、海产品、瘦肉、去皮鸡肉、坚果、低脂奶制品;尽量少摄入脂肪、糖和酒精,如肥肉、黄油、油料等。②限制脂肪摄入量:脂肪供能占饮食总热量的 25%～30% 甚至更低,应控制饱和脂肪酸的摄入,使其不超过总脂肪量的 10%～15%,胆固醇摄入量应控制在每天 300 mg 以下。③适量选择优质蛋白质:糖尿病患者每天蛋白质消耗量大,摄入应接近正常人的标准,蛋白质供能占总热量的 12%～15%,其中至少 1/3 来自动物类优质蛋白和大豆蛋白。④放宽对主食类限制:碳水化合物供能应占总热量的 55%～65%。如喜欢甜食,可用蛋白糖、糖精、甜菊糖等。⑤无机盐、维生素、膳食纤维要充足合理:补充 B 族维生素;对于高血压患者,限制钠盐,每天食盐 5 g;老年患者保证每天补钙 1 000～1 200 mg,防止骨质疏松;提倡膳食中增加纤维素,每天 20～35 g,天然食物为佳,与含高碳水化合物的食物同时食用。同时补充铬、锌、锰等微量元素。⑥限制饮酒:特别是肥胖、高血压和/或高甘油三酯的患者。酒精还可引起用磺脲类或胰岛素治疗的患者出现低血糖。⑦餐次安排要合理:每天保证三餐。按早、午、晚餐各 1/3 的热量;或早餐 1/5,午、晚餐各 2/5 的主食量分配,要求定时定量。

(2)方法及步骤。①计算标准体重:标准体重(kg)=身高(cm)-105。②判断体重是否正常:理想体重=标准体重±10%;超过标准体重 20% 为肥胖;低于标准体重的 20% 为消瘦。③判断活动强度。④计算每天总热量:根据体重和活动强度查出每公斤理想体重需要的热量。每天总热量=标准体重×每公斤理想体重需要的热量。第一步:计算标准体重:160-105=55(kg),实际体重 65 kg,BMI 25.4 kg/m$^2$,属超重,公司职员属轻体力劳动。第二步:计算每天所需热量:每天应摄入量热能标准为 20～25 kcal/(kg·d),则每天所需总热量:55×25 kcal/(kg·d)=1 375 kcal。

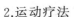

2.运动疗法

(1)适宜运动对象:①血糖在 16.7 mmol/L(300 mg/dL)以下的肥胖者。②1 型糖尿病患者。③糖耐量异常或糖尿病高危人群。

(2)运动方式的选择与强度:①有氧运动。强度小,节奏慢,运动后心跳不过快,呼吸平稳的一般运动。如慢跑、快走、健身操、游泳、骑自行车、打太极拳、打球等。②无氧运动。强度大,节奏快,运动后心跳大于 150 次/min,呼吸急促的剧烈运动。如拳击、快跑、踢足球等,不主张采取此种运动。

(3)运动注意事项。

运动前:①详细询问病史和进行体格检查,如血压、血糖、糖化血红蛋白、心电图、心功能、眼底、肝肾功能、足部感觉、足背动脉搏动。②与全科医师、护士共同讨论制订运动方式、运动量。③自我监测血糖,掌握自我识别与处理低血糖的方法。④选择合适的鞋和棉织袜,鞋要有良好通气性,保护足踝部免受损伤。⑤运动场地平整安全,锻炼前多饮水,运动要有规律,强度应循序渐进。⑥运动时最好有陪伴,随身带糖尿病卡片(姓名、住址、电话、用药等)、水、糖果或含糖饮料、果汁。⑦运动前需要热身 5～10 分钟。

运动过程中:①自觉身体不适时,如心慌、出冷汗、头晕、四肢无力,应立即停止运动并找他人救助。如不能缓解时,尽快就医。②运动结束时,需做 5～10 分钟运动调整放松操。③注射胰岛素的患者,选择注射部位应该在腹部,不要注射在大腿、上肢活动较剧烈的部位。

运动后:①立即更换衣服,以防感冒。②及时补充水分(白开水、矿泉水)。③做运动记录,监测血糖变化。④如有不适,请全科医师或社区护士调整运动处方。

3.糖尿病的自我监测

(1)自我监测的意义:①判定并掌握病情控制程度。②调整治疗方案,以使病情获得最佳控制。③预防、发现、治疗各种急、慢性并发症。④改善生活质量,延长寿命。

(2)影响血糖的因素:①精神紧张、情绪变化、失眠;生活不规律、过度疲劳。②饮食量增加或吃含糖食物;剧烈刺激的运动,或停止日常合理运动。③忘记服药或剂量不足;忘记注射胰岛素或注射部位未吸收;合并其他疾病,尤其是感染;外伤、手术等。④人体处在应激状态下时会产生大量激素,包括有肾上腺皮质激素、胰高血糖素等,这些激素分泌水平升高,都会促使血糖水平随之升高。

(3)监测内容:①症状监测:症状、体征。②代谢控制指标:血糖、尿糖、糖化血红蛋白、血脂。③慢性并发症监测:尿蛋白与肾功能、眼底检查、神经、肌电图等。④其他:血压、体重。

(4)监测频率。①每天一次:血糖、尿糖。②每月一次:体重、血压。③每季度一次:糖化血红蛋白。④每半年一次:血脂、眼底、神经系统检查、肾功能和心电图检查。⑤必要时:胸部 X 线检查、口服葡萄糖耐量。

(5)监测注意事项。①血糖监测:定期检查,病情不稳定时每天检查血糖,病情稳定后,1 个月至少查 2 次空腹血糖和餐后血糖;如有不适随时检查血糖;餐后 2 小时血糖应控制在 79～144 mg/dL。②糖化血红蛋白:每 2～3 个月检查 1 次,应控制在 7%以下。③尿糖与尿酮体监测:1 型糖尿病每天检查尿糖和酮体;2 型糖尿病每天检查尿糖;2 型糖尿病感染、发热、大量出汗及自觉虚弱时监测尿酮体。

4.糖尿病教育

(1)糖尿病基础知识:糖尿病对健康的影响;糖尿病的诊断;血糖水平、饮食摄入和体力活动之间的关系;糖尿病控制欠佳的短期和长期后果;慢性并发症的性质及预防;对并发症自我监测的重要性;健康生活方式的重要性,尤其是体力活动,平衡饮食和不吸烟;自我管理的重要性;长期血糖控制的重要性;常用降糖药的特点与注意事项;调整胰岛素用量(对用胰岛素的人)及规律地使用不同注射部位的重要性;胰岛素的贮存,注射用具的处理;定期进行眼科检查(视敏度和眼底检查)的重要性;足部护理、鞋和袜子的选择、足部卫生;口腔护理和口腔检查的重要性。

(2)低血糖的相关知识及护理。

1)出现低血糖反应的原因:①进食量不够或延迟、因呕吐或腹泻导致碳水化合物吸收不足。②运动量较平时大,如外出、大扫除、搬运、热水浴,而未及时加餐或减少降血糖药物用量。③胰岛素剂量过大。④使用了纯度低的胰岛素。⑤长期服用长效磺脲类口服降血糖药物,或剂量过大,服用格列本脲(优降糖)者尤为多见;同时应用普萘洛尔(心得安)、阿司匹林、磺胺或抗抑郁药等。⑥过量饮酒,尤其是空腹大量饮酒。⑦患有肾上腺、垂体、甲状腺疾病或严重肝病、肾疾病。⑧情绪骤然发生变化者。⑨2型糖尿病患者因胰岛素释放延迟,可有餐前低血糖发作。⑩老年及肾功能不全者,尤其是在夜间易于出现低血糖。

2)低血糖症状:低血糖症状多种多样,每位患者的低血糖症状各不相同。因此,每位患者要密切注意自己的低血糖症状,并多与其他患者交流,这样就会早期发现低血糖,并采取措施避免低血糖造成的严重后果。

3)轻度及中度低血糖突然发作时的症状:虚汗,早期有手心或额头出汗,严重者可表现为全身大汗淋漓,面色苍白;心跳加快、心慌、颤抖,尤其是双手;饥饿感;眩晕、乏力,尤其是双腿软弱无力;手足或嘴角麻木或刺痛;视力模糊不清,步态不稳,心情焦虑,精力不集中,容易发怒,行为怪异,性格改变。

4)严重低血糖症状:患者可能会失去定向能力,癫痫发作,意识丧失、昏迷,甚至死亡。

5)低血糖反应的处理原则和预防。清醒的患者应尽快给予口服碳水化合物,如葡萄糖或蔗糖溶液,或糖果等;意识不清的患者可先静脉推注50%葡萄糖20~40 mL,并观察到患者意识恢复,再进一步处理。应用长效磺脲类药物或长效胰岛素引起的低血糖可能会持续较长时间(须至少监测48小时);应给予紧急处理后及时转诊;对应用胰岛素治疗的患者及家庭照顾者,应进行防治、识别、处理低血糖反应的基本知识教育、指导。

6)预防:①胰岛素或降糖药物应从小剂量开始,并逐渐加量,谨慎地调整剂量。②患者应定时、定量进食,如不能进食常规食量,应相应减少药物剂量。③活动前应额外进食碳水化合物类食物,避免过量运动。④应尽量避免过量饮酒,尤其是空腹饮酒。⑤在老年人,低血糖常表现为行为异常及其他一些不典型的症状,单独进行饮食控制,服用糖苷酶抑制剂或双胍类药物时,不发生低血糖,而与其他降糖药或胰岛素合用时就有可能导致低血糖。不要盲目限制饮水。平时应随身携带糖果,以备急需。

(3)糖尿病足的护理:糖尿病足是由多种因素综合引起的糖尿病慢性并发症。即由下肢大血管病变引起的供血不足,累及神经、皮肤、骨骼、肌肉组织,因缺血、缺氧和营养而发生病变,又有神经病变使足部感觉缺失,容易发生外伤、溃疡,若继发感染就形成了糖尿病足。

1)足部检查:每天检查双足有无皮肤破溃、裂口、水疱、小伤口、红肿、鸡眼、脚癣,如有鸡眼,千万不要用剪刀去剪,应请专职修脚师修剪或用化学方法去除,因为可能诱发感染且伤口也不易愈合,尤其要注意足趾之间有无红肿、皮肤温度是否过冷或过热、足趾有无变形,触摸足部动脉搏动是否正常,如发现减弱或消失,立即就诊。患者自我检查时,若无法仔细看到足底,可用镜子辅助,若视力欠佳,可由家人帮助。

2)洗脚:养成每天洗脚的良好习惯,水温不宜太冷或太热(水温<40 ℃);洗前用手腕掌侧测试水温,若已对温度不太敏感,应请家人代劳;用柔软和吸水性强的干毛巾轻轻擦干足部,尤其是足趾间,并可在趾间撒些爽身粉等以保持趾间干燥,切莫用力以免擦破皮肤。

3)鞋与袜的选择:鞋面的质量要柔软透气、鞋底厚且软;购鞋最合适的时间应在下午或黄昏,因一天活动后,双脚会比早上略大,鞋不致过紧;新皮鞋要当心,因为它最容易使足部损伤,可以在家先穿新皮鞋走动,感到不舒服时换拖鞋,使足逐渐适应新鞋;穿着前检查鞋的内面。袜子应柔软而透气,选棉袜,避免穿尼龙袜;不易穿着弹性过强的袜子,以免影响血液循环;冬天选较厚的羊毛袜保暖;袜子要每天更换,保持足部清洁;不可穿破袜,因破口可能套住脚趾或缝补后的袜子高低不平,既不舒服又影响血液循环。

4)活动双足:促进血液循环,每天约 1 小时,年老体弱者由他人协助完成。

5.糖尿病社区管理与随访监测

(1)个体化管理:根据病情,确定管理级别、随访计划,定期随访、记录。

(2)分类管理:①常规管理。针对血糖控制达标、无并发症和/或合并症或并发症和/或合并症稳定的患者,至少 3 个月随访 1 次,监测病情控制和治疗情况,开展健康教育、非药物治疗、药物治疗及自我管理指导。②强化管理。针对血糖控制不达标、有并发症和/或合并症或并发症和/或合并症不稳定的患者,至少 1 个月随访 1 次,严密监测病情控制情况,有针对性地开展健康教育、行为干预及自我管理技能指导,督促规范用药,注意疗效和不良反应,提出并发症预警与评价。

(3)综合性管理:包括非药物治疗、药物治疗、相关指标和并发症监测、健康教育及行为干预、患者自我管理等综合性措施。

(4)连续性管理:对登记管理的患者进行连续的动态管理。

(5)随访管理:①门诊随访(包括电话随访)。通知社区糖尿病患者每月到社区卫生服务中心(站)接受医护人员随访,前往外地探亲者可以电话随访。②家庭随访。高龄或行动不便者,医护人员可以前往患者家中进行随访。③集体随访。在健康教育活动场所、老年活动站、居委会等进行集体随访。

（时　昱）

# 第四章　消毒供应中心护理

## 第一节　消毒供应中心的人员管理

消毒供应中心隶属护理部领导,实行护士长负责制,护理部对消毒供应中心进行业务管理和工作质量监督,感染管理部门负责感染防控及业务指导工作,器械处对消毒供应中心的设备、耗材的引进进行把关,采购办负责设备及物资的采购、招标。人事、设备及后勤管理等相关部门对其提供工作保障。

### 一、人员构成及各级人员职责

#### (一)人员构成

医院应根据消毒供应中心的工作量及各岗位要求。配置具有执业资格的护士、消毒员和其他工作人员。护士长具有实际临床工作经历,具备大专以上学历或主管护师以上职称。护士应持有注册执业证,所有人员要经过系统培训,消毒员必须持有压力容器上岗证。工作人员身体健康,定期进行体检,患有活动期传染病的不得从事此项工作。

#### (二)各级人员职责

1.消毒供应中心护士长职责

(1)在护理部主任领导下负责消毒供应中心的全面管理工作。根据护理部工作计划及消毒供应中心的工作特点,制定本科室的具体工作计划并组织实施,及时做好上传下达,按时布置和完成医院工作任务。定期向总护士长或护理部汇报,提供准确信息。

(2)做好科室的管理工作,科学合理调配各级、各类人员岗位及班次,根据工作量实行弹性排班。调动全体人员的工作积极性,发挥潜力,体现优质、高效、专业。做到日有安排、周有重点、月有计划。

(3)负责组织全科人员学习专科业务知识及技能,加强各类人员相关知识的培训,不断提高科室人员的专业技术水平。组织开展以清洗、消毒、灭菌及无菌医疗器械供应等的相关研究,撰写学术论文、促进学科的不断发展。负责安排本科室的进修生、实习生、见习生的教学工作以及参观人员的接待工作。

（4）负责本科室的基础管理及过程管理,指导、监督、检查各岗位人员职责履行;规章制度、各项技术操作规范及工作流程的落实和执行;保证复用医疗器材的质量控制,不断完善信息化管理系统。做好所有无菌器材的质量控制过程的相关记录,实施全面的质量追溯管理,达到真实、有效、可视的质量追溯管理目的。

（5）负责本科室医院感染控制工作,根据《医院感染管理办法》WS310.14-2009《医院消毒供应中心:清洗消毒及灭菌效果监测标准》中的规定指导、监督、检查。对各项监测效果的记录应按规定保存,达到有效控制医院感染的目的。

（6）负责本科室的物资管理,对本科室内的设备、营具、被服、器材建立账目,指定专人负责;掌握各类器材、耗材的请领和使用情况,督促库管人员应对每批器材建有入库记录、出库记录,落实好月盘点工作;做好成本分析与控制,及时向经济核算科提供成本核算信息。

（7）负责组织每月的质量分析及科内考评会,对工作中出现的问题进行分析、查找发生问题的原因。建立质量持续改进的长效机制。

（8）做好与上下级和相关科室的交流、协调及沟通,营造良好的工作氛围,从而提高工作质量和整体工作效率。

（9）定期组织召开质量管理小组会和科务会进行质量分析和讲评,制定并落实质量持续改进方案。

（10）负责本科室工作人员及护理进修、实习生工作安排和排班。指定有工作经验和教学能力的护师以上职称人员担任带教老师。

（11）教育与引导本科室护理人员热爱护理专业,加强责任心,改善服务态度,爱岗敬业,全心全意为患者服务。

（12）不断寻求自身在专业上的发展,组织开展技术革新,不断提高技术水平。

（13）定期下科室征求意见,保持良好的合作关系。

2.消毒供应中心主管护师职责

（1）服从护士长的领导,协助护士长进行专科技术与行政管理工作。

（2）严格执行各项规章制度,独立完成各项工作且达到质量标准要求。

（3）担任组长,做好管理工作,严把质量关,正确运用工作程序,与组内人员协作,调动其工作积极性,发挥潜能,共同完成工作且达到质量标准要求。

（4）负责督促检查本科室各岗位工作质量,解决本科室业务上的疑难问题,承担业务培训、专业讲课任务、实习评价。

（5）制订本科室科研和技术革新计划,提出科研课题并组织实施。

（6）对本科室发生的护理差错及事故进行分析、鉴定,并提出防范措施。

3.消毒供应中心护师职责

（1）在护士长领导下和本科室主管护师及其以上职称人员的指导下进行工作。

（2）严格执行各项规章制度,按规程进行各项专科技术操作,能独立完成消毒供应中心各岗位工作且达到质量标准要求。

（3）担任小组长,协助护士长拟定科室工作计划,参与科室管理工作。

（4）协助护士长完成本科室护士和进修实习护士的业务培训,参与护士技术考核。

（5）参加护士临床实习带教,参与小讲课和实习生出科考核。

（6）协助护士长制定本科室护理科研和技术革新计划参与实施。

（7）参加科室的护理差错、事故分析,提出防范措施。

**4.消毒供应中心护士职责**

（1）在护士长领导和本组组长指导下工作,负责医疗器材的回收、清洗、检查、包装、消毒、保管、登记和分发等工作,参与下收下送。

（2）认真执行各项规章制度和技术操作规程。

（3）做好实习、进修护士和新进科室人员的带教工作。

（4）指导消毒员、工人开展工作。

（5）努力学习,不断提高业务技术水平,开展技术革新,不断提高工作质量和效率。

（6）参与科内质量控制,对本科室的护理缺陷和安全事故进行分析,提出防范措施和整改建议。

（7）完成医疗机构内规定的其他工作。

**5.消毒供应中心消毒员职责**

在护士长的管理下,负责消毒灭菌的各项工作,必须履行以下职责。

（1）负有安全操作的责任,严格执行各项规章制度、工作流程、操作程序,定期对仪器设备进行保养。出现故障及时报告,请专业维修人员及时修理。按要求及时填写维护维修记录,严禁带故障操作,密切观察灭菌器在运行中的运行情况,严禁脱离岗位。

（2）负有灭菌器材合格的责任。对每批灭菌器材均按要求检查包装完整性、包的数量、包的标识是否清晰;按要求进行装载;按器材性质选择灭菌程序。对每批灭菌器材及时进行记录。保存每锅次的记录纸及批量监测卡。每个月底交护士长存档保存,以备追溯。

（3）负有灭菌器监测的责任。按规定每周进行高压蒸汽灭菌柜生物监测;每天进行 B-D 监测。每批次进行批量监测。监测中出现疑问应及时报告,查找原因并解决疑问后测试合格才能投入使用。所监测的结果应记录存档。

（4）负有包内器材合格有效的责任。包装时认真检查器材、敷料、治疗巾、孔巾、包装材料等质量及查对数量。使包内容物合格率达到 99%,保证每个器械包在临床上使用安全有效。

**6.消毒供应中心质控员职责**

（1）在护士长领导下,医院感染管理部门指导下,掌握有关医院感染的知识,对科内工作人员进行感染知识的培训。负责灭菌器材及复用器械清洗、消毒、包装、灭菌质量的检测。发现问题及时报告,分析原因,提出补救或改进措施。

（2）负责对复用器械包及手术敷料包灭菌过程的监测,并记录备案。

（3）负责执行科室各项感染控制质量监测任务,并记录。

（4）每个月负责对工作区域的空气、物表、环境和工作人员的手卫生进行监测,并记录在案。

（5）负责科室感染监测资料的整理与保管。

**7.下收下送人员职责**

（1）负责到诊疗场所回收复用医疗器械、呼吸机管路、压脉带,下送无菌医疗器械包、呼吸机管路、压脉带及一次性使用无菌医疗器械。

（2）应按要求着装、仪表端正。下送下收车干净、整齐,拉车应轻、慢、稳,注意安全。服务时用文明用语,服务耐心、细心、热心,全方位树立消毒供应中心人员的良好形象。

（3）应严格遵守查对制度、交接制度、消毒隔离制度。做好复用器械包的下收、下送和一次性使用无菌器材的发放工作。每天按时下送下收,及时将各类器材供应到诊疗科室。

(4)负责下收复用器械包的人员,应按照《复用医疗器械封闭式回收管理规定》中要求进行回收。

(5)负责一次性使用无菌器材的下送人员,应按照诊疗科室每天申请的品名、型号、数量、下送到诊疗科室,应与诊疗科室人员当面清点所供器材的型号、数量,确认后在申请单上签名。

(6)负责回收呼吸机管路的人员,回收时应与诊疗科室确认每套管路连接的配件是否齐全,确认后在《呼吸机管路登记表》上填写清楚。消毒处理后及时下送至诊疗科室,与接收人员当面点清管路的配置情况,确认后在《呼吸机管路登记表》上的接收处签字。

(7)负责回收压脉带的人员,回收时应当面清点回收数量,确认后根据回收数量多少发放。诊疗科室确认后在《压脉带登记表》上签字。节假日提示诊疗科室应领取备用量,确保节假日期间的使用。

(8)下送下收车应相对固定,洁污分开,专人专用,各自负责下送车辆的维护保养,每天下收下送完毕后应清洁处理、干燥存放在指定位置。

8.消毒供应中心夜班人员职责

(1)工作时间 17:30 至次日 7:30。

(2)接班内容:复用器械接收情况,发放室物品发放情况,消毒供应中心各个区的安全、手持机以及值班钥匙等。

(3)负责接收 17:30 以后复用器械包以及夜班物品发放(复用器械接收完后将所有清洗机电源关闭)。整理治疗巾,以备第 2 天使用。

(4)次日晨统计夜班 17:30 以后复用器械包数量,并写交班记录。

注意事项:①严格按照复用器械接收流程接收器械以及进行系统的物品发放。②夜班人员坚守岗位,不得擅自离岗,发生情况及时汇报。③次日晨与去污区人员当面交班后方可下收、下送。

## 二、人员培训

为适应本专科的发展趋势,消毒供应中心需定期对工作人员进行培训,使其能够掌握不断更新的专业知识、专科技术及新业务、新理论、新技术,不断加强工作人员业务素质,以进一步提高工作质量。

**(一)培训及考核**

1.培训对象

消毒供应中心全体工作人员。

2.培训内容

由护士长及具有教学资质的护理人员轮流主讲。以专科理论知识和专业技术操作为主,具体内容如下。

(1)各类诊疗器械、器具和物品的清洗、消毒、灭菌的知识与技能。

(2)相关清洗、消毒、灭菌设备的操作规程。

(3)职业安全防护的原则和方法。

(4)医院感染预防与控制的相关知识。

3.目标

消毒供应中心专科理论、基本技能操作合格率达 99%。

4.考核

每个月进行专科理论的培训与考核,由专人负责。每个月进行 1 次不同系列人员(如医疗系列、护理系列等)的专科技能考核,由科室统一安排。

**(二)培训计划**

对各级各类工作人员"三基三严"培训的目标及要求。

1.第 1 年新护士的培训

(1)培训目标:消毒供应中心新护士在学习期间(1 年)。重点进行科室规章制度、各岗位工作流程、工作标准、岗位职责、感染控制及职业防护、仪器设备操作等基本功的训练。①做好岗前教育,教导爱岗敬业。②抓好"三基"(即基础理论、基本知识、基本技能)与临床实践相结合。③进行科室规章制度、各岗位工作流程、工作标准、岗位职责、感染控制及职业防护,仪器设备操作等基本功的训练。④掌握专科护理理论与技能。

(2)培训方法:安排科室内各区域轮转。护士长要经常组织召开新护士座谈会,了解其工作情况及有何困难,并对其工作进行评议,以求不断克服缺点,尽快成长。①新入院护士进入工作岗位前,必须接受护理部组织的"岗前培训"和服务规范训练。做好环境、规章制度与各类工作职责的培训。②护士长应结合每个护士制订出具体培训计划。③须加强临床保障实践,以临床保障工作为主。④参加所在科室及护理组织的各项业务学习。⑤新参加工作的护士应不断加强自身素质修养(包括思想素质、业务素质和身体素质)。工作时,要仪表端庄、态度和蔼、工作认真、遵守劳动纪律、服从领导指挥、尊敬教学老师、勤奋好学、搞好团结。⑥3 个月须胜任本岗位的工作。

2.工作后 1~3 年护士和技术工人的培训

(1)培训目标:①具有熟练的基础技能。②掌握消毒供应中心基础理论及专业知识。③掌握各专科仪器(如灭菌器、清洗机、低温等离子消毒柜等)的操作方法。④掌握各区域工作流程及标准。⑤能规范化书写各项记录及交班的文书。

(2)培训方法:①护士长根据实际情况结合临床保障工作,有计划地安排人员的学习。②书写科室交接班的记录。不定期由护士长检查审核。③科室护士必须参加护理部组织基础护理 15 项操作的培训并全部考核合格,如晨、晚间护理,口腔护理,无菌技术等操作。④组织考试:护士按护理部及科室的部署,参加基础护理操作考试、专科理论知识与技能考试、护理学基础知识等。⑤轮转人员出组时进行理论及操作技术的考核,并就其服务态度和工作表现作出鉴定。

3.工作 3~5 年护士的培训

(1)培训目标:①熟练掌握专科理论知识及专科操作技能。②掌握专科操作技能及理论,及时为临床解决供应保障任务。③达到护师任职条件,能有效指导实习护士的临床实习。

(2)培训方法:①科内根据个人特长,结合工作需要。分组进行临床供应工作。②科室应有计划、有步骤地安排业务学习、小讲课及组间轮转。③鼓励护士自学或参加高一层次学历的深造,也可以脱产学习等方法进修,以达到护理大专水平。④每人每年撰写论文 1~2 篇。

4.对护师的培训

(1)培训目标:具有综合临床保障供应能力,属于定向培养。可结合工作需要与个人特长,使之发挥教学、科研或管理才能,具备专科技能带教的能力。①具有较坚实的临床后勤保障专科理论知识及熟练的专科操作技能。②掌握本专业新知识、新技术，能运用专科理论、技术及时的保障临床的消毒供应工作。③具有一定的护理管理及教学的能力。④每人每年撰写论文 2～3 篇。⑤逐步达到主管护师的任职条件。

（2）培训方法：多以科内培训为主。①进行专科知识、专科理论、本专业管理规范、仪器设备日常维护及常见故障的排除、清洗及灭菌的质量监测工作等专科技能的训练。②多安排特殊的临床保障工作，不断总结保障供应工作的经验。③担任护生及进修护士的专科技能临床带教工作。④参加护理科研课题设计。

5.对主管护师的培训

（1）培训目标：①具有坚实的基础护理理论并精通消毒供应专科理论及技术。②能解决本专科供应保障业务上的疑难问题，指导特殊器械包和敷料的计划制订与实施，不断更新知识，能在管理、教学、科研中发挥骨干作用。③具备掌握本专业的新技术、新业务能力。④具有课堂教学、临床带教能力，能组织本科室各工作区域的护理查房及参加全院性感染相关科室的查房工作。⑤具有科研能力，能写出一定水平的论文。⑥逐步达到副主任护师的任职条件。

（2）培训方法：①进行本专业的新理论、新技术、新业务、仪器设备的保养及故障排除、科室一级质量的控制、清洗消毒灭菌质量的监控。②护理部组织、聘请院内外专家讲授新业务、新技术及各科新进展，并有计划地安排讲授本专业相关知识。③有计划地选送到院外短期学习或外出参加学术活动。④每年写出2～3篇护理经验总结性文章，凡有文章在杂志上发表者，年终予以奖励。

6.普通工人的培训

（1）培训目标：①掌握消毒供应中心的工作制度、工作流程及岗位职责。②掌握相关岗位仪器设备的使用。③掌握基本的专科理论知识、技术操作。④掌握职业防护原则，认真落实标准预防。

（2）培训方法：①对新入科人员实行专人带教，考核合格后方可上岗。②参加科室的业务学习。③根据实际工作需求，定期进行岗位轮转。

7.进修生的培训

（1）培训目标：①进修生在消毒供应中心进修期间要求达到能独立完成消毒供应中心各项常规工作。②熟悉消毒供应中心各项规章制度、供应工作及新业务、新技术。

（2）培训方法：①具有带教进修生资质的消毒供应中心主管护师及以上人员。②消毒供应中心护士长负责对进修生带教工作过程中的指导监督。③消毒供应中心教学组长、各专科组长、带教教员负责对进修生进修期间进行带教、培训，解决进修生在进修过程中的疑问，使其在进修过程中学习。

（3）教学计划：①院集中训练时间 5 天，介绍医院概况、消毒供应中心环境及规章制度。②护理部集中训练时间 2 天，介绍医院护理工作情况。③消毒供应中心集中训练时间 5 天。考核3 项（手卫生、职业防护、消毒供应中心工作制度），由教学组长负责。④消毒供应中心护士工作带教，时间 1.5～2 周。⑤对消毒供应中心各岗位轮转，专人带教，跟班学习。⑥授课时间：6 个月内专科讲课 8～12 次。⑦总结、参观学习，时间 1 周。

8.实习生的培训

（1）培训目标：①了解消毒供应中心的一般规章制度及无菌技术要求。②了解复用器械的清洗和保养工作。③熟悉消毒供应中心各岗位的工作流程。④了解消毒供应中心相关职业防护知识。

（2）培训方法：①各岗位需由具有带教实习生资质的护师及以上人员进行带教。②护士长负责对带教实习生在带教过程中的指导监督。③带教老师及时解决实习生在实习过程中的疑问，使其明确实习目的，避免出现实习过程中的混乱。

（3）教学计划：①消毒供应中心集中训练。时间 1 天。②去污区。时间 2 周。③清洁类物品的清洗消毒，时间 2 周。④检查包装灭菌区。时间 2 周。⑤出科考试：洗手六步法、无菌技术、专科操作，专科理论知识进行考核。⑥授课时间：6 周内专科讲课 3 次。

**（三）轮转学习及继续教育**

1.轮转学习

（1）新定科护士在各岗位轮转 3 个月。

（2）行政小组轮转 6 个月。

（3）护师在调整晋级主管护师之前进行监护室 4 个月的轮转学习，主管护师根据科室情况进行岗位轮转。

2.继续教育

（1）3 年以上护士参加自考、函授本科班学习。

（2）护师、主管护师参加函授、自考本科学习。

（3）全体护士参加科内、院内组织的业务学习讲座、外语等学习班以及国内外进修及参加各种学术交流会。

**（张成程）**

# 第二节　消毒供应中心的分区管理

消毒供应中心环境应清洁，周围无污染，避免外界干扰，便于工作的组织，严格按照区域划分为：去污区、检查包装灭菌区、无菌物品存放区、一次性无菌库房、专科供应部。

## 一、去污区

消毒供应中心去污区是对可重复使用的器械与物品进行回收、分类、清洗消毒的区域。

**（一）人员职责**

在护士长的领导下，在组长的监督指导下完成去污区的各项工作，需履行以下职责。

（1）严格按要求着装，仪表端庄，不化妆，不戴首饰；使用规范的文明用语，服务耐心、态度好，全方位树立消毒供应中心人员的形象。

（2）负责全院复用器械回收及回收后的清点、核查、记录、分类等工作，回收台干净整齐。应熟练掌握各类复用器械包的名称、包内器械名称、规格、数量及性能；按规范要求正确选用及佩戴个人防护用品，落实医院感染管理制度。

（3）根据复用器械材质、形状、精密程度选用清洗消毒方法，熟悉各种清洗方法的操作流程及注意事项，避免器械损坏和影响清洗质量。

（4）采用清洗消毒器清洗器械时，根据不同的器械类型按要求装放在相应的清洗架上。如一般血管钳应打开关节穿到 U 形架上,有利于清洗干净齿锋部位;管腔器械应装放在管腔架上,有利于内外部达到有效的清洗消毒干燥。

(5)负责各种清洗设备的日常维护与保养,认真进行班前水、电、汽、清洗剂、润滑剂的检查,达到标准条件才能启动清洗消毒器。密切观察清洗消毒器运行状态,保证机器的正常运行。

(6)负责手工清洗的清洗剂、消毒剂等配制,并监测其有效浓度。

(7)及时发现器械清洗过程中出现的质量问题,采取相应的改进措施、不断完善清洗流程、提高清洗质量。每天应按规定及时处理手工清洗时使用的用具,每天操作完消毒干燥后备用。

(8)严格执行交接班制度,查对制度,做好器械及耗材的交接;负责去污区的卫生清洁工作,应执行去污区的管理制度。

**(二)管理制度**

(1)该区适用于重复使用后的医疗器械的回收、清点、核查、分类、清洗、消毒、干燥,应严格遵守"消毒供应中心医院感染控制管理制度"。

(2)去污区工作人员应在缓冲间遵循标准预防原则,按消毒供应中心去污区人员防护着装要求正确佩戴个人防护用品,离开该区域应按六步洗手法洗手、更衣、换鞋、脱去个人防护用品。有效落实职业防护,该区人员应绝对固定,不应随意进入其他区域走动。

(3)对回收的可重复使用的诊疗器械进行清点、核查、分类、清洗、消毒、干燥等工作,应按技术操作标准中的步骤、方法、要求进行去污处理。对不同材质、不同状态、精密程度选用合适的清洗、消毒、干燥的方法。按操作程序、注意事项妥善的处理,达到有效的去污处理并保持器械的使用性能。

(4)各类清洗机中的专用筐架、周转车应配套使用,污物回收周转箱应密闭。使用后应清洗消毒干燥备用,手工清洗的用具、清洗池、容器应每天清洗、消毒、干燥存放。

(5)按规定班前班后应进行卫生清扫,清洗双手及卫生洁具,按要求消毒并记录。

**(三)工作流程**

(1)7:30 接班。接夜班所收的器械包,清点器械,查对清楚。

(2)8:00 回收治疗包。对下收回来的各类治疗包、治疗巾进行逐包查对清点,与下收人员核对汇总数据,并在条形码追溯系统中进行记录。①收消毒包:收病房送来的消毒包。按要求更换消毒口袋,消毒包外贴条形码标签,做好登记。清洗器械:将回收的器械进行分类整理,按照清洗机的装载量,装筐清洗。②器械装筐:将回收后的器械打开所有关节穿在"U 形架"上或平放在器械筐内至装量 2/3,碗、盘装放在架筐内。③装架:先洗器械,再洗碗、盘,如器械少要混洗时,要将器械筐放在上层、下层,装碗、盘的架筐放入中层,并转动清洗臂无阻碍。④开机清洗:开机前查看电、冷热水、酶剂、油剂是否达到标准要求,清洗臂自由无阻碍的旋转。关紧门按钮,接通电源,选择程序键,启动清洗机。

(3)11:30 交班。与中班工作人员交接去污区工作。

(4)14:00 接中午班所收的器械包。清点器械,查对清楚,接收科室需要更换的复用器械包。

(5)16:00 进行特殊科室器械包的回收。

(6)17:30 整理污染区,与夜班人员进行交接班。关闭清洗机的水、电、汽,下班。

**(四)标准要求**

保障复用污染器械的交接、清洗质量管理,防止医院交叉感染,定岗、定责。培训上岗准入机制,提高消毒供应中心复用器械管理质量。工作标准如下:

（1）去污区内工作人员着装要求：口罩、帽子、穿隔离衣、戴手套接收、清点复用器械。

（2）上岗前由去污区带教老师进行岗位工作指导、培训，经考试考核合格后方可准入上岗。

（3）严格执行污染复用器械的交接流程，分类放置；核查复用器械的物品名称、数量、完整性、功能，复用器械有问题及时汇报、处理。

（4）回收复用器械通过追溯系统进行条码扫描，记录在计算机系统内。

（5）接收查对后将各器械关节打开，穿在 U 形架上，摆放在器械清洗篮筐内，弯盘、碗摆放在专用清洗架上，装载量控制在筐的2/3 处。

（6）选择合适的复用器械清洗程序，进行器械清洗。

（7）不可随意到其他区域走动；若工作人员离开需脱下隔离衣洗手、换鞋。

（8）清洗程序。①预洗：5 分钟，清洗消毒的预洗首先洗掉污染的血和分泌物。②清洗：加入多酶清洗剂和加热，40～60 ℃，15 分钟。③漂洗：3 分钟，冲去残留的清洗酶。④终末漂洗：12 分钟。⑤消毒：93 ℃，5 分钟。⑥干燥：115 ℃，15 分钟进行干燥。

（9）清洗效果监测：按规定要求定期进行清洗效果监测，记录准确及时，妥善保存，便于追溯。

**（五）监测指标及要求**

（1）每个月进行清洗机的监测。

（2）每 6 个月进行清洗用水质的监测，并由微生物科出具报告。

## 二、检查包装灭菌区

工作人员对清洗后的器械在该区域进行分类、整理、保养、配备、包装与灭菌等技术操作。

**（一）人员职责**

（1）负责清洗、消毒及干燥后器械的整理、检查、保养、配备、包装、灭菌等工作。应熟悉掌握各类器械的维护与保养，按规范要求对每件器械进行检查、查看器械表面及其关节，齿牙处应光洁、无血渍、污渍、水垢等残留物质及锈斑器械、无损坏，功能完好。清洗质量不合格者重新清洗，锈蚀或损坏严重者应及时维修或报废。

（2）各类器械包在 ERP 系统中建立信息，并与条形码系统绑定。进入复用器械包管理与追溯系统，配包人员做好配包前物品准备工作。按照每天回收复用器械包的数量进行配置，确保包内容物的准确性。包包人员对每个器械包的包内容物进行数量、质量的检查，确定合格后再进行包装。

（3）负责包装人员应按标准中要求进行包装，包装完整、松紧适宜、包外标识明确。

（4）负责灭菌人员应经专业培训并持证上岗，熟练掌握各类灭菌设备的灭菌原理、性能要求、操作程序及常见故障排除，认真做好灭菌前的准备工作。

（5）应按照标准规定的灭菌器装载原则进行器械包、敷料包的装载。按灭菌操作原则进行灭菌操作，灭菌器在运行中，操作员应密切观察程序运行情况，如有异常及时处理。

（6）负责各类灭菌器的日常维护和保养，能够判断和排除灭菌设备常见的故障，不能及时排除故障的及时汇报。请专业维修人员进行维修，维修后应验证是否达到要求，并做好维修记录。

（7）在组长指导下做好工艺监测、化学监测、物理监测、批量监测、生物监测等，各项监测记录完善，保存完好，同灭菌器上打印的记录一起存放备案。

（8）应按照检查包装灭菌区的管理制度做好该区的各项工作。

**(二)管理制度**

(1)该区域适用于对清洗后的医疗器械的整理、检查、保养、配备、包装、灭菌等技术操作。

(2)进入该区域的人员应经过清洁区的缓冲间,并在缓冲间换鞋、更衣、戴圆帽,必要时戴口罩,按六步洗手法进行手卫生清洁后才能进入。

(3)经清洗、消毒、干燥后的复用器械应通过双扉的全自动清洗机在检查包装灭菌区一侧的门进入该区,未经过去污处理的器械不得进入该工作区。严禁与工作无关的物品进入该区,该区使用周转车辆不得随意出入,必须进入的需进行去污处理,清洁后方可进入,应保持该区的清洁度。

(4)检查包装人员应严格执行器械、器材、敷料及包装等质量控制,对每件器械、器材、敷料应进行检查,不合格品禁止使用。认真落实查对制度,确保包内容物准确无误。应按照 WS310.14-2009《医院消毒供应中心:清洗消毒及灭菌技术操作规范》中的要求对器械的查对与保养,包装的步骤、方法及要求,灭菌的办法及注意事项等技术操作流程进行工作。

(5)配包人员应根据每周使用的敷料、针线等配包类耗材的使用量合理请领与储存,保证供应,避免浪费。

(6)灭菌员应经过专业培训、持证上岗,认真按照相应的标准要求进行各类灭菌设备的操作。应掌握各类灭菌操作程序、灭菌参数、班前准备、灭菌器材装载等标准。应观察灭菌过程中的运行状况,发现异常应及时处理,认真履行岗位职责。

(7)该区域的主责管理人员应落实质量管理追溯系统,保证质量控制过程相关记录的完整性、真实性,出现质量问题能达到有效的追踪管理。应监督检查工作各环节的质量控制,督促该区人员落实规章制度、岗位职责、规范行为,出现质量问题应及时报告。

(8)保持该区域的环境卫生。

**(三)工作流程**

1.检查包装区

(1)8:00 上班:按规定着装进入无菌物品存放区。①接收敷料:将已整理好的包布、治疗巾分类摆放于敷料架及敷料柜内。②折叠敷料:整理包布,折叠治疗巾、孔巾,按照申请数量包装治疗巾包;对各个介入导管手术室申请的手术敷料包进行配置、包装。③接收清洗后器械:对清洗后的器械进行整理,检查是否清洗干净,功能是否完好,并分类摆放于器械盘上。对科室的单品器械进行封装。

(2)11:45 下班。

(3)14:00 上班:①根据每天回收器械包的数量在条形码追溯系统中打印标签。②检查配包用物品是否齐全。③器械包的配置:根据包内容物配置器械包,先配双器械包,再配单器械包,先配急救包,再配护理包。④包装:对包内容物进行检查,检查器械、各类针头使用性能及洁净度,然后按临床上使用要求把器械及物品按顺序摆放,先包内层治疗巾,再包外层无纺布,将带有失效期的条形码标签贴在包布的角口处,同类包放于一个待灭菌的筐内。

(4)15:00 物品准备:在器械包配置包装完成后进行配包用物品的准备工作,包括以下几种。①针头:包括胸穿针、骨穿针、9#针头、16#针头、钝针头、骨髓活检针,先用配制好的杰力酶洗涤剂泡10分钟,冲洗后进行挑选分类;压力冲洗,冲洗不通者取出;使用95%乙醇进行干燥;将9#针头、钝针头装入试管内;16#针头别于纱垫上;胸穿针套硅胶管。②玻璃试管:将玻璃试管放于配制好的杰力酶洗涤剂泡10分钟,用软化水冲洗干净,烘干。③缝针、缝线:按急诊缝合包、眼缝合包、大静脉切开包、气管切开包所需缝针、缝线准备。④补充配包所需物品。

(5)16：00 对去污区下午清洗的器械进行整理并配备、包装。

(6)17：30 关闭灭菌柜，检查门窗、水、电、汽，准备下班。

2.灭菌区

消毒灭菌工作程序如下。

(1)7：30 按规定着装进入清洁区。

(2)7：40 灭菌设备预热。接通总蒸汽源，打开排汽阀门，排除管道中的冷凝水，当听到排汽声，关闭排汽阀门；打开电源、总水阀门，打开灭菌器上的进汽开关、进水开关，蒸汽进入夹层预热。

(3)7：50 做 B-D 测试。每天晨采用 B-D 测试纸或 B-D 模拟测试系统来检测灭菌柜内空气排出效果，并做好记录及保存。打印灭菌曲线图。

(4)8：30 开始灭菌。B-D 测试合格后，按《压力蒸汽灭菌操作规程》进行消毒灭菌，按照灭菌柜厂家提供的灭菌操作规程。认真做好每批监测记录，并保存打印的灭菌曲线图。

(5)10：40 对各专科手术包及临床科室的待灭菌物品进行灭菌（操作同上），同时对所有的待灭菌物品的条形码进行扫描，以备追踪查询。

(6)11：45 下班。

(7)12：30 对下午工作进行准备，并担任中午发放及回收的工作。

(8)14：00 包器械包，灭菌人员主要负责换药包、口腔护理包及会阴冲洗包等护理包的包装。

(9)15：00 对器械包及所有待灭菌物品进行灭菌，不能进行高温灭菌的应选择低温灭菌。

(10)17：20 关闭灭菌柜的水、电、汽。所有灭菌工作结束后，及时关闭灭菌柜上的蒸汽开关、水开关、压缩空气开关、电源开关，然后关总蒸汽开关，总水开关及总电开关。

(11)17：30 登记当天工作量，下班。重点工作如下：①每周二对灭菌柜进行保养维护，并进行记录。②每天做 B-D 测试，每锅次做批量监测；每周一做生物监测，并保留记录及打印曲线图。③认真观察灭菌柜运行过程，出现问题及时处理。④设备出现故障及时联系相关部门维修，并在设备记录本上进行记录，大修后的设备应进行确认合格后投入使用。⑤月底统计工作量，将所有的灭菌参数记录整理装订好上报护士长。

**（四）工作标准**

保障清洗后的复用器械的摆放、整理包装管理质量，定岗、定责，培训上岗准入机制，提高复用器械管理质量及灭菌质量。工作标准如下。

(1)工作人员着装要求：清洁区工作服、戴帽子、穿工作鞋，必要时戴口罩。

(2)岗前由检查包装灭菌区的带教老师进行岗位工作指导、培训，经考试考核合格后方可准入上岗。

(3)严格执行清洗后的复用器械的整理包装流程，核查复用器械的名称、数量、完整性、功能，器械有问题及时处理。

(4)目测检查复用器械清洗质量：器械表面光亮、关节灵活、无血渍、无锈斑，精细器械应在放大镜下检查：锐利器械尖端、剪刀的刃完好，剪刀应测试锋利，保障临床使用功能。

(5)按要求对有轴节的器械进行手工上油处理，保证器械轴节的灵活性，降低蒸汽灭菌对器械造成的损害。

(6)器械包的包装要求：无纺布或棉布类包装材料无破损、干净、整洁，采用双层包装，用条码标签固定并显示条码6项信息(包括打包人员、配包人员、灭菌日期、失效期、包外化学指示卡、器械包名称)。

(7)器械包重量≤7 kg,敷料包重量≤5 kg。对不符合要求的应重新处理。

(8)遵守消毒供应中心的各项规章制度,按照消毒灭菌原则,认真完成消毒供应中心的灭菌工作。

(9)严格按照消毒锅的打印纸所示数据真实记录消毒锅的数据,包括锅号、锅次、消毒次数、压力(kPa)、灭菌[温度上、下限,时间(灭菌所示具体时间)]。

(10)对每个待灭菌物品按要求检查物品的外包装完整、包外条形码标签等。

(11)按要求进行装载,根据灭菌物品选择适当的程序。

(12)定期对设备进行保养,出现故障及时报告并及时修理,杜绝带故障操作。

**(五)监测指标及要求**

(1)清洗质量监测:每个月随机抽取3~5个待灭菌的复用器械包,检查包内的所有物品并进行记录。

(2)灭菌质量监测:每个月随机抽取灭菌后的气管切开包3个,送至医院感染与疾病控制科做细菌学监测,并出具相关报告。

(3)每天晨第1锅进行B-D试验。

(4)每周一进行灭菌柜的生物监测。

(5)低温等离子灭菌设备每锅次进行生物监测。

(6)每锅次进行批量监测,每个灭菌物品外均有化学指示标签,进行化学监测。

(7)每天进行封口机密封效果的监测。

(8)每年由相关部门进行灭菌设备及安全附件的监测。

(9)监测中如出现问题及时报告,查找原因并及时解决。

## 三、无菌物品存放区

灭菌后的物品进入该区域,由工作人员检查合格后分类上架保存,进入发放状态。

**(一)人员职责**

(1)负责经灭菌后的物品的卸载、存放、发放、记录等工作。

(2)灭菌后器材进入无菌存放区检查批量监测合格后,应按照无菌器材卸载原则处理。经验收合格后应分类、分批、分架存放在无菌器材区内,一次性使用无菌器材应去除外包装后进入该区。

(3)按照无菌器材储存条件进行存放,接触无菌器材前应进行手卫生。

(4)负责进行每天无菌器材基数的清点,满足各类常规器材供应充足、及时,应严格执行发放查对制度,湿包、无标识包、过期包等禁止发放。

(5)保持无菌器材存放区干净、干燥,应无尘土、水迹。存放架、车应整齐清洁,避免无菌器材的污染。

(6)指导、督促、协调下送无菌器械包人员的发放工作,并保证所供应无菌器械包的质量。

(7)无菌器材发放时,应遵循先进先出、近期先出、远期后出的原则;发放一次性无菌器材时应核查包装的完整性及标识是否清晰,禁止将包装破裂、变质、发霉、过期的产品发出。

(8)严格执行交接班管理制度、查对制度,并认真及时、准确的记录交接班时清点各类器械的数量。

(9)应用沟通交流技巧协调好科内、外人员的人际关系,树立良好的服务形象。

**(二)管理制度**

(1)该区域是用于灭菌合格的无菌医疗器械包、敷料包及去除外包装后的一次性无菌器材存放、发放的区域,为清洁区。

(2)该区人员相对固定,专人负责。其他无关人员不得入内;工作人员应经清洁区缓冲间换鞋、戴圆帽、着清洁区工作服,并进行手卫生处理后进入该区。

(3)经消毒灭菌后的器械包、敷料包应通过双扉的高压蒸汽灭菌柜在无菌物品存放区的一侧门进入,一次性无菌耗材通过专用传递窗进入,严禁未经过灭菌的器械及发出未使用的无菌包等进入该区。该区使用的周转车辆不得随意出入,所有器械包、敷料包经过专用发放通道进行发放,应保持该区的清洁度。

(4)工作人员在进行灭菌后器械包、敷料包的卸载时首先检查批量监测是否合格,再认真榆查每个无菌包的包装完整性、包的干湿程度、包外指示物色泽情况、包外标识日期是否正确,批量监测等是否合格,确认合格后分类放置在存放架上,并做好标识。

(5)达到存放标准,温度控制在 24 ℃以下,湿度 70%以下,棉布包装有效期为 14 天;一次性医用皱纹纸、医用无纺布包装的无菌器材有效期为 3 个月;一次性纸塑袋包装及硬质容器的灭菌器械有效期为6个月。

(6)无菌器械包、敷料包发放时应遵循先进先出、近期先发、远期后发的原则进行发放,并严格执行消毒供应中心的查对制度。

(7)各类急救器械包和常规器械包应保持 2 天的周转基数,根据临床需求情况随时调整各类包的基数。每天认真清点各类器材,确保满足临床的供应。

(8)认真进行发放记录,发放记录应具有可追溯性。

(9)每天进行卫生清扫,存放区任何地方应无尘土。

(10)其他均按消毒供应中心管理制度要求执行。

**(三)工作流程**

1.上午工作

(1)按着装要求上岗,与夜班人员进行交接班。按器械包基数清点复用器械包。按基数清点一次性耗材,检查科室特殊物品发放的情况。

(2)按回收来的总数为下送工作人员进行复用器械包的发放。

(3)处理科室借条并进行登记。

(4)对灭菌后的物品进行检查、分类、上架保存。

(5)发放科室自取的器械包、消毒包。交接发放室工作。

2.下午工作

(1)发放科室自取的器械包、消毒包。

(2)消毒出锅物品、上架并进行物品的分类放置。

(3)清点复用器械包和一次性物品,统计当天工作量,与夜班工作人员进行交接班。

**(四)工作标准**

(1)工作人员按要求着装。

(2)各类物品分类放置,合理摆放。

(3)灭菌结束后。认真检查批量监测是否合格,卸载时检查灭菌包外化学指示卡的变色情况,有无湿包、破损、标识不清、标签丢失等情况。合格者可分类上架,不合格品需退回检查包装灭菌区重新处理。

(4)一次性无菌物品需去除外包装后进入该区。

(5)传递窗为互锁式,所有物品通过该通道进行发放,不发放时处于关闭状态。

(6)无菌器械包、敷料包发放时应遵循先进先出、近期先发、远期后发的原则进行发放,并严格执行消毒供应中心的查对制度。

(7)发放记录完善,可追溯。

(8)室内卫生清洁。存放区任何地方应无尘土。

**(五)监测指标及要求**

(1)每锅次灭菌结束后,检查批量监测的变色情况,与标准变色卡比对,不合格时告知灭菌人员。

(2)检查每个灭菌包的包外化学指示卡变色情况,及包的完整性、密闭性、干湿度。各类物品基数正确。

## 四、一次性无菌库房

消毒供应中心负责全院一次性无菌医疗耗材的供应。在一次性无菌库房储存,库房管理人员应按需采购,不积压、不浪费,严格验收、摆放合理、符合规范,保证安全的一次性无菌耗材在临床科室使用。

**(一)人员职责**

(1)负责医疗器械、医用敷料及一次性使用无菌耗材的申请、验收、入库、发放等工作。

(2)负责每批到货器材的验收,应按要求检查外包装、品名、规格、型号、灭菌方式、灭菌日期、失效日期、灭菌标识等项目。对更换生产企业的产品应验收大、中、小包装的包装材质、包装标识、产品质量等,合格后验收入库。

(3)每批产品按《一次性使用无菌器材管理规范》进行逐项登记。第三方面检验报告合格后,进入发放状态。各类器材分类、分批存放在距地面 20 cm 高的地板架上。距墙面 5～10 cm,距屋顶 50 cm。发放时应按先进先出、后进后出、近期先出、远期后出的原则。

(4)负责各类器材周转量的补充。随时观察各类器材的使用量,并做好备货计划,满足临床使用需求。

(5)每天按科室申请耗材的品名、规格、数量打印下送单据。统计后给各下送车发放,与下送车人员当面清点。确定下送耗材的品名、规格、数量的准确性。

(6)每个月按规定的时间进行盘库,对每个品种,每个规格的产品都应进行清点,清点后应与账面核实,与 ERP 系统内的数量核实,是否做到账物相符,如出现误差应进行追溯,找出原因。

(7)对各科室反映的产品质量问题及时进行调查,将不合格品现象向护士长汇报并及时处理。定期对临床科室发放满意度调查表,以便更好地为临床服务,提高工作质量。

(8)保持室内达到干净、整齐、干燥、不乱堆废弃物。

**(二)管理制度**

(1)医院所用一次性使用无菌医疗用品必须统一采购,临床科室不得自行购入和试用。一次性使用无菌医疗用品只能一次性使用。

（2）医院感染管理办公室认真履行对一次性使用无菌医疗用品的质量监测、临床应用和回收处理的监督检查职责。

（3）医院采购的一次性无菌医疗用品的三证复印件应在医院感染管理办公室备案，即《医疗器械生产许可证》《医疗器械产品注册证》《医疗器械经营许可证》。建立一次性使用无菌医疗用品的采购登记制度。

（4）在采购一次性使用无菌医疗用品时，必须进行验收，与生产企业和经营企业相一致，查验每箱（包）产品的检验合格证，内外包装应完好无损，包装标识应符合国家标准。

（5）医院设置一次性使用无菌医疗用品库房，建立出入库登记制度，按失效期的先后存放于阴凉干燥、通风良好的物架上，禁止与其他物品混放，不得将标识不清、包装破损、失效、霉变的产品发放到临床科室使用。

（6）临床使用一次性无菌医疗用品前应认真检查，若发现包装标识不符合标准，包装有破损、过期和产品有无不洁等不得使用；若使用中发生热原反应、感染或其他异常情况时，应立即停止使用，并按规定详细记录现场情况，必须及时留取样本送检，均应及时报告医院相关部门。

（7）医院发现不合格产品或质量可疑产品时，应立即停止使用，并及时报告药品监督管理部门，不得自行做退货、换货处理。

（8）一次性使用无菌医疗用品使用后，按《医疗废物管理条例》规定处置。

（9）负责医院临床各个病区的一次性无菌低值耗材的发放工作。按照种类齐全、保障供应、合理周转、杜绝积压的原则，在 ERP 系统上做物资请领计划，及时在网上提交到采购中心。

（10）每批到货检查外包装、灭菌方式、灭菌日期、失效日期等项目，合格后接收并登记到货日期及灭菌批号等信息。

（11）一次性无菌器材分类、分批存放在距地面 20 cm 地板架上。离墙 5 cm，距天花板 50 cm。

（12）一次性无菌器材按要求监测合格后进入发放状态，发放时按到货批次先进先出、后进后出的原则，保证无过期、破损、霉变器材。

（13）每天严格按科室的申请进行下送单的打印，统计科室发放数量，并按统计数量为下送车进行物品发放，要求数量准确、质量合格。

（14）每个月底进行库存盘点，做到数目准确、账物相符。

（15）对在临床使用中出现的不合格物品按照不合格物品召回制度实施并做好记录。

（16）对临床反映的一次性物品的问题及时处理并上报护士长。

**（三）工作流程**

1.无菌库房工作流程

（1）上午工作：①交接班，按规定着装上岗，整理库房。②按预留打印下午下送物品的单据，巡视库房物品是否充足，各种物品是否摆放到位，对清洁敷料架上的物品补齐用量。③打一次性耗材下送单，并按工作点分发、装订单据，统计发放总量。④按科室预留打第 2 天下送单据，按各工作点统计总数。

（2）下午工作：①发放第 2 天下送空针类耗材。②进行厂家来货验收、登记，按请领采购订单数量进行核对。③按打印预留的订单，对下送车进行发放，当面清点，保证品名、规格、数量的准确。④检查库房的门窗，关好水电，交班。

2.下收下送工作程序

（1）按着装要求上岗，按各个工作点的下送人员要求进行一次性耗材物品的下送工作。

（2）下送各个病区单元的预留空针类耗材，专人负责下送手术室请领的一次性物品的耗材。

（3）整理下送车、装配下午各个工作点及病区下送的一次性耗材。

（4）装配第2天各个工作点的下送空针类耗材。

3.注意事项

（1）每天上午下送空针及输注类耗材。

（2）每周一、三、五下送敷料及换药包类耗材。

（3）每周二、四下送痰管类及采血管类耗材。

（4）每周二、日下送营养袋。

**（四）工作标准**

（1）按照种类齐全、保障供应、合理周转、杜绝积压的原则及时在 ERP 系统上做物资请领计划，及时在网上提交到采购中心。

（2）每批到货检查外包装、灭菌方式、灭菌日期、失效日期等项目，合格后接收并登记到货日期及灭菌批号。

（3）一次性无菌器材分类、分批存放在 15～20 cm 地板架上，离墙 5 cm，距天花板 50 cm。

（4）一次性无菌器材按要求监测合格后进入发放状态，发放时按到货批次先进先出、后进后出的原则，保证无过期、破损、霉变器材。

（5）每天严格按科室的申请进行下送单的打印，统计科室发放数量，并按统计数量为下送车进行物品发放。要求数量准确、质量合格。

（6）将科室申请的耗材在规定时间内按质按量送至科室。

（7）每个月底进行库存盘点，做到数目准确、账物相符。

（8）对在临床使用中出现的不合格物品按照不合格物品召回制度实施并做好记录。

（9）对临床反映的一次性物品的问题及时上报护士长。

**（五）监测指标及要求**

（1）一次性无菌耗材到货时每批次需有相关监测报告方可入库。

（2）未提供监测报告的对每批次随机抽取 3 个样本送至医院感染与疾病控制科进行细菌学监测，合格后方可发放。

（3）医院感染与疾病控制科每季度到消毒供应中心一次性无菌库房进行无菌物品的抽检工作。

## 五、专科供应部

消毒供应中心除承担所有重复使用医疗器械的清洗、消毒、灭菌及供应管理工作外，还保障临床特殊专科物品的消毒供应需求。为方便快捷的工作，消毒供应中心下设专科供应部（如手术室供应部、口腔科供应部）等，按消毒供应中心的工作流程、工作标准、岗位职责统一制定，工作人员隶属于各专科。设备、设施、实施属地化管理。

**（一）业务管理**

消毒供应中心负责进行业务监督，定期进行工作质量考评。对质量问题进行持续质量改进。指导各类设备的使用、日常维护、监测、记录等工作。医学工程中心负责仪器设备定期校验。

**（二）人员培训**

从事消毒供应工作的护理人员，必须经过特殊岗位专业培训，经考核合格后方可上岗，消毒员需经国家特种行业专业培训,并考核合格后持证上岗,对从业人员定期进行专科业务培训和考核。

**(三)规范工作区域**

各专科供应部按规范进行工作区域的划分,要求建筑布局合理,洁污分开,人流、物流不交叉、不逆流。工作区域按要求着装,落实标准预防原则,做好职业防护。

(张成程)

# 第三节　消毒供应中心的消毒隔离管理

消毒供应中心负责医疗器械的清洗、消毒、灭菌及供应,在保障供应质量的同时,既要防止以污染器械为媒介的致病菌感染和传播,又要避免消毒供应中心工作人员在工作过程中发生感染,因此消毒隔离的管理至关重要。

## 一、消毒供应中心感染的预防

(1)加强职业危害教育,统一规范和标准,普及"标准预防"的理念,建立科学规范的医疗行为和培养良好的医德医风和工作作风。

(2)建立职业防护管理制度,有监督、有组织、有报告、有措施、有落实。

(3)建立医务人员定期体检制度:体检同时,包括是否近期患过传染病、既往慢性病史的稳定状态,有无各种免疫接种史、是否有高危职业暴露。对新入职人员进行体检,建立健康档案。

(4)建立职业暴露报告、反馈制度,建立锐器伤、艾滋病、乙肝、丙肝病毒职业暴露处理预案。

(5)规范安全操作守则,培训医务人员严格执行操作程序,熟练掌握操作技能,提高防护意识。强化标准预防、呼吸道隔离的意识。

(6)正确洗手方法,是有效控制和减少医疗感染发生率最快捷、最有效的措施。

(7)提供足够的防护用品和设施,保证硬件的达标。

## 二、消毒供应中心感染的监测与控制

消毒供应中心的感染监测与控制是医院感染管理的重要组成部分,是现代疾病防治工作的两大支柱。从广义角度讲,凡是涉及医院感染的环节和因素都应进行监测。消毒供应中心的感染监测是医院感染监测的重要方面,工作质量直接关系到患者的医疗安全,工作人员应高度重视,为临床提供安全的灭菌物品。消毒供应中心除护士长是质量管理的责任人外,还应设立质量工作管理小组及感染监测护士。消毒供应中心感染监测护士,根据医院感染控制科的规划与标准实施感染监测工作,每个月按医院感染控制科的要求,对消毒供应中心进行感染监测并向护士长汇报。及时了解医院感染管理的新进展,了解消毒灭菌新进展,对清洗、消毒、检查、包装、灭菌的全过程进行常规定时监测和每天动态质量监测,同时对相关设备进行检验,及时修正,准确记录相关结果。

**(一)清洗、消毒质量的监测**

清洗就是通过物理或化学方法去除污垢、微生物及有害物质。将被清洗物品上的有机物、无机物和微生物尽可能地降低到比较安全的水平。长期以来人们对需要进行消毒或灭菌的医疗器械，只重视消毒、灭菌，而忽视清洗。清洗不彻底残留的有机物，将影响消毒因子的穿透性，从而影响消毒灭菌的效果。细菌死亡所产生的热原质耐高温，132 ℃不能彻底灭活，必须在清洗过程中去除。由此可见，消毒灭菌不能代替清洗。彻底清洗是对待消毒物品的最基本要求。如果清洗不彻底，医疗器械上残留的任何有机物都会在微生物的表面形成一层保护层，妨碍消毒灭菌因子与微生物的接触或延迟其作用，从而妨碍消毒与灭菌效果。因此，对去污区清洗环节、清洗设备进行质量监测是保证清洗质量的关键，监测内容包括：①所有清洗、消毒设备必须定期进行维护保养。②物品应分类放置、规范装筐，区分手洗物品、机洗物品、特殊污染物品。③对使用中的消毒剂、灭菌剂定期进行化学有效浓度的监测。④设备的维护与保养应遵循生产厂家的使用说明或指导手册。⑤监测清洗消毒器的物理参数及运转情况，并做好记录。⑥对清洗消毒器的清洗效果可定期采用清洗效果测试指示物进行监测。当清洗物品或清洗质量发生改变时，也可采用清洗效果测试指示物进行清洗效果的监测。⑦清洗消毒器新安装、更新、大修、更新清洗剂、改变装载方法等时，应遵循生产厂家的使用说明或指导手册进行检测，清洗消毒质量检测合格后，清洗消毒器方可使用。

**(二)灭菌质量的监测**

灭菌是指用化学或物理的方法杀灭或清除传播媒介上所有的微生物，使之达到无菌水平。灭菌是一个绝对的概念，通过灭菌处理后不存在任何存活微生物，经过灭菌处理的物品可以直接进入人体，灭菌是消毒供应中心最关键的环节，因此灭菌质量必须严格按照标准流程监测。

(1)工艺监测：每锅次灭菌必须监测灭菌过程的物理参数，包括温度、压力、时间，并达到规定的要求。

(2)化学监测：监测每一个包外化学指示卡，包内化学指示卡及批量化学指示物的监测。化学指示物的性状及颜色变至规定的条件即为合格，若未达到规定变化条件，则判定灭菌不合格。包外化学监测不合格的灭菌物品不得发放，包内化学指示物不合格的不得使用。

(3)生物监测：高压蒸汽灭菌设备每周1次，低温灭菌设备需每锅次进行。灭菌植入物及植入性手术器械需进行生物监测，监测方法参照《消毒技术规范》。生物监测不合格时，应尽快召回上次生物监测合格以来所有尚未使用的灭菌物品，重新处理，并应分析不合格的原因，改进后，生物监测连续3次合格后方可使用。

(4)整体检测：高压蒸汽灭菌设备和低温等离子灭菌设备定期进行物理、化学和生物监测。对高压蒸汽灭菌设备每天第1锅进行 B-D 测试，每锅次进行 PCD 批量监测，低温等离子灭菌柜除了物理监测、化学监测外，每锅次还应进行生物监测。

**(三)环境空气、物体表面、工作人员手的监测**

(1)空气的消毒效果监测：采用洁净技术净化空气的房间在洁净系统自净后与从事医疗活动前采样，未采用洁净技术净化空气的房间在消毒或规定的通风换气后与从事医疗活动前采样。室内面积≤30 m²，设内、中、外对角线 3 点，内外点应距墙壁 1 m 处；室内面积≥30 m²，设死角及中央5点，四角的布点位置应距墙壁 1 m 处。采用仪器采样法或自然沉降法采样。36 ℃±1 ℃恒温培养箱培养 48 小时，计数菌落数。

(2)物体表面消毒效果的监测：用 5 cm×5 cm 灭菌规格板放在被检物体表面，用浸有无菌0.03 mol/L磷酸盐缓冲液或生理盐水采样液的棉拭子 1 支，在规格板内横竖往返各涂抹 5 次，并随之转动棉拭子,连续采样 4 个规格板面积,被采面积＜100 cm²,取全部面积;被采面积＞100 cm²,取 100 cm²。剪去手接触部分,将棉拭子放入装有 10 mL 无菌检验用洗脱液的试管中送检。充分震荡试管后,取用不同稀释倍数的洗脱液 1.0 mL 接种平皿,将冷至 40～45 ℃的熔化营养琼脂培养基每皿倾注 15～20 mL,36 ℃±10 ℃恒温培养箱培养 48 小时。计数菌落数。

(3)手和皮肤消毒效果的监测:用 5 cm×5 cm 灭菌规格板放在被检皮肤处,用浸有含相应中和剂的无菌洗脱液棉拭子 1 支,在规格板内横竖往返各涂抹 5 次,并随之转动棉拭子,剪去手接触部分,将棉拭子放入装有 10 mL 含相应中和剂的无菌洗脱液的试管中送检。充分震荡试管后,用无菌吸管吸取 1.0 mL 待检样品接种于灭菌平皿,每一个样本接种 2 个平皿,将冷至 40～45 ℃的熔化营养琼脂培养基每皿倾注 15～20 mL,边倾注边摇匀,待琼脂凝固,置 36 ℃±1 ℃恒温培养箱培养 48 小时,计数菌落数。

医院各种场所空气、物体表面和医务人员手细菌总数卫生标准,见表 4-1。

表 4-1 医院各种场所空气、物体表面和医务人员手细菌总数卫生标准

| 环境类别 | 场所范围 | 卫生标准 | | |
| --- | --- | --- | --- | --- |
| | | 空气(cfu/cm³) | 物体表面(cfu/cm²) | 手(cfu/cm²) |
| Ⅰ类 | 层流洁净手术室、病房 | ≤10 | ≤5 | ≤5 |
| Ⅱ类 | 普通手术室、产房、婴儿室、隔离室、烧伤病房、ICU、供应室无菌区和早产儿 | ≤200 | ≤5 | ≤5 |
| Ⅲ类 | 儿科病房、妇产科检查室、注射室、治疗室、急诊室、化验室、普通病房、供应室清洁区 | ≤500 | ≤10 | ≤10 |
| Ⅳ类 | 传染科和传染病房 | / | ≤15 | ≤15 |

## 三、消毒供应中心的职业防护

消毒供应中心工作人员在进行整理、清洗复用医疗器械、物品时存在着职业暴露,极易受到病原体或含有病原体的污染物的沾染、损伤,或意外吸入等,造成感染伤害。因此,做好职业防护是控制感染的有效手段。

(1)发生职业暴露后,按报告程序向护士长及感染管理科上报。

(2)在回收诊断为传染病患者(SARS、气性坏疽、破伤风、禽流感等传染病)使用的复用重复使用医疗器械时应穿防护服,隔离鞋套,戴双层手套,戴防护屏和高效过滤口罩。

(3)操作后应按要求洗手。工作过程中手套破损应立即脱掉,洗手后更换新手套。

(4)禁止用手直接接触使用后的刀片和针头。

(5)被沾湿的中单、治疗巾等敷料,放入黄色塑料袋内,做"特殊感染"标识,与其他敷料分开放置。

(6)不同区域人员防护着装(表 4-2)。①去污区:在该区缓冲间(带)更换专用鞋,做手卫生、戴圆帽、口罩,穿该区工作服、抗湿罩袍(抗湿围裙加抗湿袖套),戴手套,必要时戴防护面罩或护目镜。②检查包装及灭菌区:在该区缓冲间(带)更换专用鞋,做手卫生、戴圆帽、穿该区工作服,必要时戴口罩、手套。③无菌物品存放区:在该区缓冲间(带)更换专用鞋,做手卫生、戴圆帽、穿该区工作服。

表 4-2    消毒供应中心不同区域人员防护着装要求

| 区域 | 操作 | 圆帽 | 口罩 | 隔离衣(防水围裙) | 专用鞋 | 手套 | 护目镜(防护面罩) |
|------|------|------|------|------|------|------|------|
| 去污区 | 污染器械分类、核对、机械清洗装载 | √ | √ | √ | √ | √ | △ |
| 检查、包装及灭菌区 | 手工清洗器械和用具 | √ | √ | √ | √ | √ | √ |
|  | 器械检查、包装 | √ | △ |  | √ | △ |  |
|  | 灭菌物品装载 | √ |  |  | √ |  |  |
| 无菌物品存放区 | 灭菌物品装载 | √ |  |  | √ | △# |  |
|  | 灭菌物品发放 | √ |  |  | √ |  |  |

注:√.表示应使用;△.表示可使用;#.表示具有防烫功能的手套。

(7)使用防护用品注意事项。①防护面罩(护目镜):内面为清洁面,污染的手不能触及其内面,污染后应立即更换。②防湿罩袍或围裙:内面为清洁面,外面为污染面。当不能防湿或污染时应及时更换。③手套:手套外面为污染面,内面为清洁而,已戴手套的手不可触及未戴手套的手及手套的内面,未戴手套的手不可触及手套的外面。手套有破损或清洁面污染时应立即更换。④一次性防护用品不得重复使用;重复使用的各类防护品用后要清洗消毒处理。⑤脱卸防护用品后要做手卫生。

## 四、消毒供应中心工作人员的手卫生

手卫生为洗手、卫生手消毒和外科手消毒的总称。手卫生是预防和控制医院感染最重要、最简单、最有效、最经济的方法,消毒供应中心作为医院感染控制的关键科室,应制定并落实手卫生的管理制度,配备有效、便捷的手卫生装置,定期开展工作人员手卫生的培训,保障洗手与手消毒的效果,提高工作人员手卫生依从性。

### (一)洗手与卫生手消毒原则与指征

1.洗手与卫生手消毒原则

当手部有血液或其他体液等肉眼可见的污染时,应用肥皂(皂液)和流动水洗手,手部没有肉眼可见污染时,宜使用速干手消毒剂消毒双手代替洗手。

2.洗手指征

(1)直接接触患者前后,从同一患者身体的污染部位移动到清洁部位时。

(2)接触患者黏膜、破损皮肤或伤口前后,接触患者的血液、体液、分泌物、排泄物、伤口敷料之后。

(3)穿脱隔离衣前后,摘手套后。

(4)进行无菌操作、接触清洁、无菌物品之前,处理污染物品之后。

(5)接触患者周围环境及物品后。

(6)处理药物或配餐前。

### (二)洗手的设备与方法

1.配备合格的洗手与卫生手消毒设施

重点区域应配备非手触式水龙头,提倡用洗手液洗手,盛放皂液的容器为一次性使用,应配备干手物品或设施,避免二次污染,应配备合格的速干手消毒剂。

2.流动水洗手

采用流动水洗手,使双手充分淋湿,取适量肥皂或者皂液,均匀涂抹至整个手掌、手背、手指和指缝,认真揉搓双手至少 15 秒,应注意清洗双手所有皮肤,清洗指背、指尖和指缝,具体揉搓步骤见六步洗手法。

3.六步洗手法

六步洗手法,见图 4-1。

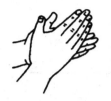 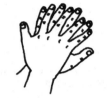 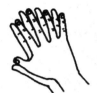

A. 掌心相对揉搓　　　　B. 手指交错掌心对手背搓擦　　　　C. 手指交错掌心对掌心搓擦

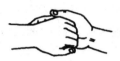 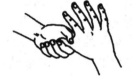 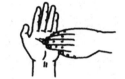

D. 两手互握互搓指背　　　　E. 拇指在掌中转动搓擦　　　　F. 指尖在掌心中摩擦

图 4-1　六步洗手法

(1)掌心相对,手指并拢,相互揉搓。

(2)手心对手背沿指缝相互揉搓,交换进行。

(3)掌心相对,双手交叉指缝相互揉搓。

(4)右手握住左手大拇指旋转揉搓,交换进行。

(5)弯曲手指使关节在另一手掌心旋转揉搓,交换进行。

(6)将 5 个手指尖并拢放在另一手掌心旋转揉搓,交换进行。

**(三)手消毒方法**

(1)严格按照洗手的揉搓步骤进行揉搓。取适量的速干手消毒剂于掌心,揉搓时保证手消毒剂完全覆盖手部皮肤,直至手部干燥。

(2)禁止佩戴手部饰物,指甲长度不超过指尖。工作人员遵照六步洗手法进行洗手或卫生手消毒,认真揉搓双手至少 15 秒,应注意清洗双手所有皮肤。

(3)洗手池应每天清洁与消毒,手消毒剂采用一次性包装、非手触式手消毒剂的出液器。

(4)流动水下彻底冲净双手后,使用一次性纸巾、干净的小毛巾擦干双手。

(5)每个月对消毒供应中心各工作区工作人员手进行消毒效果的监测,监测方法如下。①采样时间:在达到消毒效果后,进行操作前采样。②采样方法:被检者五指并拢,用浸有含相应中和剂的无菌洗脱液浸湿的棉拭子在双手指屈面从指根到指端往返涂擦 2 次,一只手涂擦面积约 30 cm²,涂擦过程中同时转动棉拭子;将棉拭子接触操作者的部分剪去,投入 10 mL 含相应中和剂的无菌洗脱液试管内,及时送检。③检测方法:将采样管在混匀器上震荡 20 秒或用力震荡 80 次,用无菌管吸取 1.0 mL 待检样品接种于灭菌平皿,每一样本接种 2 个平皿,平皿内加入已溶化的 45～48 ℃的营养琼脂15～18 mL,边倾注边摇匀,待琼脂凝固,置 36 ℃±1 ℃温箱培养

48 小时,计数菌落数。④细菌菌落总数计算方法:细菌菌落总数(cfu/cm²)=平板上菌落数×稀释倍数/采样面积(cm²)。

(6)消毒效果应达到相应要求:卫生手消毒,监测的细菌菌落数应≤10 cfu/cm²。

**(四)消毒供应中心的 5 个洗手时机**

洗手时机:①清洁区域前。②接触清洁物品前。③接触污染物品操作后。④完成一个工作环节后。⑤离开工作环境后。

## 五、特殊感染器械的处理

特殊感染病原体一般包括朊毒体、气性坏疽、突发不明原因病原体等,被特殊感染患者污染的器械、器具和物品,应遵守先消毒、再清洗、后灭菌的原则。特殊感染病原体污染的器械在回收、转运、清洗、消毒过程中会对环境、人员存在一定的危害。因此临床科室应尽量使用一次性的医疗用品。用后进行双层密封包装,并根据医疗机构相关部门的规定焚烧处理。必须使用复用器械、器具时,应由临床科室使用后双层密封包装,并注明感染性疾病的名称,由消毒供应中心处理,具体处理方法如下。

**(一)准备**

**1.操作者**

工作人员在处理特殊感染的器械、器具、物品时应做好个人防护,穿工作服和防湿下袍,戴口罩、圆帽、护目镜或防护面罩、橡胶手套或防刺穿乳胶手套。

**2.用物**

清洗剂、消毒剂、消毒容器、毛刷、棉签、网篮、高压水枪、高压气枪、超声清洗机、全自动清洗机等。

**(二)操作**

将回收的感染器械(器具)和物品,按病原体的不同选择相应的消毒剂进行浸泡消毒。严格控制浸泡时间,打开器械所有轴节和卡锁,完全浸没在液面下。

**1.朊毒体污染器械的处理**

被朊毒体污染的器械浸泡于 1 mol/L。氢氧化钠溶液内浸泡 60 分钟,然后按照 WS310.2 中的方法进行清洗、消毒与灭菌,压力蒸汽灭菌应采用 134~138 ℃,18 分钟,或 132 ℃,30 分钟,或 121 ℃,60 分钟,不应使用快速灭菌程序。清洗程序符合规定,参数设置湿热消毒应≥90 ℃,时间≥5 分钟,或 A₀值≥3 000,严格进行器械清洗质量监测、物理监测、化学监测等,符合 WS310.3 规定。没有按正确方法消毒灭菌处理的物品应召回重新按规定处理,不能清洗和只能低温灭菌的,宜按照特殊医疗废物处理。

**2.气性坏疽污染器械的处理**

被气性坏疽污染的器械,一般污染的应用含氯或含溴消毒剂 1 000~2 000 mg/L,浸泡 30~45 分钟,有明显污染物时应采用含氯消毒剂 5 000~10 000 mg/L,浸泡时间≥60 分钟。参数设置湿热消毒应≥90 ℃,时间≥5 分钟,或 A0 值≥3 000,严格进行器械清洗质量监测、物理监测、化学监测等,符合 WS310.3 规定。

**3.不明原因感染病原体污染器械的处理**

应符合当时国家规定要求,执行国务院卫生行政主管部门组织制定的相关技术标准、规范和控制措施进行消毒。

4.其他

器械消毒完毕,将结构复杂及管腔器械放入超声清洗机中清洗5~10分钟,然后根据医院的条件选择清洗方式。特殊感染患者宜选用一次性物品,使用的清洁剂、消毒剂应每次更换,清洁工具使用后应进行消毒处理。回收人员严格执行职业防护相关规定,处理结束后,立即更换个人防护用品,进行手的卫生,避免造成周围环境的污染或自身职业暴露。

**（张成程）**

# 第四节  消毒供应中心的常见技术类型

## 一、包装技术

包装技术是无菌物品处理流程中一个必不可少的组成部分,只有包装后的物品经过灭菌处理才能成为无菌物品。随着科学技术的不断进步,使无菌物品包装的技术和管理不断深化,在运输、保存、安全等方面赋予了许多管理内容。

**（一）无菌物品包装的功能和重要性**

1.无菌物品包装概念

根据使用、存储和运输的情况,无菌物品应使用单层或多层包装。

（1）无菌物品初级包装:初级包装为单件器械或一件组合器械的包装。初级包装必须能够阻止物品灭菌后的再污染,包装材料提供了有效的生物屏障并且允许空气和灭菌介质(如蒸汽)的通过。初级包装也维持了储存和运输过程中物品的无菌状态。消毒供应中心包装技术及管理重点是进行无菌物品初级包装。

（2）二级包装:二级包装使得无菌物品存储和运输更为便利,它由一个或者多个初级包装物组成,例如,在初级包装上增加塑封袋、纸塑袋等,它具有防护灰尘的功能,增强了物理保护性能,使得物品周转更加便捷。在一次性使用无菌物品的包装中被广泛使用。

（3）运输包装:运输包装是用于初级包装和二级包装的无菌物品外部运输包装,通常它是硬质纸箱、密闭箱、密闭下送车等运输包装方式。

2.消毒供应中心初级无菌包装具有的功能

（1）保证无菌状态:无菌包装材料必须具有较强的阻菌力,在一定的有效时间内维持灭菌器械的无菌状态。无菌包装材料还应具有防水性能,避免环境温度湿度对无菌物品质量产生的影响。

（2）保护器械:无菌包装有保护器械的功能,避免在移动、储存中受到损坏、腐蚀问题。

（3）方便运输、储存和使用:通过包装的物品可以使器械形成一定的规格,为运输、储存、使用提供了便利条件,包装标准化能够提高物品的利用率,加快流转,通过物品标识的引导进行物品的清点、验收和使用。

（4）信息传递功能:包装物品标志提供物品名称、代码、有效日期、数量等信息。利于跟踪无菌物品的流向,有效地控制流转率和使用率。提高包装识别的跟踪管理体现现代化管理技术和质量控制。

（5）有益于改善医疗环境：无菌物品使用范围广，周转快。无菌物品包装形式、包装标识的规范、清洁、安全程度，成为患者关注点。因此，无菌物品外观质量也能够折射出医院质量、管理、安全水平，对医疗环境产生一定影响。

**（二）无菌包装材料及其基本要求**

无菌包装材料和敷料必须满足包装工艺、消毒工艺及其手术室使用的要求。主要涉及以下几个方面。

1.阻菌率

包装材料单层的细菌屏障性试验采用"干式"和"湿式"中的试验方法，以空气和液体两种污染方法进行测试。通过无菌状态保持的研究（货架寿命）进行灭菌后双层包装物品受污染的时间测试。

2.灭菌的适应性

灭菌包装材料能够使灭菌介质（高温蒸汽和化学气体）穿透。灭菌后能够保证其机械抗力和细菌屏障的性能。ETO 残留水平在灭菌后经 24 小时解析，环氧乙烷≤20 mg/kg。

3.褶皱性

无菌包装纸材料的褶皱性很重要，在包装过程中材料的褶皱性和柔软性可以简化包装过程。包装打开时不会因恢复到原来折叠的状态，造成器械或无菌区的污染。无菌的洞巾等敷料能够极好的与手术体位和部位以及手术台的形状匹配以利于医疗操作。

测试褶皱性是将样品放置在一个特定模型（代表手术台）上，测量样品从该模型垂下的边缘长度。制约越小，表明性能越好。

4.柔软性

包装材料的柔软性更适宜包装工艺。

5.脱屑性

无菌材料的脱屑产生的气载颗粒，会造成细菌传播和污染。

6.抵抗型（抗静电性能）

无菌材料应有较低的抵抗能力。性能试验测量单位面积样品的电阻，该样品用 500 V 电流通过 15 秒，测试结果用欧姆（Ω）表示，EN-868 标准最大值 $10^{13}$。

7.阻燃性

无菌包装和敷料的阻燃性对手术室工作至关重要。试验室将测量样品，放置在火焰上进行燃烧所需时间测试，以样品与火焰接触至样品开始燃烧的时间计算。测试结果以秒表示。CFR（联邦规则法案）第 16 部分 1610《衣物纺织品的易燃性标准》中规定最小值 3.5（s）。

8.无菌纸的寿命

产品在生产后五年内依然保持其属性。

**（三）包装材料分类及使用**

1.包装材料的分类

（1）医用皱纹纸：有多种规格型号，用于包装手术器械和各种治疗包器械，也可用作无菌洞巾和覆盖物，为一次性使用包装。

（2）纸塑包装袋：用于各种器械和敷料的包装，包装方法简便，为一次性使用包装材料。

（3）纯棉布包装（140 支/平方英寸）：必须使用双层棉布制作的包装。目前国际上已很少使用，应逐步减少。

2.常用包装方法

通常打器械包和敷料包的包装方法采用信封式折叠和包裹式折叠,这样打开时这些解开的外包装会平铺在器械台上,形成了一个无菌操作的良好环境。这种打包方法适用于布类、纸类和无纺布。

信封式包装折叠方法包括内层包装和外层包装。

3.注意事项

包装注意事项有以下几方面。

(1)手术器械必须进行双层包装,即包装2次。

(2)使用一次性包装材料时,内层包装必须选用具有防水性能的材料。

(3)手术器械筐或托盘上垫吸水巾。

(4)手术器械码放两层时,中间放吸水巾,利于器械的干燥。

(5)注射器采用单独包装。针筒和针栓分离后再进行包装,保证灭菌效果。

(6)纸塑包装袋封口和压边的宽度不低于6 mm。

(7)器械物品放入纸塑包装,四周留有空间,1～2 cm。

(8)使用纸塑袋进行手术器械双层包装时,里面的袋子小于外面的袋子。纸面对纸面,塑面对塑面的套装在一起,利于灭菌介质的穿透。

(9)使用棉布包装材料时,包装布必须将器材包裹严密,松紧适度,利于灭菌介质的穿透。

(10)新的棉布包装必须洗涤脱浆后才能使用。每次用后要清洗。

(11)化学气体低温灭菌应使用一次性包装材料。

(12)等离子气体低温灭菌使用专用的一次性包装。

(13)包装后器械物品,体积不能过大,影响物品的穿透。器械配装量不应过多,影响器械干燥效果,不利于无菌物品的保存。

包装的体积和重量应符合以下要求:①无菌包体积不大于30 cm×30 cm×50 cm(预真空),30 cm×30 cm×25 cm(下排气)。②灭菌包重量不大于7 kg(金属)或5 kg(敷料)。

**(四)常用敷料选择和标准**

1.医用敷料分类

(1)脱脂纱布:经脱脂、漂白、精制而成的纱布,不含有其他纤维和加工物质。可加工成医用敷料,用于手术、伤口换药等医疗工作中。

(2)脱脂棉:经脱脂、漂白、精制而成的棉花,不含有其他纤维和加工物质。可加工成医用棉球、棉签、棉垫等医疗用品。

(3)无纺布:无纺布是以纯天然棉短绒、木浆、植物纤维为原料的新一代医用敷料,使用后能够自然降解,属于环保材料。具有成本低和透气性、吸水性、柔软性好的特点,符合医院敷料的指标。其产品包括无菌纱布、洞巾、治疗巾等,在临床上得到广泛的应用。

(4)无纺纱布球:用医用无纺纱布制成,与棉球应用范围相同。

2.常用敷料质量标准

(1)基本标准:①敷料整洁、干燥、包装数量准确,白度符合要求。②不能有头发、虫、锈点、黄线、油、墨点等异物存在。③可将纱布经高温灭菌后,观察灭菌前后颜色变化的差异,检测纱布白度。④21支纱的脱脂棉纱布或纱布块上,任选三处检查,每1 cm² 经纱和纬纱数各不得少于12根。⑤检测纱布脱脂的质量。用纱布10 cm×10 cm,分别对折成5 cm×5 cm,平放在容器水中,水温(20±2)℃,纱布四周应不触及容器,应在 10 秒内吸水沉入液面以下。

（2）敷料制作标准：①须缝纫的敷料产品,线路必须整齐美观,纱布缝后平整。②严格掌握制作尺寸要求,上下偏差不得超过 2%。折叠片偏口不得超过 0.5 cm。③品种规格不得混淆,每 10 cm经纬密度允许偏差±4 根。④每 5 cm 缝纫针迹密度不低于 14 针。⑤断线时应倒加针,保证牢度。⑥不允许有毛边、脱层、跳针、带子扭曲、长短不一等现象存在。⑦线头不允许超过 0.7 cm。⑧带追踪线的产品,追踪线必须放直,烫实,折入内层不得外露。纱布不能缺层。

**（五）常规器械包组装（参考）**

**1.外科缝合包**

弯盘 1 个,全齿直止血钳(16 cm)1 把,全齿弯止血钳(16 cm)1 把,持针器(16 cm)1 把,外科直剪刀(16 cm)1 把,带牙组织镊(14 cm)1 把,3 号刀柄 1 把,10 号刀片 1 个,圆缝针 1 个,三角缝针 1 个,4 号缝线 2 根,药杯 1 个,方纱布 4 块,带孔治疗巾 1 块,双层包布(22 寸)1 块。

**2.外科换药包**

弯盘 1 个,治疗碗 1 个,全齿直止血钳(16 cm)1 把,全齿弯止血钳(16 cm)1 把,组织镊(14 cm)1 把,棉球 8 个,纱球 4 个,方纱布 2 块,长纱布 1 块,双层包布(22 寸)1 块。

**3.静脉切开包**

直蚊氏血管钳(12.5 cm)2 把,弯蚊氏血管钳(12.5 cm)2 把,齿致血管钳、眼科剪刀(10 cm)1 把,眼科齿镊(10 cm)1 把,组织镊(14 cm)1 把,持针器(16 cm)1 把,布巾钳(12 cm)2 把,3 号刀柄 1 把,10 号刀片 1 个,11 号刀片 1 个,圆缝针 1 个,三角缝针 1 个,4 号缝线 2 根,药杯 1 个,2 mL注射器 1 个,7 号针头1 根,纱球 3 个,方纱布 4 块,治疗巾 3 块,棉垫 1 块,双层包布(22 寸)1 块。

**4.口腔护理包**

弯盘 1 个,治疗碗 1 个,全齿直止血钳(16 cm)1 把,全齿弯止血钳(16 cm)1 把,压舌板 2 根,棉棍4 根,纱球 13 个,方纱布 2 块,双层包布(22 寸)1 块。

**5.胸腔穿刺包**

弯盘 1 个,治疗碗 1 个,全齿直止血钳(16 cm)1 把,全齿弯止血钳(16 cm)1 把,布巾钳(12 cm)2 把,7 号针头 1 根,12 号胸腔穿刺针及延长管 1 根,16 号胸腔穿刺针及延长管 1 根,药杯 1 个,试管带孔治疗巾 1 块,治疗巾 1 块,纱球 3 个,方纱布 1 块,双层包布(22 寸)1 块。

**6.腹腔穿刺包**

弯盘 1 个,治疗碗 1 个,全齿直止血钳(16 cm)1 把,全齿弯止血钳(16 cm)1 把,布巾钳(12 cm)2 把,12 号腹腔穿刺针 1 个,15~20 cm 长橡胶管 1 根,试管 2 个,带孔治疗巾 1 块,治疗巾 1 块,纱球 3 个,方纱布 2 块。双层包布(22 寸)1 块。

**7.会阴冲洗包**

弯盘 1 个,治疗碗 1 个,全齿直止血钳(16 cm)1 把,全齿弯止血钳(16 cm)1 把,阴纱球 7 个,治疗巾1 块,方纱布 1 块,双层包布(22 寸)1 块。

**8.导尿包**

弯盘 1 个,治疗碗 1 个,全齿直止血钳(16 cm)1 把,全齿弯止血钳(16 cm)1 把,组织镊(14 cm)1 把,油瓶(内放石蜡油棉球 2 个)1 个,12 号导尿管 1 根,14 号导尿管 1 根,治疗巾 2 块,带孔治疗巾 1 块,棉球 7 个,方纱布 2 块,双层包布(22 寸)1 块。

9.气管切开包

大甲状腺拉钩 2 把,小甲状腺拉钩 2 把,喉头固定钩 1 把,金属吸痰管 1 根,气管扩张器 1 把,全齿直止血钳(16 cm)4 把,全齿弯止血钳(16 cm)2 把,外科剪刀(16 cm)1 把,梅氏剪刀(16 cm)1 把,持针器(16 cm)1 把,艾利斯钳(16 cm)1 把,组织镊(14 cm)1 把,带牙组织镊(14 cm)1 把,直蚊氏血管钳(12.5 cm)2 把,布巾钳(10 cm)4 把,3 号刀柄 1 把,4 号刀柄 1 把,10 号刀片 1 个,11 号刀片 1 个,圆缝针 1 个,三角缝针 1 个,4 号缝合线 2 根,药杯 1 个。

## 二、无菌技术

### (一)基本概念

1.无菌技术

无菌技术是指在医疗、护理操作过程中,防止一切微生物侵入人体,防止无菌物品、无菌区域被污染的操作技术。

2.无菌物品

无菌物品指灭菌处理后,在无菌有效期内且未被污染的物品。

3.无菌区

无菌区指灭菌处理后未被污染的区域。

4.非无菌区

非无菌区指未经灭菌处理,或灭菌处理后被污染的区域。

### (二)基本操作原则

1.环境要求

无菌操作环境应清洁、宽敞、定期消毒,物品布局合理。操作 30 分钟前用浸有消毒液的抹布擦拭桌面、台面、治疗车和治疗盘,操作前 30 分钟停止清扫工作、减少走动,防止尘土飞扬。

2.操作者准备

工作人员操作前修剪指甲,洗手,戴好帽子、口罩。必要时消毒手,穿无菌衣、戴无菌手套。

3.无菌区

(1)无菌区只存放无菌物品,非无菌物品应远离无菌区。

(2)进行无菌操作时,操作者应面向无菌区,手臂保持在腰部或治疗台面以上,身体与无菌区保持一定距离。避免面对无菌区谈笑、咳嗽、打喷嚏。

(3)非无菌物品不可跨越无菌区。

4.无菌物品

(1)存放:无菌物品应与非无菌物品分开放置,存放于无菌包或无菌容器中,不可暴露在空气中;包装外应有明显标志,注明物品名称、灭菌日期,按失效期先后顺序摆放并定期检查,当发现过期、启封或包装受潮时,应重新灭菌。

(2)有效期:无菌物品的有效期因其外面的包装材料不同而不同。医用一次性纸袋包装的有效期为 1 个月,一次性医用皱纹纸、医用无纺布、一次性纸塑袋、硬质容器包装的有效期为 6 个月。布类包的有效期还与存放区环境条件有关,在温度低于 24 ℃、相对湿度在 70% 以下、每小时通风 4~10 次的环境条件下,有效期宜为 14 天,未达到环境标准时有效期宜为 7 天。

(3)使用:手不可直接接触无菌物品,应使用无菌持物钳取用无菌物品;无菌物品一经取出,即使未用,也不可放回无菌容器内;无菌物品疑有污染或已被污染,应予更换并重新灭菌。

(4)一次性无菌物品:应符合国家有关规定,在规定有效期内使用,不得重复使用。

(5)其他:一套无菌物品只供一位患者使用一次,以防交叉感染。

**(三)基本操作方法**

1.无菌持物钳的使用

无菌持物钳是用于夹取和传递无菌物品的器械。

(1)类别:①三叉钳(图 4-2A):适于夹取盆、罐等较重的物品,如瓶、罐、盆、骨科器械等;不能夹取细小的物品。②卵圆钳(图 4-2B):适于夹取刀、剪、镊、治疗碗、弯盘等,不能夹取较重物品。③镊子(图 4-2C):适于夹取缝针、棉球等较小物品。

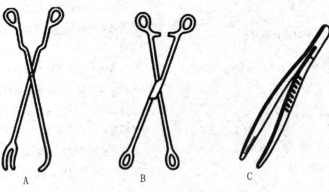

**图 4-2　无菌持物钳**
A.三叉钳;B.卵圆钳;C.镊子

(2)保存:①湿式保存:将无菌持物钳(镊)浸泡在盛有器械消毒液的持物钳罐中,液面浸没钳轴节以上2~3 cm或镊子的1/2以上为宜(图 4-3)。持物钳(镊)及容器每周清洁、灭菌两次,同时更换消毒液。使用较多的部门,如手术室、门诊,应每天清洁、灭菌、更换消毒液。②干式保存:将灭菌后的无菌持物钳(镊)保存在原灭菌包装内,临用前从灭菌包内取出,暂存于干燥的无菌持物钳罐中,未污染的情况下无菌有效期为4~8 小时。干式保存无消毒液残留,不污染环境,但易受到环境中微生物的污染。主要适用于手术室、产房、新生儿室、层流病房等空气洁净度较高的场所。

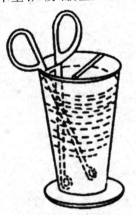

**图 4-3　无菌持物钳及罐**

（3）目的：保持无菌物品在传递过程中不被污染。

（4）评估：①环境是否清洁、宽敞、干燥、无尘。②操作者着装等行为规范是否符合无菌操作要求。③用物持物钳的种类，是否在有效期内。

（5）计划：①环境操作前30分钟停止清扫地面，减少人群流动。②操作者穿戴整齐，修剪指甲，取下手表，洗手，戴口罩。③用物根据将要夹取或传递的物品种类，选择合适型号和保存方式的持物钳。

（6）实施：无菌持物钳的使用见表4-3。

表4-3　无菌持物钳的使用

| 流程 | 步骤详解 | 要点与注意事项 |
| --- | --- | --- |
| 1.检查包装 | 检查持物钳及罐的外包装 | ◇有效期因包装材料不同而不同 |
| 2.取出 | 打开包装，取出持物钳及罐 | ◇手勿接触持物钳柄以外或持物钳罐内部，避免污染持物钳及罐 |
| 3.标记时间 | 在化学指示胶贴上书写开包启用时间 | ◇具体有效时间受环境空气质量、使用频率影响 |
| 4.开盖取钳 | （1）一手打开罐盖 | ◇不可在容器盖孔中取放无菌持物钳 |
| | （2）另一手持钳 | ◇手固定在持物钳上端两个圆环或镊子上部的1/3处，不能触及其他部位 |
| | （3）将钳端闭合，垂直取出 | ◇钳端不可触及容器口缘，以免污染 |
| | （4）盖上罐盖 | ◇尽量减少在空气中暴露的时间 |
| 5.夹物 | 按需夹取物品 | ◇不能用无菌持物钳夹取油纱布；持物钳只可在操作者的胸腹水平移动，不可过高或过低；湿式保存的持物钳使用中不可将钳端倒转向上，以防消毒液倒流污染（图4-4）；使用弯持物钳时持物钳弯头朝下（图4-5） |
| 6.保存 | 打开持物钳罐盖，将钳端闭合后垂直放入，盖上罐盖 | ◇湿式保存的持物钳浸入消毒液后需要松开轴节，以利于钳端和消毒液接触 |

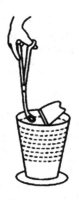

图4-4　持无菌持物钳的姿势

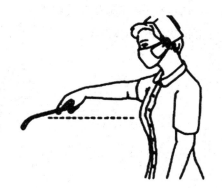

图4-5　持弯无菌持物钳

（7）其他注意事项：①持物钳罐口径宜宽大，配有带弯月形缺口的盖，容器口边缘高于持物钳关节5 cm或镊子的2/3左右，每个持物钳罐只能放置一把无菌持物钳。②到较远处取物时，应连同持物钳罐一起搬移至操作处,就地使用,尽量减少在空气中暴露的时间。③不能用无菌持物钳直接给患者换药或消毒皮肤,以防被污染。

2.使用无菌包

(1)分类:无菌包根据包装分为闭合式包装无菌包和密封式包装无菌包。①闭合式包装是指关闭包装而没有形成密封,例如通过反复折叠形成一弯曲路径。包装材料可用全棉布、一次性无纺布。布类包装应选择质厚、致密的棉布,脱浆洗涤后双层缝制成正方形;包布应一用一清洗,无污渍,灯光检查无破损。包装时将清洁、消毒后的物品放在包布中央(玻璃物品须先用棉垫包裹,手术器械须先用内层包布包裹),先将包布的一角盖住物品,再将左右两角先后盖上,最后一角遮盖后,用化学指示胶带粘贴封包(图4-6),外附标签注明物品名称及灭菌日期,高度危险性物品包内应放置化学指示卡。②密封式包装密封是指包装层间严密封闭。例如,使用纸袋、纸塑袋等材料包装,再用黏合剂或热熔法使之密封(图4-7),适用于单独包装的器械。纸塑包装透过包装材料可直接观察包内灭菌化学指示物的颜色变化,包外可不放置灭菌化学指示物。

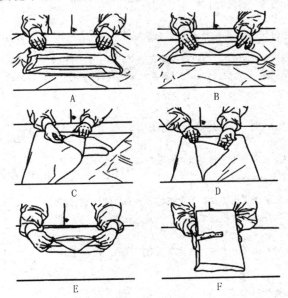

图 4-6　无菌包包扎法

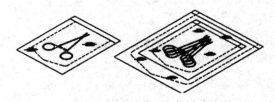

图 4-7　纸塑袋密封式包装无菌包

(2)目的:取出无菌包内物品使用,并保持无菌包内物品处于无菌状态。

(3)评估、计划:①环境同使用无菌持物钳。②操作者同使用无菌持物钳。③用物无菌包,酌情备笔、无菌持物钳、无菌剪刀。

(4)实施:无菌包的使用见表4-4。

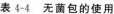

表 4-4　无菌包的使用

| 流程 | 步骤详解 | 要点与注意事项 |
| --- | --- | --- |
| 1.封闭式 | | |
| (1)检查 | 查看无菌包的名称、有效期、化学指示胶贴是否变色,包布有无潮湿或破损 | ◇若化学指示胶贴未变色、超过有效期、包布潮湿或破损不可使用 |
| (2)开外层包布 | ①将无菌包平放在清洁、干燥、宽敞、平坦的操作处 | ◇便于操作,避免无菌包受潮或污染 |
| | ②按原折痕顺序逐层打开无菌包 | ◇手只能接触包布四角的外面,不可触及包布内面,不可跨越无菌面 |
| (3)开内层包布 | 用无菌持物钳打开内层包布 | ◇不可跨越无菌区 |
| (4)查指示卡 | 检查包内化学指示卡是否变色 | |
| (5)取物 | 用无菌持物钳夹取所需物品 | ◇避免污染无菌物品 |
| (6)包盖 | 按原折痕包盖无菌包内余物 | ◇如包内物品不慎被污染,需重新灭菌 |
| (7)记录保存 | 记录开包时间,将无菌包置于无菌区保存 | ◇包内物品 24 小时内使用 |
| (8)一次递送 | 如需将包内物品全部取出,可将包托在手上打开。另一手将包布四角抓住,稳妥地将包内物品放在无菌区内(图 4-8) | ◇投放时,手托包使无菌面朝向无菌区域 |
| 2.密封式 | | |
| (1)检查 | 名称、出厂日期、灭菌有效期、封包有无 | ◇如有过期、包装漏气或破损,则不能使用 |
| (2)开包装 | ①用两手拇指和示指在启封处向外翻转揭开封包上下两层,暴露物品(图 4-9A) | ◇手不可直接接触内层包装 |
| | ②有双层包装的无菌物品需用灭菌剪刀剪开内层包装,或戴无菌手套后用手撕开内层包装 | |
| (3)取物 | ①用无菌持物钳夹取无菌物品放至无菌区(图 4-9B) | ◇一次性无菌注射器、输液器、棉签等无菌物品开包后可直接用手取物 |
| | ②将包装袋废弃 | ◇一次性无菌物品外包装可按生活垃圾处理 |
| (4)取无菌棉签 | ①按上述方法检查包装后,将包内棉签推至包装一侧,分离 1 根棉签至另一侧(图 4-10A) | |
| | ②向外翻下包装袋顶部空虚部分,依靠棉签棍棒顶开包装袋(图 4-10B),推出 1 根棉签棍棒 | |
| | ③有揭开窗口的复合碘医用消毒棉签:揭开包装窗口后(图 4-10C),向外翻下包装袋顶部空虚部分,露出棉签棍棒(图 4-10D) | ◇手不可触及窗口胶封内面,以防污染 |
| | ④持棍棒顶端取出棉签(图 4-10E) | |
| | ⑤封好窗口,书写开启时间 | ◇开启后,剩余棉签 24 小时内有效 |

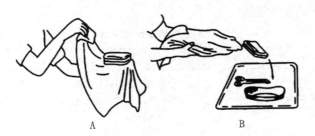

图 4-8 一次递送无菌包内物品法

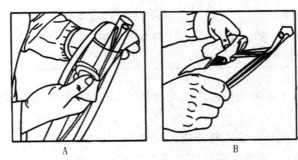

图 4-9 开纸塑袋密封式包装法
A.开外层包装;B.持物钳取物

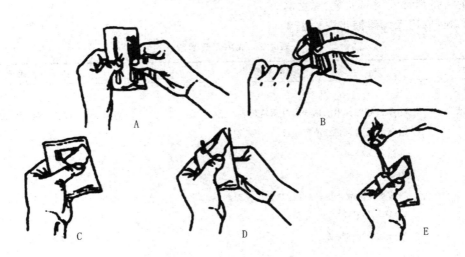

图 4-10 取无菌棉签法
A.将棉签推至一侧;B.顶开包装;C.揭开窗口;D.向外翻折包装,露出棉签棍棒;E.持棍棒顶端取出棉签

### 3.使用无菌容器

无菌容器的盖子应能严密地盖住容器的边缘,不小于容器口。硬质容器应设置安全闭锁装置,无菌屏障完整性破坏时应可识别。

(1)目的:取出容器内物品使用,并保持无菌容器内存放的无菌物品处于无菌状态。

(2)评估、计划:①环境同使用无菌持物钳。②操作者同使用无菌持物钳。③用物无菌容器,酌情备笔、无菌持物钳。

(3)实施:无菌容器的使用见表 4-5。

表 4-5　无菌容器的使用

| 流程 | 步骤详解 | 要点与注意事项 |
| --- | --- | --- |
| 1.检查 | 查看容器外包装的有效期 | ◇硬质容器包装的无菌物品有效期为 6 个月;若首次启封,且容器内物品不能一次用完,需书写启封时间,启封后容器内物品 24 小时内使用 |
| 2.开盖 | 打开无菌容器盖,将盖内面向上置于稳妥处,或盖内面向下拿在手中 | ◇手指不可触及容器及盖的边缘、内面;不可在容器上方将盖翻转;避免盖内面与非无菌区接触而污染 |
| 3.取物 | 用无菌持物钳夹取所需物品 | ◇不可触及容器边缘 |
| 4.盖盖 | 及时将容器盖由近侧向对侧小心盖严 | ◇避免容器内物品在空气中暴露过久 |
| 5.移动 | 需移动或传递容器时,手托住无菌容器底部 | |

(4)其他注意事项:从无菌容器内取出的无菌物品,即使未用,也不能再放回无菌容器内。

4.取用无菌溶液

临床常用无菌溶液有玻璃瓶装和输液软袋包装,溶液瓶的胶塞有翻盖式和平盖式等。

(1)目的:取用无菌溶液,维持无菌溶液在无菌状态下使用。

(2)评估、计划:①环境同使用无菌持物钳。②操作者同使用无菌持物钳。③用物按需备无菌溶液,酌情备消毒液、棉签、笔、无菌剪刀。

(3)实施:取用无菌溶液步骤见表 4-6。

表 4-6　取用无菌溶液

| 流程 | 步骤详解 | 要点与注意事项 |
| --- | --- | --- |
| 1.玻璃瓶装 | | |
| (1)检查溶液 | ①擦去瓶外灰尘或撕去瓶外塑料包装 | ◇核对无误,确认质量合格,方可使用 |
| | ②瓶签药名、剂量、浓度正确,在有效期内 | |
| | ③瓶盖无松动 | |
| | ④瓶身无裂痕 | |
| | ⑤溶液将溶液瓶倒转轻摇,对光检查无混浊、无沉淀、无变色、无絮状物等 | |
| (2)去外盖 | 去掉瓶盖外的铝盖 | ◇不可触及容器瓶口边缘 |
| (3)消毒 | 取消毒棉签消毒瓶塞 | ◇由瓶塞上缘向下旋转消毒至瓶颈膨大部分 |
| (4)拔出胶塞 | 用单手拇指与示指或双手拇指将橡胶塞边缘向上翻起,捏住边缘拉出 | ◇手不可触及瓶口及瓶塞的塞入部分 |
| (5)冲瓶口 | 另一手拿起溶液瓶,倒少量溶液冲洗瓶口 | ◇瓶签朝向掌心 |
| (6)倒溶液 | 由原处倒所需液体于无菌容器内,瓶口距离容器 10～15 cm | ◇太高易致液体溅出,太低使瓶口接触容器导致污染 |
| (7)盖胶塞 | ①立即将瓶塞盖好,消毒瓶塞翻转部分 ②翻下瓶塞翻转部分 | ◇瓶内余液 24 小时内可以再用 |

续表

| 流程 | 步骤详解 | 要点与注意事项 |
|---|---|---|
| (8)记录开瓶时间 | 剩余溶液如需保存再用,在瓶签上注明开瓶日期和时间 | ◇手不可触及瓶塞及瓶口 |
| 2.软袋包装 | | |
| (1)检查溶液 | ①检查溶液的瓶签,撕掉塑料外包装<br>②轻轻挤压软袋<br>③依次检查瓶盖、瓶身、溶液 | ◇以检查有无液体渗漏 |
| (2)消毒 | 取消毒棉球环形消毒注射液袋输液口连接管中部 | |
| (3)剪开 | 取无菌剪刀从输液口连接管消毒处剪断 | ◇手切勿触及管口断端 |
| (4)冲洗 | 倒少量溶液冲洗管口 | |
| (5)倒液 | 由原处倒所需液量于无菌容器内 | |
| (6)废弃 | 将袋内余液及包装废弃 | ◇若为一般性药物如外用盐水,余液可直接排入下水道。溶液包装软袋按非医疗废物处理 |

(4)其他注意事项:①不可将物品伸入无菌溶液内蘸取溶液,或直接接触瓶口倒液。②已倒出的溶液即使未用也不可再倒回瓶内,以免污染剩余的无菌溶液。③尽量使用小包装溶液,避免溶液存留时污染。④平盖式胶塞无翻折部分,可在去外盖、消毒后,使用无菌小持物钳夹住胶塞边缘向上启开瓶盖,或使用无菌纱布包裹胶塞拔出。若余液需要存留,倒液后及时盖上胶塞。

5.铺无菌盘法

铺无菌盘是将无菌巾铺在清洁干燥的治疗盘内,形成一个无菌区,用以暂时存放无菌物品,供治疗、护理用。无菌巾可以使用棉布或医用无纺布,折叠方法有横折、纵折、扇形折叠法。不管如何折叠,在从无菌巾包内取出无菌巾及铺盘的过程中,护士的手始终只能接触无菌巾的一面,另一面须保持无菌。

(1)目的:形成无菌区,供暂时存放备用状态的无菌物品,避免物品污染。

(2)评估、计划:①环境同使用无菌持物钳。②操作者同使用无菌持物钳。③用物干燥、清洁的治疗盘,无菌巾包,无菌持物钳,酌情备笔。

(3)实施:铺无菌盘步骤见表4-7。

表4-7 铺无菌盘

| 流程 | 步骤详解 | 要点与注意事项 |
|---|---|---|
| 1.放治疗盘 | 将治疗盘放于治疗台上 | ◇治疗盘清洁、干燥,治疗台清洁、干燥、宽敞,避免无菌巾受潮或污染,且便于操作 |
| 2.取无菌巾 | 按开无菌包的方法打开无菌巾包,夹取一块无菌巾后将无菌巾包封闭 | ◇核对无误,检查质量合格,方可使用 |
| 3.单巾铺盘 | ①双手捏住无菌巾一边外面两角,轻轻抖开,双折铺于治疗盘上 | ◇暴露无菌区域,方便无菌物品放入 |
| | ②或将双手捏住无菌巾一边外面两角,轻轻抖开,从远到近,三折成双层底 | |

续表

| 流程 | 步骤详解 | 要点与注意事项 |
|---|---|---|
| | ③将上层无菌巾折成扇形,边缘向外 | ◇无菌巾内面为无菌区,不可触及衣袖及其他有菌物 |
| | ④放入无菌物品 | ◇手臂或其他非无菌物品不能跨越无菌区 |
| | ⑤拉开扇形折叠层遮盖于物品上 | ◇注意对齐上下层边缘 |
| | ⑥将开口处向上折两次,两侧边缘分别向下折一次 | ◇折叠后露出治疗盘边缘,但不暴露无菌物品 |
| 4.双巾铺盘 | ①依上法取一块无菌巾,双手持巾的近侧面一角,由对侧向近侧平铺于治疗盘上 | ◇无菌面向上 |
| | ②放入无菌物品 | |
| | ③依上法取另一块无菌巾,双手持巾的近侧面一角,由近侧向对侧覆盖于无菌物品上 | ◇无菌面向下 ◇注意对齐上下层边缘 |
| | ④依次将近侧、对侧、左右两侧多余部分向上反折 | ◇折叠后不暴露无菌物品 |
| 5.开盘使用 | 需要取出无菌物品进行操作时,先将反折部分打开,再将上层无菌巾由对侧向近侧打开无菌区 | ◇打开时手臂不跨越无菌区域 ◇酌情由左向右或由右向左打开均可 |
| 6.记录保存 | 已铺好的无菌盘应注明铺盘时间 | ◇在未污染、未受潮的情况下,4小时内可以再用 |

**6.戴、脱无菌手套法**

执行某些无菌操作、接触患者破损皮肤黏膜或接触无菌物品时,应戴无菌手套,以保护患者免受感染。

(1)目的:维持戴手套后的手为无菌状态,以防止无菌物品被污染,保护患者免受感染。

(2)评估、计划:①环境同使用无菌持物钳。②操作者同使用无菌持物钳。③用物手套。

(3)实施:戴、脱无菌手套步骤见表4-8。

表4-8　戴、脱无菌手套

| 流程 | 步骤详解 | 要点与注意事项 |
|---|---|---|
| **1.戴无菌手套** | | |
| (1)检查 | 核对手套袋外的型号、灭菌标志和有效日期,检查包装是否合格完好 | ◇确认质量合格、型号合适,方可使用 |
| (2)开手套袋 | ①用两手拇指和示指在启封处向外翻转揭开封包上下两层,露出手套内包装 | ◇如系外科手消毒后戴手套,应由他人协助打开手套外包,或自己消毒手前打开 |
| | ②一手固定手套外包装翻转处,另一手捏住手套内包装袋并取出 | |
| | ③按包装上的手套左右提示,将手套内包装袋放在平稳、干燥处,并打开手套内包装袋两侧 | |
| (3)分次提取法 | ①一手捏住手套翻折部分(手套内面)取出手套,对准另一手五指戴上。 | ◇未戴手套的手不可触及手套的外面 |

续表

| 流程 | 步骤详解 | 要点与注意事项 |
|------|---------|---------------|
| | ②未戴手套的手掀起另一只袋口,再将已戴手套的手指插入另一手套的翻边内面(手套外面)取出手套,同法将手套戴好 | ◇已戴手套的手不可触及未戴手套的手或另一手套的内面及有菌物品 |
| (4)一次性提取法 | ①两手同时掀起手套袋开口处外层,分别捏住手套翻折部分同时取出,两手套五指相对 | |
| | ②一手伸入手套内对准五指戴上 | |
| | ③已戴手套的手指插入另一手套的翻边内面,同法将手套戴好 | |
| (5)整理 | ①将手套的翻转处套在工作衣袖外面 ②取无菌纱布推擦手套,使之贴合 | ◇戴上无菌手套的双手应保持在腰部以上视线范围内 |
| 2.脱无菌手套 | 见图4-11 | |
| (1)脱第一只手套 | ①一手捏住另一手套的腕部外面(污染面)将手套翻转脱下 ②戴着手套的手握住脱下的手套 | ◇不可强拉手套边缘或手指,以免损坏 |
| (2)脱第二只手套 | 已脱下手套的手指插入另一手套内(清洁面),将手套翻转脱下 | ◇已脱手套的手勿接触手套脏污部分 |
| (3)废弃 | 用手捏住手套的里面丢至医疗废物袋内 | |
| (4)洗手 | 洗手 | ◇必要时进行手消霉 |

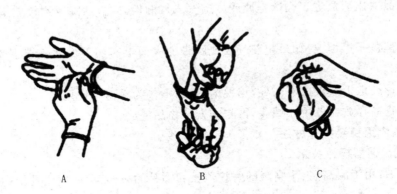

A       B       C

图 4-11 脱无菌手套

(4)其他注意事项:①戴手套后如发现有破洞,应立即更换;操作中发现手套有破洞,应立即更换并消毒双手。②某些高风险的操作(如接触大量血液或体液)应戴双层手套。③医务人员或患者对乳胶过敏时,可使用非乳胶手套。

## 三、灭菌技术

灭菌是保证无菌物品质量的关键环节。在工作流程上灭菌是保证无菌物品质量的最后一个工作流程,灭菌成功与否即体现终末质量,也反映整个工作流程中管理效果。

影响灭菌质量的因素主要包括温度、时间、压力、蒸汽质量。设备运行状态和人员操作技术对灭菌过程也会产生较多的影响。另外,灭菌设备属于压力容器,在操作中必须严格执行安全生产规定。因此加强灭菌工作,管理尤为重要。

**(一)灭菌岗位工作及管理**

1.灭菌前

(1)进行灭菌器内的清洁工作,保证排气滤网清洁无杂物。

(2)进行灭菌设备检查工作,检查仪表是否在"零"位,门缝是否平整无脱出。检查蒸汽、电源、水源情况。检查蒸汽、水有无泄漏的情况。

(3)进行灭菌器预热,排除管道中冷凝水。

(4)预真空压力蒸汽灭菌器做 BD 试验,测试合格后开始当天灭菌工作。

(5)灭菌物品装载,并放置灭菌检测用品(生物或化学检测物)。

2.灭菌中

(1)进行灭菌器循环中的工艺检测,观察仪表和程序显示屏中的温度、压力、时间、曲线等运行状态。

(2)进行灭菌物品装载记录。

(3)每件物品包上必须粘贴物品的有效日期和灭菌化学指示胶带。

3.灭菌后

(1)进行灭菌运行记录。

(2)取出灭菌检测品,进行生物检测培养或观察,记录检测结果。

4.灭菌物品卸载

(1)灭菌物品取出后放置于远离空调或冷空气入口的地方,自然降温到接近室内温度时再进行搬运。

(2)检查灭菌包干燥情况,如果包装外表或胶带的表面上有明显的水滴或湿迹,应该被视为湿包即灭菌失败。

(3)灭菌包掉在地上或误放不洁处,均视为污染,不作为无菌包使用。

(4)灭菌后物品存放在专用区域,不得与未灭菌物品混放。

**(二)压力蒸汽灭菌器操作方法**

1.压力蒸汽灭菌器操作技术

(1)适用范围:用于耐高温、耐高湿的医疗器械和物品的灭菌,不能用于凡士林等油类和粉剂的灭菌。

(2)设备分类:根据排放冷空气的方式和程度不同,分为下排气式压力蒸汽灭菌器和预真空压力蒸汽灭菌器两大类。常用的有预真空式和脉动真空式两种设备。根据设备的不同灭菌操作程序存在差异,应按灭菌器生产厂家说明书进行操作。三种灭菌方法基本操作原则如下所述。

脉动真空压力蒸汽灭菌器操作方法,设备准备(预热):①打开蒸汽进气阀门。②观察蒸汽压力表和水压力表,蒸汽总压力必须大于 3 kg/cm²,水压必须大于 1.5 kg/cm²。③打开消毒锅的电源开关,打开消毒锅的控制电源开关。④消毒锅自动进气到夹层,观察夹层压力表,夹层压力应达到并保持在 107.8 kPa(1.1 kg/cm²),预热 4 分钟。⑤打开灭菌器清洁区一侧的柜门,进行灭菌物品装载。⑥选择灭菌程序,较先进的设备应设有灭菌程序(器械、织物、液体灭菌程序)、

（5）快速压力蒸汽灭菌（132 ℃）所需最短时间表（表4-12）。

表4-12　快速压力蒸汽灭菌（132 ℃）所需最短时间表

| 物品种类 | 灭菌时间（分钟） | | |
| --- | --- | --- | --- |
| | 下排气 | 预真空 | 正压排气法 |
| 不带孔物品 | 3 | 3 | 3 |
| 带孔物品 | 10 | 4 | 3 |
| 不带孔＋带孔物品 | 10 | 4 | 3 |

注：不包括干燥时间。

4.压力蒸汽灭菌器维护及安全管理

（1）每天灭菌前检查灭菌器柜门、锁扣、蒸汽调节阀、安全阀等是否处于完好状态。

（2）清理柜门排气口，去除毛絮等杂物，保持灭菌柜内的清洁。

（3）每年对灭菌设备进行检查维护。

（4）压力容器设备至少应每月进行一次自行检查，进行测漏试验。

（5）新增的压力容器（含进口设备）再投入使用前或投入使用后30天内到当地技术监督部门办理注册登记手续，核定压力容器安全状况等级，办理《压力容器使用登记证》。

（6）要建立特种设备安全技术档案。

（7）压力容器设备定期检验，每年检测一次。参考国务院《特种设备安全监察条例》，国家技术监督局制定《压力容器安全技术监察规程》，以及R7001-2004《压力容器定期检验规则》。

**（三）干热灭菌器操作技术**

1.适用范围

用于高温下不损害、不变质、不蒸发物品的灭菌；用于不耐湿热器械的灭菌；用于蒸汽或气体不能穿透物品的灭菌，如玻璃、油脂、粉剂和金属等制品的消毒灭菌。

2.干热灭菌参数

消毒供应中心采用干热灭菌箱进行灭菌，多采用机械对流型烤箱。干热灭菌温度和所需时间见表4-13。

表4-13　各种温度干热灭菌所需作用时间

| 温度（℃） | 作用时间（分钟） |
| --- | --- |
| 160 | 120～150 |
| 170 | 60～90 |
| 180 | 30～40 |

注：在达到该温度后开始计算作用时间。

3.注意事项

（1）待灭菌的物品干热灭菌前应洗净，防止造成灭菌失败或污物炭化。

（2）玻璃器皿灭菌前应洗净并干燥。

（3）灭菌时勿与烤箱底部及器壁接触，灭菌后要待温度降到40 ℃以下再打开箱门将物品取出。

（4）物品包装不宜过大，不超过10 cm×10 cm×20 cm，物品不能超过烤箱的高度的2/3，物品间应留有充分的空间。

(5)油剂、粉剂的厚度不超过 0.635 cm,凡士林纱布条厚度不超过 1.3 cm。

(6)温度高于 170 ℃时,有机物会炭化,因此温度不可过高。

**(四)低温灭菌器操作技术**

对不耐热、不耐湿,以及贵重医疗器械和物品的灭菌处理。

1.环氧乙烷灭菌器

(1)适用范围:可用于环氧乙烷灭菌的物品包括电子仪器、光学仪器、医疗器械、内镜、透析器材和一次性使用的诊疗用品。

(2)设备选用:医院中使用的环氧乙烷灭菌设备,一般属于小型环氧乙烷灭菌器(容积在 1 m³ 以内)。具备自动加药、自动抽真空、自动调节温度和湿度、记录和打印灭菌程序等功能。可采用 100% 的环氧乙烷或环氧乙烷加二氧化碳混合气体。

(3)灭菌前物品准备与包装:①需灭菌的物品必须彻底清洗干净。②准备灭菌物品上不能有过多水分或水滴,以免影响灭菌效果。③环氧乙烷不适用于食品、液体、油脂类和滑石的灭菌。④环氧乙烷灭菌适用的包装材料有医用皱纹纸、纸塑袋、通气型硬质容器、聚乙烯等。⑤不能用于环氧乙烷灭菌的包装材料有金属布箔、聚氯乙烯、玻璃纸、尼龙、聚酯、聚偏二氯乙烯、聚丙烯。⑥灭菌物品使用篮筐装载,物品之间留有空隙。灭菌量不能超过灭菌器总体积的 80%。

(4)操作方法:环氧乙烷灭菌程序主要包括预热、预湿、抽真空、通入气化环氧乙烷达到预定浓度,维持灭菌时间,消除灭菌柜内环氧乙烷气体,解析以除去灭菌物品内环氧乙烷的残留程序。

按照厂家操作说明书执行,一般设备灭菌程序和条件参数如表 4-14。

(5)注意事项:①环氧乙烷的存放严格按照国家有关易燃易爆物品储藏要求进行处理。②灭菌器及环氧乙烷气瓶远离火源和静电。③严格掌握环氧乙烷通风要求,聚乙烯材料物品解析 60 ℃时 8 小时,50 ℃时 12 小时。④环氧乙烷残留量灭菌物品中应低于 15.2 mg/m³,灭菌环境中的浓度应低于 2 mg/m³。⑤定期对灭菌设备进行清洁维修和调试。⑥每年对灭菌环境进行空气浓度的监测。⑦环氧乙烷设备必须建立设备排气管道和灭菌间专用排气系统使气体直接排入大气。排除口周围 7.6 m 处不得有建筑物的入口,例如门窗等。⑧设备安装及设计必须由专业工程师等人员承担。应对工作人员进行专业知识和紧急事故处理的培训。

表 4-14　环氧乙烷灭菌程序与条件参数

| 程序 | 灭菌条件参数 | | | | |
| --- | --- | --- | --- | --- | --- |
| | 温度 | 湿度 | 压力 | 药物浓缩和其他条件 | 时间 |
| 灭菌柜内预热 | 37～60 ℃ | — | — | — | 1 小时 |
| 预湿 | — | 60%～80% | — | — | — |
| 抽真空 | — | — | 53.3 kPa | — | — |
| 通入环氧乙烷 | — | — | 负压 | 600～1 000 mg/L | — |
| 维持灭菌时间 | 37～60 ℃ | — | 负压 | 600～1 000 mg/L | 1 小时 |
| 柜内环氧乙烷排除 | — | — | 负压 | — | 1 小时 |
| 解析物品内药物残留 | 37～60 ℃ | — | 负压 | — | 8～12 小时 |
| 通入气体灭菌结束 | — | — | 正压 | 空气过滤≥0.3 μm 粒子 99.6% 以上 | — |

**2.过氧化氢等离子灭菌**

过氧化氢等离子体灭菌器为低温气体等离子体灭菌装置,用过氧化氢蒸汽经离子化之后在激发源高频场作用下产生等离子体进行灭菌。灭菌能力强,能杀灭各种微生物。灭菌温度不超过 50 ℃,灭菌周期时间 50～75 分钟。

(1)适用范围:适用于内镜的灭菌,怕热医疗器材的灭菌,各种金属器械,玻璃器械和陶瓷制品等灭菌。

(2)基本操作:①物品先清洁处理并干燥后,用专用包装材料包装好,置于专用托盘,再放入灭菌室内并关好门。②接通电源,将灭菌室抽真空 300 mtorr,使真空在室温下保持 5～20 分钟。③将过氧化氢溶液(58％浓度约 2 mL)注入特制盒内后该盒自动插入灭菌器内使过氧化氢扩散达到 6 mg/L。④射频电场激发产生等离子体,此阶段为主要灭菌阶段。⑤过滤空气冲刷平压,使压力恢复正常,结束灭菌并取出物品,物品取出后,可立即使用亦可保存。

(3)注意事项:①对细小孔隙(小于 1 mm)管腔器材穿透性差。需使用增强剂。对带有小于 3 mm 细孔的长管道或死角器械,灭菌效果难以保证,器械长度大于 400 mm 亦不能用 Sterrad 系列灭菌器。②要求物品干燥,带水分湿气的物品易造成灭菌失败。③灭菌物品必须使用专用包装材料和容器包装。④不适宜能吸收水分和气体的物品,如亚麻制品、棉纤维制品、手术缝线、纸张等。⑤每次灭菌循环中,应在包内放化学指示卡和生物指示剂,严格监测灭菌效果。

**3.甲醛灭菌器**

(1)适用范围:适用于对湿、热敏感,易腐蚀的医疗用品的灭菌。

(2)基本程序:主要程序灭菌、后期处理。包括 3 次负压脉冲,5 次正压脉冲。

灭菌标准程序:P1 敷料、器械 134 ℃,灭菌时间 4 分钟。P2 敷料、器械 121 ℃,灭菌时间 16 分钟。P3Bowie-Dick 测试。P4 快速裸露器械灭菌,P5 消毒程序,P6 测漏程序,灭菌过程中保持预定的温度、灭菌剂浓度、压力和湿度。灭菌温度是 50 ℃、55 ℃、60 ℃、65 ℃和 80 ℃,灭菌时间为 30～60 分钟。

后期处理选项:①加长干燥时间。②加入空气脉冲。③加入蒸汽脉冲。灭菌程序结束后,经多次抽真空和注入蒸汽,排出物品中的甲醛。最后滤过空气进入柜室内,恢复正压状态,灭菌结束。

(3)注意事项:①灭菌器必须有可靠的密闭性能,灭菌过程中不得有甲醛气体漏出。②福尔马林溶液使用浓度为 35％。③灭菌温度和湿度对消毒效果影响较大,保持相对湿度不低于 70％。消毒物品必须充分暴露,中间留有一定空隙。④具体使用方法参考产品厂家说明。

(张成程)

# 第五节　消毒供应中心的各类消毒器使用方法

## 一、紫外线空气消毒器的使用

在室内有人活动的条件下,不能用紫外线灯和臭氧消毒器消毒,但可以用紫外线空气消毒器进行空气的连续消毒。这种消毒器是低臭氧高强度紫外线空气消毒器,具有除尘、杀菌作用,且臭氧浓度很低,对室内的人员无伤害。

**(一)类型和设计原理**

高强度紫外线空气消毒器利用紫外线杀菌作用,结合空调循环风换气技术,通过特殊的曲面反光聚焦设计,配备负离子发生器,使输出的气体为洁净清晰气体。同时,通过对操作控制系统,使消毒器运行时能随意设定连续/间断、负离子、摇摆风,并自动记录工作时间和累计工作时间,且具有消毒灯故障时的自动报警系统。

其工作原理是室内的混合气体在通风机的作用下首先通过初效过滤器,初效过滤器阻挡了大于 0.5 mm 的尘埃和空中悬浮物进入机体内;混合气体经风机增压后进入紫外线消毒室,在此,混合气体中的微生物受紫外线光照射后,其 DNA 结构受到破坏,失去了生存、自身复制和繁殖能力;消毒杀菌后的气体带着负氧离子脱离机身,进入室内,形成一个循环。在风机平稳运转的作用下,消毒器连续运行,室内气体多次循环,经过多次的过滤、消毒杀菌后,达到卫生要求。

紫外线空气消毒器根据每小时处理空气量的不同,分为不同的型号。各种型号都有设计要求。以 ZKXQ-600A 空气消毒器为例,设置风量为 600 m³/h,设置 30 W"H"型紫外灯管 4 支,每支灯管在 1 m 处的辐照强度为 110 μW/cm²,在 3 cm 处的最高强度为 14 000 μW/cm²。经过消毒室的反光聚焦后,消毒室内每一点的紫外辐照强度均在 33 600 μW/cm² 左右,气体通过消毒室所受紫外线剂量如下。

(1)设定流量为:600 m³/h=0.166 7 m³/s。

(2)通过消毒箱的流速为:600/3 600/2/(0.22×0.08)=4.735 m/s。

(3)经过照射区时间为:0.425/4.735=0.09 秒。

(4)照射剂量为:33 600×0.09=3 024 μWs/cm²,杀灭空气中微生物的平均剂量一般为 4 500 μWs/cm²,在 3 024 μWs/cm² 照射剂量下,气流不同次数通过时的平均杀菌率如下。

气流第一次通过时平均杀菌率达到:3 024/4 500=67.2%。

气流第二次通过时平均杀菌率达到:67.2%+(1-67.2%)×67.2%=89.24%。

气流第三次通过时平均杀菌率达到:89.24%+(1-89.24%)×67.2%=96.47%。

气流第四次通过时平均杀菌率达到:96.47%+(1-96.47%)×67.2%=98.84%。

气流第五次通过时平均杀菌率达到:98.84%+(1-98.84%)×67.2%=99.62%。

气流第六次通过时平均杀菌率达到:99.62%+(1-99.62%)×67.2%=99.87%。

气流第七次通过时平均杀菌率达到:99.87%+(1-99.87%)×67.2%=99.96%。

气流第八次通过时平均杀菌率达到:99.96%+(1-99.96%)×67.2%=99.98%。

气流第九次通过时平均杀菌率达到:99.98%+(1-99.98%)×67.2%=99.99%。

**(二)对微生物的杀灭作用**

以兴昌牌 ZKXQ-600A 消毒器为例,经测定,在一个 151 m³ 的房间内,固定人数 3～5 人,测定期间流动 25～30 人次,开机消毒 30 分钟后,空气中平均菌数从 2 131 CFU/m³ 减少到 68 CFU/m³,减少率 96.81%,达到了消毒合格的要求。作用 30 分钟的空气循环次数为 2～3 次。这一结果和理论计算的结果基本一致。一般情况下,将消毒器室内换气循环次数设定为 6～10 次/小时,当设定换气次数为 6 次时,消毒器工作 1 小时后对空气中的微生物灭率达到 99.87%,工作 1.5 小时后杀灭率达到 99.99%。

**(三)影响消毒效果的因素**

(1)紫外线灯的质量:紫外线灯杀菌灯的中心波长为 257.3 nm,正好在杀菌紫外线波长范围

（240～280 nm）内，好的紫外线灯能有高强度的杀菌紫外线、低的产生臭氧的紫外线（波长184.9 nm）、产生极低浓度的氮氧化合物和长的使用寿命。选用高质量的紫外线灯是保证消毒效果和安全性的重要条件。

（2）紫外线灯安装和组合方式：紫外线灯的安装和排列方式、间隔距离、灯管的照射距离、灯的功率等，均影响消毒效果。

（3）气流速度：气流点受照射时间与速度成反比，影响气流速度的主要因素是通风截面、通风道气流阻力和根据室内空间设定的流量。

（4）电源的电压、电流、稳定性可影响消毒效果；采用的反射装置的反射性能，也和消毒效果有关。

（5）工作环境的温度、相对湿度、空气的洁净度、室内活动人员的数量，可影响消毒效果。

**（四）适用范围**

紫外线空气消毒器可在有人的动态环境下进行持续的空气净化与消毒，适用于医院的ICU、烧伤病房、产房、普通手术室等Ⅱ类环境，输液大厅、普通门诊、传染病区等复杂环境，儿科病房、普通病房、治疗室、供应室等Ⅲ和Ⅳ类环境的消毒；也适用于制药、食品行业和公共场所室内空气的消毒。

**（五）使用方法**

紫外线空气消毒器一般安装有万向轮，可安装在室内的任何位置，且移动方便。使用时，只要插上电源，指示灯便亮，风机高档启动后，按需要调整；可选择定时开/关，每节时间为1小时，最长设定时间为12小时；可选择连续/间断的工作状态；可自由设定负离子开启/关闭；可自由设定摇摆风。全部设定均有指示灯做信号。

**（六）注意事项**

（1）紫外线空气消毒器的臭氧浓度应≤0.02 mg/m³。

（2）紫外线空气消毒器工作环境周边紫外线泄漏量应≤0.2 μW/cm²。

（3）紫外线空气消毒器使用环境条件为：温度 5～40 ℃，相对湿度≤80%，大气压力 860～1 060 hPa；工作电源为 220 V，50 Hz，环境无振动。

（4）初效过滤器外的阻碍物须及时清除，每年清洗一次。

（5）紫外灯管指示灯不亮时，及时联络生产商，进行修复。

（6）严禁非专业人员擅自拆机。

## 二、微波消毒器的使用

微波灭菌具有快速、温度低、无毒性、无残留物、对消毒物品无损害等优点，是一种新型的物理消毒灭菌方法。

**（一）类型和设计原理**

利用微波进行消毒灭菌的器具及设备，包括微波发生器和微波灭菌反应腔或其他相应装置。

（1）类型：工业微波消毒灭菌设备（含传输带式连续处理设备）、家用微波炉、医用微波消毒炉。

（2）常用微波频率 2 450 MHz；915 MHz；微波输出功率≥800 W；微波输出方式连续波或脉冲波；微波功率输出稳定性优于95%；处理腔微波均匀性优于10%。

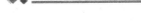

### (二)对微生物的杀灭作用

微波对微生物具有良好的杀灭作用,可以灭杀各种微生物,包括细菌繁殖体、芽孢、真菌、病毒等。对悬液中的白色葡萄球菌,作用 50 秒,杀灭率达到 100%,对悬液中的枯草杆菌黑色变种芽孢,照射 150 秒,杀灭率达 99.9%以上。对污染在载体上的细菌、真菌和病毒,照射 1~3 分钟,可取得良好的杀菌效果。

### (三)杀灭微生物的机制

"热效应"和"非热效应":热效应是当微波使物体温度升高时,湿热使繁殖体型细菌的蛋白质凝固,细菌死亡,对于芽孢型细菌,湿热使芽孢壁内的物质熔解,形成热力穿透,使蛋白质变性导致芽孢死亡。非热效应是在微波电磁场的作用下,使细胞膜击穿,蛋白质变性,导致细菌死亡。在湿度较高的时候,"热效应"起主要作用,反之"非热效应"起主要作用。通常,两种效应会发生协同作用,可以获得更好的消毒效果。这就是在同样消毒效果的情况下,微波消毒的温度低于传统灭菌温度的原因。在热和非热效应的作用下,微生物蛋白质凝固变性,生命攸关的酶钝化,导致微生物死亡。

其他协同作用:在进行微波灭菌的同时,加入适当的化合物(协同剂),如碘伏、氯己定等,可以十分有效地提高灭菌效率(注意后期去除"协同剂"时防止二次污染),或者在微波灭菌反应腔内增加紫外线同时灭菌,利用微波-紫外线协同生物学效应灭菌,效果也将大大提高。

### (四)影响消毒效果的因素

微波炉的功率越大消毒效果越好,可以有效地缩短灭菌时间。微波炉内微波均匀性越好,消毒效果越好,特别是对于较大的物料。可以采用在炉腔内加玻璃转盘的方法,使物料运动,或者是增加微波搅拌片结构使微波在消毒反应腔内模式变换更多,来提高均匀性。在允许的情况下,适当延长处理时间,可获得更好的消毒效果。被消毒灭菌物质的含水量也影响消毒效果,要求含水量 20%~60%。被消毒物质负载量/次,影响消毒效果,微波功率与负载量要配搭适当。被消毒灭菌物质厚度与体积,对于 2 450 MHz,厚度一般不要超过 20 mm。对于 915 MHz,厚度一般不要超过 50 mm。在被灭菌物质湿度较低时,上述厚度可适当增加。被消毒灭菌物质的表面温度影响消毒效果,需要容器或覆膜保温,避免平面散热太快,影响物料表面的灭菌效果。

### (五)适用范围

微波可用于食品(包括瓶装及袋装食品)、药品(中成药丸、药片、口服液等)、餐具、医疗手术器械、医疗垃圾等物品的消毒。这些物品的外包装,必须采用非金属材料。

### (六)使用方法

将上述物品装入适当的微波透明容器(如耐高温塑料容器)中,加热适当的时间,在容器内应保持适当的水分。

对于手术器械等金属物品,应该用多层湿纱布包裹器具进行微波处理。

### (七)注意事项

适当控制处理时间,避免加热时间不足未达到消毒灭菌的目的,而加热时间过长又会使物品损坏。

经常检查微波消毒器具,防止微波泄漏超标,保证操作者人身安全。

## 三、超声波清洗消毒器的使用

超声波清洗消毒器利用超声波消毒速度较快,对人无害,对物品无损害,进行清洗和消毒。

但因消毒不易彻底,影响因素较多,故在医院消毒中,常与其他物理化学消毒方法联合使用。

**（一）类型和设计原理**

利用超声波的物理、化学及生物学效应,开发了超声波清洗机和超声波清洗消毒机。

超声波清洗的基本原理是利用超声波在液体介质中的空化作用。当超声波的高频机械振动传给清洗液体介质后,液体介质在这种高频波振动下将会产生近真空的空腔泡,空腔泡在液体介质中不断碰撞、消失、合并时,可使周围局部产生极大的压力,这种极其强大的压力足以使物质分子发生变化,引起各种化学变化（断裂、裂解、氧化、还原、分解、化合）和物理变化（溶解、吸附、乳化、分散等）。另外,空腔泡的本身变化频率与超声波的振动频率相等时,便可产生共振,共振的空腔泡聚集了大量的热能,这种热能足以使周围物质的化学键断裂而引起一系列的化学、物理变化。

当超声波电源将 50 Hz 的日常供电频率改变为 28 kHz 后,通过输出电缆线将其输送给粘接在盛放清洗溶液的清洗槽底部的超声波发生器（换能器）,由换能器将高频的电能转换成机械振动并发射至清洗液中,当高频的机械振动传播到液体里后,清洗液内即产生上述空化现象,达到清洗的目的。由于超声波的空化作用,其清洗效果远远优于其他清洗手段所能达到的清洗效果。

**（二）对微生物的杀灭作用**

超声波对微生物的杀灭效果是杀灭杆菌比杀灭球菌快;杀灭大杆菌比杀灭小杆菌快;酵母菌对超声波的抵抗力比细菌繁殖体强,结核菌抵抗力对其较强,细菌芽孢及真菌菌丝体抵抗力更强;病毒和噬菌体的抵抗力和细菌相近;原虫的抵抗力多小于细菌。如大肠埃希菌、巨大芽孢杆菌、铜绿假单胞菌等在浓度较低时,可被超声波完全破坏。超声波还可使烟草花叶病毒、脊髓灰质炎病毒、狂犬病毒、流行性乙型脑炎病毒和天花病毒等失去活性。但对葡萄球菌、链球菌等效力较小,对白喉毒素则完全无作用。

**（三）超声波的消毒机制**

超声波的消毒作用机制主要是液体的空化作用导致 DNA 大分子双股螺旋的中断而引起 DNA 的降解和细胞破裂。超声波的辐射压强引起的骚动效应可使细胞组织变形、细胞变性,摩擦现象可使分子结构产生破坏,分子生物键断裂,生物大分子解聚;细胞内的胞质在超声波压强作用下发生位移使媒质的能量增加,产生热效应。超声波的化学效应主要表现在增加化学反应的速率、分离某些化合物、氧化分解、结晶、改变沸点等。因此,超声波不仅具有单独杀菌效果,而且能与其他消毒方法（如紫外线、热力、过氧化氢、戊二醛等化学消毒剂）协同作用的方式,来提高其对微生物的杀灭效果。

**（四）影响消毒效果的因素**

超声波消毒的效果可受到频率、强度、照射时间、媒质的性质、细菌的浓度等因素的影响。在一定频率范围内,超声波频率高,能量大,则杀菌效果好,低频率超声波效果较差,但超声波频率太高则不易产生空化作用,杀菌效果反而不好。提高超声波强度时,作用时间可明显减少。高强度超声波照射菌液,可使容器中所有的细菌发生破碎而死亡。超声波消毒的消毒效果与其照射时间成正比,照射时间越长,消毒效果越好。照射时间相同时,菌液浓度高比浓度低时消毒效果差,但差别不很大。超声波作用下细菌的破碎与盛菌液容器的长短有关,容器长以相当于波长之半的倍数为最好。由于超声波透入媒质的过程中不断将能量传给媒质,而自身随着传播距离的增长而逐渐减弱。因此,随着被照菌悬液的菌液容量的增大,菌被杀灭的百分数降低。一般微生物被洗去附着的有机物后,对超声波更敏感,另外,钙离子的存在,pH 的降低也能提高其敏感性。

### (五)适用范围

主要应用于止血钳、活检钳、镊子、注射针头、注射器等手术医疗器械、各类实验器皿,尤其是内镜、牙钻手机等的清洁消毒,血清等液体的消毒,精密仪器、光学仪器元件、无线电元件的清洗,以及运动设备、公共浴盆的水体设备的清洗等。

### (六)使用方法

各种医用超声波清洗消毒设备如便携式超声波清洗机、基本型医用超声波清洗消毒机、标准型喷淋清洗消毒机、全自动内镜超声波清洗消毒机、全自动齿科手机超声波清洗消毒机等,以及各行业专用超声波消毒设备和家用超声波清洗机、家用超声波洗碗机等,严格按其产品使用说明书操作即可。

### (七)注意事项

为了安全,超声波清洗消毒时,不得直接与人体接触。清洗消毒时,待清洗物件放在超声清洗槽内,无论清洗件还是清洗件篮都不得触及槽底。清洗件总的横截面积不应超过超声槽横截面积的 70%。橡胶以及非刚化塑料会吸收超声波能量。

## 七、过氧化氢等离子体低温灭菌器的使用

过氧化氢等离子体灭菌是一项新的低温灭菌技术。在医院,主要用于诊疗器械的灭菌,特别适用于怕高温、怕湿的精密仪器的消毒灭菌。具有快速、低温、环保、节能等优点。

### (一)等离子体灭菌器及其设计原理

等离子体是自然界中物质存在的一种特殊形态(气体、液体和固体之外的第四种状态),在特定物理条件下,利用电磁波电场的激发作用,使某些中性气体的分子产生连续不断的电离,形成带负电荷和等量带正电荷的离子相互共存的物质状态,当电离率与复合率达到平衡时,这种稳定存在的物质形态就称之为等离子体。同一种物质由于其分子所具有的能量大小不同而呈现不同的物理状态。例如,冰(固态)经加温后变成水(液态),再加温又变成水蒸气(气态),表示水分子从外界吸取了能量(热能),由较低的能态达到较高的能态,其分子的能量增加了,存在的状态也随之发生了变化。但是不论是上述哪一种状态,组成物质的分子和原子都是电中性的,其能量也不太高,最高也不到 1 eV(电子伏)。气态水在真空条件下经电磁波激发又可形成等离子体,其电子吸收了电磁波的能量发生跃升形成辉光放电,此时分子的能量可达到几个电子伏到几千电子伏,因此说等离子体是一种能量更高的物质聚集态。在整个宇宙中,99% 以上的物质都是以等离子体的状态存在的,如灿烂无比的太阳(热等离子体)、广阔无垠的星际空间、绚丽多彩的霓虹灯(冷等离子体)、瑰丽的极光、壮观的闪电,还有热核聚变等所产生的物质状态等都是等离子体。

许多气体都可以形成低温等离子体,如 $O_2$、$N_2$、$CO_2$、甲醛、$H_2O_2$ 等。用于产生等离子体的激发源也有多种方式,如高频(包括射频)电磁波、中频电磁波、激光、微波等。

过氧化氢等离子体的产生:医用等离子体灭菌器选用 $H_2O_2$ 作为灭菌介质,其等离子体产生的过程主要为借助等离子体灭菌器中机械装置,将 $H_2O_2$ 汽化定量注入灭菌室内,在真空条件下经高频(或射频)电磁场等物理条件激发产生辉光放电,形成 $H_2O_2$ 等离子体。其可能的反应方程式为:

$$H_2O_2 \rightarrow HO* + HO* \text{(HO* 为氢氧自由基)}$$

$$HO* + H_2O_2 \rightarrow H_2O_2 + HO_2* \ (HO_2* \text{为过羟自由基})$$
$$H_2O_2 \rightarrow H_2O_2* \ (H_2O_2* \text{为激发态的过氧化氢分子})$$
$$H_2O_2* \rightarrow H_2O_2 + \text{可见光/紫外线}(3.3\sim3.6 \text{ eV})$$
$$HO* + HO* \rightarrow H_2O + O* \ (O* \text{为活化氧原子})$$
$$HO* + O* \rightarrow H* + O_2 \ (H* \text{为活化氢原子})$$
$$HO* + HO_2* \rightarrow H_2O + O_2$$

医用等离子体灭菌器的结构主要包括：灭菌腔及真空系统、$H_2O_2$注入与控制系统、等离子体激发源与调配系统、配电系统、自动程序软件控制系统等组成。

等离子体灭菌器的工作过程为：将待灭菌的物品放入灭菌器的灭菌室内,将灭菌室门关闭密封;启动真空泵抽除空气,使灭菌室内达到足够的低压(30~80 Pa);此过程中灭菌室内物品上若有残留水分可以被完全真空干燥;定量注入$H_2O_2$溶液,并在灭菌室内汽化,使其扩散渗透至整个灭菌室,并环绕在所有需要灭菌的物品周围及管腔内壁,开始初步的杀灭微生物的过程;再通过输入电磁波能量来产生一个适当的电场,借助灭菌室内的金属电极板激发灭菌腔内$H_2O_2$气体分子碰撞和解离,产生辉光放电形成低温过氧化氢等离子体,充分进行对微生物的灭活作用;灭菌过程完成,关闭等离子体激发源后,$H_2O_2$等离子体重新结合生成更稳定的氧和水蒸气分子。至此,设备完成第1个灭菌循环,一般需要再重复上述步骤采用二循环或三循环直至完成整个灭菌过程,以增强灭菌的彻底性;全部灭菌过程完成后,引入经除菌过滤的空气使灭菌室恢复至大气压。打开灭菌室门,取出灭菌物品。

**(二)对微生物的杀灭作用**

等离子体中含有氢氧自由基($HO*$)、过羟自由基($HO_2*$)、激发态$H_2O_2*$、活性氧原子($O*$)、活化氢原子($H*$)等活性成分和紫外线。$H_2O_2$自身具有较强的氧化杀菌的效能,当形成等离子体后,借助活性粒子以及紫外线的高动能,极大地提高了与微生物蛋白质和核酸物质的作用效能,可在极短的时间内使微生物死亡,达到对器械灭菌的目的。另一方面,$H_2O_2$毒性很低,在完成对器械灭菌操作切断电磁波后,活性粒子最终复合成分子状态更稳定的水和氧气分子,从而不会在被灭菌物品表面形成有害的残留物质,危害人与环境。等离子体对各种微生物菌有强大的杀灭作用,包括细菌繁殖体、细菌芽孢、病毒和真菌孢子。不同功率、不同设计、采用不同介质的等离子体灭菌器,杀菌效果不同。

**(三)医用等离子体灭菌器灭菌机理**

医用等离子体灭菌器的灭菌过程可以分为两个阶段:第一阶段在真空状态下,将少量$H_2O_2$液体汽化扩散到灭菌室内器械周围及管腔内壁,并保持一定的扩散作用时间,实现初步的杀灭微生物的目的;第二阶段是将$H_2O_2$气体分子激发成等离子体,借助其中包含的大量高活性基团、高速粒子和真空、紫外线等,共同作用于物品表面上的微生物,发挥活性基团的氧化作用、高动能粒子的击穿作用和紫外线光子对微生物核酸碱基的致聚合作用,从而在短时内使微生物灭活,达到灭菌目的。可以认为$H_2O_2$等离子体低温灭菌过程是$H_2O_2$气体化学作用和等离子体物理作用的综合作用,进而将微生物杀灭。

**(四)影响灭菌效果的因素**

影响等离子体灭菌效果的因素很多,有些因素对其起着决定性的作用。

(1)介质气体的种类和浓度影响灭菌效果,氩气、氧气、$H_2O_2$蒸汽、$CO_2$等不同介质气体均可产生等离子体,其灭菌效果差异性很大。$H_2O_2$蒸汽作为等离子体介质,灭菌效果稳定,且使用费用低。在灭菌室内的 $H_2O_2$ 浓度达到 $6\ mg/L$，就能保障灭菌效果。

（2）等离子体灭菌器激发源的激发功率和维持时间，和灭菌效果密切相关，等离子体的价电子处于高能轨道成为激发态，空间弛豫时间很短（$10^{-10} \sim 10^{-2}$ 秒）。因此，必须加大能量才能产生连续的等离子体，并使等离子体浓度得以维持。用不同功率激发氧气产生的等离子体效果不同。完全杀灭枯草杆菌黑色变种芽孢，$200\ W$ 功率时只需 5 分钟；$50\ W$ 功率时则需 60 分钟，采用 $400\ W$ 的激发功率，仅在 1 分钟即可完全杀灭。

（3）不同种类的微生物，对等离子体的抵抗力不同，在测试的几种芽孢中，嗜热脂肪杆菌芽孢抵抗力较弱，枯草杆菌芽孢较强，短小杆菌芽孢和蜡样杆菌芽孢抗力居中。

（4）消毒物品表面细菌芽孢的密度越大，对其下层芽孢的屏蔽作用越强，致使等离子体杀菌速率减慢，即使物品上污染的芽孢菌总数相同，但表面芽孢密度越低，杀灭效果越好；同时，有机物（蛋白、血）和无机物（尤其是盐）对 $H_2O_2$ 等离子体灭菌效果都有显著影响，当有盐或血清存在时，等离子体不能使微生物全部灭活。因此要求被灭菌物品在灭菌前应充分清洗干净，不能有血污、蛋白质、无机盐等存在。

（5）温度对灭菌效果有影响。一般将灭菌的温度控制在 $45 \sim 55\ ℃$，此温度利于 $H_2O_2$ 的汽化和扩散，灭菌效果稳定。

（6）$H_2O_2$ 气体在真空灭菌室内扩散性较好，但穿透性不强，因此，用于包裹器械的材料除要求具有良好防止微生物二次污染的能力外，还要求具有良好的 $H_2O_2$ 气体穿透性和无吸湿性，通常采用特卫强（Tyvek）材料制成的灭菌包装袋或有一定密度的非织布等材料密封包裹，而棉包布、纸质灭菌包装袋等，因其吸湿性而阻止了 $H_2O_2$ 气体穿透，可致灭菌失败。

**（五）适用范围**

过氧化氢等离子体低温灭菌装置适用于可耐受真空的金属及非金属手术器械，特别是对不耐湿、不耐高温的精密器械的灭菌处理。

不适用使用过氧化氢等离子体灭菌器灭菌的物品，易吸收液体的物品或材料，如由含纤维素材料制成的物品（包括棉布、纸张、纸浆的制成品等），有一端闭塞的细长内腔结构的器械、液体或粉末，一次性使用物品，不能承受真空的器械和标示为仅使用压力蒸汽灭菌的器械、空气难以穿透的密闭容器内的物品，未彻底清洁并干燥的器械等。

**（六）使用方法**

1.电源和蒸汽的准备

打开电源开关，打开设备的供水、供蒸汽总闸门。

2.过氧化氢等离子灭菌气体准备

检查过氧化氢卡匣是否已放入机器上方的卡匣插入孔，卡匣是否在有效期内。

3.检查灭菌器

做好灭菌器的卫生，检查灭菌器内有无杂物，检查灭菌器的性能是否完好。

4.灭菌物体的装放

把包装好的待灭菌的器械包放在锅内双层金属架上。器械盒应平放以加大与过氧化氢的接触面积，用特卫强灭菌袋包装的物品应将透明面朝一个方向摆放。灭菌物品（尤其是金属类物品）不应接触到灭菌器的锅壁（否则将影响射频的产生），上层金属架上物品摆放后应保留与锅顶部 $8\ cm$ 的空间。物品与物品间不应摆放太紧密，以利于过氧化氢更好地弥散与锅内各部位。

**5.灭菌监测效果试验包**

在灭菌器内室排气管口与密封口（盖）之间放置灭菌检测效果试验包,关闭密封门。

**6.关门**

关上灭菌舱门并检查舱门是否闭合良好。

**7.灭菌循环次数的选择**

根据灭菌物品的材质、结构、多少选择短循环或长循环。

**8.开始灭菌,启动等离子发生器**

按开始键,机器开始运转。设备自动将适量的过氧化氢溶液注入灭菌舱内,使过氧化氢在舱内扩散达到相应的浓度。产生电场使过氧化氢产生等离子体状态。循环过程分8个阶段:①真空期;②注射期;③扩散期;④等离子期;⑤第二次注射期;⑥第二次扩散器;⑦第二次等离子期;⑧排出期。

**9.灭菌过程观察**

当压力、温度达到所需要求时,开始计灭菌时间。在灭菌时间内注意观察压力、温度,及时调整进气量。在灭菌过程中,如有压力或温度下降,应重新升温、升压、计时。

**10.排除废气**

注入过滤空气使舱内压力恢复正常。

**11.重复灭菌循环**

可以重复灭菌循环以加强灭菌效果。

**12.卸载**

待灭菌程序执行完毕发出提示音后,取出物品,检查灭菌指示卡,不合格者应查找原因,重新灭菌;合格者送灭菌物品存放或发放到临床。

**13.关机**

取出灭菌物品,清洁灭菌器内室,关上密封门,检查进气阀门是否关紧,一天的运转结束后,关闭电源开关。

**14.详细记录灭菌运行过程**

每炉要及时记录灭菌时间、温度、压力、指示胶带的变色情况和负责人。

**(七)注意事项**

所有器械在灭菌之前必须严格用纯净水或蒸馏水彻底清洗,防止干燥后有盐类物质或有机物等残留(如用硬水冲洗干燥后器械表面会有白色痕迹)。器械上有血迹、无机盐以及黏液类污物的存在,将使灭菌不达标。器械清洗后,应充分干燥,器械带入水分会引起设备报警或影响设备正常运行。

清洁并干燥后的器械,应选用适当大小的"特卫强"医用消毒包装袋单个密封包装;也可将器械单层、并排放置在灭菌用器械盒内,再用灭菌包装用无纺布将器械盒整体双层包裹,不能使用木质纤维纸或用棉布类包裹,否则会因为包装物吸收过氧化氢气体而影响对器械的灭菌效果。

包含有管道类结构的器械应预先彻底清洗,并注意管腔内的干燥,再用适当的消毒袋密封包装。

包装好的器械应逐个、单层、并排放置在无盖灭菌置物筐内,确保物品不要叠压;灭菌物品最大放入量以在配置的灭菌置物筐内单层排列放满为宜,或上下层各放置十件器械或导管为宜。一次放入过多的器械,或重叠、过于紧密、紧靠灭菌室门及后壁摆放等,都会干扰等离子体的产生和穿透,从而影响消毒灭菌效果。

在每一个灭菌器械盒内以及单个器械包装袋中放置一个过氧化氢等离子体灭菌化学指示条,以检验灭菌状况。注意灭菌指示卡变色温度须在 45 ℃以上,使用中指示条部分不能被覆盖或遮挡。

应每周一次(或必要时),在灭菌锅内相应位置放置生物指示物(枯草杆菌黑色变种芽孢菌片或嗜热脂肪杆菌芽孢菌片),灭菌后进行微生物培养,以检测设备的灭菌效果。

高浓度的过氧化氢接触皮肤后会灼伤皮肤,在添加过氧化氢灭菌剂时应当按照相关产品使用说明书中规定的操作方法正确操作,同时注意采取个人防护措施,如戴口罩及手套等。

有些软式内镜生产企业在其网站上已经对其产品(如软式胆管内镜、胃镜等)在等离子灭菌后的性能要求有说明,因此客户在使用等离子灭菌其产品前,应注意征询内镜器械生产企业的意见,以确保在灭菌后维持器械的性能。

根据设备使用说明书规定的要求选择适合的灭菌循环程序进行灭菌,否则灭菌效果得不到保证。

**(张成程)**

# 第六节　消毒供应中心的消毒灭菌效果监测

## 一、灭菌效果的监测

### (一)压力蒸汽灭菌气效果监测方法

1.化学监测法

(1)化学指标卡(管)监测方法:将既能指示蒸汽温度,又能指示温度持续时间的化学指示管(卡)放入大包和难以消毒部位的物品包中央,经一个灭菌周期后,取出指示管(卡),根据其颜色及性状的改变判断是否达到灭菌条件。

(2)化学指示胶带监测法:将化学指示胶带粘贴于每一待灭菌物品包外,经一个灭菌周期后,观察其颜色的改变,以指示是否经过灭菌处理

(3)对预真空和脉动真空压力蒸汽灭菌,每天进行一次 B-D 试验。

(4)结果判定:检测时,所放置的指标管(卡)、胶带的性状或颜色均变至规定的条件,判为灭菌合格;若其中之一未达到规定的条件,则灭菌过程不合格。

2.生物监测法

(1)指标菌株:指示菌株为耐热的嗜热脂肪杆菌芽孢(ATCC 7953 或 SSIK 31 株),菌片含菌量为每片 $5.0×10^5$ cfu,在 121 ℃±0.5 ℃条件下,D 值为 1.3~1.9 分钟,杀灭时间(KT 值)≤19 分钟,存活时间(ST 值)为≥3.9 分钟。

(2)培养基:试验用培养基为溴甲酚紫葡萄蛋白胨水培养基。

(3)检测方法:将两个嗜热脂肪杆菌芽孢菌片分别装入灭菌小纸袋内,置于标准试验包中心部位。

在下排气压力蒸汽灭菌器灭菌柜室内,排气口上方放置一个标准试验包(由 3 件平纹长袖手

术衣,4块小手术巾,2块中手术巾,1块大毛巾,30块10 cm×10 cm 8层纱布敷料包裹成25 cm×30 cm×30 cm 大小);预真空和脉动真空压力蒸汽灭菌器灭菌柜室内,排气口上方放置一个标准测试包(由16条全棉手术巾每条41 cm×66 cm,将每条手术巾的长边先折成3层,短边折成2层然后叠放,做成23 cm×23 cm×15 cm 大小的测试包);手提压力蒸汽灭菌器用通气储物盒(22 cm×13 cm×6 cm)代替标准试验包,盒内盛满中试管,指示菌片放于中心部位的两只灭菌试管内(试管口用灭菌牛皮纸包封),将储物盒平放于手提压力蒸汽灭菌器底部。

经一个灭菌周期后,在无菌条件下,取出标准试验包或通气储物盒中的指示菌片,投入溴甲酚紫葡萄糖蛋白胨水培养基中,经56 ℃±1 ℃培养7天(自含式生物指示物按说明书执行),观察培养基颜色变化。检测时设阴性对照和阳性对照。

(4)结果判定:每个指示菌片接种的溴甲酚紫蛋白胨水培养基都不变色,判定为灭菌合格;指示菌片之一接种的溴甲酚紫蛋白胨水培养基,由紫色变为黄色时,则灭菌过程不合格。

**(二)干热灭菌效果监测方法**

**1.化学检测法**

(1)检测方法:将既能指示温度又能指示温度持续时间的化学指示剂3~5个分别放入待灭菌的物品中,并置于灭菌器最难达到灭菌的部位。经一个灭菌周期后,取出化学指示剂,据其颜色及性状的改变判断是否达到灭菌标准条件。

(2)结果判定:检测时,所放置的指示管的颜色及性状均变至规定的条件,则判为达到灭菌条件;若其中之一未达到规定的条件,则判为未达到灭菌条件。

**2.生物检测法**

(1)指示菌株:枯草杆菌黑色变种芽孢(ATCC 9372),菌片含菌量为 $5.0×10^5$ ~ $5.0×10^6$ cfu/片。其抗力应符合以下条件:在温度 160 ℃±2 ℃时,其 D 值为 1.3~1.9分钟,存活时间≥3.9分钟,死亡时间≤19分钟。

(2)检测方法:将枯草杆菌芽孢菌片分别装入灭菌中试管内(1片/管)。灭菌器与每层门把手对角线内,外角处放置2个含菌片的试管,试管帽置于试管旁,关好柜门,经一个灭菌周期后,待温度降至80 ℃时,加盖试管帽后取出试管。在无菌条件下,加入普通营养肉汤培养基(每管5 mL),以36 ℃±1 ℃培养48小时,观察初步结果,无菌生长管继续培养至第7天。

(3)结果判定:若每个指示菌片接种的肉汤管均澄清,判为灭菌合格,若指示菌片之一接种的肉汤管混浊,判为不合格,对难以判定的肉汤管,取0.1 mL接种于营养琼脂平板,用灭菌 L 棒涂匀,放36 ℃±1 ℃培养48小时,观察菌落形态,并做涂片染色镜检,判断是否有指示菌生长,若有指示菌生长,判为灭菌不合格;若无指示菌生长,判为灭菌合格。

**(三)环氧乙烷(EO)灭菌效果监测**

**1.灭菌效果监测要求**

每次灭菌均应进行程序监测。每个灭菌物品的外包装应粘贴包外化学指示胶带,作为灭菌过程的标志;包内放置化学指示卡,作为灭菌效果的参考。每月应做生物监测,移植物必须等生物监测结果为阴性时方可使用。具体做法:环氧乙烷测试包分挑战性测试包和常规性测试包,前者主要用于对灭菌的考核,后者作为平时的常规生物监测之用。挑战性测试包是将一生物指示剂防于一个20 mL注射器内,去掉针头和针头套,生物指示剂带孔的塑料帽应朝注射器针头处,再将注射器芯放在原位(注意不要碰及生物指标物);另选一成人型气管插管或一个塑料注射器(内含化学指示卡),一个琥珀色乳胶管(25.4 cm 长,0.76 cm内径,1.6 mm 管壁厚)和4条全棉清洁手术巾（46 cm×76 cm），每条巾单先折叠成 3 层，再对折，即每条巾单形成 6 层，然后将叠好的巾单从下至上重叠在一起，再将上述物品防于巾单中间层，最后选两条清洁布或无纱布包裹，用化学指示胶带封扎成一个测试包。常规测试包的制备方法类似，先将一生物指示剂放于一个注射器内（同前），再用一条全棉小毛巾两层包裹，一起放入一剥离式包装袋内。

2.化学监测法

每次消毒过程均用化学指示物监测，只有当消毒工艺符合要求，化学指示物变色符合规定标准色要求的情况下，产品才可放行。

3.生物指示物监测法

一般每月用生物指示物监测一次。生物指示物用枯草杆菌黑色变种芽孢（ATCC9372），抗力要求为：菌量在 $5×10^5$～$5×10^6$ cfu/片，在环氧乙烷剂量为 600 mg/L±30 mg/L，作用温度为 54 ℃±2 ℃，相对湿度为 60%±10% 条件下，其杀灭 90% 该微生物的 D 值为 2.6～5.8 分钟，存活时间应≥7.8 分钟，死亡时间应≤58 分钟。

在消毒效果用该微生物监测时，菌量为 $5×10^3$～$5×10^4$ cfu/片。放置菌片数量应足够多。根据通常做常规微生物学监测的实践经验，采用以下数量的生物指示物较为适宜。

（1）灭菌器柜室可用体积小于 5 m³ 时，至少放置 10 片。

（2）灭菌器柜室可用体积为 5 m³ 至 10 m³ 时，每增加 1 m³，增加 1 个菌片。

（3）灭菌器柜室可用体积大于 10 m³ 时，每增加 2 m³，增加 1 个菌片。

生物指示物应放在那些性能鉴定时发现是最难灭菌的部位，并均匀分布于整个灭菌物品中。生物指示物应在预处理之前放入被灭菌物品内或被灭菌物品发试件内。应尽量在灭菌周期完成后立即将生物指示物从被灭菌物品中取出并进行培养。防止暴露于残留 EO 气体中的影响。所以，取出的指示菌片接种于含有复方中和剂的 0.5% 的葡萄糖肉汤培养基管中，以未经处理的阳性菌片做相同接种，两者均置于36 ℃±1 ℃培养。

4.结果判定

经培养，阳性对照在 24 小时内有菌生长；监测样品若连续培养观察 5 天，全部无菌生长，可报告生物指示物培养阴性，灭菌合格。

**（四）过氧化氢低温等离子灭菌效果监测**

1.原理

本试验以常见的硬式镜不锈钢材料管腔、软式镜聚四氟乙烯材料管腔为模拟管腔，验证微生物的灭菌效果。本试验应采用两端开口的无缝测试管腔，如有接缝，则应保证气密性。在管腔中央放置染有细菌芽孢的载体，通过半周期灭菌循环，灭菌效果应达$10^{-6}$ cfu/载体灭菌水平。以嗜热脂肪杆菌芽孢和枯草杆菌黑色变种芽孢为指标菌，共同进行微生物灭菌效果评价，所有试验均为阴性培养结果，则判定结果合格。

按照本试验方法对管腔极限进行微生物灭菌效果测试。

2.生物指示物

嗜热脂肪杆菌芽孢（ATCC 7953）、枯草杆菌黑色变种芽孢（ATCC 9372）；菌种参数符合 GB 18281.1 的要求。

3.验证器材

（1）载体：将芽孢悬液均匀涂布在直径为 0.4 mm，长度为20～30 mm不锈钢材质检测材质上，以染菌后不堵塞管腔为限。嗜热脂肪杆菌芽孢阳性回收菌量应为 $1×10^6$～$6×10^6$ cfu/载体;枯草杆菌黑色变种芽孢阳性回收菌量应为 $1\times10^6\sim5\times10^6$ cfu/载体。分别在 56 ℃的条件下恒温干燥嗜热脂肪杆菌芽孢 72 小时;在 37％的条件下恒温干燥枯草杆菌黑色变种芽孢 72 小时,制成实验用染菌载体。

(2)检测管腔:本试验宜采用两端开口的无缝测试管腔,如有接缝,则应保证气密性。①不锈钢材质无接缝管腔:10 根。②聚四氟乙烯无接缝管腔:10 根。③嗜热脂肪杆菌芽孢的 TSB 培养基。④干粉胰蛋白胨 17.0 g,植物蛋白胨 3.0 g,氯化钠 5.0 g,磷酸氢二钾 2.5 g,葡萄糖 2.5 g,共 30 g 溶于 1 L 蒸馏水中,制成胰蛋白胨大豆肉汤(TSB)培养基。⑤阳性对照物:将未经灭菌处理的生物指示物中含培养液的玻璃管压碎放入培养箱内培养。⑥阴性对照物:压碎不含生物指示物载片的培养液玻璃管放入培养箱内培养。

4.操作步骤

(1)将染菌的载体送达不锈钢管腔的正中央,制作 10 根测试样本。将 10 根测试样本均匀平行摆放在器械盒内,用双层无纺布包裹,放置在灭菌舱内,灭菌舱内如仅一层隔架,则 10 根样本平行摆放在器械盒内放置在灭菌舱中央,如图 4-13 所示;若灭菌舱内可摆放上下两层隔架,则将 10 根样本均匀摆放在两个器械盒内,分别放置在灭菌舱内上下两层隔架中央,如图 4-14 所示。

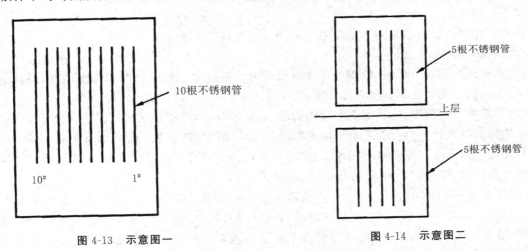

图 4-13　示意图一　　　　　　　　　图 4-14　示意图二

(2)按照灭菌操作步骤进行半周期灭菌,灭菌结束后以无菌操作取出细菌芽孢载体,均放到 TSB 培养基中,在合适的温度下(嗜热脂肪杆菌芽孢在 56 ℃、枯草杆菌黑色变种芽孢在 37 ℃)的条件下培养 48 小时,观察培养结果,如无细菌生长则继续培养至 7 天,培养结果仍无细菌生长则判断为阴性。

(3)将染菌的载体用细丝送达聚四氟乙烯管腔的正中间,制作 10 根测样本。将 10 根测试样本均匀平行摆放在器械盒内,用双层无纺布包裹,放置在灭菌舱内,灭菌舱内如仅一层隔架,则 10 根样本平行摆放在器械盒内放置在灭菌舱中央(图 4-15);若灭菌舱内可摆放上下两层隔架,则将 10 根样本均匀摆放在两个器械盒内,分别放置在灭菌舱内上下两层隔架中央(图 4-16)。

(4)按照灭菌操作步骤进行半周期灭菌,灭菌结束后取出细菌芽孢载体,全部放到 TSB 培养基中,在合适的温度下(嗜热脂肪杆菌芽孢在 56 ℃、枯草杆菌黑色变种芽孢 37 ℃)培养 48 小时,观察培养结果如无细菌生长则继续培养至 7 天,培养结果仍无细菌生长则判断为阴性。

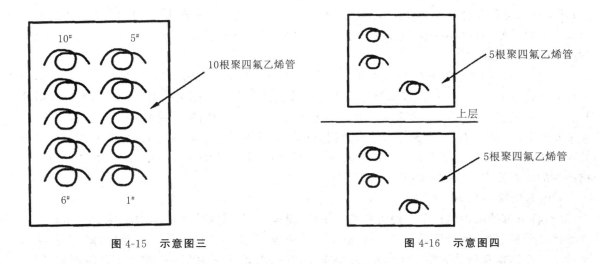

图 4-15　示意图三　　　　　　　　　　　　　　图 4-16　示意图四

（5）结果计算：以嗜热脂肪杆菌芽孢和枯草杆菌黑色变种芽孢分别重复以上两种材质的微生物测试各 5 次。

（6）结果判定：测试结果均无细菌生长，为阴性，则判定灭菌合格。

5.使用及注意事项

（1）装置适用范围：过氧化氢等离子体低温灭菌装置适用于对金属及非金属器械，特别是对不耐湿、不耐高温的精密器械的灭菌处理。

（2）装置不适用范围：①不完全干燥的物品。②吸收液体的物品或材料。③由含纤维素的材料制成的物品或其他任何含有木质纸浆的物品。④一头闭塞的内腔。⑤液体或粉末。⑥一次性使用物品。⑦植入物。⑧器械不能承受真空，且标示为仅使用压力蒸气灭菌法的器械。⑨器械具有内部部件，例如密封轴承，不能浸，难以清洁的。

（3）注意事项：①装载入灭菌设备前，所有物品都必须被正确的清洗和干燥。②包装材料应由不吸收 $H_2O_2$ 及不解离 $H_2O_2$ 的材料制成，并经过测试。③操作说明需包含正确装载灭菌物品说明，避免因装载不正确干扰等离子体产从而影响消毒灭菌效果。④高浓度的过氧化氢会灼伤皮肤，正确操作灭菌设备同时采取个人防护措施如：口罩，手套。⑤设备需包含报警装置，监控灭菌过程的物理参数。

**（五）诊疗器械灭菌效果的监测**

医疗机构中高危医疗器械和用品，如外科、口腔科使用的各种器械，注射器、穿刺器材、输液器、输血器、器官移植物等；凡进入人体无菌组织器官或经外科切口进入无菌腔室的内镜及其附件，如腹腔镜、关节镜、脑室镜、膀胱镜、宫腔镜、用前均应达到灭菌。凡进入破损黏膜和内镜附件也应达到灭菌水平，如活检钳、高频电刀等。

灭菌方法应首选物理方法，对不耐湿热的诊疗器械可选用化学方法灭菌。

1.环氧乙烷气体灭菌的监测

在灭菌过程中必须严格控制温度（55～60 ℃），相对湿度（60％～80％），环氧乙烷浓度（800～1 200 mg/L）和灭菌时间（6 小时）。由于不同质材制成的医疗器械对环氧乙烷的吸收值不同，应按其对象采用不同环氧乙烷浓度进行灭菌，对吸收值大的物品，如聚氯乙烯和橡胶制品应加大环氧乙烷的灭菌浓度（1 200 mg/L）。在物品灭菌后，应将残留环氧乙烷驱除，使其浓度低于 10 mg/L。一般来说,聚氯乙烯和橡胶制品驱除残留环氧乙烷的时间需 1~2 周,聚乙烯和聚丙烯制品需 2 天。医院环氧乙烷灭菌物品在通风柜内,50 ℃条件下,驱散 2~6 小时即可。环氧乙烷气体对人体有害,作业现场浓度应低于 2 mg/m³。

2.戊二醛液体浸泡灭菌的监测

用于医疗器械灭菌时,戊二醛的浓度为 2.0%~3.4%,加入适量碳酸氢钠将其 pH 调至7.5~8.3(在加入碳酸氢钠摇匀溶解后 1 小时测定),灭菌的作用时间为 10 小时。由于在碱性条件下,戊二醛不稳定,单体戊二醛可逐渐聚合,失去杀菌活性,一般配制后的碱性戊二醛仅可存放2 周,使用中消毒液也仅可连续使用 1~2 周。经戊二醛浸泡灭菌或消毒后的器械和物品,必须用灭菌水将残留戊二醛冲洗干净。由于戊二醛对组织有固化作用,使用时不可接触皮肤。

3.过氧化氢等离子体灭菌的监测

在专用柜内,将其压力抽至 40 Pa,注入 1.8 mL 过氧化氢(58%)后,气化的过氧化氢弥散进入物品包内,开启射频装置,使过氧化氢气体在 40 W 电场作用下发生离子化,作用 15~19 分钟即可使物品达到灭菌要求。可用于医疗器械、人工移植物、各种导管、内镜、显微外科精密器材灭菌。不可用于纸棉物品、液体等吸水性物品的灭菌。灭菌后物品可直接使用。

**(六)无菌试验**

无菌试验是指检查经灭菌的敷料、缝线、一次性使用的医疗用品、无菌器械以及适合于无菌间查的其他品种是否无菌的一种方法。

无菌试验应在洁净度为 100 级单向流空气区域内进行,应严格遵守无菌操作,避免微生物污染;对单向流空气区域及工作台面,必须进行洁净度验证。

1.无菌试验前准备

(1)洗脱液与培养基无菌性试验:无菌试验前 3 天,于需-厌氧培养基与霉菌培养基内各接种1 mL 洗脱液,分别置 30~35 ℃与 20~25 ℃培养 72 小时后,应无菌生长。

(2)阳性对照管菌液制备:①在试验前一天取金黄色葡萄球菌[CMCC(B)26003]的普通琼脂斜面新鲜培养物,接种 1 环至需-厌氧培养基内,在 30~35 ℃培养 16 小时后,用 0.9%无菌氯化钠溶液稀释至 10~100 cfu/mL。②取生孢梭菌[CMCC(B)64941]的需氧菌、厌氧菌培养基新鲜培养物 1 接种环种于相同培养基内,于 30~35 ℃培养 18~24 小时后,用 0.9%无菌氯化钠溶液稀释至 10~100 cfu/mL。③取白色念珠菌[CMCC(F)98001]真菌琼脂培养基斜面新鲜培养物用接种环种于相同培养基内,于 20~25 ℃培养 24 小时后,用 0.9%无菌氯化钠溶液稀释至 10~100 cfu/mL。

2.无菌操作

取缝合针、针头、刀片等小件医疗器械 5 件直接浸入 6 管需-厌氧培养管(其中一管作阳性对照)与 4 管霉菌培养管。培养基用量为 15 mL/管。

取 5 副注射器,在 5 mL 洗脱液中反复抽吸 5 次,洗下管内细菌,混合后接种需-厌氧菌培养管(共 6 管,其中 1 管作阳性对照)与真菌培养管(共 4 管)。接种量:1 mL 注射器为 0.5 mL,2 mL 注射器为 1 mL,5~10 mL 注射器为 2 mL,20~50 mL 注射器为 5 mL;培养基用量:接种量 2 mL 以下为每管 15 mL,接种量 5 mL 为每管 40 mL。

手术钳、镊子等大件医疗器械取 2 件用沾有无菌洗脱液的棉拭子反复涂抹采样,将棉拭子投入 5 mL 无菌洗脱液中,将采样液混匀,接种于需-厌氧培养管(共 6 管,其中 1 管作阳性对照)与真菌培养基(共 4 管)。接种量为每管 1 mL,培养基用量为每管 15 mL。

3.培养

在待检样品的需-厌氧培养管中,接种预先准备的金黄色葡萄球菌阳性对照管液 1:1 000 稀释 1 mL,将需-厌氧培养管以及阳性与阴性对照管均于 30～35 ℃培养 5 天,真菌培养管与阴性对照管于 20～25 ℃培养 7 天,培养期间逐日检查是否有菌生长,如加入供试品后培养基出现混浊或沉淀,经培养后不能从外观上判断时,可取培养液转种入另一支相同的培养基中或斜面培养基上,培养 48～72 小时后,观察是否再现混浊或在斜面上有无菌落生长,并在转种时,取培养液少量,涂片染色,用显微镜观察是否有菌生长。

4.结果判定

阳性对照在 24 小时内有菌生长,阴性对照在培养期间应无菌生长,如厌氧菌及真菌培养管内均匀澄清或虽显混浊但经证明并非有菌生长,判为灭菌合格;如厌氧菌及真菌培养管中任何 1 管显混浊并证实有菌生长,应重新取样,分别同法复试 2 次,除阳性对照外,其他各管均不得有菌生长,否则判为灭菌不合格。

5.注意事项

(1)送检时间不得超过 6 小时,若样品保存于 0～4 ℃,则不得超过 24 小时。

(2)被采样本表面积＜100 cm$^2$ 取全部表面;被采样本表面积≥100 cm$^2$,取 100 cm$^2$。

(3)若消毒因子为化学消毒剂,采样液中应加入相应中和剂。

**(七)热原检验**

1.鲎试验法

本法系列用鲎试剂与细菌内毒素产生凝集反应的机制,以判断供试品中细菌内毒素的限量是否符合规定的一种方法。内毒素的量用内毒素单位(EU)表示。细菌内毒素国家标准品(以下简称 RSE)系自大肠埃希菌提取精致得到的内毒素。以细菌内毒素国际标准品为基准,经过协作标定,使其与国际标准品单位含义一致。RSE 用于标定、复核、仲裁鲎试剂灵敏度和标定细菌内毒素工作标准品(以下简称 CSE)。CSE 系经 RSE 为基准进行标定,确定其重量的相当效价。每毫微克(1 ng)CSE 的效价应不小于 2 EU,不大于 50 EU,并具备均一性和稳定性的实验数据。CSE 用于试验中鲎试剂灵敏度复核、干扰试验及设置的阳性对照。

结果判定:供试品阳性对照均应为(＋);阴性对照均应为(－)。

2.动物试验法

(1)原理:将一定剂量的供试品,在规定的时间内,观察家兔体温升高情况,以判定供试品中所含热源的限度是否符合规定。

(2)结果判定:在初探 3 只家兔中,体温升高均低于 0.6 ℃,并且 3 只家兔体温升高总数低于 1.4 ℃,警在复试的 5 只家兔中,体温升高 0.6 ℃或 0.6 ℃以上的家兔仅有 1 只,并且初试,复试合并 8 只家兔的体温升高总数为 3.5 ℃或 3.5 ℃以下,均认为供试品符合热源检查条例规定。

在初试 3 只家兔中,体温升高 0.6 ℃或 0.6 ℃以上的家兔超过 1 只,或在复试的 5 只家兔中,体温升亭 0.6 ℃或 0.6 ℃以上的家兔超过 1 只,或在初试、复合并 8 只家兔的体温升高总数超过 3.5 ℃,均认为供试品的热源检查不符合规定。

**(八)灭菌效果的物理检测**

1.压力蒸气灭菌效果的工艺监测

压力蒸气灭菌效果的工艺监测又称物理检测,包括程序监测和机械监测。其作用是检查灭菌工艺和有关技术参数、温度、压力、预真空程序等。主要提示灭菌是否按规定的条件进行,机械本身的状况是否正常。监测频率为每锅进行,将记录纸归档备查。

2.干热灭菌效果的工艺监测

干热灭菌效果的工艺监测也称物理监测或热电偶监测法,是将多个探头分别放于灭菌器各层内、中、外各点,关好柜门,将导线引出,从记录仪上观察温度上升与持续时间。若所示温度达到预定温度,则灭菌温度合格。

3.环氧乙烷气体灭菌效果的程序监测

(1)监测内容:包括预热、预湿、抽真空、通入气化环氧乙烷达到预定浓度、维持灭菌时间、清除灭菌柜内环氧乙烷气体、解析以去除灭菌物品内环氧乙烷的残留等。

(2)灭菌条件要求:浓度应达到 $800\sim1\,000$ mg/L,温度为 $55\sim60$ ℃,相对湿度为 $60\%\sim80\%$,作用 6 小时。

## 二、消毒效果的监测

### (一)空气消毒效果的监测

1.采样时间

在消毒处理后、进行医疗活动前进行采样。

2.采样方法

(1)平板暴露法:室内面积≤30 $m^2$,设内、中、外对角线 3 点,内、外点布点部位距墙壁 1 m处;室内面积>30 $m^2$,设 4 角及中央 5 点,4 角的布点部位距墙壁 1 m 处。

将普通营养琼脂平板(直径为 9 cm)放在室内各采样点处,采样高度为距地面 $80\sim150$ cm,采样时将平板盖打开,扣放于平板旁,暴露 5 分钟,盖好平板,37 ℃培养 48 小时,计数菌落数。

平板暴露法结果计算公式:

$$细菌总数(cfu/m^3)=50\,000\,N/(A\times T)$$

式中:$A$——平板面积,$cm^2$;$T$——平板暴露时间,分钟;$N$——平均菌落数,cfu。

(2)六级筛孔撞击式采样器法:采样时将采样器置于距地面 1 m 高处,面积>10 $m^2$,每增加10 $m^2$增设一点。每分钟采集空气量为 28.3 L,采样后,从采样器中取出平板加盖,置 37 ℃培养48 小时,计数菌落数。按公式计算细菌总数。

$$细菌总数(cfu/m^3)=\frac{六级采样平板上总菌数(cfu)}{28.3\,L/min\times采样时间(min)}\times1\,000$$

3.结果判定

(1)Ⅰ类区域:细菌总数≤10 $cfu/m^3$,未检出金黄色葡萄球菌、溶血性链球菌为消毒合格。

(2)Ⅱ类区域:细菌总数≤200 $cfu/m^3$,未检出金黄色葡萄球菌、溶血性链球菌为消毒合格。

(3)Ⅲ类区域:细菌总数≤500 $cfu/m^3$,未检出金黄色葡萄球菌、溶血性链球菌为消毒合格。

(4)注意事项:采样前,关闭门、窗,在无人走动的情况下,静止10分钟后进行采样。

### (二)物品和环境表面消毒效果监测

1.采样时间

在消毒处理后进行采样。

2.采样方法

用 5 cm×5 cm 的标准灭菌规格板,放在被检物体表面,采样面积≥100 $cm^2$,连续采样 4 个,用浸有含相应中和剂的无菌洗脱液的棉拭子 1 支,在规格板内横竖往返均匀涂擦各 5 次,并随之转棉拭子,剪去手接触部位后,将棉拭子投入 10 mL 含相应中和剂的无菌洗脱液试管内,立即送检。

门把手等不规则物体表面用棉拭子直接涂擦采样。

3.检测方法

(1)细菌总数检测:检测方法见细菌总数检测。小型物体表面的结果计算,用 cfu/件表示。

(2)致病菌检测:检测方法见致病菌检测。

4.结果判定

(1) Ⅰ、Ⅱ 类区域:细菌总数≤5 cfu/cm²,并未检出致病菌为消毒合格。

(2) Ⅲ 类区域细菌:总数≤10 cfu/cm²,并未检出致病菌为消毒合格。

(3) Ⅳ 类区域细菌:总数≤15 cfu/cm²,并未检出致病菌为消毒合格。

(4)母婴同室、早产儿室、婴儿室、新生儿室及儿科病房的物体表面不得检出沙门菌。

**(三)手和皮肤黏膜消毒效果监测**

1.采样时间

在消毒后立即采样。

2.采样方法

(1)手的采样:被检人五指并拢,用浸有含相应中和剂的无菌洗脱液的棉拭子在双手指屈面从指根到指端往返涂擦 2 次(一只手涂擦面积约30 cm²),并随之转动采样棉拭子,剪去操作者手接触部位,将棉拭子投入 10 mL 含相应中和剂的无菌洗脱液试管内,立即送检。

(2)皮肤黏膜采样:用 5 cm×5 cm 的标准灭菌规格板,放在被检皮肤处,用浸有含相应中和剂的无菌洗脱液的棉拭子 1 支,在规格板内横竖往返均匀涂擦各 5 次,并随之转动棉拭子,剪去手接触部位后,将棉拭子投入 10 mL 含相应中和剂的无菌洗脱液的试管内,立即送检。不规则的黏膜皮肤处可用棉拭子直接涂擦采样。

3.检测方法

细菌总数检测:将采样管在混匀器上振荡 20 秒或用力振打80 次,用无菌吸管吸取 1.0 mL待检样品接种于灭菌平皿,每一样本接种 2 个平皿,内加入已溶化的 45～48 ℃的营养琼脂15～18 mL,边倾注边摇匀,待琼脂凝固,置 36 ℃±1 ℃温箱培养48 小时,计数菌落数。

4.采样结果计算方法

$$细菌总数(cfu/cm^2) = \frac{平板上菌落数×稀释倍数}{采样面积(cm^2)}$$

5.结果判定

(1) Ⅰ、Ⅱ 类区域工作人员:细菌总数≤5 cfu/cm²,并未检出金黄色葡萄球菌、大肠埃希菌、铜绿假单孢菌为消毒合格。

(2) Ⅲ 类区域工作人员:细菌总数≤10 cfu/cm²,并未检出金黄色葡萄球菌、大肠埃希菌为消毒合格。

(3) Ⅳ 类区域工作人员:细菌总数≤15 cfu/cm²,并未检出金黄色葡萄球菌、大肠埃希菌为消毒合格。

(4)母婴同室、婴儿室、新生儿室及儿科病房的工作人员手上,不得检出沙门菌、大肠埃希菌、溶血性链球菌、金黄色葡萄球菌为消毒合格。

(5)皮肤黏膜:参照手的卫生学标准执行。

注意事项:皮肤黏膜采样处,若表面不足 5 cm×5 cm 可用相应面积的规格板采样。

**(四)使用中消毒液的监测**

1.检测方法

(1)涂抹法:用无菌吸管吸取消毒液 1.0 mL,加入 9.0 mL 含有相应中和剂的采样管内混匀,用无菌吸管吸取上述溶液 0.2 mL,滴于干燥普通琼脂平板,每份样品同时做 2 个平行样,一平板置 20 ℃培养 7 天,观察真菌生长情况,另一个平板置 35 ℃温箱培养 48 小时计数菌落数。

$$消毒液染菌量(cfu/mL)=每个平板上的菌落数×50$$

(2)倾注法:用无菌吸管吸取消毒液 1.0 mL,加入 9.0 mL 含相应中和剂的无菌生理盐水采样管中混匀,分别取 0.5 mL 放入2只灭菌平皿内,加入已熔化的 45～48 ℃的营养琼脂 15～18 mL,边倾注边摇匀,待琼脂凝固,一平板置 20 ℃培养 7 天,观察真菌生长情况;另一个平板置 36 ℃±1 ℃培养 48 小时,计数菌落数。

$$消毒液染菌量(cfu/mL)=每个平板上的菌落数×20$$

2.结果判断

消毒液染菌量≤100 cfu/mL,并未检出致病菌为合格。

3.注意事项

采样后 1 小时内检测。

**(五)餐具消毒效果监测**

1.采样时间

在消毒后、使用前进行采样。

2.采样方法

将 2.0 cm×2.5 cm 灭菌滤纸片于无菌洗脱液中浸湿均匀,贴在食具表面,经 5 分钟取下,每 10 张滤纸合为一份样本(相当于 50 cm² 采样面积),投入含 50 mL 生理盐水的 100 mL 三角烧瓶中,于 4 小时内送检。

3.检测方法

(1)细菌总数的检测:将采样管在混匀器上振荡 20 秒或用力振打 80 次,用无菌吸管吸取 1.0 mL 待检样品接种于灭菌平皿,每一样本接种 2 个平皿,内加入已溶化的 45～48 ℃的营养琼脂 15～18 mL,边倾注边摇匀,待琼脂凝固,置 36 ℃±1 ℃温箱培养 48 小时,计数菌落数。

采样结果计算方法:

$$细菌总数(cfu/cm^2)=\frac{平板上菌落数×稀释倍数}{采样面积(cm^2)}$$

(2)大肠菌群的检测:取 1 mL 采样液,加入相应的单倍或双倍乳糖胆盐发酵管内,置 37 ℃ 温箱培养 24 小时,若乳糖胆盐发酵管不产酸不产气,则可报告大肠菌群阴性。如果有疑虑则进行分离培养。

结果判定:细菌总数≤5 cfu/cm²,大肠菌群未检出。

注意事项:餐具若用化学消毒剂消毒,采样液中应加入相应中和剂。

**(六)内镜消毒效果监测**

1.采样时间

在消毒灭菌后、使用前进行采样。

2.采样方法

监测采样部位为内镜的内腔面。用无菌注射器抽取 10 mL 含相应中和剂的缓冲液,从待检内镜活检口注入,用 15 mL 无菌试管从活检出口收集,及时送检,2 小时内检测。

3.检测方法

(1)细菌总数的检测:将送检液用旋涡器充分震荡,各取 0.5 mL,加入 2 只直径 90 mm 无菌平皿,每个平皿分别加入已经熔化的 45～48 ℃营养琼脂 15～18 mL,边倾注边摇匀,待琼脂凝固,于 35 ℃培养 48 小时后计数。

(2)致病菌检测原则:将送检液用旋涡器充分震荡,取 0.2 mL 分别接种 90 mm 血平皿、中国蓝平皿和 SS 平皿,均匀涂布,35 ℃培养 48 小时,观察有无致病菌生长。

4.结果判定

(1)灭菌后内镜,未检出任何微生物为合格。

(2)消毒后的内镜,细菌总数每件≤20 cfu,并未检出致病菌为合格。

**(七)卫生洁具消毒效果监测**

1.采样时间

在消毒后、使用前进行采样。

2.采样方法

便器、尿壶等容器可用沾有含相应中和剂的无菌生理盐水的棉拭子,反复涂擦容器的内表面及内口处,剪去手接触部位后,将棉拭子投入 5 mL 无菌生理盐水试管中,立即送检。

拖把、抹布等物品可用无菌的方法剪取 1 cm×3 cm,直接投入 5 mL 含相应中和剂的无菌生理盐水中,立即送检。

3.检测方法

将采样管在混匀器上振荡 20 秒或用力振打 80 次,取采样液检测致病菌。

4.结果判定

未检出致病菌为消毒合格。

**(八)致病菌的监测**

检测原则:致病菌的检测依据污染情况进行相应指标的检测。

1.金黄色葡萄球菌检测

(1)增菌、分离:取采样液 1 mL,接种于 5 mL SCDLP 液体培养基中,于 36 ℃±1 ℃增菌 24 小时。取一接种环上述增菌液,在血平板上做划线分离,36 ℃±1 ℃培养 24 小时。

(2)观察菌落特征:在血琼脂平板上菌落形态为金黄色、圆形凸起、表面光滑、周围有溶血圈。

(3)镜检:挑取典型菌落作涂片染色镜检,镜下为革兰阳性、成葡萄状排列的球菌。

(4)生化反应:取可疑菌落作触酶、葡萄糖发酵、血浆凝固酶、甘露醇发酵、新生霉素敏感试验,均为阳性者即为金黄色葡萄球菌。

(5)甘露醇发酵试验:取上述可疑菌落接种于甘露醇培养基,于 36 ℃±1 ℃培养 24 小时,发酵甘露醇产酸者为阳性。

(6)血浆凝固试验。①玻片法:洁净玻片一端滴一滴灭菌生理盐水,另一端滴一滴血浆,用接种环挑取菌落分别与生理盐水和血浆混匀,5 分钟内观察有无固体颗粒状物,若血浆出现凝块,生理盐水均匀混浊为阳性,两者均混浊为阴性。②试管法:吸取 1∶4 新鲜血 0.5 mL,放在灭菌小试管中,再加入等量待检菌 24 小时肉汤培养物,混匀后放入 36 ℃±1 ℃孵箱中,同时以已知血浆凝固酶阳性和阴性菌肉汤培养物作对照,每30秒钟观察一次,6小时内出现凝块者为阳性。

2.乙型溶血性链球菌检测

增菌、分离:取样品1 mL,接种于1‰葡萄糖肉汤,37 ℃增菌24小时。取一接种环增菌液在血平板上做划线分离,36 ℃±1 ℃培养24小时。

(1)观察菌落特征:菌落形态为灰白色、半透明或不透明、针尖状突起、表面光滑、边缘整齐、周围有β溶血圈。

(2)镜检:挑取典型菌落作涂片染色镜检,镜下为革兰阳性、呈链状排列的球菌。

(3)生化反应:取可疑菌落做如下生化试验,如触酶阴性、链激酶试验阳性、对杆菌肽敏感者,即为乙型溶血性链球菌。

(4)链激酶试验:吸取草酸钾血浆0.2 mL(0.02 g草酸钾加5 mL人血浆混匀,经离心沉淀,吸取上清),加入0.8 mL灭菌生理盐水混匀后再加入待检菌24小时肉汤培养物0.5 mL和0.25％氯化钙0.25 mL,混匀,放入36 ℃±1 ℃水浴中,每2分钟观察一次(一般10分钟内可凝固),待血浆凝固后继续观察并记录溶化的时间,如2小时内不溶化,移入孵箱观察24小时的结果,如全部溶化为阳性;24小时仍不溶解者为阴性。

杆菌肽敏感试验:将被检菌浓菌液涂于血平板上,用灭菌镊子取含菌0.04单位杆菌肽纸片放在平板表面上,同时以已知阳性菌株作对照,于36 ℃±1 ℃ 18～24小时,有抑菌带者为阳性。

**(九)紫外线消毒效果的监测**

1.紫外线辐照计测定法

开启紫外线灯5分钟后,将测定波长为253.7 nm的紫外线辐照计探头置于被检紫外线灯下垂直距离1米的中央处,待仪表稳定后,所示数据即为该紫外线辐照计实测数据,符合要求,且化学指示物变色符合规定标准色要求的情况下,产品才可放行。

2.紫外线强度照射指示卡监测法

开启紫外线灯5分钟后,将指示卡置紫外线灯下垂直距离1 m处,有图案一面朝上,照射1分钟(紫外线照射后,图案正中光敏色块由乳白色变成不同程度的淡紫色),观察指示卡色块的颜色,将其与标准色块比较,读出照射强度。

结果判定:普通30 W直管型紫外线灯,新灯辐照强度≥90 $\mu$W/cm² 为合格;使用中紫外线灯辐照强度＞70 $\mu$W/cm² 为合格;30 W高强度紫外线新灯的辐照强度≥180 $\mu$W/cm² 为合格。

3.生物指示物监测法

将试验用染菌载体置于30 W灯管下方垂直距离1米的中心处,照射分为3个时间组,照射完毕同阳性、阴性对照分别置于5 mL PBS溶液中。在3次消毒试验中,每次试验中的阳性对照菌片,检测回收菌量应达 $5\times10^5$～$5\times10^6$ cfu/片,阴性对照无菌生长,各次试验杀灭对数值均≥3,即可判为消毒合格。

(张成程)

# 第五章 老年科护理

## 第一节 老年人低血压

### 一、疾病简介

老年人由于生理或病理原因造成血压收缩压低于 13.3 kPa(100 mmHg),那就会形成低血压,平时我们讨论的低血压大多为慢性低血压。慢性低血压据统计发病率为 4% 左右,老年人群中可高达 10%。慢性低血压一般可分为 3 类。

(1)体质性低血压,一般认为与遗传和体质瘦弱有关,多见于 20~50 岁的妇女和老年人,轻者可无如何症状,重者出现精神疲惫、头晕、头痛,甚至昏厥。夏季气温较高时更明显。

(2)直立性低血压是从卧位到坐位或直立位时,或长时间站立出现血压突然下降超 2.7 kPa(20 mmHg),并伴有明显症状。这些症状包括头昏、头晕、视力模糊、乏力、恶心、认识功能障碍、心悸、颈背部疼痛。直立性低血压与多种疾病有关,如多系统萎缩、糖尿病、帕金森病、多发性硬化病、围绝经期障碍、血液透析、手术后遗症、麻醉、降压药、利尿药、催眠药、抗精神抑郁药等,或其他如久病卧床,体质虚弱的老年人。

(3)继发性低血压是由某些疾病或药物引起的低血压,如脊髓空洞症、风湿性心脏病、降压药、抗抑郁药和慢性营养不良症、血液透析患者。

### 二、主要表现

病情轻微症状可有头晕、头痛、食欲缺乏、疲劳、脸色苍白、消化不良、晕车船等;严重症状包括直立性眩晕、四肢冷、心悸、呼吸困难、共济失调、发音含糊,甚至昏厥、需长期卧床。这些症状主要因血压下降,导致血液循环缓慢,远端毛细血管缺血,以致影响组织细胞氧气和营养的供应,二氧化碳及代谢废物的排泄。尤其影响了大脑和心脏的血液供应。长期如此使机体功能大大下降,主要危害包括视力、听力下降,诱发或加重老年性痴呆,头晕、昏厥、跌倒、骨折发生率大大增加。乏力、精神疲惫、心情压抑、忧郁等情况经常发生,影响了患者生活质量。据国外专家研究显示,低血压可能导致脑梗死和心肌梗死。直立性低血压病情严重后,可出现每当变换体位时血压迅速下降,发生晕厥,以致被迫卧床不起,另外诱发脑梗死、心肌缺血、给患者、家庭和社会带来严重问题。

### 三、治疗要点

主要治疗为积极参加体育锻炼,改善体质,增加营养,多喝水,多吃汤,每天食盐略多于常人。重者伴有明显症状,必须给予积极治疗,改善症状,提高生活质量,防止严重危害发生。近年来推出 α 受体激动剂管通,具有血管张力调节功能,可增加外周动、静脉阻力,防止下肢大量血液瘀滞,并能收缩动脉血管,达到提高血压,加大脑、心脏等重要脏器的血液供应,改善低血压的症状,如头晕、乏力、易疲劳等症状。其他药物还有麻黄碱、双氢麦角碱、氟氢可的松等,中药治疗等效果和不良反应有待进一步考察。

### 四、护理措施

(1)适当增加食盐用量,同时多饮水,较多的水分进入血液后可增加血容量,从而可提高血压。

(2)增加营养,吃些有利于调节血压的滋补品,如人参、黄芪、生脉饮等。此外,适当喝些低度酒也可提高血压。

(3)加强体育锻炼,提高机体调节功能。体育锻炼无论对高血压或低血压都有好处。

(4)为防止晕倒,老年低血压平时应注意动作不可过快过猛,从卧位或坐位起立时,动作应缓慢一点。排尿性低血压还应注意,在排尿时最好用手扶住一样较牢固的东西,以防摔倒。

(5)药物治疗,可选用米多君、哌甲酯、麻黄碱等升压药及三磷腺苷、辅酶 A、B 族维生素及维生素 C,以改善脑组织代谢功能。

### 五、保健

(1)平时养成运动的习惯,均衡的饮食,培养开朗的个性,及足够的睡眠。所以低血压的人,应过规律的生活。

(2)低血压入浴时,要小心防范突然起立而晕倒,泡温泉也尽量缩短时间。

(3)对血管扩张剂、镇静降压药等慎用。

(4)有直立性低血压的人可以穿弹性袜。夜间起床小便或早晨起床之前先宜活动四肢,或伸一下懒腰,这样活动片刻之后再慢慢起床,千万不要一醒来就猛然起床,以预防短暂性大脑缺血。也可以在站立之前,先闭合双眼,颈前屈到最大限度,而后慢慢站立起来,持续 10 秒后再走动,即可达到预防直立性低血压的目的。

(李茂英)

## 第二节　老年人冠心病

### 一、疾病概念

老年人冠状动脉性心脏病简称老年人冠心病,亦称老年人缺血性心脏病。本病可分为五种临床类型:无症状性心肌缺血型、心绞痛型、心肌梗死型、缺血性心肌病型、猝死型。其中以心绞痛及心肌梗死型较常见。

## 二、流行病学资料

冠状动脉粥样硬化性心脏病在老年人中普遍存在并随着年龄的增长进行性加重。尸解发现,50 岁以上的个体半数以上至少存在一支冠状动脉的明显狭窄,狭窄的严重程度和数量随着年龄增加。性别与心血管的关系在 65 岁以后逆转,65 岁以前,男性心血管病发病率高于女性,65 岁以后女性超过男性,半数以上的急性心肌梗死发生在 65 岁以上和女性患者。

## 三、临床表现

### (一)心绞痛的临床表现

1.症状

心绞痛以发作性胸痛为主要临床表现,疼痛的特点如下。

(1)部位:主要在胸骨体上段或中段之后,可波及心前区,常放射至左肩,或至颈、咽或下颌部。

(2)性质:胸痛常为压迫、发闷或紧锁性,也可有烧灼感,但不尖锐,不像针刺或刀扎样痛,偶伴濒死的恐惧感。发作时,患者往往不自觉地停止原来的活动,直至症状缓解。

(3)诱因:发作常由体力劳动或情绪激动所激发,饱食、寒冷、吸烟、心动过速、休克等亦可诱发。

(4)持续时间:疼痛出现后常逐步加重,然后在 3~5 分钟逐渐消失,一般在停止原来诱发症状的活动后缓解。舌下含用硝酸甘油也能在几分钟之内使之缓解。

2.体征

心绞痛发作时常见心率增快、血压升高,表情焦虑、皮肤冷或出汗,有时出现第四或第三心音奔马律。缺血发作时可有暂时性心尖部收缩期杂音。可有第二心音逆分裂或出现交替脉。部分患者可出现肺部啰音。

### (二)心肌梗死的临床表现

1.症状和体征

典型的症状为剧烈的、胸骨后压榨性或紧缩性疼痛,可放射至左臂,常伴有濒死感。这种不适类似于心绞痛,但其程度更高,持续时间更长(常大于 20 分钟),且休息和硝酸甘油不能缓解。疼痛可放射至颈、颌、背、肩、右臂和上腹部。

2.伴随症状

可包括出汗、呼吸困难、乏力、头昏、心悸、精神错乱、消化不良、恶心或呕吐。

## 四、治疗原则

### (一)心绞痛的治疗

治疗有两个主要目的,一是预防心肌梗死和猝死,改善预后;二是减轻症状和缺血发作,提高生活质量。

1.一般治疗

发作时立刻休息,一般患者在停止活动后症状即可消除。平时应尽量避免各种确知的诱发因素,如过度的体力活动、情绪激动、饱餐等,冬天注意保暖。调节饮食,特别是一次进食不宜过饱,避免油腻饮食,禁绝烟酒。调整日常生活与工作量;减轻精神负担;保持适当的体力活动,以不致发生疼痛症状为度;治疗高血压、糖尿病、贫血、甲状腺功能亢进等相关疾病。

2.药物治疗

药物治疗首先考虑预防心肌梗死和死亡,其次是缓解症状、减轻缺血及改善生活质量。

(1)抗心绞痛和抗缺血治疗:①硝酸酯类药物,这类药物能降低心肌需氧,同时增加心肌供氧,从而缓解心绞痛;②β肾上腺素受体阻滞剂,机制是阻断拟交感胺类对心率和心收缩力的刺激作用,减慢心率、降低血压,减低心肌收缩力和耗氧量,从而缓解心绞痛的发作;③钙通道阻滞剂,本类药物可抑制心肌收缩,减少心肌氧耗;扩张冠状动脉,解除冠状动脉痉挛,改善心内膜下心肌的供血;扩张周围血管,降低动脉压,减轻心脏负荷;还降低血黏度,抗血小板聚集,改善心肌的微循环。

(2)预防心肌梗死和死亡的药物治疗:①抗血小板治疗,抗血小板治疗可抑制血小板在动脉粥样硬化斑块上的聚集,防止血栓形成;②降脂药物,降脂药物在治疗冠状动脉粥样硬化中起重要作用。他汀类药物可以使动脉粥样硬化斑块消退,显著延缓病变进展,减少不良心血管事件;③血管紧张素转换酶抑制剂,ACEI能逆转左室肥厚、血管增厚,延缓动脉粥样硬化进展,能减少斑块破裂和血栓形成,另外有利于心肌供氧/氧耗平衡和心脏血流动力学,并降低交感神经活性。

**(二)心肌梗死的治疗**

1.阿司匹林和口服抗血小板治疗

除非患者有明确的阿司匹林过敏史,所有急性心肌梗死患者都应立即给予阿司匹林治疗。

2.吸氧

对所有怀疑急性心肌梗死的患者均给予鼻导管吸氧。对有严重肺水肿或心源性休克的患者应给予面罩吸氧或气管插管给氧。

3.硝酸甘油

在考虑给予再灌注治疗前,应舌下含服硝酸甘油(0.4 mg)以判断 ST 段的抬高是否为冠状动脉痉挛所致。

4.再灌注治疗

急性心肌梗死的首要治疗目标是尽快给予再灌注治疗。所有症状发生 12 小时内就诊、有 ST 段抬高或新发左束支传导阻滞的心肌梗死患者均应考虑给予再灌注治疗。

## 五、护理干预

**(一)心绞痛的护理干预**

1.活动与休息

心绞痛发作时应立即停止正在进行的活动,休息片刻即可缓解。

2.心理护理

安慰患者,解除紧张不安情绪,以减少心肌耗氧。

3.疼痛观察

评估患者疼痛的部位、性质、程度、持续时间,给予心电监护,描记疼痛发作时的心电图,严密监测生命体征变化,观察患者有无面色苍白、大汗、恶心、呕吐等。

4.用药护理

心绞痛发作时给予患者舌下含服硝酸甘油,用药后注意观察患者胸痛变化情况,如服药后 3～5 分钟仍不缓解可重复使用。用药过程中,注意观察药物不良反应,避免血压过低。

**5.减少或避免诱因**

疼痛缓解后,与患者一起分析引起心绞痛发作的诱因,如过劳、情绪激动、寒冷刺激等。注意调节饮食,禁烟酒。保持排便通畅,切忌用力排便,以免诱发心绞痛。

**(二)心肌梗死的护理干预**

**1.饮食与休息**

起病后 4～12 小时内给予流质饮食,以减轻胃扩张。随后过渡到低脂、低胆固醇清淡饮食,提倡少食多餐。发病 12 小时内应绝对卧床休息,保持环境安静,限制探视。

**2.给氧**

遵医嘱给予氧疗,以增加心肌氧的供应,减轻缺血和疼痛。

**3.心理护理**

疼痛发作时应有专人陪伴,允许患者表达内心感受,给予心理支持,鼓励患者战胜疾病的信心。将监护仪的报警声尽量调低,以免影响患者休息。

**4.止痛治疗的护理**

遵医嘱给予吗啡或哌替啶止痛,注意有无呼吸抑制等不良反应。

**5.活动**

急性期 24 小时内绝对卧床休息,若病情稳定无并发症,24 小时后可允许患者坐床边椅。指导患者进行腹式呼吸、关节被动与主动运动,逐渐过渡到床边活动。

**6.排便**

避免屏气用力排便,若出现排便困难,应立即告知医护人员,必要时应用缓泻剂或开塞露。

**7.急性期严密心电监护**

监测电解质和酸碱平衡状况,因电解质紊乱和酸碱失衡时更容易并发心律失常。准备好急救药物和抢救设备,随时准备抢救。

## 六、延续护理

延续性护理通常是指从医院到家庭的护理延续,包括经由医院制订的出院计划、转诊、患者回归家庭或社区后的持续性随访和指导。

**(一)成立延续护理管理小组**

老年冠心病患者的延续性护理团队由患者的主治医师、责任护士、临床药师等组成,保证小组成员对延续护理的积极性,并进行规范化培训。

**(二)确定延续护理的方式**

患者出院前,准确、详细记录患者的相关信息,建立随访资料档案。老年冠心病延续性护理小组旨在为老年患者提供全方面的家庭护理指导,包括用药指导、饮食指导、康复指导、运动指导、病情自我监测指导等。由小组成员在出院后 2 周之内采用电话回访的形式实施。

**(三)延续护理的主要内容**

1.心绞痛

(1)合理膳食:宜摄入低热量、低脂、低胆固醇、低盐饮食,多食蔬菜、水果和粗纤维食物如芹菜、糙米等,避免暴饮暴食,注意少量多餐。

(2)控制体重:在饮食治疗的基础上,结合运动和行为治疗等综合治疗。

(3)适当运动:运动方式以有氧运动为主,注意运动的强度和时间因病情和个体差异而不同,

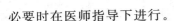

必要时在医师指导下进行。

（4）戒烟限酒。

（5）减轻精神压力：逐渐改变性急易怒的性格，保持平和的心态，可采取放松技术或与他人交流的方式缓解压力。

（6）避免诱发因素：告知患者及家属过劳、情绪激动、饱餐、寒冷刺激等都是心绞痛发作的诱因，应注意尽量避免。

（7）病情自我监测指导：教会患者及家属心绞痛发作时的缓解方法，胸痛发作时应立即停止活动或舌下含服硝酸甘油。如服用硝酸甘油不缓解或心绞痛发作比以往频繁、程度加重、疼痛时间延长，应立即到医院就诊，警惕心肌梗死的发生。

（8）用药指导：指导患者出院后遵医嘱服药，不要擅自增减药量，自我监测药物的不良反应。外出时随身携带硝酸甘油以备急需。

（9）定期复查：告知患者应遵医嘱定期到医院复查心电图、血糖、血脂等。

2.心肌梗死

除心绞痛患者延续护理内容外，还应注意以下几点。

（1）饮食调节：急性心肌梗死恢复后的所有患者均应采用饮食调节，即低饱和脂肪和低胆固醇饮食。

（2）戒烟：戒烟是心肌梗死后的二级预防的重要措施，研究表明急性心肌梗死后继续吸烟再梗死和死亡危险性增高 22％～47％，积极劝导患者戒烟，并实施戒烟计划。

（3）心理指导：心肌梗死后患者焦虑情绪多来自对今后工作能力和生活质量的担心，应予以充分理解并指导患者保持乐观、平和的心情，正确对待自己的病情。

（4）康复指导：建议患者出院后进行康复训练，适当运动可以提高患者的心理健康水平和生活质量、延长存活时间。运动中以达到患者最大心率的 60％～65％ 的低强度长期锻炼是安全有效的。运动方式包括步行、慢跑、太极拳、骑自行车、游泳、健美操等，每周运动 3～4 天，开始时每次 10～15 分钟，逐渐延长到每天 30 分钟以上，避免剧烈活动、竞技性活动、活动时间过长。个人卫生活动、家务劳动、娱乐活动等也对患者有益。

（5）用药指导：指导患者遵医嘱用药，告知药物的作用和不良反应，并教会患者自行监测脉搏，定期门诊随诊。若胸痛发作频繁、程度加重、时间延长、服用硝酸酯类药物疗效下降时，提示急性心血管事件，应及时就医。

（6）照顾者指导：心肌梗死是心脏性猝死的高危因素，应教会家属心肺复苏的基本技术以备急用。

## 七、居家护理

### （一）心绞痛的居家护理

（1）按医嘱用药治疗：告知患者药物治疗的重要性，不可随意增减药量，外出随身携带硝酸甘油等药物以备急用。硝酸甘油见光易分解，应避光保存。

（2）植入支架患者，应定时来院复诊。

（3）保持乐观的心态：保持健康的生活方式，开朗乐观的心情，避免情绪激动。

（4）改变不良生活方式：保证充足睡眠、劳逸结合。戒烟限酒。

（5）监测血压：每天监测血压两次，保持收缩压在 16.0～18.7 kPa（120～140 mmHg）。

（6）饮食指导：养成良好的饮食习惯，细嚼慢咽，避免饱餐。

（7）适当身体锻炼：运动时间选择上午10点或下午2点，运动方式为步行、慢跑、太极拳等。

（8）身体不适及时就医：因老年患者疼痛反应迟钝，居家出现牙疼、咽部发紧、胃痛、肩痛、上臂发麻等情况，应高度警惕为心绞痛的不典型表现，应及时就医。

（9）避免各种诱发因素：防止受凉和感冒，避免过劳和情绪激动、饱餐、排便用力。积极治疗高血压、高血脂、糖尿病等。

**（二）心肌梗死的居家护理**

**1.提高服药依从性**

指导患者出院后遵医嘱服药，自我检测药物的不良反应，不要擅自调整药量，随身携带硝酸甘油、速效救心丸等药物以备急用。

**2.病情自我监测，按时随诊**

监测血压、心率，不适症状，若出现心绞痛或心肌梗死症状，应及时就医。定期复查，监测心电图、血糖、血脂等结果。

**3.改变生活方式**

日常饮食保证低盐低脂，避免饱餐，戒烟限酒，控制体重，根据自身情况适度运动，以慢走、太极拳等有氧运动为主。

**4.避免诱发因素**

避免诱发因素包括：①不搬过重的物品，避免屏气用力诱发心肌梗死；②保持心情愉悦，避免情绪激动；③不在饱餐或饥饿时洗澡，水温与体温相当，洗澡时间不宜过长；④注意气候变化，随着气温变化增减衣物。

**5.家庭简易急救**

（1）心肌梗死先兆识别：如患者在家中自觉心前区剧烈、持久疼痛，向手臂或肩部放射，伴随恶心呕吐黑矇等症状，或出现胃部不适、牙痛等症状，可能为心肌梗死先兆，应引起患者及家属重视。

（2）简易应急措施：立即停止任何体力活动、平息激动情绪，拨打120，服用硝酸甘油或速效救心丸等急救药物，缓慢坐靠沙发休息，尽量减少不必要的体位变动，以减轻心肌耗氧，在救援到来之前可做深呼吸、用力咳嗽动作，效果类似于胸外按压，是有效的自救方法。

（李茂英）

# 第三节　老年人心肌病

## 一、疾病概念

老年人心肌病通常指老年人病因不能明确的心肌疾病，称特发性心肌病，主要为扩张型心肌病、肥厚型心肌病、限制型心肌病和致心律失常型心肌病。其中以扩张型心肌病和肥厚型心肌病较为常见。病因明确的或断发于全身疾病的为特异性心肌病。心肌病分类如下。

**(一)特异性心肌病**

特异性心肌病指伴有特异性心脏病或特异性系统性疾病的心肌疾病。

1.缺血性心肌病

缺血性心肌病表现为扩张型心肌病伴收缩功能损伤,而不能以冠状动脉病变或缺血损伤的范围来解释。

2.瓣膜性心肌病

瓣膜性心肌病表现为心室功能障碍而超过了其异常负荷。

3.高血压性心肌病

高血压性心肌病常表现为左心室肥大伴扩张型或限制型心肌病心力衰竭的特点。

4.炎症性心肌病

炎症性心肌病为心肌炎伴心功能不全。已知的炎症性心肌病有特异性、自身免疫性及感染性。

5.代谢性心肌病

(1)内分泌性:如甲状腺功能亢进、减退,肾上腺皮质功能不全,嗜铬细胞瘤,肢端肥大症和糖尿病。

(2)家族性累积性和浸润性疾病:如血色病、糖原累积病、Hurler 综合征、Refsum 综合征、Neimann-Pick 病、Hand-Christian 病、Fabry-Anderson 病及 Morquio-Ullrich 病。

(3)缺乏性心肌病:如钾代谢紊乱、镁缺乏症、营养障碍(如恶性营养不良、贫血、维生素 $B_1$ 缺乏症及硒缺乏症)。

(4)淀粉样变性:如原发性、继发性、家族性及遗传性心脏淀粉样变,家族性地中海热及老年性淀粉样变。

6.全身系统疾病

全身系统疾病包括结缔组织病,如系统性红斑狼疮、结节性多动脉炎、风湿性关节炎、硬皮病和皮肌炎;浸润和肉芽肿,如结节病及白血病。

7.肌营养不良

肌营养不良包括 Duchenne 肌营养不良、Becker 肌营养不良、强直性肌营养不良。

8.神经肌肉病变

神经肌肉病变包括遗传性共济失调、Noonan 综合征及着色斑病。

9.过敏及中毒反应

过敏及中毒反应包括对乙醇、儿茶酚胺、蒽环类药物、放射线等损害的反应。酒精性心肌病有可能为过量饮酒,现今尚不能确定乙醇是致病性还是条件性作用,也尚无确切的诊断标准。

10.围生期心肌病

围生期心肌病可首次在围生期发病,可能为一组不同的疾病。

**(二)特发性心肌病**

心肌病是指伴有心功能障碍的心肌疾病,可分为扩张型心肌病、肥厚型心肌病、限制型心肌病和致心律失常型心肌病。

1.扩张型心肌病

左心室或双侧心室扩张及收缩功能障碍,可以是特发性、家族性或遗传性、病毒性和/或免疫性、酒精性或中毒性,以及并发于已知的心血管疾病,但其心功能损伤程度不能以异常负荷或缺血损伤的范围来解释。组织学改变是非特异性的。临床表现通常伴有心力衰竭,且呈进行性,常有心律失常、血栓栓塞及猝死,并可发生在病程中的任何一期内。

2.肥厚型心肌病

肥厚型心肌病的特点为左心室或右心室肥厚,通常是非对称性,并侵及室间隔。典型者左心室容量正常或减低,常有收缩期压力阶差。家族性通常为常染色体显性遗传,本病由肌质网收缩蛋白基因突变所致。典型形态学改变为心肌细胞肥大和排列紊乱,周围疏松结缔组织增多。多发生心律失常及早年猝死。

3.限制型心肌病

限制型心肌病的其特点为一侧或两侧心室有限制充盈及舒张期容量减少,其收缩功能正常或接近正常,心室壁增厚,可能伴增生的间质纤维化。可以是特发性的或伴发于其他疾病(如淀粉样变性,伴或不伴嗜酸性粒细胞增多症的心内膜心肌病)。

4.致心律失常型右心室心肌病

其特点为右心室心肌进行性被纤维脂肪组织所代替,初始为局限性,逐渐发展为全右心受累,有时左心室也受累,而室间隔相对不受侵犯。多为家族性,属常染色体显性遗传及不完全性外显,有时为隐性型。表现为心律失常,常可猝死,尤其是年轻患者。

5.不定型心肌病

不定型心肌病包括不能分入任何组织的少数患者(如弹力纤维增生症,未侵及心肌,收缩功能有障碍,只有轻度扩张,线粒体受波及)。

有些疾病可表现为一型以上的心肌病(如淀粉样变、高血压)。心律失常和传导系统疾病可以为原发性心肌异常,现尚未归入心肌病内。

## 二、主要表现

### (一)扩张型心肌病

扩张型心肌病又称充血性心肌病,病理上以心肌变性、纤维化、心腔扩张为突出,其主要特征是心肌收缩功能障碍,进而发生心功能不全。患者容易合并各种心律失常及栓塞,甚或发生猝死。多有心悸、气急、胸闷、心前区憋痛不适等症状。重者出现水肿、端坐呼吸、肝大伴压痛等充血性心力衰竭的表现。

### (二)肥厚型心肌病

肥厚型心肌病以心肌非对称性肥厚、心室腔缩小为特征。可有心悸、气促、胸闷胸痛、劳力性呼吸困难等症状。重者发生头晕及晕厥。伴有流出道梗阻时,在起立时或运动中常诱发眩晕,甚至有神志丧失的表现。

### (三)限制型心肌病

限制型心肌病以心内膜纤维增生为主,致使心脏的收缩及舒张功能都受影响。以右心回流障碍、右心衰竭显著,可出现心悸、呼吸困难、水肿、颈静脉怒张、肝大及腹水等表现。

## 三、治疗要点

### (一)病因防治

积极处理各种病毒感染。

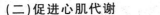

**（二）促进心肌代谢**

给予肌苷、大剂量维生素 C 和极化液等。

**（三）控制心力衰竭**

应用利尿剂及强心苷,剂量宜由小至大,逐步增加。

**（四）纠正心律失常**

根据不同类型的心律失常选抗心律失常药物。

## 四、护理措施

**（一）心理护理**

及时了解和家属的心理状态,根据存在的不同心理状态,给予相应的心理疏导,介绍有关注意事项、关心体贴询问病情,主动了解需要,用热情和蔼的态度取得他们的信任,使其解除思想顾虑和精神紧张,以最佳的精神状态接受和配合治疗。同时还应注意在情绪稳定期间及时给予保健指导,讲解出院后的饮食、休息及注意事项。

**（二）生活护理**

建立良好的护患关系,满足生活上的必要需求。饮食给予低盐、低脂、清淡易消化吸收的食物,补充适量纤维素、新鲜水果蔬菜,进食量不可过饱,以防增加心脏负担。便秘时适当口服缓泻剂,告诫切忌屏气用力,以免加重心脏的负担,诱发心肌缺血,教育在排便时呼气或含服硝酸甘油,每天按肠蠕动方向按摩腹部数次,以促进排便。

**（三）高危因素的护理**

1.晕厥的治疗和护理

晕厥是猝死的先兆,应引起临床重视。临床护理不容忽视,护士应详细询问有无晕厥发作史,了解晕厥发生的次数、每次持续的时间、与体位的关系及发作前是否有前驱症状,如面色苍白、恶心、呕吐、头晕、眼黑、出冷汗等。嘱适当卧床休息,避免剧烈活动、情绪激动,协助做好生活护理。外出检查时由专人陪送。避免因心率加快、心肌收缩加重梗阻,导致脑供血下降发生晕厥。同时,肥厚型心肌病多服用 β 受体阻滞剂普萘洛尔和钙通道拮抗剂维拉帕米等,负性肌力药物抑制心肌收缩,减轻流出道阻塞。护士要注意观察上述药物对血压和心率的不良影响,避免晕厥的发生。

2.猝死的预防及护理

肥厚型心肌病在发生猝死前往往尚未明确诊断或新近确诊而不易预知,而猝死仅为首发的临床表现。护理上应密切注意的自觉症状,注意心率和心律的变化,尤其是任何室性心律失常的发生。值班护士应熟练掌握除颤器的使用和紧急心肺复苏。对各种心电图变化、心律失常的图形能准确判断,以便尽早做好抢救准备工作,争取抢救时间。

3.心律失常的护理

评估心律失常可能引起的临床症状,如心悸、乏力、胸闷、头晕、晕厥等,注意观察和询问这些症状的程度、持续时间以及给日常生活带来的影响。定期测量心率和心律。及时进行心电监护,密切观察有无心律失常的发生。其次为高度房室传导阻滞、三束支传导阻滞。多数传导阻滞可恢复,必要时安置起搏器。护士应掌握心电图机的使用方法,在心律失常突然发作时及时描记心电图并标明日期和时间。如需持续心电监测的,应注意观察发作次数、持续时间、治疗效果等情况。必要时准备好急救药品、抢救设备,及时给予急救。教育注意劳逸结合,生活规律,保持情绪稳定,避免摄入刺激性食物,如咖啡、浓茶、烈性酒、可乐等;心动过缓应避免屏气用力动作,如用力排便等,以免因兴奋迷走神经而加重心动过缓。

4.心力衰竭的护理

尚未发生心力衰竭的要避免劳累,注意预防呼吸道感染,戒烟、酒。一旦发生心力衰竭应注意充分休息,给予低盐或无盐、高维生素易消化饮食,宜少食多餐,合理补给维生素 $B_1$ 及维生素 C,低钾适当增加蔬菜、瓜果、肉汤及橘子汁等。给予氧气吸入,严密观察患者生命体征变化、呼吸困难程度、咳嗽、咯痰情况及肺内啰音变化。遵医嘱服药,用药过程中密切观察的面色、心率、心律、血压、尿量、神志等变化,使用利尿剂时,应严格记录出入量,监测电解质变化情况,如低钾、低钠等;使用血管扩张剂要控制输液速度并监测血压,做好护理记录,延缓病情恶化。

肥厚型心肌病的进展缓慢,但如病情进展迅速或心室舒张末期血压过高则预后较差。除严格、持续合理安排活动量、坚持治疗外,还应注意保持情绪稳定,避免剧烈运动、持重、屏气动作,以减少猝死的发生。此外,对直系亲属进行超声心动图检查可及早发现病情。

## 五、保健

(1)积极治疗可能导致心肌病的原发病。

(2)根据心功能情况,适当活动,但切忌不可过累,应多休息,病情严重时应卧床休息。

(3)饮食宜清淡,有心力衰竭时应控制钠、水摄入,生活规律,避免受寒而诱发疾病加重。

(李茂英)

# 第四节　老年人慢性肺源性心脏病

## 一、疾病概念

患有多年慢性支气管炎的中老年人可并发阻塞性肺气肿,常可出现逐渐加重的呼吸困难,初时往往在活动后气短,渐至休息时也感气促,在寒冷季节常因呼吸道感染使症状加重,甚至发生发绀或呼吸衰竭。由于长期反复咳嗽使肺泡膨胀、压力增高、肺泡周围毛细血管受压而阻力加大,加重了心脏负担,久之可导致老年人慢性肺源性心脏病。

肺源性心脏病是老年常见病。简单地说就是肺源性心脏病的简称,慢性支气管炎反复发作,支气管黏膜充血、水肿,大量黏液性渗出物阻塞小气道,气道不通畅,造成肺泡间隔断裂,影响气体交换功能,就会出现肺气肿。由于支气管炎不断发作,甚至引起支气管周围炎和肺炎,炎症波及附近的肺动脉和支气管动脉,致使这些动脉的管壁增厚、管腔变得狭窄,就会引起肺动脉压力增高,进而引起右心室和右心房肥大。发展成为阻塞性肺气肿,最后导致肺源性心脏病。支气管炎→肺气肿→肺源性心脏病,这就是本病演变的 3 个阶段。

## 二、主要表现

### (一)原有肺部疾病的表现

有长期的咳嗽、咯痰、气促和哮喘等症状和肺气肿体征,如桶状胸,肺部叩诊呈高清音,肺下界下移。听诊呼吸音减弱或有干湿性啰音,心浊音界不易叩出,心音遥远,某些患者可伴有杵状指。

### (二)心脏受累的表现

肺部疾病累及心脏的过程是逐渐的长期的,早期仅为疲劳后感到心悸气短,以及肺动脉高压及右心室肥大,如肺动脉第二心音亢进。剑突下有较明显的心脏搏动。叩诊可能肺动脉及心浊音界扩大,但多数因伴有肺气肿而不易查出,随病程进展逐渐出现心悸,气急加重,或有发绀。后期可出现右心衰竭的表现,如颈静脉怒张、肝大和压痛、下肢水肿和腹水。心悸常增快,可有相对性二尖瓣关闭不全,在三尖瓣区或剑突下可闻及收缩期吹风样杂音,或心前区奔马律。

### (三)呼吸衰竭的表现

病变后期如继发感染,往往出现严重的呼吸困难、咳喘加重。白黏痰增多或吐黄绿色脓痰,发绀明显,头痛,有时烦躁不安,有时神志模糊,或嗜睡,或谵语,四肢肌肉抖动即所谓"肺性脑病";其原因是血氧减少,二氧化碳潴留中毒,酸碱平衡失调,电解质紊乱及脑组织 pH 下降等一系列内环境紊乱所致。

## 三、治疗要点

### (一)基础疾病和发病诱因的治疗

在治疗肺实质性疾病引起的肺源性心脏病时,应积极有效地控制感染。根据临床表现和痰细菌培养及药物敏感试验结果合理选用抗生素。感染细菌不明确时应使用兼顾球菌和杆菌的抗菌药物。保持呼吸道通畅,鼓励咯痰,气道局部湿化或用祛痰药排痰,应用支气管扩张药,包括 β 受体激动药、茶碱及抗胆碱药物等。合理实施氧疗,合并呼吸衰竭伴中度以上二氧化碳潴留的宜用持续性控制性给氧,以达到既能将血氧含量提高到生命安全水平,又能避免二氧化碳过度升高对呼吸的抑制。氧流量通常控制在 0.8～1.5 L/min,使氧分压调整在 6.7～8.0 kPa(50～60 mmHg);往往病情愈重,氧流量控制愈严格。若在前述治疗过程中神志状态恶化,呼吸明显抑制,咳嗽反射减弱,二氧化碳分压>10.7 kPa(80 mmHg)时,可试用呼吸兴奋药。对其效果尚有不同的看法。常用药物的疗效依次为多沙普仑、香草酸二乙胺、氨苯噻唑、巴豆丙酰胺及尼可刹米。重症呼吸衰竭经保守治疗 12～24 小时无效时,应及时实施机械通气治疗。经鼻腔插管比经口腔或气管切开有更多的优点,已被普遍应用。在治疗肺血管病引起的肺源性心脏病时,对肺血栓形成或栓塞宜应用口服抗凝药(如华法林)或肺动脉血栓摘除术治疗;活动性肺血管炎需抗炎或服用肾上腺皮质激素。

### (二)肺动脉高压的降压治疗

降低肺动脉压为一辅助治疗,常用的血管扩张药有钙通道拮抗剂(硝苯地平)、肼屈嗪、肾上腺能受体阻断药(酚苄明、酚妥拉明、妥拉唑林、哌唑嗪)、硝酸盐制剂及血管紧张素转换酶抑制剂(后者只用于缺氧性肺源性心脏病)。血管扩张药可产生某些不良反应,特别在重症,可引起低血压、低氧加重、矛盾性肺动脉压升高,甚至猝死,因此,应在密切监护下使用。

### (三)心力衰竭的治疗

与一般心力衰竭的治疗基本相同,可慎用地高辛,使用利尿药、血管扩张药和血管紧张素转换酶抑制剂(卡托普利、依那普利)等。当并存有重度呼吸衰竭时,应侧重于使呼吸通畅,注意防止过度利尿引起排痰困难。

**(四)稳定期的康复治疗**

康复治疗的目的是稳定情绪,逆转的心理和心理病理状态,并尽可能提高心肺功能和生活质量。常用的疗法如下。

1.教育

对及其家庭成员进行有关肺源性心脏病的卫生常识教育和医护指导,以调动战胜疾病的主动精神。

2.长期家庭氧疗

每天吸氧至少 15 小时,长期坚持。这不仅能降低肺动脉压力,增加心排血量,缓解症状,增强体质,改善预后,甚至可使增厚的肺血管改变逆转。

3.中药扶正固本、活血化瘀治疗

常用的药物有黄芪、党参、白术、防风、茯苓、麦冬、五味子、紫河车、丹参、当归、川芎等。

4.预防感冒、及时控制肺部感染

可用肺炎球菌疫苗和流感病毒疫苗预防肺内感染,也可试服黄芪或间歇注射核酪以提高机体的免疫功能。继发于病毒感染的呼吸道细菌感染以流感嗜血杆菌、肺炎链球菌及部分革兰阴性杆菌最为常见,因此,应及时选用对这些细菌比较敏感的抗生素进行治疗。

5.改善心肺功能

常用的药物有肾上腺能受体激动药和茶碱类药物,部分可试用皮质激素。其他尚有气功疗法、呼吸治疗及物理治疗等。

## 四、护理措施

**(一)心理护理**

因长期患病,对治疗失去信心,护士应经常与谈心,解除对疾病的忧虑和恐惧,增强与疾病斗争的信心;同时要解决实际困难,使其安心治疗。

**(二)生活护理**

心肺功能代偿良好时,可让适当参加体能锻炼,但不易过度活动,还应注意休息。当出现呼吸困难、发绀、水肿等症状加重时,心肺功能失代偿时,应绝对卧床休息或半坐卧位,抬高床头减轻呼吸困难,给低流量持续氧气吸入,生活上满足需求,做好生活护理,加强巡视病情。

**(三)基础护理**

病室保持整洁、光线充足,经常开窗,空气对流,温湿度要适当。对长期卧床应预防压疮发生,保持皮肤清洁,每 4 小时按摩受压部位或给气垫床,骨突部位给棉垫圈或气圈,每天早晚用温水擦洗臀部,经常为翻身,更换衣服。保证营养供给,做好口腔护理,防止口腔溃疡、细菌侵入,必要时用复方硼砂溶液漱口。减少院内感染,提高护理质量。

**(四)饮食指导**

肺源性心脏病是慢性疾病,应限制钠盐摄入,鼓励进高蛋白、高热量、多维生素饮食,同时忌辛辣刺激性食物,戒烟、酒,出汗多时应给钾盐类食物,不能进食者可行静脉补液,速度不宜过快,以减轻心脏负担。

**(五)控制感染**

控制呼吸道感染是治疗肺源性心脏病的重要措施。应保持呼吸道通畅,可给氧气吸入,痰多时可行雾化吸入,无力排痰者及时吸痰,协助患者翻身;按医嘱给抗生素,注意给药方法和用药时间,输液时应现用现配,以免失去疗效;做好 24 小时出入量记录,对于全身水肿,注射针眼处应压迫片刻,以防感染。用利尿剂时,需观察有无水电解质紊乱及给药效果。

**(六)密切观察病情,提高对病情的观察能力**

要认真观察神志、发绀,注意体温、脉搏、呼吸、血压及心率变化,输液速度不宜过快,一般以 20~30 滴/分为宜,以减轻心脏负担。护士夜间加强巡视,因肺源性心脏病的死亡多发生夜间 0~4 时,询问病情要详细,观察有无上消化道出血及肺性脑病的征象,警惕晚期合并弥散性血管内凝血,发现情况及时报告医师,所以护士在抢救治疗肺源性心脏病中起着重要作用。

## 五、保健

(1)严寒到来时,要及时增添衣服,尽量避免着凉,不能让自己有畏寒感,外出时更要注意穿暖。因一旦受凉,支气管黏膜血管收缩,加之肺源性心脏病免疫功能低下,很容易引起病毒和细菌感染。一般先是上呼吸道,而后蔓延至下呼吸道,引起肺炎或支气管肺炎。此外,脚的保暖对肺源性心脏病也十分重要,不可忽视。

(2)多参加一些户外活动,接触太阳光。天气晴朗时早上可到空气新鲜处如公园或树林里散散步,做一些力所能及的运动,如打太极拳、做腹式呼吸运动,以锻炼膈肌功能,并要持之以恒。出了汗及时用干毛巾擦干,并及时更换内衣。研究结果表明,长期坚持力所能及的运动,可提高机体免疫功能,能改善肺功能。运动量以不产生气促或其他不适为前提。避免到空气污浊的地方去。

(3)保持室内空气流通。早上应打开窗户,以换进新鲜空气。在卧室里烧炭火或煤火尤其是缺乏排气管时,对肺源性心脏病不利,应尽量避免。

(4)生活要有规律。每天几点钟起床,几点钟睡觉,何时进餐,何时大便,何时外出散步,都要有规律。中午最好睡睡午觉。心情要舒畅,家庭成员要和睦相处。肺源性心脏病由于长期受疾病折磨,火气难免大些,应尽量克制,不要发脾气。

(5)吸烟者要彻底戒烟,甚至不要和吸烟者一起叙谈、下棋、玩牌等,因被动吸烟对肺源性心脏病同样有害。有痰要及时咳出,以保持气道清洁。

(6)要补充营养。肺源性心脏病多有营养障碍,消瘦者较多,但又往往食欲不好。原则上应少食多餐,还可适当服一些健胃或助消化药。不宜进食太咸的食品。

(7)肺源性心脏病并发下呼吸道感染的表现往往很不典型,发热、咳嗽等症状可能不明显,有时仅表现为气促加重、痰量增多或痰颜色变浓。这都应及时到医院就诊,不要耽误。

(8)自己不要滥用强心、利尿和普萘洛尔类药物。因用药不当可加重病情,甚至发生意外。

(9)有条件者可进行家庭氧疗,这对改善缺氧,提高生活质量和延长寿命都有所裨益。

(10)为提高机体免疫功能,在严寒到来之前可肌内注射卡介苗注射液,每次 1 mL,每周 2 次,共 3 个月。这样可减少感冒和上呼吸道感染发生。

(李茂英)

# 第五节 老年人胃癌

## 一、疾病概念

老年人胃癌是我国最常见的消化道肿瘤,死亡率高。

## 二、流行病学资料

好发年龄在 50 岁以上,男女发病率之比为 2:1。危险因素如下。

### (一)饮食因素

通过不良饮食习惯和方式摄入某些致癌物质,如亚硝胺、亚硝酸盐、硝酸盐类等。

### (二)幽门螺杆菌感染

胃癌高发区成人 $Hp$ 感染率明显高于低发区。

### (三)癌前病变

癌前病变是指一些增高胃癌发病危险的良性胃病和病理改变。

### (四)遗传和基因

胃癌患者有血缘关系的亲属为癌发病率高于对照组。

## 三、临床表现与并发症

### (一)一般表现

(1)早期多数人无明显表现,少数人有恶心、呕吐或是类似溃疡病的上消化道症状。

(2)进展期疼痛与体重减轻是最常见症状。常见有较为明显的上消化道症状,如进食后饱胀感、上腹部不适,逐渐会出现上腹疼痛加剧、食欲下降、乏力、消瘦、恶心呕吐症状加重等表现。

### (二)并发症

根据肿瘤位置不同,会出现特别的临床表现:贲门胃底癌可出现胸骨后疼痛和进行性吞咽困难;幽门附近肿瘤会导致幽门梗阻表现;肿瘤破坏血管后会出现呕血、黑便等消化道出血症状;肿瘤扩展超出胃壁会出现腹部持续疼痛。

### (三)老年胃癌特点

随着老龄化社会的形成,老年胃癌患者的年龄逐渐增,老年人各脏器储备功能下降,并合并多种基础疾病,因此在术前护理时应对患者营养、皮肤、活动以及安全等情况进行全面评估。据研究显示老年胃癌患者男性居多,比例明显高于非老年组,老年胃癌常见为胃底贲门癌,临床表现上常伴有明显消瘦症状,此症状比例明显高于非老年组,并且起病比较隐匿,这与老年人储备能力及营养情况下降,痛觉减退,自觉症状轻微等特点相关。

## 四、治疗原则

以外科手术为主。

**（一）手术治疗**

**1.根据术式分类**

早期胃癌因病变淋巴结转移较少，行 D2 以下的胃切除术即可治愈。局部进展期胃癌行 D2 淋巴结清扫的胃癌根治术已被认为是标准模式。扩大的胃癌根治术适用于胃癌浸及周围组织脏器。胃癌根治术可分为开腹及腹腔镜辅助两种术式。开腹手术优点在于术野暴露更彻底，便于病灶切除、淋巴结清扫、术中止血等。腹腔镜辅助下胃癌根治术可有效减轻术后疼痛，加快术后肺功能恢复，对于老年患者，明显降低了术后出血、感染等并发症的发生率。不同的手术方式由患者病灶位置、大小、手术范围、患者病情以及术中情况而定。

**2.根据消化道重建方式**

（1）Billorth Ⅰ式吻合：为胃剩余部分与十二指肠断端缝合。

（2）Billorth Ⅱ式吻合：十二指残端闭合，而将胃的剩余部分与空肠上段吻合。

（3）病灶范围较大者行胃全切手术，术后可行食管空肠吻合，或是十二指肠食管间空肠间置手术。

**3.根据淋巴结清扫范围**

胃周围淋巴结可分为五站，根据胃癌的分化及转移程度，决定淋巴结清扫范围。第一站未全部清除者为 D0，第一站淋巴结全部清除为 D1 术，第二站淋巴结完全清除称为 D2 术，依次为 D3、D4。

**（二）姑息性胃切除术**

即原发病灶无法切除，为了减轻各种并发症引起的症状，如梗阻、穿孔、出血等。

**（三）化疗**

用于根治性手术的术前、术中和术后。晚期胃癌患者采用适量化疗，能减缓肿瘤的发展速度，改善症状。

## 五、护理干预

**（一）胃癌术前护理**

**1.评估患者营养状况**

老年胃癌患者储备能力下降，且受病变影响，出现食欲缺乏、呕吐等症状易发生水、电解质紊乱、营养缺乏等，因此术前评估患者营养情况较重要。指导患者进食清淡易消化的高营养食物，遵医嘱给予患者术前肠内或肠外营养支持。

**2.协助完善各项检查**

除一般常规检查外，胃癌患者还应进行胃镜、X 线钡餐、腹部超声、腹部增强 CT 等检查，以便更好地了解肿瘤具体情况。

**3.术前胃肠道准备**

术前一天患者进食低渣流食，并应用导泻药物进行肠道清理。导泻药物为机械性刺激肠腔使其蠕动排便，目前临床常用口服聚乙二醇电解质散导泻，以减少对患者电解质平衡的影响。但老年胃癌患者术前本身就存在营养不良、乏力等症状，频繁腹泻会增加其跌倒、体力不支等风险，还会增加术前焦虑，甚至影响睡眠质量，因此在临床常适当减少药量或用 110 mL 甘油灌肠剂代替。有研究提到也可应用肠内营养乳剂辅助给予肠道准备，效果与聚乙二醇电解质散差异不大。

**4.术前指导**

指导患者练习深呼吸、咳嗽,以进行术后肺部护理。协助患者进行床上翻身、活动,并指导患者进行规律的下肢活动,自下向上活动脚趾、脚踝,屈膝,收缩股四头肌等。

**5.皮肤护理**

因老年患者皮肤松弛,长期处于营养缺乏状态,会出现消瘦,因此在入院后应评估患者皮肤情况以及影响皮肤受损的因素,避免出现压疮。指导患者注意翻身,保持床单位清洁、干燥。

**6.心理护理**

老年癌症患者对于病情及治疗带来的心理困扰中,带有"担心"条目所占比例最高(73.9%),其次是情绪低落(55.6%)、疼痛(54.2%)、经济问题(52.3%)、害怕(49.7%)。因此术前做好心理护理对于老年癌症患者及其家属十分重要,不仅让患者了解手术大致方案,术后注意事项,还应帮助患者树立自信心,对术后生活抱有希望。可以介绍相同病例的患者相互交流,提高其对"手术"的认知。对于不知病情的患者应遵从其自身及家人的要求,给予充分安慰。

**(二)胃癌术后护理**

**1.全麻术后护理**

麻醉未清醒时取去枕平卧位,协助患者头偏向一侧。麻醉清醒后,可指导患者半坐卧位。若患者主诉恶心,通知医师,及时用药。一旦患者发生呕吐,立即清理口腔等处的呕吐物,避免误吸。严密监测患者生命体征,若发生异常,及时通知医师。老年患者既往基础疾病较复杂,常伴高血压、肺功能下降、心律不齐、带有起搏器等特殊情况,应更加关注血压、心率、血氧饱和度的变化,有条件时应使用输液泵,控制总量和速度。

**2.伤口和引流管的护理**

(1)伤口护理:术后观察伤口情况,是否包扎完好,敷料表面有无渗血,若有异常及时通知医师给予换药。告知家属购买大小合适的腹带,环绕腹部,以保护伤口,减轻患者活动时对伤口的牵拉,同时可减轻疼痛。护士应及时协助患者整理腹带,保持平整及干净,同时观察伤口敷料变化。

(2)胃管护理:术后给予患者持续有效的胃肠减压,减少胃内积气、积液。术中刺激迷走神经和膈神经,术后留置胃管刺激胃壁或胃内积气、积液等因素诱发膈肌痉挛,可导致患者出现顽固性呃逆而感到不适。保持有效胃肠减压,可缓解此症状。但胃术后负压不可过大,最好维持在$-7\sim-5$ kPa,既能保证有效引流,又能避免引流管堵塞。胃管的有效固定十分重要,脱管或任意改变胃管末端在胃中位置均会影响手术效果。因此在临床中常用特定胶布在鼻翼处蝶形螺旋固定,并在脸颊处再次固定。术后24小时后,每天低压脉冲式冲洗胃管$4\sim5$次,保持胃管通畅。冲洗同时观察患者面色变化,倾听有无不适主诉。患者翻身活动时注意避免管路打折。若胃液为血性,引流速度大于100 mL/h,则提示可能有活动性出血,指导患者卧床休息,通知医师并监测生命体征。如术后经过顺利,一般在术后$3\sim4$天可拔除胃管,拔管指征是:①肠蠕动恢复正常,肠鸣音恢复,肛门排气后;②胃肠引流液逐渐减少,24小时少于300 mL;③拔管前可行闭管试验,闭管后如无恶心、呕吐或腹胀,方可考虑拔管。

(3)引流管护理:胃癌根治术后常见引流管为十二指肠残端、吻合口等腹腔引流管。术后应评估引流管是否妥善固定,固定时采用胶带蝶形螺旋交叉固定法。老年人神志受麻醉影响较大,可能会出现谵妄、躁动等现象,必要时应给予有效约束。每天观察引流管引流情况,定时挤压引

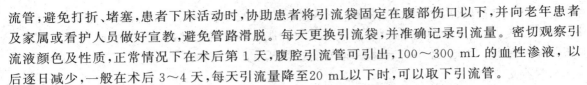

流管,避免打折、堵塞,患者下床活动时,协助患者将引流袋固定在腹部伤口以下,并向老年患者及家属或看护人员做好宣教,避免管路滑脱。每天更换引流袋,并准确记录引流量。密切观察引流液颜色及性质,正常情况下在术后第1天,腹腔引流管可引出,100～300 mL 的血性渗液,以后逐日减少,一般在术后3～4天,每天引流量降至20 mL以下时,可以取下引流管。

(4)空肠造瘘术后妥善固定好空肠造口管,并注意固定空肠造瘘管时的管口端向上,防止逆流。翻身前后检查空肠管的位置,防止造瘘管的扭曲、打折或脱出,无菌敷料覆盖,胶布固定。第一次进行空肠灌注时抬高床头,少量慢速滴入,若条件允许,可使用灌注泵,速度少于 30 mL/h。再滴入的同时,密切观察患者反应,若出现腹痛腹胀立即停止灌入。早期少量灌入能够起到刺激肠道蠕动的作用。后期营养治疗时根据患者情况调速和逐渐加量,护理原则为先少后多,先慢后快,每天灌注总量少于2 000 mL。由于肠内营养液黏稠、或粉碎不全的药物碎片黏附于管腔内而堵管,灌注前后以及每4小时应冲洗一次管道。老年人理解记忆力会随着年龄增长而减低,因此术后给予不同治疗时,应有醒目标识区分,肠内灌注与静脉滴注或微量泵入等分杆挂置。营养液温度应加热到30～35 ℃再使用,加热仪器尽量夹在输注管下端,近患侧的一侧,但要避免烫伤患者。鼓励患者早期下床活动,促进肠道蠕动。

(5)三腔喂养管应用:三腔喂养管优势在于同一根管路可分别进行胃肠减压和肠内营养灌注。共三个腔:①"A"为负压吸引腔,96 cm 长,用于胃肠减压;②"B"为小肠喂养腔,150 cm 长,用于空肠喂养;③"C"为压力调节腔,打水、打气,防止减压腔吸附到胃壁上。三腔喂养管有以下禁忌证:食管静脉曲张;食管出血;肠道吸收障碍;严重肠梗阻;急腹症。留置最长时间不超过8周。其护理与空肠造瘘管相似,每天观察管路情况,避免堵管或管路脱落。

(6)尿管护理:术后持续观察患者尿液颜色、性质、量变化,严格计入24小时尿总量,评估患者出入量是否平衡。若8小时内患者尿量少于300 mL,则应通知医师,给予对症处理。留置尿管期间每天给予患者会阴擦洗2次,并观察尿道口有无红肿、渗出脓性分泌物以及尿管压疮等。

3.疼痛护理

评估患者疼痛因素,程度,频率等,及时给予药物支持,向患者及家属宣教术后麻醉泵的使用,或遵医嘱给予止疼药物。进行日常护理时操作动作轻,尽量集中操作。保持病房环境安静,做好晨、午、晚间护理,使床单位平整干净。

4.术后活动

手术当天协助患者床上翻身,并进行有效下肢活动,如活动脚踝,屈膝,收缩股四头肌等。术后1小时后协助患者翻身,避免受压部位皮肤发生压红或破溃。提倡腹部手术后患者次日尽早下床活动,但对于老年人可根据其术前活动情况,手术时长,术中出血等因素适当延缓下床时间。第一次下床活动前,护士应进行跌倒风险评估,下床活动前遵守"起床三部曲",静卧半分钟,静坐半分钟,在护士搀扶下站立半分钟。首次下床活动时间最好不超过半小时,避免过度劳累或引发疼痛出血等意外。术后活动应遵守循序渐进原则。

5.下肢血栓的预防

老年患者普遍存在各种血管问题,一部分患者长期服用或注射一些降血脂、抗凝药物,为避免增加术中出血量,术前停止抗凝类药物的服用,并且受到术中麻醉、低温等影响,患者术后出现血栓概率增大。在术前应告知患者诱发血栓的危险因素,指导患者进行平卧时的下肢运动,评估患者掌握程度。手术当天帮助患者使用抗血栓梯度压力带(俗称预防血栓袜),并告知患者术后第三天后开始在夜间休息时脱去血栓袜。术后指导患者及家属下肢运动方法,并密切观察患者下肢皮肤温度、足背动脉搏动情况、是否发生下肢肿胀。若出现下肢麻、胀,并持续加重无缓解,应及时通知医师。术后 24 小时后遵医嘱应用抗凝、预防血栓药物。

6.营养支持

(1)肠外营养:患者长期禁食、持续胃肠减压,可能出现体液丢失,营养缺乏,水电解质失衡等情况。术后应及时给予患者补充水电解质及必需营养素。临床除葡萄糖、葡萄糖氯化钠注射液等晶体补液外,常见脂肪乳氨基酸葡萄糖混合注射液以补充营养。老年人经静脉大量补液时应注意输液速度不可过快。并评估患者心肾功能,准确记录出入量,保证出入量平衡。若患者出现尿少、主诉胸闷憋气、下肢水肿等现象及时通知医师,并减缓或暂停输液。老年胃癌患者外周血管情况较差,尽量选择粗直、弹性好的手臂血管。穿刺时应选择留置针,并给予妥善固定,密切观察穿刺点情况,避免外渗。若有条件,应选择深静脉进行输液。

(2)肠内营养:经空肠造瘘或三腔喂养管而进行肠内营养时注意管路的维护,防止脱管。灌注时注意患者有无腹痛腹胀等不适。老年患者本身胃肠蠕动功能较差,经历手术后,更应注意胃肠蠕动是否恢复,避免发生梗阻现象。传统观念认为胃肠术后患者应禁食至肛门排气后方可进食,但研究表明腹部手术后数小时就有肠蠕动,术后胃肠道麻痹仅局限于胃和结肠,术后 6～12 小时小肠就有消化、吸收功能。因此,早期进行肠内灌注可有效增强患者营养情况及免疫力。

7.并发症

(1)术后胃出血:术后从胃管可引流出暗红色或咖啡色胃液,属手术后正常现象。如果胃管内流出鲜血每小时 100 mL 以上,甚至呕血或黑便,多属吻合口活动性出血,应密切观察出血量及患者生命体征变化,必要时需要再次行手术止血。

(2)十二指肠残端破裂:表现为右上腹突发剧痛和局部明显压痛、腹肌紧张等急性弥漫性腹膜炎症状,需立即进行手术治疗,术后妥善固定引流管,持续负压吸引保持通畅,观察记录引流的性状、颜色和量。

(3)胃肠吻合口破裂或瘘:临床比较少见,多发生在术后 5～7 天,多数由于缝合不良、吻合口处张力过大、低蛋白血症、组织水肿等原因所致。一旦发生常引起严重的腹膜炎,必须立即进行手术修补。若周围组织已发生粘连,则形成局部脓肿和外瘘,应给予脓肿外引流,并加强胃肠减压,加强营养和支持疗法,促进吻合口瘘自愈,必要时再次手术。

(4)术后梗阻:按照梗阻部位可分为输入段、吻合口及输出段梗阻,表现为大量呕吐,不能进食。

(5)倾倒综合征:倾倒综合征一般表现为进食特别是进食甜的流食后,患者出现上腹部不适、心悸、乏力、出汗、头晕、恶心、呕吐,甚至虚脱,并伴有肠鸣音亢进和腹泻等。其原因是胃大部切除后丧失了幽门括约肌的约束作用,食物过快排入上段空肠,未经胃肠液充分混合、稀释而呈现高渗状态,将大量细胞外液吸入肠腔,循环血量骤减所致,也与肠腔突然膨胀,释放 5-羟色胺,刺激肠蠕动剧增等因素有关。可通过饮食调节,告知患者进食高蛋白、高脂肪、低碳水化合物的食物,少食多餐,细嚼慢咽,避免饮用过甜过热的流质食物,餐后最好能平卧 30 分钟,经过调节后,该症状可逐步减轻或不再发作。

(6)低血糖综合征:低血糖综合征多发生在进食后 2～4 小时,表现为心慌、无力、眩晕、出汗、手抖、嗜睡,严重可导致虚脱。其原因在于食物过快地进入空肠,葡萄糖被过快地吸收,血糖呈一过性增高,刺激胰腺分泌过多的胰岛素,随即引起了反应性低血糖。可通过饮食调节少食多餐,进食高蛋白、高脂肪和低碳水化合物饮食,通常在术后 6 个月至 1 年后能逐步自愈。

(7)心理护理:胃癌根治术后患者通常有过于敏感、过于关注自我、对生活缺乏乐观自信等表现,需得到医务人员及患者家属的支持与关心。术后要积极疏导患者敏感、焦虑等心理情绪,帮助其恢复对生活的信心和希望,并积极配合护理、治疗,以尽快康复出院。同时可鼓励患者多放松自己、多参加集体活动,通过愉悦自身而调整自己的心态,从而提高免疫力、尽早恢复健康。老年胃癌患者应根据患者的文化程度、对疾病的认识程度,有针对性地做好心理护理与心理疏导。可以介绍相同疾病患者相互讨论,增强患者归属感。老年人性格较易偏激、倔强,对于疾病或家人的照顾存在拒绝感,易逞强,因此在心理护理时首先要着重告知患者"可以做什么",而非"不能做什么"。

## 六、延续护理

### (一)成立延续护理小组

统一规范化培训责任护士有关患者出院指导知识,根据老年人群特点制定完善的健康教育材料。

### (二)延续护理的方式

在患者恢复期间,对其进行详细的出院指导,指导后向患者提问简单问题,评估患者对出院后注意事项掌握情况。并准确、详细记录患者相关信息,建立回访档案,根据患者不同手术方式以及出院时健康状况,在出院后 10 天进行回访,并给予相关健康宣教。

### (三)延续护理的主要内容

1.饮食指导

饮食对胃癌术后恢复尤为重要,出院前对患者进行详细的饮食指导。不仅清楚地介绍饮食种类,如清流饮食、流食、半流食等,还要列举出每种饮食大致包含哪类食物。对于一些常食用的食物要详细讲解。强调饮食原则:少食多餐,循序渐进。

2.回访

告知患者定期复诊,有异常情况随时就诊。对出院后患者,在其出院 10 天后,进行电话回访,询问恢复情况,并对患者提出的疑问进行有效解答,若发现有就诊必要,应指导患者及时就诊。

3.特殊护理

对未拆线或带有管路出院的患者,在其回科换药、拆线、拔管时,进行相应恢复时间的健康饮食宣教。对带有 PICC 出院的患者,如本地患者,告知他来院换药的流程,以及发生意外事件后首要的处理方式;如外地患者,在电话随访时询问管路情况,有无并发症或意外事件发生,再次给予管路的护理指导。

## 七、居家护理

胃癌术后患者可能会因为饮食种类及习惯的改变与周围人群产生距离感,因此在进行饮食指导时不仅要详细,还要长远为患者简单制订饮食规划。为患者举例说明正确饮食的重要性,同时指导家属养成良好的家庭饮食环境,加强患者归属感,为其建立信心。出院后若无异常情况发生,则两年内三个月复查一次,2~5 年每半年复查一次。

(李茂英)

# 第六章 妇科护理

## 第一节 痛 经

痛经是指在行经前、后或月经期出现下腹疼痛、坠胀伴腰酸及其他不适,严重影响生活和工作质量者。痛经分为原发性痛经与继发性痛经两类。前者指生殖器官无器质性病变的痛经,称功能性痛经;后者指盆腔器质性病变引起的痛经,如子宫内膜异位症等。本节仅叙述原发性痛经。

### 一、护理评估

#### (一)健康史

原发性痛经常见于青少年,多发生在有排卵的月经周期,精神紧张、恐惧、寒冷刺激及经期剧烈运动可加重疼痛。评估时需了解患者的年龄和月经史、疼痛特点及与月经的关系、伴随症状和缓解疼痛的方法等。

#### (二)身体状况

1.痛经

痛经是主要症状,多自月经来潮后开始,最早出现在月经来潮前 12 小时,月经第 1 天疼痛最剧烈,持续 2~3 天后逐渐缓解。疼痛呈痉挛性,多位于下腹正中,常放射至腰骶部、外阴与肛门,少数人的疼痛可放射至大腿内侧。可伴面色苍白、出冷汗、恶心、呕吐、腹泻、头晕、乏力等。痛经多于月经初潮后 1~2 年发病。

2.妇科检查

生殖器官无器质性病变。

#### (三)心理-社会状况

患者缺乏痛经的相关知识,担心痛经可能影响健康及婚后的生育能力,表现为情绪低落、烦躁、焦虑;伴随着月经的疼痛,常常使患者抱怨自己是女性。

#### (四)辅助检查

B 超检查生殖器官有无器质性病变。

**（五）处理要点**

以解痉、镇痛等对症治疗为主，并注意对患者的心理治疗。

## 二、护理问题

**（一）急性疼痛**

与经期宫缩有关。

**（二）焦虑**

与反复疼痛及缺乏相关知识有关。

## 三、护理措施

**（一）一般护理**

（1）下腹部局部可用热水袋热敷。

（2）鼓励患者多饮热茶、热汤。

（3）注意休息，避免紧张。

**（二）病情观察**

（1）观察疼痛的发生时间、性质、程度。

（2）观察疼痛时的伴随症状，如恶心、呕吐、腹泻。

（3）了解引起疼痛的精神因素。

**（三）用药护理**

遵医嘱给予解痉、镇痛药，常用药物有前列腺素合成酶抑制剂如吲哚美辛（消炎痛）、布洛芬等，亦可选用避孕药或中药治疗。

**（四）心理护理**

讲解有关痛经的知识及缓解疼痛的方法，使患者了解经期下腹坠胀、腰酸、头痛等轻度不适是生理反应。原发性痛经不影响生育，生育后痛经可缓解或消失，从而消除患者紧张、焦虑的情绪。

**（五）健康指导**

进行经期保健的教育，包括注意经期清洁卫生，保持精神愉快，加强经期保护，避免剧烈运动及过度劳累，防寒保暖等。疼痛难忍时一般选择非麻醉性镇痛药治疗。

（郑海英）

# 第二节　闭　　经

闭经是妇科常见症状，分为原发性闭经和继发性闭经两类。原发性闭经指年龄超过16岁，第二性征已发育，或年龄超过14岁，第二性征尚未发育，且无月经来潮者；继发性闭经指正常月经建立后，因病理性原因月经停止6个月，或按自身原来月经周期计算停经3个周期以上者。青春期以前、妊娠期、哺乳期以及绝经后的无月经均属生理现象。

## 一、护理评估

### (一)健康史

原发性闭经较少见,常由于遗传性因素或先天性发育缺陷所致,评估时应注意患者生殖器官和第二性征发育情况及家族史。继发性闭经发病率高,病因复杂,评估时应详细询问患者月经史,已婚者应注意有无产后大出血、不孕及流产史。根据控制正常月经周期的四个环节,按病变部位将闭经分为下丘脑性闭经、垂体性闭经、卵巢性闭经及子宫性闭经。

1.下丘脑性闭经

最常见,以功能性原因为主。

(1)精神因素:精神创伤、紧张忧虑、环境改变、过度劳累、盼子心切或畏惧妊娠等可使内分泌调节功能紊乱而发生闭经。闭经多为一时性,可自行恢复。

(2)剧烈运动、体重下降和神经性厌食:均可诱发闭经。因初潮发生和月经维持有赖于一定比例(17%~20%)的机体脂肪,中枢神经对体重下降极为敏感。

(3)药物:一般在停药后 3~6 个月月经恢复。

2.垂体性闭经

垂体器质性病变或功能失调可影响卵巢功能而引起闭经。

(1)垂体梗死:常见于产后出血使垂体缺血坏死,出现闭经、性欲减退、毛发脱落、第二性征衰退等希恩综合征。

(2)垂体肿瘤:可见于闭经溢乳综合征。

3.卵巢性闭经

因性激素水平低落,子宫内膜不发生周期性变化而导致闭经。

(1)卵巢功能早衰:40 岁前绝经者称卵巢功能早衰,常伴有围绝经期综合征的表现。

(2)卵巢功能性肿瘤、卵巢切除或组织破坏。

(3)多囊卵巢综合征:表现为闭经、不孕、多毛、肥胖、双侧卵巢增大。

4.子宫性闭经

月经调节功能及第二性征发育正常,但子宫内膜受到破坏或对卵巢激素不能产生正常的反应而引起闭经。

(1)先天性子宫发育不良或子宫切除术后者。

(2)子宫内膜损伤:子宫腔放射治疗后、结核性子宫内膜炎、子宫腔粘连综合征,后者因人工流产刮宫过度,使子宫内膜损伤粘连而无月经产生。

5.其他内分泌功能异常

甲状腺功能减退或亢进、肾上腺皮质功能亢进、糖尿病等可引起闭经。

### (二)身体状况

了解患者的闭经类型、时间及伴随症状。注意观察患者精神状态、智力发育、营养与健康状况;检查全身发育状况,测量身高、体重、四肢与躯干比例;第二性征如音调、毛发分布、乳房发育状况,挤压乳腺有无乳汁分泌;妇科检查生殖器官有无发育异常和肿瘤等。

### (三)心理-社会状况

患者担心闭经对自己的健康、性生活及生育能力有影响,病程过长及治疗效果不佳会加重患者及其家属的心理压力,产生情绪低落、焦虑,反过来又加重闭经。

**(四)辅助检查**

1.子宫功能检查

(1)诊断性刮宫:适用于已婚妇女,必要时可在宫腔镜直视下检查。

(2)子宫输卵管碘油造影:了解子宫腔及输卵管情况。

(3)药物撤退试验:①孕激素试验可评估内源性雌激素水平;②雌、孕激素序贯疗法。

2.卵巢功能检查

通过B超检查、基础体温测定、宫颈黏液结晶检查、阴道脱落细胞检查、血清激素测定、诊断性刮宫,了解排卵情况及体内性激素水平。

3.垂体功能检查

如垂体兴奋试验等。

4.其他检查

B超检查、染色体检查及内分泌检查等。

**(五)处理要点**

(1)全身治疗:积极治疗全身性疾病,增强体质,加强营养,保持正常体重。

(2)心理治疗:精神因素所致闭经,应行心理疏导。

(3)病因治疗:子宫腔粘连、先天畸形、卵巢及垂体肿瘤等采取相应手术治疗。

(4)性激素替代疗法:根据病变部位及病因,给予相应激素治疗,常用雌激素替代疗法,雌、孕激素序贯疗法和雌、孕激素合并疗法。

(5)诱发排卵:常用氯米芬、HCG。

## 二、护理问题

**(一)焦虑**

与担心闭经对健康、性生活及生育的影响有关。

**(二)功能障碍性悲哀**

与长期闭经及治疗效果不佳,担心丧失女性形象有关。

## 三、护理措施

**(一)一般护理**

1.鼓励患者增加营养

营养不良引起的闭经者,应供给足够的营养。

2.保证睡眠

工作紧张引起的闭经者,鼓励患者加强锻炼,增强体质,注意劳逸结合。如为肥胖引起的闭经,指导患者进低热量饮食,但需要富有维生素和矿物质,嘱咐患者适当增加运动量。

**(二)病情观察**

(1)观察患者情绪变化,有无引起闭经的精神因素,如工作、家庭、生活等情况。

(2)对有人工流产、剖宫产史的闭经患者,应监测阴道流血情况及月经变化。

(3)注意患者体重增加或减少的数据和时间,与闭经前、后的关系。

(4)观察患者甲状腺有无肿大、有无糖尿病症状。

**（三）用药护理**

指导患者合理使用性激素，说明性激素的作用、不良反应、用药方法及注意事项。

**（四）心理护理**

讲解月经的生理知识，使患者了解闭经与女性特征、生育及健康的关系，减轻心理压力，避免闭经加重。对原发性闭经者，特别是生殖器官畸形者进行心理疏导，保持心情舒畅，正确对待疾病，提高对自我形象的认识。

**（五）健康指导**

（1）告知患者要耐心坚持规范治疗，在医师的指导下接受全身系统检查。

（2）短期治疗效果可能不明显，要有心理准备，不要放弃治疗，树立战胜疾病的信心。

（郑海英）

# 第三节　功能失调性子宫出血

功能失调性子宫出血（dysfunctional uterine bleeding，DUB）简称功血，为妇科常见病。它是由于调节生殖系统的神经内分泌机制失常引起的异常子宫出血，而全身及内、外生殖器官无器质性病变存在。常表现为月经周期长短不一、经期延长、经量过多或不规则阴道出血。功血可分为排卵性功血和无排卵性功血两类，约85%病例属无排卵性功血。功血可发生于月经初潮至绝经期间的任何年龄，约50%患者发生于绝经前期，育龄期约占30%，青春期约占20%。

## 一、护理评估

**（一）健康史**

1.无排卵性功血

（1）青春期：与下丘脑-垂体-卵巢轴调节功能未健全有关，过度劳累、精神紧张、恐惧、忧伤、环境及气候改变等应激刺激，及肥胖、营养不良等因素易导致下丘脑-垂体-卵巢轴调节功能紊乱，卵巢不能排卵。

（2）绝经过渡期：因卵巢功能衰退，卵巢对促性腺激素敏感性降低，卵泡在发育过程中因退行性变而不能排卵。

（3）生育期：可因内、外环境改变，如劳累、应激、流产、手术或疾病等引起短暂无排卵。亦可因肥胖、多囊卵巢综合征、高泌乳素血症等因素长期存在，引起持续无排卵。

2.排卵性功血

黄体功能不足原因在于神经内分泌调节功能紊乱，导致卵泡期卵泡刺激素（FSH）缺乏，卵泡发育缓慢，雌激素分泌减少，正反馈作用不足，黄体生成素（LH）峰值不高，使黄体发育不全、功能不足。子宫内膜不规则脱落者，由于下丘脑-垂体-卵巢轴调节功能紊乱或黄体机制异常引起萎缩过程延长。

评估时注意了解患者的发病年龄、月经史、婚育史及发病诱因，有无性激素治疗不当及全身性出血性疾病史。

**(二)身体状况**

1.月经紊乱

(1)无排卵性功血:最常见的症状是子宫不规则性出血,特点是月经周期紊乱,经期长短不一,经量多少不定。可先有数周或数月停经,然后阴道流血,量较多,持续 2～3 周或更长时间,不易自止,无腹痛或其他不适。

(2)排卵性功血:黄体功能不足者月经周期缩短,月经频发(月经周期短于 21 天),不易受孕或怀孕早期易流产;子宫内膜不规则脱落者月经周期正常,但经期延长,长达 9～10 天,多发生于产后或流产后。

2.贫血

因出血多或时间长,患者出现头晕、乏力、面色苍白等贫血征象。

3.体格检查

体格检查包括全身检查和妇科检查,排除全身性疾病及生殖器官器质性病变。

**(三)心理-社会状况**

青春期患者常因害羞而影响及时诊治,生育期患者担心影响生育而焦虑,围绝经期患者因治疗效果不佳或怀疑为恶性肿瘤而焦虑、紧张、恐惧。

**(四)辅助检查**

1.诊断性刮宫

诊断性刮宫可了解子宫内膜反应、子宫内膜病变、达到止血的目的。不规则流血者可随时刮宫,用以止血。确定有无排卵或黄体功能,于月经前一天或者月经来潮 6 小时内做诊断性刮宫,无排卵性功血的子宫内膜呈增生期改变,黄体功能不足显示子宫内膜分泌不良。子宫内膜不规则脱落,于月经周期第 5～6 天进行诊断性刮宫,增生期与分泌期子宫内膜共存。

2.B 超检查

了解子宫内膜厚度及生殖器官有无器质性改变。

3.血常规及凝血功能检查

了解有无贫血、感染及凝血功能障碍。

4.宫腔镜检查

直接观察子宫内膜,选择病变区进行活组织检查。

5.卵巢功能检查

判断卵巢有无排卵或黄体功能。

**(五)处理要点**

1.无排卵性功血

青春期和生育期患者以止血、调整周期、促排卵为原则。围绝经期患者以止血、防止子宫内膜癌变为原则。

2.排卵性功血

黄体功能不足的治疗原则是促进卵泡发育,刺激黄体功能及黄体功能替代,分别应用氯米芬、人绒毛膜促性腺激素(HCG)和孕酮;子宫内膜不规则脱落的治疗原则是促使黄体及时萎缩,子宫内膜及时完整脱落,常用药物有孕激素和 HCG。

## 二、护理问题

### (一)潜在并发症
贫血。

### (二)知识缺乏
缺乏性激素治疗的知识。

### (三)有感染的危险
与经期延长、机体抵抗力下降有关。

### (四)焦虑
与性激素使用及药物不良反应有关。

## 三、护理措施

### (一)一般护理
患者体质往往较差,应加强营养,改善全身情况,可补充铁剂、维生素 C 和蛋白质。成人体内大约每 100 mL 血中含 50 mg 铁,行经期妇女,每天从食物中吸收铁 0.7~2.0 mg,经量多者应额外补充铁。向患者推荐含铁较多的食物如猪肝、胡萝卜、葡萄干等。按照患者的饮食习惯,为患者制订适合个人的饮食计划,保证患者获得足够的营养。

### (二)病情观察
观察并记录患者的生命体征、出量及入量,嘱患者保留出血期间使用的会阴垫及内裤,以便更准确地估计出血量,出血较多者,督促其卧床休息,避免过度疲劳和剧烈活动,贫血严重者,遵医嘱做好配血、输血、止血措施,执行治疗方案,维持患者正常血容量。

### (三)对症护理
1.无排卵性功血

(1)止血:对大量出血患者,要求在性激素治疗 8 小时内见效,24~48 小时内出血基本停止,若 96 小时以上仍不止血者,应考虑有器质性病变存在。

性激素止血:①雌激素。应用大剂量雌激素可迅速提高血内雌激素浓度,促使子宫内膜生长,短期内修复创面而止血,主要用于青春期功血。目前多选用妊马雌酮 2.5 mg 或己烯雌酚1~2 mg。②孕激素。适用于体内已有一定水平雌激素的患者。常用药物如甲羟孕酮或炔诺酮,用药原则同雌激素。③雄激素。拮抗雌激素、增加子宫平滑肌及子宫血管张力而减少出血,主要用于围绝经期功血患者的辅助治疗,可随时停用。④联合用药:止血效果优于单一药物,可用三合激素或口服短效避孕药,血止后逐渐减量。

刮宫术:止血及排除子宫内膜癌变,适用于年龄大于 35 岁、药物治疗无效或存在子宫内膜癌高危因素的患者。

其他止血药:卡巴洛克和酚磺乙胺可减少微血管的通透性,氨基己酸、氨甲苯酸、氨甲环酸等可抑制纤维蛋白溶酶,有减少出血量的辅助作用,但不能赖以止血。

(2)调整月经周期:一般连续用药 3 个周期。在此过程中务必积极纠正贫血,加强营养,以改善体质。①雌、孕激素序贯疗法:人工周期,通过模拟自然月经周期中卵巢的内分泌变化,将雌、孕激素序贯应用,使子宫内膜发生相应变化,引起周期性脱落。适用于青春期功血或生育期功血者,可诱发卵巢自然排卵。雌激素自月经来潮第 5 天开始用药,妊马雌酮 1.25 mg 或己烯雌酚

1 mg,每晚 1 次,连服 20 天,于服雌激素最后 10 天加用甲羟孕酮每天 10 mg,两药同时用完,停药后3～7 天出血。于出血第 5 天重复用药,一般连续使用 3 个周期。用药 2～3 个周期后,患者常能自发排卵。②雌、孕激素联合疗法:可周期性口服短效避孕药,适用于生育期功血、内源性雌激素水平较高者或绝经过渡期功血者。③后半周期疗法:于月经周期的后半周期开始(撤药性出血的第 16 天)服用甲羟孕酮,每天10 mg,连服 10 天为 1 个周期,共 3 个周期为 1 个疗程。适用于青春期或绝经过渡期功血者。

(3)促排卵:适用于育龄期功血者。常用药物如氯米芬、人绒毛膜促性腺激素(HCG)等。于月经第 5 天开始每天口服氯米芬 50 mg,连续 5 天,以促进卵泡发育。B 超监测卵泡发育接近成熟时,可大剂量肌内注射 HCG 5 000 U 以诱发排卵。青春期不提倡使用。

(4)手术治疗:以刮宫术最常用,既能明确诊断,又能迅速止血。绝经过渡期出血患者激素治疗前宜常规刮宫,最好在子宫镜下行分段诊断性刮宫,以排除子宫内细微器质性病变。对青春期功血刮宫应持慎重态度。必要时行子宫次全切除或子宫切除术。

**2.排卵性功血**

(1)黄体功能不足:药物治疗如下。①黄体功能替代疗法:自排卵后开始每天肌内注射孕酮10 mg,共 10～14 天,用以补充黄体分泌孕酮的不足。②黄体功能刺激疗法:通常应用 HCG 以促进及支持黄体功能。于基础体温上升后开始,隔天肌内注射 HCG 1 000～2 000 U,共 5 次,可使血浆孕酮明显上升,随之正常月经周期恢复。③促进卵泡发育:于月经第 5 天开始,每晚口服氯米芬 50 mg,共 5 天。

(2)子宫内膜不规则脱落:药物治疗如下。①孕激素:自排卵后第 1～2 天或下次月经前10～14 天开始,每天口服甲羟孕酮 10 mg,连续 10 天,有生育要求可肌内注射孕酮。②HCG:用法同黄体功能不足。

**3.性激素治疗的注意事项**

(1)严格遵医嘱正确用药,不得随意停服或漏服,以免使用不当引起子宫出血。

(2)药物减量必须按规定在血止后开始,每 3 天减量 1 次,每次减量不超过原剂量的 1/3,直至维持量,持续用至血止后 20 天停药。

(3)雌激素口服可能引起恶心、呕吐等胃肠道反应,可饭后或睡前服用;对存在血液高凝倾向或血栓性疾病史者禁忌使用。

(4)雄激素用量过大可能出现男性化不良反应。

**(四)预防感染**

(1)测体温、脉搏。

(2)指导患者保持会阴部清洁,出血期间禁止盆浴及性生活。

(3)注意有无腹痛等生殖器官感染征象。

(4)按医嘱使用抗生素。

**(五)心理护理**

注意情绪调节,避免过度紧张与精神刺激。特别是青春期少女,父母们不仅要关注女孩的学习状况与膳食状况,还要重视女孩的情绪变化,与其多沟通,了解其内心世界的变化,帮助其释放不良情绪,以使其保持相对稳定的精神-心理状态,避免情绪上的大起大落。

**(六)健康指导**

(1)宜清淡饮食,多食富含维生素 C 的新鲜瓜果、蔬菜。注意休息,保持心情舒畅。

（2）强调严格掌握雌激素的适应证，并合理使用，对更年期及绝经后妇女更应慎用，应用时间不宜过长，量不宜大，并应严密观察反应。

（3）月经期避免剧烈运动，禁止盆浴及性生活，保持会阴部清洁。

（郑海英）

# 第四节　围绝经期综合征

围绝经期综合征（menopausal syndrome，MPS）以往称为更年期综合征，是指妇女在绝经前、后由于卵巢功能衰退、雌激素水平波动或下降所致的以自主神经功能紊乱为主，伴有神经心理症状的一组症候群。多发生于 45～55 岁，约 2/3 的妇女出现不同程度的低雌激素血症引发的一系列症状。绝经分为自然绝经和人工绝经。自然绝经是指卵巢内卵泡生理性耗竭所致的绝经；人工绝经是指双侧卵巢经手术切除或受放射线损坏导致的绝经，后者更易发生围绝经期综合征。

## 一、护理评估

### （一）健康史

了解患者的发病年龄、职业、文化水平及性格特征，询问月经情况及生育史，有无卵巢切除或盆腔肿瘤放疗，有无心血管疾病及其他疾病病史。

### （二）身体状况

1.月经紊乱

半数以上妇女出现 2～8 年无排卵性月经，表现为月经频发、不规则子宫出血、月经稀发（月经周期超过 35 天）以至绝经，少数妇女可突然绝经。

2.雌激素下降相关征象

（1）血管舒缩症状：主要表现为潮热、出汗，是血管舒缩功能不稳定的表现，是围绝经期综合征最突出的特征性症状。潮热起自前胸，涌向头颈部，然后波及全身。在潮红的区域患者感到灼热，皮肤发红，紧接着大量出汗。持续数秒至数分钟不等。此种血管功能不稳定可历时 1 年，有时长达 5 年或更长。

（2）精神神经症状：常有焦虑、抑郁、激动、喜怒无常、脾气暴躁、记忆力下降、注意力不集中、失眠多梦等。

（3）泌尿生殖系统症状：出现阴道干燥、性交困难及老年性阴道炎，排尿困难、尿频、尿急、尿失禁及反复发作的尿路感染。

（4）心血管疾病：绝经后妇女冠状动脉粥样硬化性心脏病（简称冠心病）、高血压和脑出血的发病率及病死率逐渐增加。

（5）骨质疏松症：绝经后妇女约有 25％患骨质疏松症、腰酸背痛、腿抽搐、肌肉关节疼痛等。

3.体格检查

全身检查注意血压、精神状态、皮肤、毛发、乳房改变及心脏功能，妇科检查注意生殖器官有无萎缩、炎症及张力性尿失禁。

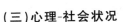

**（三）心理-社会状况**

因家庭和社会环境的变化或绝经前曾有精神状态不稳定等，更易引起患者心情不畅、忧虑、多疑、孤独等。

**（四）辅助检查**

根据患者的具体情况不同，可选择血常规、尿常规、心电图及血脂检查、B超、宫颈刮片及诊断性刮宫等。

**（五）处理要点**

1.一般治疗

加强心理治疗及体育锻炼，补充钙剂，必要时选用镇静剂、谷维素。

2.激素替代疗法

补充雌激素是关键，可改善症状、提高生活质量。

## 二、护理问题

**（一）自我形象紊乱**

与对疾病不正确认识及精神神经症状有关。

**（二）知识缺乏**

缺乏性激素治疗相关知识。

## 三、护理措施

**（一）一般护理**

改善饮食，摄入高蛋白质、高维生素、高钙饮食，必要时可补充钙剂，能延缓骨质疏松症的发生，达到抗衰老效果。

**（二）病情观察**

（1）观察月经改变情况，注意经量、周期、经期有无异常。

（2）观察面部潮红时间和程度。

（3）观察血压波动、心悸、胸闷及情绪变化。

（4）观察骨质疏松症的影响，如关节酸痛、行动不便等。

（5）观察情绪变化，如情绪不稳定、易怒、易激动、多言多语、记忆力降低。

**（三）用药护理**

指导应用性激素。

1.适应证

主要用于治疗雌激素缺乏所致的潮热多汗、精神症状、老年性阴道炎、尿路感染，预防存在高危因素的心血管疾病、骨质疏松症等。

2.药物选择及用法

在医师指导下使用，尽量选用天然性激素，剂量个体化，以最小有效量为佳。

3.禁忌证

原因不明的子宫出血、肝胆疾病、血栓性静脉炎及乳腺癌等。

4.注意事项

（1）雌激素剂量过大可引起乳房胀痛、白带多、头痛、水肿、色素沉着、体重增加等，可酌情减量或改用雌三醇。

（2）用药期间可能发生异常子宫出血，多为突破性出血，但应排除子宫内膜癌。

（3）较长时间的口服用药可能影响肝功能，应定期复查肝功能。

（4）单一雌激素长期应用，可使子宫内膜癌危险性增加，雌、孕激素联合用药能够降低风险。坚持体育锻炼，多参加社会活动；定期健康体检，积极防治围绝经期妇女常见病。

**（四）心理护理**

使患者及其家属了解围绝经期是必然的生理过程，介绍减轻压力的方法，改变患者的认知、情绪和行为，使其正确评价自己。

**（五）健康指导**

（1）向围绝经期妇女及其家属介绍绝经是一个生理过程，绝经发生的原因及绝经前、后身体将发生的变化，帮助患者消除因绝经变化产生的恐惧心理，并对将发生的变化做好心理准备。

（2）介绍绝经前、后减轻症状的方法，适当地摄取钙质和维生素 D；坚持锻炼如散步、骑自行车等。合理安排工作，注意劳逸结合。

（3）定期普查，更年期妇女最好半年至一年进行 1 次体格检查，包括妇科检查和防癌检查，有选择地做内分泌检查。

（4）绝经前行双侧卵巢切除术者，宜适时补充雌激素。

**（郑海英）**

# 第五节　外阴和阴道创伤

外阴、阴道部位置虽较隐蔽，但创伤并不少见。此处组织薄弱、神经敏感、血管丰富，受伤后损害重，较疼痛。解剖上前为尿道口，后为肛门，易继发感染，使病情复杂化。

## 一、护理评估

**（一）健康史**

1.病因评估

（1）分娩：分娩是导致外阴、阴道创伤的主要原因。

（2）外伤：如骑跨在自行车架上或自高处跌落骑跨于硬物上，外阴骤然触于锐器上，创伤有时可伤及阴道，甚至穿过阴道损伤尿道、膀胱或直肠。

（3）幼女受到强暴所致软组织受损。

（4）初次性交可使处女膜破裂：绝大多数可自行愈合，偶可见裂口延至小阴唇、阴道或伤及穹隆，引起大量阴道流血。

2.身心状况

（1）症状：疼痛为主要症状，程度可轻可重，患者常坐卧不安，行走困难，随着局部肿块的逐渐增大，疼痛也越来越严重，甚至出现疼痛性休克；水肿或血肿导致局部肿胀，也是常见症状；少量或大量血液自阴道或外阴创伤处流出。

（2）体征：患者出血多，可出现脉搏快、血压低等出血性休克或贫血的体征。妇科检查外阴肿

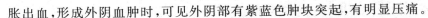

胀出血,形成外阴血肿时,可见外阴部有紫蓝色肿块突起,有明显压痛。

（3）心理-社会状况：由于是意外事件,且创伤又涉及女性最隐蔽部位,患者及家属常表现出明显的忧虑和担心。

## 二、辅助检查

出血多者红细胞计数及血红蛋白值下降,合并感染者,可见白细胞计数增高。

## 三、护理诊断及合作性问题

### （一）疼痛
疼痛与外阴、阴道的创伤有关。

### （二）恐惧
恐惧与突发创伤事件,担心预后对自身的影响有关。

### （三）感染
感染与伤口受到污染,未得到及时治疗有关。

## 四、护理目标

（1）患者疼痛缓解,舒适感增加。

（2）患者无感染发生或感染被及时发现和控制,体温、血象正常。

## 五、护理措施

### （一）一般护理
患者平卧、给氧。做好血常规检查,建立静脉通道,配血,必要时输血。

### （二）心理护理
对患者及家属表示理解,护士应使用亲切温和的语言给予安慰,鼓励他们面对现实,积极配合治疗。

### （三）病情监测
密切观察患者生命体征及尿量变化,并准确记录;严密观察患者血肿的大小及其变化,有无活动性出血;术后观察患者阴道及外阴伤口有无出血,有无进行性疼痛加剧或阴道、肛门坠胀等再次血肿的症状。

### （四）治疗护理
1.治疗原则

根据不同情况,给予相应处理,原则是止痛、止血、抗休克和抗感染。

2.治疗配合

（1）预防和纠正休克：立即建立静脉通道,做好输血、输液准备,遵医嘱及时给予患者止血药、镇静药、镇痛药;做好手术准备。

（2）配合护理：对损伤程度轻,血肿小于 5 cm 的患者,采取正确的体位,避免血肿受压;及时给予患者止血、止痛药;24 小时内可冷敷,降低局部神经敏感性和血流速度,有利于减轻患者的疼痛和不适;还可以用丁字带、棉垫加压包扎,预防血肿扩散。24 小时后热敷或外阴部烤灯,促进血肿或水肿的吸收。保持外阴清洁,每天外阴冲洗 3 次,大小便后立即擦洗。血肿较大者,需手术切开血肿行血管结扎术后消炎抗感染。

（3）术前准备：需要急诊手术的应进行皮肤、肠道的准备。

（4）术后护理：术后常需外阴加压包扎或阴道填塞纱条，患者疼痛较重，应积极止痛。外阴包扎松解或阴道纱条取出后，注意观察患者阴道及外阴伤口有无再次血肿的症状。保持外阴清洁，遵医嘱给予抗生素预防感染。

**（五）健康指导**

减少会阴部剧烈活动，避免疼痛；合理膳食；保持心情平静。保持局部清洁、干燥；遵医嘱用药；发现异常，及时就诊。

**（六）护理评价**

评价护理目标是否达到，护理措施的实施情况，健康指导是否落实到位，有无新的护理问题出现。

（郑海英）

# 第六节　外　阴　炎

## 一、非特异性外阴炎

非特异性外阴炎是由物理、化学因素而非病原体所致的外阴皮肤或黏膜的炎症。

**（一）临床表现**

1.症状

外阴皮肤瘙痒、疼痛、烧灼感，于活动、性交、排尿、排便时加重。

2.体征

妇科检查见局部充血、肿胀、糜烂，常有抓痕，严重者形成溃疡或湿疹。慢性炎症可使皮肤增厚、粗糙、皲裂，甚至苔藓样变。

**（二）辅助检查**

血糖或尿糖检查：炎症反复发作及年龄较大者应行血糖或尿糖检查，有增高表现。

**（三）评估与观察要点**

1.健康史

询问患者就诊的原因，评估有无诱发因素，如白带增多、大小便刺激皮肤、经期使用透气性差的卫生巾、穿紧身化纤内裤等；评估患者是否同时罹患其他疾病，如尿瘘、粪瘘、糖尿病等；了解患者有无可能导致尿瘘、粪瘘的外科手术史等。

2.观察要点

观察局部外阴皮肤有无红肿、抓痕、溃疡、粗糙，询问患者有无外阴瘙痒、疼痛或烧灼感。

3.心理-社会状况

了解患者对症状的反应，有无烦躁不安、焦虑等心理。

**(四)护理措施**

**1.心理护理**

患者常因外阴瘙痒、疼痛或烧灼感而影响其工作、生活、睡眠,从而常常出现明显的焦虑和烦躁不安,应对患者进行心理疏导,安慰患者,向其解释疾病相关知识及治疗护理方法,鼓励其积极配合治疗并参与护理,增强其战胜疾病的信心。

**2.一般护理**

(1)积极寻找病因并去除:糖尿病患者应及时治疗糖尿病,有效控制血糖水平;尿瘘和粪瘘患者应及时行修补术,去除局部刺激;保持会阴清洁、干燥,避免性生活,尽量避免搔抓,以防皮肤溃破导致继发感染。

(2)坐浴和止痒:教会患者坐浴的方法和相关知识,包括液体的配制(用 0.1% 聚维酮碘液或 1:5 000 高锰酸钾液)、温度(41～43 ℃)、坐浴时间(每天两次,每次 15～30 分钟)及注意事项(月经期和产后或流产后 7～10 天内禁止坐浴,坐浴时要使会阴部全部浸没于坐浴液中)。坐浴后局部可涂抹止痒药膏止痒。

(3)饮食护理:减少辛辣食物摄入。

**(五)健康指导**

**1.疾病知识指导**

外阴溃破者要预防继发感染,使用柔软无菌会阴垫,减少摩擦和混合感染的机会。及时去除诱因,及时治疗阴道炎和糖尿病等。

**2.生活指导**

指导患者注意性生活卫生和个人卫生,勤换内裤,宜穿纯棉透气内裤,不宜穿化纤内裤和紧身衣。保持外阴清洁、干燥,勿用刺激性药物或擦洗外阴,勿搔抓局部皮肤。做好经期、孕期、分娩期、产褥期卫生,每天清洗外阴,更换内裤。建立健康的饮食习惯,少进辛辣食物,勿饮酒。

**3.延续性护理**

建立患者健康档案,使患者明确随访的时间、目的及联系方式。

## 二、前庭大腺炎(前庭大腺脓肿)

前庭大腺炎是指病原体侵入前庭大腺引起的炎症。

**(一)临床表现**

炎症多发生于一侧。初起时局部肿胀、疼痛、灼热感,行走不便,有时会致大小便困难。检查见局部皮肤红肿、发热、压痛明显,患侧前庭大腺开口处有时可见白色小点。当脓肿形成时,可触及波动感,脓肿直径可达 3～6 cm,患者出现发热等全身症状,腹股沟淋巴结增大。当脓肿内压力增大时,表面皮肤变薄,脓肿自行破溃,若破孔大,可自行引流,炎症较快消退而痊愈,若破孔小,引流不畅,则炎症持续不消退,并可反复急性发作。

**(二)辅助检查**

**1.病原体检查**

取前庭大腺开口处分泌物行涂片检查,或行细菌培养和药敏试验。

**2.血常规和 C 反应蛋白**

白细胞和 C 反应蛋白有无升高。

**（三）评估与观察要点**

1.健康史

询问有无诱因,有无白带增多、大便刺激皮肤等;询问性伴侣的健康情况。

2.观察要点

观察局部包块大小、是否有波动感、局部有无红肿、溃破,有无腹股沟淋巴结肿大,体温有无升高,观察患者行走步态,有无行走受限,评估局部疼痛情况等。

3.心理-社会状况

了解患者对症状的反应,有无烦躁不安、焦虑等心理。

**（四）护理措施**

1.心理护理

患者常因外阴局部剧烈疼痛影响其工作、生活、睡眠而常常出现明显的焦虑,应对其进行心理疏导,安慰患者,解释疾病的原因、治疗护理方法及预防措施,鼓励其积极配合治疗并参与护理,增强其战胜疾病的信心。理解患者急切的求医心理,耐心解答患者的疑问。

2.一般护理

（1）急性期应卧床休息,保持局部清洁、干燥,禁止搔抓、热水烫洗及涂刺激性药物。

（2）遵医嘱给予抗生素及止痛药,并观察疗效和有无不良反应。

3.手术护理

（1）术前护理:①告知手术的目的、意义及注意事项。②认真评估患者的心理状态,给予相应的心理护理。③坐浴,清洗外阴,做好手术区皮肤准备。

（2）术后护理:①卧床休息。②密切观察术后伤口有无出血、红肿等,动态评估患者疼痛情况和体温变化。③脓肿切开术后局部放置引流条引流,每天需更换引流条;用碘伏擦洗外阴,每天两次;伤口愈合后,使用1:8 000呋喃西林液行坐浴,每天两次。

**（五）健康指导**

1.疾病知识指导

脓肿溃破者要使用柔软无菌会阴垫,减少摩擦和混合感染的机会。

2.生活指导

指导患者注意性生活卫生和个人卫生,经期和产褥期禁止性交,月经期使用消毒、透气好的卫生巾并勤更换。保持外阴清洁、干燥,做好经期、孕期、分娩期、产褥期卫生,每天清洗外阴,更换内裤,不宜穿化纤内裤和紧身衣。

3.延续性护理

建立患者健康档案,使患者明确随访的时间、目的及联系方式。

（郑海英）

# 第七节 阴 道 炎

## 一、滴虫阴道炎

滴虫阴道炎是由阴道毛滴虫引起的常见阴道炎症,也是常见的性传播疾病。

（一）临床表现

1.症状

阴道分泌物增多及外阴瘙痒,潜伏期为4～28天。滴虫阴道炎的主要症状是阴道分泌物增多,典型特点:稀薄脓性、黄绿色、泡沫状、有臭味及外阴瘙痒,间或有灼热、疼痛、性交痛等。若有其他细菌混合感染则分泌物呈脓性,可有臭味。瘙痒部位主要为阴道口及外阴,若尿道口有感染,可有尿频、尿痛,有时可见血尿。阴道毛滴虫能吞噬精子,并能阻碍乳酸生成,影响精子在阴道内存活,可致不孕。

2.体征

妇科检查时见阴道黏膜充血,严重者有散在出血斑点,甚至宫颈有出血斑点,形成"草莓宫颈"。后穹隆有多量白带,呈灰黄色、黄白色稀薄液体或黄绿色脓性分泌物。带虫者阴道黏膜常无异常改变。

（二）辅助检查

1.白带悬滴检查

最简便的方法是悬滴法,敏感性为60%～70%,具体方法如下:加温生理盐水一小滴于玻片上,于阴道侧壁取少许典型分泌物混于生理盐水中,立即在低倍光镜下寻找滴虫。若有滴虫,可见其呈波状运动而移动位置及增多的白细胞被推移。

2.培养法

对可疑患者,若多次悬滴法未能发现滴虫时,可送培养,准确性可达98%左右。

（三）评估与观察要点

1.健康史

询问既往阴道炎病史,发作与月经周期的关系,治疗经过,了解个人卫生习惯,分析感染途径,以及性伴侣的健康情况。

2.观察要点

评估患者有无外阴瘙痒、疼痛、灼热感及程度,观察阴道分泌物的量、色和性状,有无尿频、尿急、尿痛等泌尿系统感染的症状,对于病程长者评估有无不孕。

3.心理-社会状况

评估患者是否有治疗效果不佳致反复发作造成烦躁情绪及接受盆腔检查的顾虑,性伴侣是否愿意同时治疗。

（四）护理措施

1.心理护理

患者常因治疗效果不佳致反复发作造成的烦躁情绪及接受盆腔检查的顾虑,担心性伴侣不愿意同时治疗,应对其进行心理护理,安慰患者,解释疾病的原因、治疗护理方法及预防措施,鼓励其和性伴侣积极配合治疗并参与护理,增强其战胜疾病的信心。

2.一般护理

指导患者注意个人卫生,保持外阴清洁、干燥,勿搔抓局部皮肤。治疗期间禁止性交,勤换内裤。内裤和坐浴用物应煮沸5～10分钟消毒,以避免交叉感染和反复感染。指导患者配合检查,取分泌物前24～48小时避免性交、阴道灌洗或局部用药,取分泌物前不做双合诊,窥阴器不涂润滑剂。分泌物取出后应及时送检并注意保暖,否则滴虫活动力减弱,造成辨认困难。

3.病情观察

观察白带异常及外阴瘙痒有无好转。

4.用药护理

(1)全身用药:告知患者全身用药的方法(甲硝唑或替硝唑 2 g 单次口服或甲硝唑 0.4 g,每天两次,连服 7 天)和各种剂型的阴道用药方法,酸性药液(可用 1:5 000 高锰酸钾液或 1%乳酸或 0.5%醋酸液)冲洗阴道或坐浴后再阴道上药(甲硝唑栓 0.2 g 放入阴道,每晚一次,10 次为1 个疗程)的原则。

(2)用药注意事项:甲硝唑停药 24 小时内或替硝唑停药 72 小时内禁止饮酒(因为甲硝唑和替硝唑抑制乙醇在体内氧化而产生有毒的中间代谢物),局部用药前后注意清洁双手,孕 20 周前或哺乳期妇女禁止用药(因为甲硝唑和替硝唑可透过胎盘到达胎儿体内,可从乳汁中排泄),月经期暂停坐浴、阴道冲洗和阴道给药。

(3)观察用药不良反应:口服甲硝唑偶见胃肠道反应(如恶心、呕吐、食欲减退)、头痛、皮疹、白细胞减少等,一旦发生应报告医师并及时处理。

(4)性伴侣治疗:性伴侣应同时治疗,治疗期间禁止性交。

(5)治愈标准和停药指征:治疗后,于月经干净后查白带,连续 3 次未发现滴虫者为治愈。白带转阴后,再巩固 1~2 个疗程后可停药。

5.饮食指导

忌辛辣等刺激性食物,限烟、戒酒。

**(五)健康指导**

1.做好卫生宣传

积极开展普查普治,消灭传染源,禁止滴虫患者和带虫者进入游泳池,医院做好消毒隔离,以免交叉感染。

2.指导个人卫生

选择棉质且通透性好的内裤,勤换内裤,保持外阴清洁、干燥;勿自行阴道冲洗,便后擦拭应遵循从前到后的顺序,防止粪便污染外阴。提倡淋浴,少用盆浴,清洗个人的内裤用单独的盆具,患者的内裤和毛巾应煮沸消毒。

3.配偶同治

患者性伴侣应排除有无滴虫感染,阳性者应同时积极治疗,治疗期间禁止性交。

4.延续性护理

建立患者健康档案,使患者明确随访的时间、目的及联系方式,强调治愈标准和随访重要性。

## 二、外阴阴道假丝酵母菌病

外阴阴道假丝酵母菌病(VVC)曾称外阴阴道念珠菌阴道炎,是由假丝酵母菌引起的常见外阴阴道炎症。主要为内源性感染,假丝酵母菌为条件致病菌,除寄生在阴道外,还可寄生于口腔、肠道等部位,这 3 个部位的假丝酵母菌可相互传染,条件适宜即可引发感染,少数患者可通过性交、衣物等直接或间接传染,国外资料显示,约 75%的女性一生中至少患过一次假丝酵母菌外阴阴道炎。

**(一)临床表现**

**1.症状**

阴道分泌物增多,典型特征:白色稠厚豆渣样或凝乳状,伴外阴瘙痒、灼痛、性交痛、尿痛。尿痛特点是排尿时尿液刺激水肿的外阴及前庭而导致疼痛。

**2.体征**

妇科检查可见外阴水肿,有地图样红斑,常伴有抓痕,严重者可见皮肤皲裂,表皮脱落。阴道黏膜充血、水肿,小阴唇内侧及阴道黏膜上富有白色块状物,擦除后黏膜红肿,部分患者可见糜烂或表浅溃疡。

**(二)辅助检查**

**1.湿片检查**

取少许凝乳状阴道分泌物放在盛有 10％ KOH 或生理盐水的玻片上,混匀后在显微镜下找到芽孢和假菌丝,生理盐水的阳性检出率为 30％～50％,10％ KOH 的阳性检出率为 70％～80％。

**2.假丝酵母菌培养**

取分泌物前 24～48 小时避免阴道灌洗、局部用药或性交,取分泌物时窥阴器不涂润滑剂,分泌物取出后立即送检并注意保暖。

**3.pH 测定**

具有重要的鉴别意义,若 pH＜4.5,可能为单纯假丝酵母菌感染;若 pH＞4.5,且涂片中有大量白细胞,可能存在混合感染,尤其是细菌性阴道病的混合感染。

**(三)评估与观察要点**

**1.健康史**

询问患者末次月经,了解是否妊娠;询问发病的具体经过,过去有无类似情况,发病与月经周期的关系,治疗经过;有无诱发因素如肥胖、穿紧身化纤内裤、妊娠、糖尿病、大量应用免疫抑制剂或长期应用抗生素等。

**2.观察要点**

评估患者有无外阴瘙痒、灼痛、性交痛、尿痛及程度,观察阴道分泌物的量、色和性状,有无口腔及肠道真菌感染的相关表现,如口腔溃疡、腹泻、腹痛等,对于病程长、反复发作者评估有无不孕。

**3.心理-社会状况**

患者常因治疗效果不佳致反复发作造成烦躁情绪及接受盆腔检查的顾虑;患病对患者日常生活、工作、家庭的影响,是否存在焦虑等心理问题;患者的文化水平和接受能力,对疾病和治疗方案的了解及接受程度。

**(四)护理措施**

**1.心理护理**

鼓励患者积极配合并坚持治疗,做好解释工作,增强其战胜疾病的信心。

**2.一般护理**

指导患者自我护理,保持外阴清洁、干燥,勿搔抓局部皮肤。勤换内裤,内裤和坐浴用物应煮沸 5～10 分钟消毒,注意性卫生,以避免交叉感染和反复感染。消除诱因,如治疗糖尿病,停用广谱抗生素及免疫抑制剂等。与患者共同探讨促进睡眠的方法,改善患者的睡眠质量。

3.病情观察

观察治疗后患者的症状有无好转,睡眠有无改善。

4.用药护理

(1)坐浴或阴道冲洗:用2%～4%碳酸氢钠溶液坐浴或阴道冲洗,改善阴道内环境,抑制假丝酵母菌生长,操作时应注意温度、浓度,以防灼伤阴道皮肤。

(2)局部用药:局部用药可选用栓剂,如咪康唑栓剂(每晚200 mg,连用7天,或每晚400 mg,连用3天,或1 200 mg,单次)、克霉唑栓剂(每晚150 mg,连用7天,或每天早、晚各150 mg,连用3天,或500 mg,单次)、制霉菌素栓剂(每晚$1×10^5$ U,连用10～14天)等,指导患者正确的阴道给药方式,坐浴或阴道冲洗后放置于阴道深处效果更佳。

(3)全身用药:不能耐受局部用药、未婚妇女、不愿采用局部治疗者,可选用口服药,指导患者正确用药。常用药物:氟康唑150 mg,顿服;或伊曲康唑200 mg每天一次,共3～5天。密切观察有无药物不良反应。

(4)单纯性假丝酵母菌病治疗:可局部用药,也可全身用药。

(5)复杂性假丝酵母菌病治疗:无论局部用药或是全身用药,均应延长治疗时间。

(6)复发性假丝酵母菌病治疗:一年内发作4次以上称为复发性假丝酵母菌病,对此类患者应及时去除诱因,并检查是否合并滴虫阴道炎、细菌阴道病、艾滋病等其他感染性疾病。抗真菌治疗分为初始治疗和维持治疗,初始治疗达到真菌学阴性后开始维持治疗。在维持治疗前应做真菌培养确诊,治疗期间定期复查,检测疗效及药物不良反应,出现不良反应后应及时停药。

(7)妊娠期合并感染者:以局部用药为主,可选用克霉唑栓剂、制霉菌素栓剂等阴道给药,禁止口服唑类药物。

**(五)健康指导**

1.加强健康教育

积极治疗糖尿病,正确合理使用抗生素、雌激素,避免诱发外阴阴道假丝酵母菌病。

2.指导个人卫生

每天清洗外阴、勤换内裤,清洗个人的内裤用单独的盆具,患者的内裤和毛巾应煮沸消毒。

3.性伴侣治疗

无需对性伴侣进行常规治疗,但是患者性伴侣应排除有无假丝酵母菌感染,阳性者应同时积极治疗。性交时应使用避孕套,以防传染。

4.延续性护理

建立患者健康档案,使患者明确随访的时间、目的及联系方式,强调治愈标准和随访重要性。

# 三、细菌性阴道病

细菌性阴道病(BV)是阴道内正常菌群失调所致的一种混合性感染,但临床及病理特征无炎症改变,多发生在性活跃期的妇女。

**(一)临床表现**

1.症状

10%～40%的患者无临床症状,有症状者主要表现为阴道分泌物增多,有鱼腥臭味,性交后加重,可伴有轻度外阴瘙痒或烧灼感。

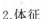

2.体征

妇科检查见阴道分泌物呈灰白色,均匀一致,稀薄,常黏附于阴道壁,黏度低,易将分泌物从阴道壁拭去,阴道黏膜无充血等炎症表现。

**(二)辅助检查**

(1)线索细胞阳性:线索细胞即阴道脱落的表层细胞,取少许阴道分泌物放于玻片上,加一滴生理盐水混合,高倍显微镜下寻找线索细胞,细菌性阴道病患者的线索细胞可达 20% 以上。

(2)胺臭味试验阳性:胺遇碱会释放腥臭味的氨气,故取少许阴道分泌物放于玻片上,加入 1~2 滴 10% KOH,会产生烂鱼肉样腥臭味。

(3)阴道分泌物 pH>4.5。

**(三)评估与观察要点**

1.健康史

询问患者有无诱因,有无白带增多及烂鱼肉样腥臭味等,了解病程及治疗情况。

2.观察要点

评估患者有无外阴瘙痒、烧灼感及程度,观察阴道分泌物的量、色和性状。

3.心理-社会状况

评估患者对疾病的心理反应,患病对其日常生活、工作、家庭的影响,是否存在焦虑等心理问题;患者的文化水平和接受能力,对疾病和治疗方案的了解及接受程度。

**(四)护理措施**

1.心理护理

做好解释工作,鼓励患者积极配合治疗。

2.一般护理

指导患者自我护理,勤换内裤,保持外阴清洁、干燥,勿搔抓局部皮肤,注意性卫生,治疗期间性交宜使用避孕套,停用碱性女性护理液。

3.病情观察

观察治疗后患者的症状有无好转。

4.用药护理

一般可选择全身用药和局部用药,主要用抗厌氧菌药物。

(1)坐浴或阴道冲洗:用 1∶5 000 高锰酸钾溶液或 1% 乳酸或 0.5% 醋酸等酸性溶液坐浴或阴道冲洗,改善阴道内环境,抑制致病菌生长,操作时应注意温度、浓度,以防损伤。

(2)局部用药:局部用药可选用栓剂,如甲硝唑栓剂(每晚一次,连用 7 天)、克林霉素软膏(每次 5 g,连用 7 天)等,指导患者正确的阴道给药方式,坐浴或阴道冲洗后阴道用药效果更佳。

(3)全身用药:不能耐受局部用药、未婚妇女、不愿采用局部治疗者,可选用口服药,指导患者正确用药。常用药物:甲硝唑 400 mg,每天两次,共 7 天;或克林霉素 300 mg,每天两次,共 7 天。密切观察有无药物不良反应。

(4)无须对性伴侣进行常规治疗。

(5)妊娠期合并感染者:细菌性阴道病可导致胎膜早破、早产等不良妊娠结局,故有症状的孕妇及无症状的有早产高危的孕妇均需进行细菌性阴道病的筛查及治疗,由于本病在妊娠期有合并上生殖道感染的可能,治疗方案以口服用药为主。

**（五）健康指导**

**1.指导个人卫生**

每天清洗外阴、勤换内裤，保持外阴清洁、干燥，不穿化纤内裤和紧身衣，忌用肥皂擦洗外阴，不宜经常使用药液清洗阴道。

**2.性伴侣治疗**

无须对性伴侣进行常规治疗。

**3.注意性卫生**

避免不洁的性行为。

**4.延续性护理**

建立患者健康档案，告知患者治疗后无症状者不需常规随访，但症状持续或症状重复出现时应及时复诊，接受治疗，使患者明确随访的时间、目的及联系方式，强调随访重要性。

（郑海英）

# 第八节　子宫颈炎

子宫颈炎是妇科最常见的疾病之一，包括宫颈阴道部炎症及宫颈管黏膜炎症，有急性和慢性两种。急性子宫颈炎常与急性子宫内膜炎或急性阴道炎同时发生。临床以慢性子宫颈炎多见，本节仅叙述慢性子宫颈炎。

## 一、病因

多见于分娩、流产或手术损伤宫颈后，病原体侵入引起感染。卫生不良或雌激素缺乏，局部抗感染能力差，也易引起慢性宫颈炎。病原体主要为葡萄球菌、链球菌、大肠埃希菌及厌氧菌。其次为性传播疾病的病原体，如淋病奈瑟菌、沙眼衣原体。宫颈黏膜皱襞多，病原体侵入在黏膜处隐藏，感染不易彻底清除。

## 二、临床表现

主要症状是分泌物增多，呈黏液脓性或血性。阴道分泌物刺激可引起外阴瘙痒及灼热感。此外，可出现经间期出血、性交后出血等症状。若合并尿路感染，可出现尿频、尿急、尿痛。当炎症沿宫骶韧带扩散到盆腔时，可有腰骶部疼痛、盆腔部下坠痛等。宫颈黏稠性分泌物不利于精子穿过，可造成不孕。妇科检查可见宫颈有不同程度糜烂、肥大、充血、水肿，有时质地较硬，有时可见息肉、裂伤、外翻及宫颈腺囊肿等。

## 三、治疗要点

宫颈炎症的治疗原则是排除早期宫颈癌后针对病原体及时采用足量抗生素治疗。治疗前取宫颈管分泌物做培养及药敏试验，同时查找淋病奈瑟菌及沙眼衣原体，根据检测结果采用相应的抗感染药物。对于合并细菌性阴道病者，同时治疗细菌性阴道病，否则将导致宫颈炎症持续存在。

## 四、护理措施

### (一)一般护理

保持外阴清洁干燥,减少局部摩擦;按医嘱及时、足量、规范应用抗生素。

### (二)预防措施

指导妇女定期做妇科检查。发现宫颈炎症予以积极治疗。治疗前应常规做宫颈刮片行细胞学检查,以除外癌变可能。避免分娩时或器械损伤宫颈;产后发现宫颈裂伤应及时缝合。

（龙　慧）

# 第九节　盆腔炎性疾病

盆腔炎性疾病(PID)是指女性上生殖道及其周围组织的炎症,主要有子宫内膜炎、输卵管炎、输卵管卵巢脓肿、盆腔腹膜炎。最常见的是输卵管炎。引起盆腔炎的病原体有两个来源,来自外界的病原体如淋病奈瑟菌、沙眼衣原体、结核分枝杆菌、铜绿假单胞菌和原寄居于阴道内的菌群包括厌氧菌及需氧菌。初潮前、绝经后或未婚者很少发生盆腔炎。盆腔炎大多发生在性活跃期,有月经的妇女。炎症可局限于一个部位,也可以同时累及几个部位,单纯的子宫内膜炎或卵巢炎较少见。盆腔炎有急性和慢性两类。

## 一、病因

### (一)急性盆腔炎

1.宫腔内手术操作后感染

如子宫颈检查、子宫输卵管造影术、刮宫术、输卵管通液术等,由于手术消毒不严格引起的感染或术前适应证选择不当引起炎症发作或扩散。长期放置宫内节育器后也有继发感染形成慢性炎症的可能,以及慢性盆腔炎急性发作。

2.产后或流产后感染

分娩后或流产后产道损伤、组织残留于宫腔内,或手术无菌操作不严格,均可发生急性盆腔炎。

3.其他原因

经期卫生不良,使用不洁的卫生垫、经期性交、不洁性生活史、早年性交、多个性伴侣、性交过频者可导致性传播疾病的病原体入侵,邻近器官炎症蔓延均可导致炎症。

### (二)慢性盆腔炎

常为急性盆腔炎未能彻底治疗,或患者体质较差病程迁延所致,但亦可无急性盆腔炎病史。慢性盆腔炎病情较顽固,当机体抵抗力较差时,可有急性发作,严重影响妇女健康、生活、工作。

## 二、病理

### (一)子宫内膜炎及子宫肌炎

子宫内膜充血、水肿、有炎性渗出物,严重者内膜坏死、脱落形成溃疡。可发生于产后、流产后或剖宫产后,因胎盘、胎膜残留或子宫复旧不良,极易感染,严重者宫颈管粘连形成宫腔积脓。也见于绝经后雌激素低下的老年妇女,由于内膜菲薄,易受细菌感染。

**(二)输卵管炎与输卵管积水**

输卵管炎多为双侧性,输卵管呈轻度或中度肿大,伞端可部分或完全闭锁,并与周围组织粘连。输卵管炎症较轻时,伞端及峡部粘连闭锁,浆液性渗出物积聚形成输卵管积水。有时输卵管积脓变为慢性,脓液逐渐被吸收,浆液性液体继续自管壁渗出充满管腔,亦可形成输卵管积水。积水输卵管表面光滑,管壁甚薄,形成腊肠或呈曲颈的蒸馏瓶状,可游离或与周围组织有膜样粘连。

**(三)输卵管卵巢炎及输卵管卵巢囊肿**

输卵管发炎时波及卵巢,输卵管与卵巢相互粘连形成炎性肿块,或输卵管伞端与卵巢粘连并贯通,液体渗出形成输卵管卵巢囊肿,也可由输卵管卵巢脓肿的脓液被吸收后由渗出物替代而形成。

**(四)盆腔结缔组织炎**

内生殖器急性炎症或阴道、宫颈有创伤时,病原体经淋巴管进入盆腔结缔组织而引起组织充血、水肿及中性粒细胞浸润。开始局部增厚,质地较软,边界不清,以后向两侧盆壁呈扇形浸润,若组织化脓则形成盆腔腹膜外脓肿,可自发破入直肠或阴道。若由宫颈炎症蔓延至宫骶韧带处,会使纤维组织增生、变硬,若蔓延范围广泛,可使子宫固定,宫颈旁组织也增厚,形成"冰冻骨盆"。

**(五)盆腔腹膜炎**

盆腔内器官发生严重感染时往往蔓延到盆腔腹膜。发炎的腹膜充血、水肿,并有少量含纤维素的渗出液,形成盆腔脏器粘连。当有大量的脓性渗出液积聚于粘连的间隙内,可形成散在小脓肿;积聚于直肠子宫陷凹处则形成盆腔脓肿,较多见。脓肿可破入直肠而使症状突然减轻,也可破入腹腔引起弥漫性腹膜炎。

**(六)败血症及脓毒血症**

当病原体毒性强、数量多、患者抵抗力降低时常发生败血症。多见于严重的产褥感染、感染性流产及播散性淋病。发生 PID 后若身体其他部位发现多处炎症病灶或脓肿者,应考虑有脓毒血症存在,需经血培养证实。

**(七)肝周围炎**

肝周围炎(Fitz-hugh-Curtis 综合征)是指肝包膜炎症而无肝实质损害的肝周围炎。淋病奈瑟菌及衣原体感染均可引起。由于肝包膜水肿,吸气时右上腹疼痛。肝包膜上有脓性或纤维渗出物,早期在肝包膜与前腹壁腹膜之间形成松软粘连,晚期形成琴弦样粘连。5％～10％输卵管炎可出现此综合征,临床表现为继下腹痛后出现右上腹痛,或下腹疼痛与右上腹疼痛同时出现。

## 三、临床表现

**(一)急性盆腔炎**

1.症状

轻者无症状或症状轻微,常见症状为下腹痛、发热、阴道分泌物增多,重者可有寒战、高热、头痛、食欲缺乏。若有脓肿形成可有下腹部包块及局部压迫刺激症状。

2.体征

患者呈急性面容,体温升高,心率加快,腹胀,小腹伴有压痛、反跳痛及肌紧张,肠鸣音减弱或消失。妇科检查阴道可充血,大量脓性分泌物从宫颈外流;宫颈充血、水肿、举痛明显;宫体增大,有压痛,活动受限;子宫两侧压痛明显,若有脓肿形成则可触及包块且压痛明显。急性盆腔炎发展可引起弥漫性腹膜炎、败血症、感染性休克,严重者可危及生命。

### (二)慢性盆腔炎

#### 1.症状

全身症状多不明显,有时出现低热、乏力。由于病程较长,部分患者可有神经衰弱症状。当患者抵抗力下降时,易急性发作。慢性炎症形成的瘢痕粘连以及盆腔充血,常引起腰骶部酸痛、下腹部坠胀、隐痛。常在月经前后、劳累、性交后加重。慢性炎症导致盆腔淤血,患者出现经量增多;输卵管粘连堵塞可致不孕。卵巢功能损害时可致月经失调。

#### 2.体征

子宫后倾、后屈,活动受限或粘连固定。输卵管积水或输卵管卵巢囊肿,盆腔一侧或两侧可触及囊性肿物,活动受限。盆腔结缔组织炎时,子宫一侧或两侧有片状增厚、压痛,宫骶韧带常增粗、变硬,有触痛。输卵管炎症时,子宫一侧或两侧触及呈索条状的增粗输卵管,伴有轻度压痛。

## 四、治疗要点

盆腔炎性疾病的治疗原则是及时给予足量的抗生素,必要时手术治疗。对慢性盆腔炎可采用支持疗法、物理治疗、药物治疗和手术治疗等措施控制炎症、消除病灶。

## 五、护理措施

### (一)手术护理

为需手术治疗的患者做好术前准备、术中配合和术后护理。患者出现高热时宜采取物理降温;若有腹胀应行胃肠减压;遵医嘱输液并给予足量有效抗生素。注意纠正电解质紊乱和酸碱失衡状况;观察输液反应等。

### (二)减轻不适

必要时,按照医嘱给予镇静镇痛药物缓解患者的不适。

### (三)指导随访

对于接受抗生素治疗的患者应在 72 小时内随诊以确定疗效。若此期间症状无改善,则需进一步检查,重新进行评估,必要时行腹腔镜或手术探查。对沙眼衣原体及淋病奈瑟菌感染者,可在治疗后 4～6 周复查病原体。

(龙 慧)

# 第十节 子宫脱垂

子宫脱垂是指子宫从正常位置沿阴道下降,子宫颈外口达到坐骨棘水平以下,甚至子宫部分或全部脱出阴道口外,常伴有阴道前后壁膨出。

## 一、护理评估

### (一)健康史

**1.病因与发病机制**

(1)分娩损伤:分娩损伤是最主要的原因。在分娩过程中,产妇过早屏气,第二产程延长或经阴道手术助产,盆底肌肉、筋膜以及子宫韧带过度伸展,甚至撕裂,分娩后未及时修补或修补不佳。产褥期产妇过早体力劳动,过高的腹压会压迫子宫向下移位发生脱垂。

(2)长期腹压增加:如长期慢性咳嗽、习惯性便秘、久站、久蹲等使腹内压增高,迫使子宫向下移位,导致脱出,产褥期腹压增加更容易导致子宫脱垂。

(3)盆底组织发育不良或退行性变:子宫脱垂偶见于未产妇女,主要为先天性盆底组织发育不良所致。老年妇女盆底组织萎缩退化或支持组织削弱,也可发生子宫脱垂。

**2.病史评估**

了解患者分娩史,评估其有无第二产程延长、阴道助产等难产史,产后恢复情况;了解患者有无慢性病病史,如长期慢性咳嗽等;是否存在先天性盆底组织发育不良。

### (二)身心状况

**1.症状**

子宫脱垂轻度时(Ⅰ度)可无自觉症状,加重后(Ⅱ、Ⅲ度)出现以下症状。

(1)下坠感及腰背酸痛:常在久站、走路与重体力劳动时加重,卧床休息后症状减轻。

(2)肿物自阴道脱出:走路、蹲或排便等腹压增加时,阴道口有一肿物脱出。轻者平卧休息后可自行恢复,重者不能自行恢复,需用手还纳,甚至用手也难以还纳,行走不便。

(3)阴道分泌物增多:脱出的子宫及阴道壁由于反复摩擦而发生感染,有脓血性分泌物渗出。

(4)大小便异常:由于膀胱、尿道膨出,患者常伴有尿频、尿急甚至尿潴留或压力性尿失禁。直肠膨出的患者可伴有便秘和排便困难等。

**2.体征**

患者取膀胱截石位,根据患者向下用力屏气时子宫下降的程度,将子宫脱垂分为三度。

(1)Ⅰ度:轻型为子宫颈外口距处女膜处小于4 cm,但未达处女膜缘;重型为宫颈外口已达处女膜缘,检查时在阴道口可见子宫颈。

(2)Ⅱ度:轻型为宫颈已脱出阴道口,但宫体仍在阴道内;重型为宫颈或部分宫体脱出阴道口外。

(3)Ⅲ度:子宫颈及宫体全部脱出至阴道口外。脱出的子宫及阴道壁由于长期暴露摩擦,导致宫颈及阴道壁可见溃疡,有少量阴道出血或脓性分泌物。

**3.心理-社会状况**

由于长期的子宫脱垂使患者行动不便,不能从事体力劳动,使工作和生活受到影响,患者感到烦恼、痛苦;严重会影响性生活,患者常出现烦躁、焦虑、情绪低落等。

## 二、辅助检查

注意检查血象,注意张力性尿失禁及妇科检查情况。

### 三、护理诊断

(1)焦虑:与长期的子宫脱出影响日常生活和工作有关。
(2)舒适的改变:与子宫脱出影响行动有关。
(3)组织完整性受损:与外露子宫、阴道前后壁长期摩擦有关。

### 四、护理目标

(1)患者情绪稳定,能配合治疗、护理活动。
(2)患者病情缓解,舒适感增加。
(3)患者组织完整,无受损。

### 五、护理措施

**(一)一般护理**

(1)指导患者保持外阴干燥、清洁,每天用流水冲洗外阴,禁止使用刺激性强的药液。有溃疡者每天用 0.02％高锰酸钾液坐浴 1～2 次,每次 20～30 分钟,勤换内衣裤。

(2)有肿块脱出者及早就医,及时回纳脱出物并教会患者正确的回纳手法,病情重不能回纳者,应卧床休息,减少下地活动次数和时间。

(3)教给患者做盆底肌肉锻炼,如做提肛运动;指导患者避免增加腹压的因素,如咳嗽、久站及久蹲等;保持大便通畅,每天进食蔬菜应保持 500 g。

(4)每天为患者提供酸性果汁,可保持尿液呈酸性,不利于细菌生长;指导患者练习卧床排尿;若有肿块脱出影响排尿,指导患者排尿前先将脱出物还纳;尿潴留留置尿管者,应间歇放尿以训练膀胱功能。排尿功能恢复正常后,鼓励患者每天饮水 2 000 mL 以上。

(5)嘱患者加强营养,进食高蛋白、高维生素食物,增强体质。

**(二)心理护理**

帮助患者树立战胜疾病的信心,耐心讲解子宫脱垂的知识和预后,鼓励病友间交流沟通,促进积极因素。

**(三)病情监护**

观察患者有无外阴异物感,子宫脱垂的程度;注意阴道分泌物的颜色、气味、性状。

**(四)治疗护理**

1.治疗原则

治疗以安全、简单、有效为原则。

(1)非手术治疗:用于Ⅰ度轻型子宫脱垂,年老不能耐受手术或需要生育者。①支持疗法:注意休息,增加营养,保持大便通畅,避免重体力劳动,治疗增加腹压的疾病,加强盆底肌的锻炼。②子宫托:子宫托是一种支持子宫和阴道壁使其维持在阴道内不脱出的工具,适用于各度子宫脱垂及阴道前后壁膨出的患者。重度子宫脱垂伴盆底肌明显萎缩以及宫颈或阴道壁有炎症或有溃疡者均不宜使用,经期和妊娠期停用。

(2)手术治疗:适用于非手术治疗无效或Ⅱ度、Ⅲ度子宫脱垂者。手术方式主要包括:阴道前后壁修补术;阴道前后壁修补加主韧带缩短及宫颈部分切除术,也叫曼彻斯特手术;经阴道子宫全切除及阴道前后壁修补术;阴道纵隔成形术等。

2.治疗配合及特殊专科护理

(1)支持治疗的护理:教会患者做盆底肌肉锻炼增强盆底肌肉张力。做缩肛运动,用力收缩3~10秒,放松5~10秒,每次连续5~10分钟,每天3~4次,持续3个月。

(2)教会患者使用子宫托(图6-1)。①放托:患者排空直肠、膀胱,洗净双手,取半卧位或蹲位,双腿分开,一手持子宫托盘呈倾斜位进入阴道内,将托柄向内、向上旋转,直至托盘达子宫颈,向下屏气,使托盘吸附于宫颈,托柄弯曲度朝前,对正耻骨弓后面。②取托:手指捏住托柄轻轻摇晃,待负压消失后向后外方牵拉取出。③注意事项:放置子宫托之前阴道应有一定水平的雌激素作用,绝经后的妇女可用阴道雌激素霜剂,4~6周后再使用子宫托;经期和妊娠期停用;选择大小合适的子宫托,以放置后不脱出又无不适为宜;每晚取出洗净,次晨放入,切忌久置不取,以免过久压迫导致生殖道糜烂、溃疡甚至瘘;放托后,分别于第1、3、6个月时到医院检查1次,以后每3~6个月到医院复查。

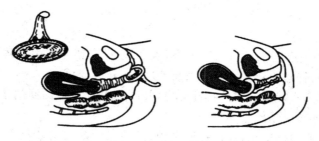

图6-1 喇叭形子宫托及放置

(3)做好术前、术后护理。术前护理同外阴、阴道手术护理。术后除按外阴、阴道手术患者的护理外,应卧床休息7~10天,留尿管10~14天。避免增加腹压,坚持肛提肌锻炼。

## 六、健康指导

休息3个月,3个月内禁止性生活、盆浴,半年内避免重体力劳动;术后2个月、3个月分别门诊复查;宣传产后护理保健知识,进行产后体操锻炼和盆底肌锻炼,增强体质;积极治疗便秘、慢性咳嗽等长期性疾病;实行计划生育。

## 七、护理评价

评价护理目标是否达到,护理措施的实施情况,健康指导是否落实到位,有无新的护理问题出现。

(龙 慧)

# 第十一节 子 宫 肌 瘤

子宫平滑肌瘤简称子宫肌瘤,是女性生殖器官中最常见的一种良性肿瘤。主要由子宫平滑肌组织增生而成,其间还有少量的纤维结缔组织。多见于30~50岁女性。由于肌瘤生长速度慢,对机体影响不大。所以,子宫肌瘤的临床报道发病率远比真实的要低。

## 一、病因

确切病因仍不清楚。好发于生育年龄女性,而且绝经后肌瘤停止生长,甚至萎缩、消失,发生子宫肌瘤的女性常伴发子宫内膜的增生。所以,绝大多数的学者认为子宫肌瘤的发生与女性激素有关,特别是雌激素。雌激素可以使子宫内膜增生,使子宫肌纤维增生肥大,肌层变厚,子宫增大,而且肌瘤组织经过检验,其中雌激素受体和雌二醇的含量比正常子宫肌组织高。所以,目前认为子宫肌瘤与长期和大量的雌激素刺激有关。

## 二、病理

### (一)巨检

肌瘤为实质性球形结节,表面光滑,与周围肌组织有明显界限。外无包膜,但是肌瘤周围的肌层受压可形成假包膜。肌瘤切开后,切面呈漩涡状结构,颜色和质地与肌瘤成分有关,若含平滑肌较多,则肌瘤质地较软,颜色略红;若纤维结缔组织多,则质地较硬、颜色发白。

### (二)镜检

肌瘤由皱纹状排列的平滑肌纤维相互交叉组成,切面呈漩涡状,其间掺有不等量的纤维结缔组织。细胞大小均匀,呈卵圆形或杆状,核染色质较深。

## 三、分类

### (一)按肌瘤生长部位分类

子宫体肌瘤(90%)与子宫颈肌瘤(10%)。

### (二)按肌瘤生长方向与子宫肌壁的关系分类

1.肌壁间肌瘤

肌壁间肌瘤最多见,占总数的60%～70%。肌瘤全部位于肌层内,四周均被肌层包围。

2.浆膜下肌瘤

浆膜下肌瘤占总数的20%。肌瘤向子宫浆膜面生长,突起于子宫表面,外面仅有一层浆膜包裹。这种肌瘤还可以继续向浆膜面生长,仅留一细蒂与子宫相连,成为带蒂的浆膜下肌瘤,活动度大。蒂内有供应肌瘤生长的血管,若因供血不足,肌瘤易变性、坏死;若发生蒂扭转,可出现急腹痛。若因扭转而造成断裂,肌瘤脱落至腹腔或盆腔,可形成游离性肌瘤。有些浆膜下肌瘤生长在宫体侧壁,突入阔韧带,形成阔韧带肌瘤。

3.黏膜下肌瘤

黏膜下肌瘤占总数的10%～15%。肌瘤向宫腔内生长,并突出于宫腔,仅由黏膜层覆盖,称黏膜下肌瘤。黏膜下肌瘤使宫腔变形、增大,易形成蒂。在宫腔内就好像长了异物一样,可刺激子宫收缩,在宫缩的作用下,黏膜下肌瘤可被挤压出宫颈口外,或堵于宫颈口处,或脱垂于阴道。

各种类型的肌瘤可发生在同一子宫,称为多发性子宫肌瘤(图6-2)。

## 四、临床表现

### (一)症状

多数患者无明显症状,只是偶尔在进行盆腔检查时发现。肌瘤临床表现的出现与肌瘤的部位、生长速度及是否发生变性有关,而与其数量及大小关系不大。

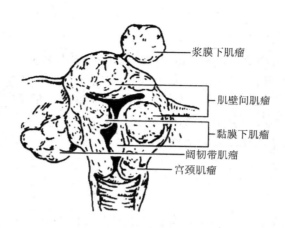

图 6-2　各型子宫肌瘤示意图

1.月经改变

最常见的症状。主要表现为月经周期缩短,经期延长,经量过多,不规则阴道出血。其中以黏膜下肌瘤最常见。其次是肌壁间肌瘤。浆膜下肌瘤及小的肌壁间肌瘤对月经影响不明显。若肌瘤发生坏死、溃疡、感染,则可出现持续或不规则阴道流血或脓血性白带。

2.腹部包块

常为患者就诊的主诉。当肌瘤增大超过妊娠 3 个月子宫大小时,可在下腹部扪及肿块,质硬,无压痛,清晨膀胱充盈将子宫推向上方时更加清楚。

3.白带增多

子宫肌瘤使宫腔面积增大,内膜腺体分泌增多,加之盆腔充血,所以患者白带增多。若为黏膜下肌瘤脱垂于阴道,则表面易感染、坏死,产生大量脓血性排液及腐肉样组织排出,伴臭味。

4.腰酸、腹痛、下腹坠胀

常为腰酸或下腹坠胀,经期加重。通常无腹痛,只是在发生一些意外情况时才会出现:如浆膜下肌瘤蒂扭转时,可出现急性腹痛;妊娠期肌瘤发生红色变性时,可出现腹痛剧烈伴发热、恶心,黏膜下肌瘤被挤出宫腔时,可因宫缩引起痉挛性疼痛。

5.压迫症状

大的子宫肌瘤使子宫体积增大,可对周围的组织器官产生一定的压迫症状。如前壁肌瘤压迫膀胱可出现尿频、尿急;宫颈肌瘤可引起排尿困难、尿潴留,后壁肌瘤可压迫直肠引起便秘、里急后重;较大的阔韧带肌瘤压迫输尿管可致肾盂积水。

6.不孕或流产

肌瘤压迫输卵管使其扭曲管腔不通,或使宫腔变形,影响受精或受精卵着床,导致不孕、流产。

7.继发性贫血

长期月经过多、不规则出血,部分患者可出现继发性贫血,严重时全身乏力、面色苍白、气短、心悸。

(二)体征

肌瘤较大时,可在腹部触及质硬。表面不规则,结节状物质。妇科检查时,肌壁间肌瘤子宫增大,表面不规则,有单个或多个结节状突起。浆膜下肌瘤外面仅包裹一层浆膜,所以质地坚硬,呈球形块状物,与子宫有细蒂相连,可活动;黏膜下肌瘤突出于宫腔,像孕卵一样,所以整个子宫均匀增大,有时宫口扩张,肌瘤位于宫口内或脱出于阴道,呈红色、实质、表面光滑,若感染则表面有渗出液覆盖或溃疡形成,排液有臭味。

## 五、治疗原则

根据患者的年龄、症状、有无生育要求及肌瘤的大小等情况综合考虑。

### (一)随访观察

若肌瘤小(子宫<孕2月)且无症状,通常不需治疗,尤其近绝经年龄患者,雌激素水平低落,肌瘤可自然萎缩或消失,每3～6个月随访1次;随访期间若发现肌瘤增大或症状明显时,再考虑进一步治疗。

### (二)药物治疗(保守治疗)

肌瘤在2个月妊娠子宫大小以内,症状不明显或较轻,近绝经年龄及全身情况不能手术者,均可给予药物对症治疗。

1.雄性激素

常用药物有丙酸睾酮。可对抗雌激素,使子宫内膜萎缩,直接作用于平滑肌,使其收缩而减少出血,并使近绝经期的患者提早绝经。

2.促性腺激素释放激素类似物(GnRH-a)

常用药物有亮丙瑞林或戈舍瑞林。可抑制垂体及卵巢的功能,降低雌激素水平,使肌瘤缩小或消失。适用于肌瘤较小、经量增多或周期缩短、围绝经期患者。不宜长期使用,以免因雌激素缺乏导致骨质疏松。

3.其他药物

常用药物有米非司酮。作为术前用药或提前绝经使用。但不宜长期使用,以防发生拮抗糖皮质激素的不良反应。

### (三)手术治疗

手术治疗为子宫肌瘤的主要治疗方法。若肌瘤≥2.5个月妊娠子宫大小或症状明显出现贫血者,应手术治疗。

1.肌瘤切除术

肌瘤切除术适用于年轻要求保留生育功能的患者,可经腹或腹腔镜切除肌瘤,突出宫内或脱出于阴道内的带蒂的黏膜下肌瘤也可经阴道或经宫腔镜下摘除。

2.子宫切除术

肌瘤较大,多发,症状明显,年龄较大,无生育要求或已有恶变者可行子宫全切。50岁以下,卵巢外观正常者,可保留卵巢。

## 六、护理评估

### (一)健康史

了解患者一般情况,评估月经史、婚育史,是否有不孕、流产史;询问有无长期使用雌激素类药物。如果接受过治疗,还应了解治疗的方法及所用药物的名称、剂量、用法及用药后的反应等。

**（二）身体状况**

1.症状

了解有无月经异常、腹部肿块、白带增多或贫血、腹痛等临床表现,了解出现症状的时间及具体表现。

2.体征

了解妇科检查结果,子宫是否均匀或不规则增大、变硬,阴道有无子宫肌瘤脱出等情况。了解 B 超检查所示结果中肌瘤的大小、个数及部位等。

**（三）心理社会状况**

患者及家属对子宫肌瘤缺乏认识,担心肿瘤为恶性,对治疗方案的选择犹豫不决,对需要手术治疗而焦虑不安,担心手术切除子宫可能会影响其女性特征,影响夫妻生活。

## 七、护理诊断

（1）营养失调:低于机体需要量与月经改变、长期出血导致贫血有关。

（2）知识缺乏:缺乏子宫肌瘤疾病发生、发展、治疗及护理知识。

（3）焦虑:与月经异常,影响正常生活有关。

（4）自我形象紊乱:与手术切除子宫有关。

## 八、护理目标

（1）患者获得子宫肌瘤及其健康保健知识。

（2）患者贫血得到纠正,营养状况改善。

（3）患者出院时,不适症状缓解。

## 九、护理措施

**（一）心理护理**

评估患者对疾病的认知程度,尊重患者,耐心解答患者提出的问题,告知患者和家属子宫肌瘤是妇科最常见的良性肿瘤,手术或药物治疗都不会影响今后日常生活和工作,让患者消除顾虑,纠正错误认识,配合治疗。

**（二）缓解症状**

对出血多需住院的患者,护士应严密观察并记录其生命体征变化情况,协助医师完成血常规及凝血功能检查、备血、核对血型、交叉配血等。注意收集会阴垫,评估出血量。按医嘱给予止血药和子宫收缩剂,必要时输血、补液、抗感染或刮宫止血。巨大子宫肌瘤者常出现局部压迫症状,如排尿不畅者应予以导尿;便秘者可用缓泻剂缓解不适症状。带蒂的浆膜下肌瘤发生扭转或肌瘤红色变性时应评估腹痛的程度、部位、性质,有无恶心、呕吐、体温升高征象。需剖腹探查时,护士应迅速做好急诊手术前准备和术中术后护理。保持患者的外阴清洁干燥,如黏膜下肌瘤脱出宫颈口者,应保持其局部清洁,预防感染,为经阴道摘取肌瘤者做好术前准备。

**（三）手术护理**

经腹或腹腔镜下行肌瘤切除或子宫切除术的患者按腹部手术患者的一般护理,并要特别注意观察术后阴道流血情况。经阴道黏膜下肌瘤摘除术常在蒂部留置止血钳24～48 小时,取出止血钳后需继续观察阴道流血情况,按阴道手术患者进行护理。

(四)健康教育

1.保守治疗的患者

需定期随访,护士要告知患者随访的目的、意义和随访时间。应 3～6 个月定期复查,期间监测肌瘤生长状况、了解患者症状的变化,如有异常及时和医师联系,修正治疗方案。对应用激素治疗的患者,护士要向患者讲解用药的相关知识,使患者了解药物的治疗作用、使用剂量、服用时间、方法、不良反应及应对措施,避免擅自停药和服药过量引起撤退性出血和男性化。

2.手术后的患者

出院后 1 个月门诊复查,了解患者术后康复情况,并给予术后性生活、自我保健、日常工作恢复等健康指导。任何时候出现不适或异常症状,需及时随诊。

## 十、结果评价

(1)患者能叙述子宫肌瘤保守治疗的注意事项或术后自我护理措施。

(2)患者面色红润,无疲倦感。

(3)患者出院时,能列举康复期随访时间及注意问题。

(龙　慧)

# 第十二节　子宫内膜癌

子宫内膜癌发生于子宫体的内膜层,又称子宫体癌。绝大多数为腺癌,故亦称子宫内膜腺癌。多见于老年妇女,是女性生殖器三大恶性肿瘤之一,仅次于子宫颈癌,居第 2 位,近年来我国该病的发病率有上升趋势。腺癌是一种生长缓慢,发生转移也较晚的恶性肿瘤。但是,一旦蔓延至子宫颈,侵犯子宫肌层或子宫外,其预后极差。

## 一、病因

确切病因尚不清楚,可能与下列因素相关。

(一)体质因素

易发生于肥胖、高血压、糖尿病、绝经延迟、未孕或不育的妇女。这些因素是子宫内膜癌的高危因素。

(二)长期持续的雌激素刺激

在长期持续雌激素刺激而又无孕激素拮抗的情况下,可发生子宫内膜增生症(单纯型或复杂型,伴有或不伴不典型增生),子宫内膜癌发病的危险性增高。临床常见于无排卵性疾病、卵巢女性化肿瘤等。

(三)遗传因素

约 20% 的癌患者有家族史。

## 二、病理

### (一)巨检

病变多发生于子宫底部内膜,尤其是两侧宫角。根据病变形态及范围分为两种类型。

#### 1.局限型

肿瘤局限于部分子宫内膜,常发生在宫底部或宫角部,呈息肉状或菜花状,表面有溃疡,容易出血,易侵犯肌层。

#### 2.弥漫型

癌肿累及大部分或全部子宫内膜,呈菜花状,可充满宫腔或脱出子宫颈口外。癌组织表面灰白色或淡黄色。质脆,易出血、坏死或有溃疡形成,侵入肌层少。晚期癌灶可侵入深肌层或宫颈,若阻塞宫颈管引起宫腔积脓。

### (二)镜检

#### 1.内膜样腺癌

最常见,占子宫内膜癌的80%~90%,腺体异常增生,癌细胞大而不规则,核大深染。分裂活跃。

#### 2.腺癌伴鳞状上皮分化

腺癌中含成团的分化良好的良性鳞状上皮称为腺角化癌,恶性为鳞腺癌,介于两者之间为腺癌伴鳞状上皮不典型增生。

#### 3.浆液性腺癌

占有10%。复杂乳头样结构、裂隙样腺体、明显的细胞复层、芽状结构形成和核异型。恶性程度很高,常见于年老的晚期患者。

#### 4.透明细胞癌

肿瘤呈管状结构,镜下见多量大小不等、背靠背排列的小管,内衬透明的鞋钉状细胞。

## 三、转移途径

多数生长缓慢:局限于内膜或宫腔内时间较长,也有极少数发展较快,短期内出现转移。

### (一)直接蔓延

癌灶沿子宫内膜向上蔓延生长,经子宫角达输卵管,向下蔓延累及宫颈、阴道;向肌层浸润,可穿透浆膜而延及输卵管、卵巢,并广泛种植于盆腔腹膜、子宫直肠陷凹及大网膜。

### (二)淋巴转移

淋巴转移为内膜癌的主要转移途径。其转移途径与肿瘤生长的部位有关。宫底部的癌灶可沿阔韧带上部的淋巴管网转移到卵巢,再向上到腹主动脉旁淋巴结。子宫角及前壁的病灶可经圆韧带转移到腹股沟淋巴结。子宫后壁的病灶可沿骶韧带至直肠淋巴结。子宫下段及宫颈管的病灶与宫颈癌的淋巴转移途径相同。

### (三)血行转移

少见,出现较晚,主要转移到肺、肝、骨等处。

## 四、临床分期

现广泛采用国际妇产科联盟(FIGO,2 000)规定的手术病理分期(表6-1)。

表 6-1　子宫内膜癌临床分期(FIGO,2 000)

| 期别 | 肿瘤累及范围 |
| --- | --- |
| 0 期 | 原位癌(浸润前癌) |
| Ⅰ期 | 癌局限于宫体 |
| Ⅰa | 癌局限于子宫内膜 |
| Ⅰb | 癌侵犯肌层≤1/2 |
| Ⅰc | 癌侵犯肌层>1/2 |
| Ⅱ期 | 癌累及宫颈,无子宫外病变 |
| Ⅱa | 仅宫颈黏膜腺体受累 |
| Ⅱb | 宫颈间质受累 |
| Ⅲ期 | 癌扩散于子宫外的盆腔内,但未累及膀胱、直肠 |
| Ⅲa | 癌累及浆膜和/或附件和/或腹腔细胞学检查阳性 |
| Ⅲb | 阴道转移 |
| Ⅲc | 盆腔淋巴结和/或腹主动脉淋巴结转移 |
| Ⅳ期 | 癌累及膀胱及直肠(黏膜明显受累),或有盆腔外远处转移 |
| Ⅳa | 癌累及膀胱和/或直肠黏膜 |
| Ⅳb | 远处转移,包括腹腔内转移和/或腹股沟淋巴结转移 |

## 五、临床表现

### (一)症状

极早期的患者无明显症状,随着病程进展后出现下列症状。

**1.阴道流血**

不规则阴道流血为最常见的症状,量一般不多。绝经后患者主要表现为间歇性或持续性出血,量不多;未绝经者则表现为月经紊乱:经量增多,经期延长,或经间期出血。

**2.阴道排液**

少数患者述阴道排液增多,为癌肿渗出液或感染坏死所致。早期多为浆液性或浆液血性白带,晚期合并感染则为脓性或脓血性,有恶臭。

**3.疼痛**

通常不引起疼痛。晚期癌肿侵犯盆腔或压迫神经,可引起下腹部及腰骶部疼痛,并向下肢放射。若癌肿累及宫颈,堵塞宫颈管致使宫腔积脓时,可出现下腹胀痛或痉挛样疼痛。

**4.全身症状**

晚期可出现贫血、消瘦、乏力、发热、恶病质、全身衰竭等症状。

### (二)体征

早期妇科检查无明显异常。随着病情发展,可有子宫增大、质地变软。有时可见癌组织自宫颈口脱出,质脆,易出血。若并发宫腔积脓,子宫明显增大、有压痛。若周围有浸润,子宫常固定,宫旁、盆腔内可触及不规则结节状物。

## 六、治疗原则

主要治疗方法为手术、放疗及药物治疗。早期以手术为主,晚期则采用放射、药物等综合治疗。

## 七、护理评估

### (一)健康史

了解患者一般情况,评估高危因素,如老年、肥胖、高血压、糖尿病、不孕不育、绝经期推迟及用雌激素替代治疗等,了解有无家族肿瘤史;了解患者疾病诊疗过程及用药情况。

### (二)身体状况

1.症状

评估阴道流血、排液、疼痛及有无肿瘤转移的临床表现。

2.体征

了解妇科检查的结果,如有子宫增大、变软,是否可以触及转移性结节或肿块,有无明显触痛等情况。

### (三)心理社会状况

子宫内膜癌多发生于绝经后妇女,因子女工作忙,疏于对患者的关心,使患者在精神上有较强的失落感;或因未婚、婚后不孕等易产生孤独感;加上恶性肿瘤的发生,更增加了患者的恐惧心理。

### (四)辅助检查

根据病史、临床表现及辅助检查做出诊断。

1.分段诊刮

确诊子宫内膜癌最可靠的方法。先刮宫颈管,再刮宫腔,刮出物分瓶标记送病理检查。刮宫时操作要轻柔,特别是刮出豆渣样组织时,应立即停止操作,以免子宫穿孔或癌肿扩散。

2.B超

子宫增大,宫腔内可见实质不均的回声区,形态不规则,宫腔线消失。若肌层中有不规则回声紊乱区,则提示肌层有浸润。

3.宫腔镜检查

可直接观察病变大小、形态,并取活组织病理检查。

4.细胞学检查

用宫腔吸管或宫腔刷取宫腔分泌物找癌细胞,阳性率可达 90%。

5.其他

CT、MRI、淋巴造影检查及血清 CA125 检查等。

## 八、护理诊断

### (一)焦虑

焦虑与住院及手术有关。

### (二)知识缺乏

缺乏子宫内膜癌相关的治疗、护理知识。

### 九、护理目标

(1)患者获得有关子宫内膜癌的治疗、护理知识。

(2)患者焦虑减轻,主动参与诊治过程。

### 十、护理措施

#### (一)心理护理

帮助患者熟悉医院环境,为患者提供安静、舒适的休息环境。告知患者子宫内膜癌的病程发展慢,是女性生殖系统恶性肿瘤预后较好的一种,以缓解或消除心理压力,增强治病的信心。

#### (二)生活护理

(1)卧床休息,注意保暖。鼓励患者进食高蛋白、高热量、高维生素、易消化饮食。进食不足或营养状况极差者,遵医嘱静脉补充营养。

(2)严密观察生命体征、腹痛、手术切口、血象变化;保持会阴清洁,每天用0.1%苯扎溴铵溶液会阴冲洗,正确使用消毒会阴垫,发现感染征象及时报告医师,并遵医嘱及时使用抗生素和其他药物。

#### (三)治疗配合

对于采用不同治疗方法的患者,实施相应的护理措施。手术患者注意术后病情观察,记录阴道残端出血的情况,指导患者适度地活动。孕激素治疗过程中注意药物的不良反应,指导患者坚持用药。化疗患者要注意骨髓抑制现象,做好支持护理。

#### (四)健康教育

**1.普及防癌知识**

大力宣传定期防癌普查的重要性,定期进行防癌检查;正确掌握使用雌激素的指征;绝经过渡期妇女月经紊乱或不规则流血者,应先除外子宫内膜癌;绝经后妇女出现阴道流血者警惕子宫内膜癌的可能;注意高危因素,重视高危患者。

**2.定期随访**

手术、放疗、化疗患者应定期随访。随访时间:术后2年内,每3~6个月1次;术后3~5年内,每6~12个月1次。随访中注意有无复发病灶,并根据患者康复情况调整随访时间。随访内容:盆腔检查、阴道脱落细胞学检查、胸片(6个月至1年)。

### 十一、结果评价

(1)患者能叙述子宫内膜癌治疗和护理的有关知识。

(2)患者睡眠良好,焦虑缓解。

(龙　慧)

# 第十三节 子宫颈癌

子宫颈癌又称宫颈浸润癌,是除乳腺癌以外最常见的妇科恶性肿瘤。虽然它的发病率很高,但是宫颈癌有较长的癌前病变阶段,加上近40年来国内外已经普遍开展宫颈细胞防癌普查,使宫颈癌和癌前病变得以早期诊断和早期治疗,宫颈癌的发病率和病死率也随之不断下降。

## 一、分类及病理

宫颈癌的好发部位是位于宫颈外口处的鳞-柱状上皮交界区。根据发生癌变的组织不同,宫颈癌可分为:鳞状细胞浸润癌,占宫颈癌的 80%～85%;腺癌,占宫颈癌的 15%～20%;鳞腺癌,由鳞癌和腺癌混合构成,占宫颈癌的 3%～5%,少见,但恶性度最高,预后最差。

本节原位癌、浸润癌指的都是鳞癌。鳞癌与腺癌在外观上并无特殊差别,因为鳞状细胞与柱状细胞都可侵入对方领域,所以,两者均可发生在宫颈阴道部或宫颈管内。

### (一)巨检

在发展为浸润癌以前,鳞癌肉眼观察无特殊异常,类似一般的宫颈糜烂(主要是环绕宫颈外口有较粗糙的颗粒状糜烂区,或有不规则的溃破面,触之易出血),随着浸润癌的出现,子宫颈可以表现为以下 4 种不同类型(图 6-3)。

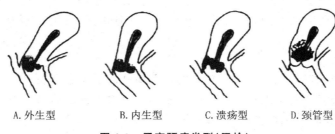

A.外生型　　　B.内生型　　　C.溃疡型　　　D.颈管型

**图 6-3　子宫颈癌类型(巨检)**

1.外生型

外生型又称增生型或菜花型,癌组织开始向外生长,最初呈息肉样或乳头状隆起,继而又发展为向阴道内突出的大小不等的菜花状赘生物,质地脆,易出血。

2.内生型

内生型又称浸润型,癌组织向宫颈深部组织浸润,宫颈变得肥大而硬,甚至整个宫颈段膨大像直筒一样。但宫颈表面还比较光滑或是仅有浅表溃疡。

3.溃疡型

不论外生型还是内生型,当癌进一步发展时,肿瘤组织发生坏死脱落,可形成凹陷性溃疡,有时整个子宫颈都为空洞所代替,形如火山口样。

4.颈管型

癌灶发生在宫颈外口内,隐蔽在宫颈管,侵入宫颈及子宫峡部供血层以及转移到盆壁的淋巴结。不同于内生型,后者是由特殊的浸润性生长扩散到宫颈管。

### (二)显微镜检

1.宫颈上皮内瘤样病变(CIN)

在移行带区形成过程中,未分化的化生鳞状上皮代谢活跃,在一些物质(精子、精液组蛋白、人乳头瘤病毒等)的刺激下,可发生细胞分化不良、排列紊乱,细胞核异常、有丝分裂增加,形成宫颈上皮内瘤样病变,包括宫颈不典型增生和宫颈原位癌。这两种病变是宫颈浸润癌的癌前病变。

通过显微镜下的观察,宫颈癌的进展可分为以下几个阶段(图 6-4)。

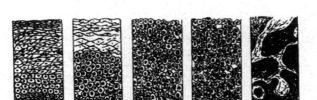

正常上皮　上皮内瘤变　原位癌　微小浸润癌　浸润癌

图 6-4　宫颈正常上皮-上皮内瘤变-浸润癌

(1)宫颈不典型增生:指上皮底层细胞增生活跃、分化不良,从正常的 1~2 层增生至多层,甚至占据了大部分上皮组织,而且细胞排列紊乱,细胞核增大、染色加深、染色质分布不均,出现很多核异质改变,称为不典型增生。又可分为轻、中、重 3 种不同程度。重度时与原位癌不易区别。

(2)宫颈原位癌:鳞状上皮全层发生癌变,但是基底膜仍然保持完整,称原位癌。不典型增生和原位癌均局限于上皮内,所以合称子宫颈上皮内瘤样病变(CIN)。

2.宫颈早期浸润癌

原位癌继续发展,已有癌细胞穿过鳞状上皮基底层进入间质,但浸润不深(<5 mm),并未侵犯血管及淋巴管,癌灶之间孤立存在未出现融合。

3.宫颈浸润癌

癌继续发展,浸润深度>5 mm,且侵犯血管及淋巴管,癌灶之间呈网状或团块状融合。

## 二、转移途径

以直接蔓延和淋巴转移为主,血行转移极少见。

### (一)直接蔓延

最常见。癌组织直接侵犯邻近组织和器官,向下蔓延至阴道壁,向上累及到子宫腔;向两侧扩散至主韧带、阴道旁组织直至骨盆壁;向前、后可侵犯膀胱、直肠、盆壁等。

### (二)淋巴转移

癌组织局部浸润后侵入淋巴管形成瘤栓,随淋巴液引流进入局部淋巴结,在淋巴管内扩散。淋巴转移一级组包括宫旁、宫颈旁、闭孔、髂内、髂外、髂总、骶前淋巴结;二级组包括腹股沟深浅淋巴结、腹主动脉旁淋巴结。

### (三)血行转移

极少见,晚期可转移至肺、肝或骨骼等。

## 三、临床分期

采用国际妇产科联盟(FIGO,2000 年)修订的宫颈癌临床分期,大体分为 5 期(表 6-2,图 6-5)。

表 6-2　子宫颈癌的临床分期(FIGO,2000 年)

| | |
|---|---|
| 0 期 | 原位癌(浸润前癌) |
| Ⅰ 期 | 癌灶局限于宫颈(包括累及宫体) |
| Ⅰa 期 | 肉眼未见癌灶,仅在显微镜下可见浸润癌。 |

| | |
|---|---|
| Ⅰa1 期 | 间质浸润深度≤3 mm,宽度≤7 mm |
| Ⅰa2 期 | 间质浸润深度>3 至≤5 mm,宽度≤7 mm |
| Ⅰb 期 | 肉眼可见癌灶局限于宫颈,或显微镜下可见病变>Ⅰa2 期 |
| Ⅰb1 期 | 肉眼可见癌灶最大直径≤4 cm |
| Ⅰb2 期 | 肉眼可见癌灶最大直径>4 cm |
| Ⅱ期 | 癌灶已超出宫颈,但未达盆壁。癌累及阴道,但未达阴道下 1/3 |
| Ⅱa 期 | 无宫旁浸润 |
| Ⅱb 期 | 有宫旁浸润 |
| Ⅲ期 | 癌肿扩散至盆壁和/或累及阴道下 1/3,导致肾盂积水或无功能肾 |
| Ⅲa 期 | 癌累及阴道下 1/3,但未达盆壁 |
| Ⅲb 期 | 癌已达盆壁,或有肾盂积水或无功能肾 |
| Ⅳ期 | 癌播散超出真骨盆,或癌浸润膀胱黏膜及直肠黏膜 |
| Ⅳa 期 | 癌播散超出真骨盆或癌浸润膀胱黏膜或直肠黏膜 |
| Ⅳb 期 | 远处转移 |

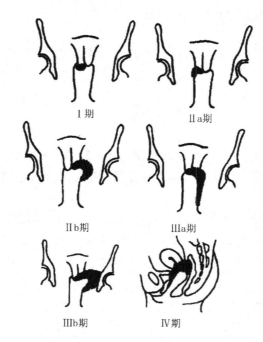

图 6-5　子宫颈癌临床分期示意图

## 四、临床表现

### (一)症状

早期可无症状;随着癌细胞的进展,可出现以下表现。

#### 1.阴道流血

由癌灶浸润间质内血管所致,出血量根据病灶大小、受累间质内血管的情况而定。年轻患者常表现为接触性出血,即性生活后或妇科检查后少量出血;也有表现为经期延长、周期缩短、经量增多等。年老患者常表现为绝经后不规则阴道流血。

一般外生型癌出血较早,量多;内生型癌出血较晚,量少。一旦侵犯较大血管可引起致命大出血。

**2.阴道排液**

一般发生在阴道出血之后,白色或血性,稀薄如水样或米泔样。初期量不多、有腥臭;晚期癌组织坏死、破溃,继发感染则出现大量脓性或米汤样恶臭白带。

**3.疼痛**

疼痛为癌晚期症状。当宫旁组织明显浸润,并已累及盆壁、神经,可引起严重的腰骶部或坐骨神经痛。盆腔病变严重时,可以导致下肢静脉回流受阻,引起下肢肿胀和疼痛。

**4.其他**

(1)邻近器官受累症状。①压迫或侵犯膀胱、尿道及输尿管:排尿困难、尿痛、尿频、血尿、尿闭、膀胱阴道瘘、肾盂积水、尿毒症等。②累及直肠:里急后重、便血、排便困难、便秘或肠梗阻、直肠阴道瘘。③宫旁组织受侵:组织增厚、变硬、弹性消失,可直达盆壁,子宫固定不动,可形成"冰冻盆腔"。

(2)恶病质:晚期癌症,长期消耗,出现身心交瘁、贫血、低热、消瘦、虚弱等全身衰竭表现。

**(二)体征**

早期宫颈癌局部无明显病灶,宫颈光滑或轻度糜烂与一般宫颈炎肉眼难以区别。随着病变的发展,类型不同,体征也不同。外生型宫颈上有赘生物呈菜花状、乳头状,质脆易出血。内生型宫颈肥大、质硬、如桶状,表面可光滑。晚期癌组织坏死脱落可形成溃疡或空洞。阴道受累时,阴道壁变硬弹性减退,有赘生物生长。若侵犯宫旁组织,三合诊检查可扪及宫颈旁组织增厚、变硬、呈结节状,甚至形成冰冻骨盆。

## 五、治疗原则

以手术治疗为主,配合放疗和化疗。

**(一)手术治疗**

适用于Ⅰa期~Ⅱa期无手术禁忌证患者。根据临床分期不同,可选择全子宫切除术、子宫根治术和盆腔淋巴结清扫术。年轻患者可保留卵巢及阴道。

**(二)放射治疗**

适用于各期患者,主要是年老、严重并发症或Ⅲ期以上不能手术的患者。分为腔内和体外照射两种方法。早期以腔内放射为主、体外照射为辅;晚期则以体外照射为主、腔内放射为辅。

**(三)手术加放射治疗**

适用于癌灶较大,先行放疗局限病灶后再行手术治疗;或手术后疑有淋巴或宫旁组织转移者,放疗作为手术的补充治疗。

**(四)化疗**

用于晚期或有复发转移的患者,也可用于手术或放疗的辅助治疗,目前多主张联合化疗方案。

## 六、护理评估

### (一)健康史

详细了解年轻患者有无接触性出血、年老患者绝经后阴道不规则流血情况。评估患者有无患病的高危因素存在,如慢性宫颈炎的病史及是否有 HPV、巨细胞病毒等的感染;婚育史、性生活史、高危男子性接触史等。

### (二)身体状况

#### 1.症状

详细了解患者阴道流血的时间、量、质、色等,有无妇科检查或性生活后的接触性出血;阴道排液的性状、气味;有无邻近器官受累的症状;有无疼痛,疼痛的部位、性质、持续时间等。全身有无贫血、消瘦、乏力等恶病质的表现。

#### 2.体征

评估妇科检查的结果,如宫颈有无异常、有无糜烂和赘生物,宫颈是否出血、肥大、质硬、宫颈管外形呈桶状等。

### (三)心理社会状况

子宫颈癌确诊早期,患者常因无症状或症状轻微,往往对诊断表示怀疑和震惊而四处求医,希望否定癌症诊断;当诊断明确,患者会感到恐惧和绝望,害怕疼痛和死亡,迫切要求治疗,以减轻痛苦、延长寿命。另外,恶性肿瘤对患者身体的折磨会给患者带来巨大的心理应激,而且手术范围大,留置尿管的时间长,疾病和手术对身体的损伤大,恢复时间长,患者很长时间不能正常地生活、工作。

### (四)辅助检查

宫颈癌发展过程长尤其是癌前病变阶段,所以应该积极开展防癌普查,提倡"早发现、早诊断,早治疗"。早期宫颈癌因无明显症状和体征,需采用以下辅助检查。

#### 1.宫颈刮片细胞学检查

普查宫颈癌的主要方法,也是早期发现宫颈癌的主要方法之一。注意在宫颈外口鳞-柱上皮交界处取材,防癌涂片用巴氏染色。结果分 5 级:Ⅰ级正常、Ⅱ级炎症、Ⅲ级可疑癌、Ⅳ级高度可疑癌、Ⅴ级癌。巴氏Ⅲ级及以上细胞,需行活组织检查。

#### 2.碘试验

将碘溶液涂于宫颈和阴道壁,观察其着色情况。正常宫颈阴道部和阴道鳞状上皮含糖原丰富,被碘溶液染成棕色或深赤褐色。若不染色为阳性,说明鳞状上皮不含糖原。瘢痕、囊肿、宫颈炎或宫颈癌等鳞状上皮不含糖原或缺乏糖原,均不染色,所以本试验对癌无特异性。碘试验主要识别宫颈病变危险区,以便确定活检取材部位,提高诊断率。

#### 3.阴道镜检查

宫颈刮片细胞学检查Ⅲ级或以上者,应行阴道镜检查,观察宫颈表面上皮及血管变化,发现病变部位,指导活检取材,提高诊断率。

#### 4.宫颈和宫颈管活组织检查

确诊宫颈癌和癌前病变的金标准。可在宫颈外口鳞-柱上皮交界处 3、6、9、12 点 4 处取材或碘试验不着色区、阴道镜病变可疑区取材做病理检查。宫颈活检阴性时,可用小刮匙刮取宫颈管组织送病理检查。

### 七、护理诊断

(1)排尿异常:与宫颈癌根治术后对膀胱功能影响有关。

(2)营养失调:与长期的阴道流血造成的贫血及癌症的消耗有关。

(3)焦虑:与子宫颈癌确诊带来的心理应激有关。

(4)恐惧:与宫颈癌的不良预后有关。

(5)自我形象紊乱:与阴道流恶臭液体及较长时间留置尿管有关。

### 八、护理目标

(1)患者能接受诊断,配合各种检查、治疗。

(2)出院时,患者排尿功能恢复良好。

(3)患者能接受现实,适应术后生活方式。

### 九、护理措施

#### (一)心理护理

多陪伴患者,经常与患者沟通,了解其心理特点,与患者、家属一起寻找引起不良心理反应的原因,教会患者缓解心里应激的措施,学会用积极的应对方法,如寻求别人的支持和帮助、向别人倾诉内心的感受等,使患者能以最佳的心态接受并积极配合治疗。

#### (二)饮食与营养

根据患者的营养状况、饮食习惯协助制订营养食谱,鼓励患者进食高能量、高维生素及营养素全面的饮食,以满足机体的需要。

#### (三)阴道、肠道准备

术前3天需每天行阴道冲洗2次,冲洗时动作应轻柔,以免损伤子宫颈脆性癌组织引起阴道大出血。肠道按清洁灌肠来准备。另外,术前教会患者进行肛门、阴道肌肉的缩紧与舒张练习,掌握锻炼盆底肌肉的方法。

#### (四)术后帮助膀胱功能恢复

由于手术范围大,可能损伤支配膀胱的神经,膀胱功能恢复缓慢,所以,一般留置尿管7~14天,甚至21天。

1.盆底肌肉的锻炼

术前教会患者进行盆底肌肉的缩紧与舒张练习,术后第2天开始锻炼,术后第4天开始锻炼腹部肌肉,如抬腿、仰卧起坐等。有资料还报道改变体位的肌肉锻炼有利排尿功能的恢复,锻炼的强度应逐渐增加。

2.膀胱肌肉的锻炼

在拔除尿管前3天开始定时开放尿管,每2~3小时放尿1次,锻炼膀胱功能,促进排尿功能的恢复。

3.导残余尿

在膀胱充盈的情况下拔除尿管,让患者立即排尿,排尿后,导残余尿,每天1次。如残余尿连续3次在100 mL以下,证明膀胱功能恢复尚可,不需再留置尿管;如残余尿超过100 mL,应及时给患者再留置尿管,保留3~5天后,再行拔管,导残余尿,直至低于100 mL以下。

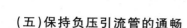

**（五）保持负压引流管的通畅**

手术创面大，渗出多，同时淋巴回流受阻，术后常在盆腔放置引流管，应密切注意引流管是否通畅，引流液的量、色、质，一般引流管于48～72小时后拔除。

**（六）出院指导**

（1）定期随访：护士应向出院患者和家属说明随访的重要性及随访要求。第1年内，出院后1个月首次随访，以后每2～3个月随访1次；第2年每3～6个月随访1次；第3～5年，每半年随访1次；第6年开始每年随访1次。如有不适随时就诊。

（2）少数患者出院时尿管未拔，应教会患者留置尿管的护理，强调多饮水、外阴清洁的重要性，勿将尿袋高于膀胱口，避免尿液倒流，继续锻炼盆底肌肉、膀胱功能，及时到医院拔尿管、导残余尿。

（3）康复后应逐步增加活动强度，适当参加社交活动及正常的工作等，以便恢复原来的角色功能。

## 十、结果评价

（1）患者住院期间能以积极态度配合诊治全过程。

（2）出院时，患者无尿路感染症状，拔管后已经恢复正常排尿功能。

（3）患者能正常与人交往，正确树立自我形象。

（龙　慧）

# 第七章 产科护理

## 第一节 早　产

　　早产是指妊娠满 28 周至不足 37 周(196～258 天)间分娩者。此时娩出的新生儿称为早产儿,体重为 1 000～2 499 g。各器官发育尚不够健全,出生孕周越小,体重越轻,预后越差。国内早产占分娩总数的 5%～15%。约 15% 早产儿于新生儿期死亡。近年由于早产儿治疗学及监护手段的进步,其生存率明显提高,伤残率下降,国外学者建议将早产定义时间上限提前到妊娠 20 周。

### 一、病因

　　诱发早产的常见原因:①胎膜早破、绒毛膜羊膜炎最常见,30%～40% 早产与此有关;②下生殖道及泌尿道感染,如 B 族溶血性链球菌、沙眼衣原体、支原体感染、急性肾盂肾炎等;③妊娠合并症与并发症,如妊娠期高血压疾病、妊娠期肝内胆汁淤积症,妊娠合并心脏病、慢性肾炎、病毒性肝炎、急性肾盂肾炎、急性阑尾炎、严重贫血、重度营养不良等;④子宫过度膨胀及胎盘因素,如羊水过多、多胎妊娠、前置胎盘、胎盘早剥、胎盘功能减退等;⑤子宫畸形,如纵隔子宫、双角子宫等;⑥宫颈内口松弛;⑦每天吸烟>10 支,酗酒。

### 二、临床表现

　　早产的主要临床表现是子宫收缩,最初为不规律宫缩,常伴有少许阴道流血或血性分泌物,以后可发展为规则宫缩,其过程与足月临产相似,胎膜早破较足月临产多见。宫颈管先逐渐消退,然后扩张。妊娠满 28 周至不足 37 周出现至少 10 分钟一次的规则宫缩,伴宫颈管缩短,可诊断先兆早产。妊娠满 28 周至不足 37 周出现规则宫缩(20 分钟≥4 次,或 60 分钟≥8 次,持续>30 秒),伴宫颈缩短≥80%,宫颈扩张 1 cm 以上。诊断为早产临产。部分患者可伴有少量阴道流血或阴道流液。以往有晚期流产、早产史及产伤史的孕妇容易发生早产。诊断早产一般并不困难,但应与妊娠晚期出现的生理性子宫收缩相区别。生理性子宫收缩一般不规则、无痛感,且不伴有宫颈管消退和宫口扩张等改变。

### 三、处理原则

若胎膜未破,胎儿存活、无胎儿窘迫,无严重妊娠合并症及并发症时,应设法抑制宫缩,尽可能延长孕周;若胎膜已破,早产不可避免时,应设法提高早产儿存活率。

### 四、护理

#### (一)护理评估

1.病史

详细评估可致早产的高危因素,如孕妇以往有流产、早产史或本次妊娠期有阴道流血史,则发生早产的可能性大,应详细询问并记录患者既往出现的症状及接受治疗的情况。

2.身心诊断

妊娠晚期者子宫收缩规律(20 分钟≥4 次),伴以宫颈管消退≥75%,以及进行性宫颈扩张 2 cm 以上时,可诊断为早产者临产。

早产已不可避免时,孕妇常会不自觉地把一些相关的事情与早产联系起来而产生自责感;由于孕妇对结果的不可预知,恐惧、焦虑、猜测也是早产孕妇常见的情绪反应。

3.辅助检查

通过全身检查及产科检查,结合阴道分泌物的生化指标检测,核实孕周,评估胎儿成熟度、胎方位等;观察产程进展,确定早产的进程。

#### (二)可能的护理诊断

1.有新生儿受伤的危险

与早产儿发育不成熟有关。

2.焦虑

与担心早产儿预后有关。

#### (三)预期目标

(1)新生儿不存在因护理不当而产生的并发症。

(2)患者能平静地面对事实,接受治疗及护理。

#### (四)护理措施

1.预防早产

孕妇良好的身心状况可减少早产的发生,突发的精神创伤亦可诱发早产。因此,应做好孕期保健工作,指导孕妇加强营养,保持平静心情。避免诱发宫缩的活动,如抬举重物、性生活等。高危孕妇必须多卧床休息,以左侧卧位为宜,以增加子宫血循环,改善胎儿供氧,慎做肛查和引导检查等,积极治疗合并症。宫颈内口松弛者应于孕 14~18 周或更早些时间做预防性宫颈环扎术,防止早产的产生。

2.药物治疗的护理

先兆早产的主要治疗为抑制宫缩,与此同时,还要积极控制感染治疗合并症和并发症。护理人员应能明确具体药物的作用和用法,并能识别药物的不良反应,以避免毒性作用的发生,同时,应对患者做相应的健康教育。常用抑制宫缩的药物有以下几类。

(1)β肾上腺素受体激动素:其作用为激动子宫平滑肌 β 受体,从而抑制宫缩。此类药物的不良反应为心跳加快、血压下降、血糖增高、血钾降低、恶心、出汗、头痛等。常用药物有利托君、沙丁胺醇等。

（2）硫酸镁：镁离子直接作用于肌细胞，使平滑肌松弛，抑制子宫收缩。一般采用25％硫酸镁20 mL加入5％葡萄糖液100～250 mL中，在30～60分钟内缓慢静脉滴注，然后用25％硫酸镁20～10 mL加入5％葡萄糖液100～250 mL中，以每小时1～2 g的速度缓慢静脉滴注，直至宫缩停止。

（3）钙通道阻滞剂：阻滞钙离子进入细胞而抑制宫缩。常用硝苯地平5～10 mg，舌下含服，每天3次。用药时必须密切注意孕妇及血压的变化，若合并使用硫酸镁时更应慎重。

（4）前列腺素合成酶抑制剂：前列腺素有刺激子宫收缩和软化宫颈的作用，其抑制剂则有减少前列腺素合成的作用，从而抑制宫缩。常用药物有吲哚美辛及阿司匹林等。但此类药物可抑制胎儿前列腺素的合成和释放，使胎儿体内前列腺素减少，而前列腺素类药物可通过胎盘抑制胎儿前列腺素的合成和释放，使胎儿体内前列腺素减少，而前列腺素有维持胎儿动脉导管开放的作用，缺乏时导管可能过早关闭而致胎儿血液循环障碍。因此，临床已较少应用，必要时仅能短期（不超过1周）服用。

3.预防新生儿并发症的发生

在保胎过程中，应每天行胎心监护，教会患者自数胎动，有异常时及时采用应对措施。在分娩前按医嘱给孕妇糖皮质激素如地塞米松、倍他米松等，可促胎肺成熟，是避免发生新生儿呼吸窘迫综合征的有效步骤。

4.为分娩做准备

如早产已不可避免，应尽早决定合理分娩的方式，如臀位、横位，估计胎儿成熟度低，而产程又需较长时间者，可选用剖宫产术结束分娩；经阴道分娩者，应考虑使用产钳和会阴切开术以缩短产程，从而减少分娩过程中对胎头的压迫。同时，充分做好早产儿保暖和复苏的准备，临产后慎用镇静剂，避免发生新生儿呼吸抑制的情况；产程中应给孕妇吸氧；新生儿出生后，立即结扎脐带，防止过多母血进入胎儿循环，造成循环系统负荷过载。

5.为孕妇提供心理支持

安排时间与孕妇进行开放式的讨论，让患者了解早产的发生并非她的过错，有时甚至是无缘由的。也要避免为减轻孕妇的负疚感而给予过于乐观的保证。由于早产是出乎意料的，孕妇多没有精神和物质准备，对产程的孤独无助感尤为敏感，因此，丈夫、家人和护士在身旁提供支持较足月分娩更显重要，并能帮助孕妇重建自尊，以良好的心态承担早产儿母亲的角色。

**（五）护理评价**

（1）患者能积极配合医护措施。

（2）母婴顺利经历全过程。

（龙　慧）

# 第二节　流　产

流产是指妊娠不足28孕周，胎儿体重不足1 000 g即终止者。流产分人工流产与自然流产。人工流产指应用人工方法使妊娠终止者。自然流产是发生于妊娠12周以前者为早期流产，发生于妊娠 12 周至 27 孕周末者为晚期流产。

## 一、病因

### (一)胚胎因素

由于卵子和精子本身的缺陷,胚胎染色体结构或数目异常,引起受精卵和胚胎发育异常或绒毛变性,是早期自然流产的最常见原因。

### (二)母体因素

1.内分泌失调

妊娠早期卵巢黄体功能不全,致孕激素产生不足;此外,甲状腺功能异常、糖尿病等均可影响胚胎的正常发育,导致流产。

2.全身性疾病

急性传染病、高热;孕早期病毒感染;慢性疾病,如严重贫血、心力衰竭。

3.子宫病变

子宫畸形、子宫发育不良、子宫肌瘤等可影响胚胎、胎盘生长发育导致流产;宫颈重度裂伤或宫颈内口松弛易致晚期流产。

4.创伤及其他

外伤、妊娠早期腹部手术等易刺激子宫收缩而引起流产,免疫因素如母儿血型不合也可导致流产。

## 二、临床表现及各类型流产的鉴别诊断

流产的主要症状是停经后阴道流血和下腹痛。按流产发展过程分下列几种类型(图 7-1)。

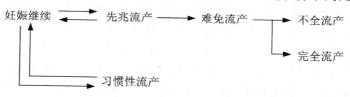

**图 7-1　流产类型**

### (一)先兆流产

停经后有少量阴道流血,伴轻微下腹胀痛、腰酸。妇科检查宫口未开,子宫大小与停经周数相符;尿妊娠试验阳性;B 型超声见胚囊大小、胎心、胎动情况与孕周相符。经保胎治疗后部分可继续妊娠。

### (二)难免流产

其由先兆流产发展而来,流产已不可避免。阴道流血量增多,常超过月经量,下腹痛呈阵发性加剧。妇科检查宫口已开大,有时可见胎膜或胚胎组织堵塞;子宫大小与妊娠周数相符或略小;尿妊娠试验阳性或阴性。

### (三)不全流产

不全流产指妊娠产物已部分排出体外,尚有部分残留在宫腔内。多发生于妊娠 8～12 周间。残留组织影响宫缩血窦不能关闭,可致持续性流血,甚至休克,若不及时处理可危及生命。妇科

检查宫口开大或有胎盘组织堵塞;子宫较停经月份小;尿妊娠试验阴性;反复出血易发生感染。

### (四)完全流产

其指妊娠产物已全部排出。多发生于孕8周之前或孕12周以后。阴道流血逐渐停止,腹痛逐渐消失,妇科检查宫口已关闭,子宫接近正常大小。

### (五)稽留流产

这指胚胎或胎儿在子宫内已死亡,尚未自然排出者。多数患者有过先兆流产症状,此后子宫不再增大反而缩小,可有少量咖啡色分泌物;妊娠试验阴性;妇科检查宫口闭,子宫明显小于停经周数;B型超声提示无胎心。若胚胎死亡日久,胎盘组织机化与子宫粘连不易剥离,易感染;同时胎盘在自溶退变过程中,释放凝血活酶,消耗大量纤维蛋白原致凝血功能障碍,导致弥散性血管内凝血(DIC)的发生。

### (六)习惯性流产

其指自然流产连续发生3次或3次以上者。常发生在妊娠的同一时期,发展过程与一般流产相同。习惯性流产的诊断并不困难,难的是明确病因,才能防治。

几种流产的鉴别诊断要点见表7-1。

表7-1 各种类型流产的鉴别诊断要点

| 流产类型 | 病史 | | | 妇科检查 | | 辅助检查 | |
|---|---|---|---|---|---|---|---|
| | 出血量 | 下腹痛 | 组织物排出 | 子宫颈口 | 子宫大小 | 妊娠试验 | 超声检查 |
| 先兆流产 | 少量 | 轻或无 | 无 | 闭 | 与孕周相符 | 阳性 | 有妊娠囊或胎心 |
| 难免流产 | 增多 | 加剧 | 无 | 扩张 | 与孕周相符或略小 | 阳性或阴性 | 有或无妊娠征象 |
| 不全流产 | 少量持续或大量、甚至休克 | 减轻 | 部分排出 | 有扩张或有组织堵塞 | 小于孕周 | 阴性 | 无胎心 |
| 完全流产 | 少量或已停止 | 消失 | 全部排出 | 闭 | 正常或略大于孕周 | 阴性 | 无胎心 |
| 稽留流产 | 少量色暗 | 轻或无 | 无 | 闭 | 明显小于孕周 | 阴性 | 无胎心 |

## 三、处理

### (一)先兆流产

先兆流产宜保胎治疗。若经2周治疗症状未见改善,或辅助检查提示胚胎已死亡,应及时终止妊娠。保胎期间应卧床休息,禁性生活,保持会阴清洁,避免不必要的阴道检查。黄体功能不全者黄体酮20 mg肌内注射,每天1次,至阴道流血停止,再减半量继续用药1～2周停药。维生素E 30～50 mg,每天3次,促进胚胎发育。甲状腺功能低下者每天口服甲状腺粉0.03～0.06 g。解除孕妇思想负担,给予精神安慰,加强营养等。

### (二)难免流产

难免流产应尽快清除宫腔内容物。早期流产时应行吸宫术,失血多时应输血,并肌内注射缩宫素5～10 U;晚期流产时缩宫素5 U每半小时肌内注射1次,共6次,或缩宫素5～10 U加入5%葡萄糖液500 mL内静脉滴注。

**（三）不全流产**

其确诊后立即清宫。必要时补液、输血,术后给抗生素预防感染。刮出物送病检。

**（四）完全流产**

完全流产如无感染征象,一般不需特殊处理。

**（五）稽留流产**

稽留流产确诊后尽早排空子宫,同时警惕可能发生的凝血功能障碍。子宫小于妊娠 12 周者,行吸宫或钳刮术,术前应先做凝血功能检查,无异常时,可口服己烯雌酚 5～10 mg,每天 3 次,共 5 天,以提高子宫对缩宫素的敏感性,术时配血备用,并肌内注射缩宫素。子宫大于妊娠 12 周者,可用缩宫素 10～20 U 加于 5％葡萄糖液 500 mL 静脉滴注引产,逐渐增加缩宫素剂量,直至出现宫缩。也可用前列腺素或用乳酸依沙吖啶(利凡诺)等引产。

**（六）习惯性流产**

其应针对病因进行治疗。

## 四、护理评估

**（一）健康史**

有无停经史、早孕反应、阴道流血、阴道的排出物、腹痛,既往有无流产史等,以此来判断是否流产以及识别流产的类型。

**（二）身心状况**

1.躯体状况

(1)阴道流血:先兆流产出血量少,血液可呈鲜红色,粉红色或深褐色;难免流产出血量多,超过月经量,色鲜红;不全流产阴道流血伴有胚胎组织的排出;完全流产阴道流血伴有胚胎组织的全部排出。

(2)腹痛:先兆流产轻微下腹痛,伴有腰酸及下坠感;难免流产或不全流产时腹痛加剧;完全流产时腹痛减轻或消失。

(3)体检:观察全身情况,检测有无贫血,出血多时可表现为血压下降,脉率加速等休克症状,有感染可能时体温升高。

2.心理状况

被诊断为先兆流产的患者可能会为妊娠能否继续而焦虑、恐惧;妊娠无法进行者,可因阴道出血、腹痛等症状及失去胎儿的现实而愤怒、沮丧、悲伤。评估家属对事件的看法、心理感受以及情绪反应,评估家庭成员对孕妇的心理支持是否有利。

3.实验室及其他检查

妇科检查重点检查宫口有无扩张、有无组织物堵塞,子宫大小是否与停经月份相符,有无压痛,双侧附件有无块状物。

(1)人绒毛膜促性腺激素(HCG):测定若 HCG 低于正常值,提示将要流产。

(2)B超检测:可显示有无胎囊、胎动、胎心,从而可诊断并鉴别流产及其类型。

## 五、护理诊断

**（一）预感性悲哀**

这与即将失去胎儿有关。

（二）舒适改变

其与腹胀痛、腰酸、下坠感有关。

（三）有组织灌注量不足的危险

其与阴道流血造成失血性休克有关。

（四）潜在并发症

并发症有感染。

## 六、预期目标

（1）患者能维持稳定的心态，配合治疗。

（2）缓解不适症状。

（3）出血得到控制，生命体征能维持正常。

（4）出院时患者无感染症状发生。

## 七、护理措施

（一）心理疏导

引导患者说出焦虑和心理感受，鼓励患者提出有关疾病及胎儿安危问题。让患者情绪稳定，告知其治愈可能性，应以良好的心态面对下一次妊娠，并建议患者做相关的检查，尽可能查明流产的原因，以便在下次妊娠前或妊娠时及时采取处理、护理措施。

（二）严密观察出血量和休克的早期征象

（1）对难免流产、不全流产的患者应积极采取措施，及时做好终止妊娠的术前准备，术中的积极配合，促使胚胎组织及早完全排出，同时开放静脉，做好输液、输血的准备。

（2）对稽留流产者应重视和协助做好有关凝血功能的检查，遵医嘱按时按量地应用己烯雌酚，以增加子宫对缩宫素的敏感性，并做好手术前的一切准备工作。

（三）缓解不适，做好保胎的护理

先兆流产与习惯性流产患者，应绝对卧床休息，保持足够的营养。按医嘱给予适量对胎儿无害的镇静剂和黄体酮等。保持粪便通畅，防止腹胀与便秘的产生。严密观察病情，尤应注意腹痛、阴道流血及有无妊娠物的排出。协助做好辅助检查的测定，对于习惯性流产者，保胎时间应持续到超过每次流产的妊娠周数之后。

（四）预防感染

手术时应严格执行无菌操作规程，指导患者保持外阴清洁，并用消毒溶液擦洗外阴每天2次，使用消毒的卫生垫，对出血时间长者，按医嘱给予抗生素。对流产合并感染者，先给予足量的抗生素，感染控制后再行手术"刮宫"。并嘱半卧位，严密观察患者体温、血象及阴道分泌物。

## 八、健康教育

（1）先兆流产患者主要是卧床休息，减少对妊娠子宫的刺激，禁止性生活，注意营养。

（2）手术后患者如有阴道流血，腹痛应及时到医院就诊。

（3）有习惯性流产者，应在早期采取积极措施进行干预。

（4）保持外阴清洁，禁止盆浴2周，禁止性生活1个月，以防感染。

（5）指导避孕方法的实施，应告知，若需再次妊娠者至少在流产6个月以后。 （龙 慧）

# 第三节 异位妊娠

凡受精卵在子宫腔以外着床发育称异位妊娠,习惯称为宫外孕,包括输卵管妊娠、卵巢妊娠、腹腔妊娠及宫颈妊娠等。输卵管妊娠最多见,占 95%～98%,是妇产科常见急腹症,起病急、病情重、引起腹腔内严重出血,如诊断抢救不及时,可危及生命。

## 一、病因和病理

### (一)病因

慢性输卵管炎是输卵管妊娠最常见的原因,淋菌性输卵管炎更易引起输卵管妊娠,结核性输卵管炎也较常见;其次输卵管发育或功能异常,如过长、黏膜纤毛缺如、蠕动减慢等;输卵管手术后,如结扎、粘堵等;盆腔子宫内膜异位输卵管粘连;肿瘤压迫;内分泌失调等。

### (二)病理

受精卵在输卵管内着床后,由于输卵管腔狭窄,管壁肌肉薄,不能适应胚胎的生长发育,当输卵管膨大到一定程度,可能发生的后果如下。

1.输卵管妊娠流产

这多发生在壶腹部或伞部。若胚囊与管壁完全分离落入管腔,经输卵管逆蠕动排至腹腔,形成输卵管完全流产,腹腔内出血不多;若胚囊剥离不完整,则为输卵管不全流产,反复出血,可形成盆腔血肿。

2.输卵管妊娠破裂

其是胚囊生长时绒毛向输卵管壁侵蚀,最终将肌层、浆膜层穿破,由于肌层血管丰富,常发生大出血,严重者发生休克,若抢救不及时危及生命。

3.继发性腹腔妊娠

其是极少数输卵管妊娠破裂或流产后,胚囊进入腹腔,绒毛组织仍附着于原来着床处或重新种植于附近脏器(如肠系膜、大网膜等)继续发育,形成继发性腹腔妊娠。

4.陈旧性宫外孕

胚胎已死亡,内出血渐停止,盆腔积血由于时间长形成机化变硬的包块与周围器官粘连,称陈旧性宫外孕。

此外,子宫受内分泌激素的影响,内膜呈蜕膜样变,若子宫内膜呈现过度分泌反应,称 A-S 反应,对诊断有一定意义。当胚胎死亡时,子宫蜕膜发生退行性变,有时于碎片状剥脱,而致阴道流血;有时整块剥离排出,形似三角形蜕膜管型。如将排出的蜕膜置于清水中,肉眼见不到漂浮的绒毛,镜检也无滋养细胞,可与流产鉴别。

## 二、临床表现

输卵管妊娠流产或破裂前,症状和体征均不明显,除短期停经及妊娠表现外,有时可出现下腹胀痛。当输卵管妊娠破裂或流产时,可出现下列临床表现。

**（一）停经**

一般停经 6～8 周,少数可无明显停经史。间质部妊娠停经时间较长。

**（二）不规则阴道流血**

胚胎死亡后,常有不规则阴道流血,色深褐,量少,可淋漓不断,可随阴道流血排出蜕膜管型或碎片,需待病灶清除后,流血方能完全停止。

**（三）腹痛**

腹痛为患者就诊时最主要的症状。腹痛系因输卵管膨大、破裂及血液刺激腹膜等多因素所致。破裂时患者突然下腹一侧撕裂样疼痛,常伴恶心呕吐,出血多时刺激腹膜可致全腹剧痛,血液积聚直肠子宫陷凹,出现肛门坠胀感。

**（四）晕厥与休克**

其主要由于腹腔急性内出血,血容量减少及剧烈腹痛,患者出现面色苍白、出冷汗、四肢冰冷、血压下降等。其严重程度与腹腔内出血速度及出血量呈正比。

**（五）腹部检查**

下腹部有明显压痛、反跳痛,尤以患侧为甚。出血多时叩诊有移动性浊音。若病程较长形成血凝块,下腹部可触及软性包块并有触痛。

**（六）妇科检查**

阴道后穹隆饱满、触痛;宫颈呈紫蓝色,抬举痛明显;子宫稍大而软,内出血多时,子宫有漂浮感,患侧附件压痛明显,有时可在子宫一侧或后方触及边界不清的肿块。

## 三、诊断与鉴别诊断

**（一）诊断**

典型病例根据病史、临床表现,诊断并不困难,但未破裂前或症状不典型者不易确诊,应做下列辅助检查。

1.阴道后穹隆穿刺

这适用于疑有腹腔内出血患者。抽出暗红色不凝固血液,便可确诊为腹腔内出血。若穿刺时误入静脉,则血色鲜红,滴在纱布上有一圈红晕,放置 10 分钟凝结。出血多时,也可行腹腔穿刺。

2.妊娠试验

由于 HCG 测定技术的改进,目前已成为早期诊断异位妊娠的重要方法。选择血 $\beta$-HCG 放射免疫法测定,灵敏度高,阳性率达 99%,故可用以早期诊断宫外孕,若 $\beta$-HCG 阴性可排除异位妊娠。

3.超声检查

早期输卵管妊娠时,B 型超声显像可见子宫增大,但宫腔空虚,宫旁有一低回声区。若妊娠囊和胎心搏动位于宫外,则可确诊宫外妊娠,但需到停经 7 周时 B 型超声方能显示胎心搏动。

4.腹腔镜检查

其适用于未破裂病例或诊断有困难者。

5.子宫内膜病理检查

诊断性刮宫仅适用于阴道流血较多的患者,目的是排除宫内妊娠流产。

（二）鉴别诊断

输卵管妊娠需与流产、黄体破裂、急性阑尾炎、急性盆腔及卵巢囊肿蒂扭转鉴别（表 7-2）。

表 7-2　输卵管妊娠的鉴别诊断

| | 输卵管妊娠 | 流产 | 黄体破裂 | 急性阑尾炎 | 急性盆腔炎 | 卵巢囊肿蒂扭转 |
|---|---|---|---|---|---|---|
| 停经史 | 多有 | 有 | 多无 | 无 | 无 | 无 |
| 腹痛 | 突然撕裂样剧痛，下腹一侧至全腹 | 下腹阵发性坠痛 | 下腹一侧突发性疼痛 | 持续痛，转移性左下腹痛 | 两下腹持续性钝痛 | 突然一侧下腹绞痛 |
| 阴道流血 | 量少，暗红色，可见蜕膜管型 | 量由少到多，鲜红，有血块或绒毛 | 无或少量 | 无 | 无 | 无 |
| 休克 | 程度与外出血量不成正比 | 程度与外出血量呈正比 | 无或有轻度休克 | 无 | 无 | 无 |
| 体温 | 正常，有时稍高 | 正常 | 正常 | 升高 | 升高 | 升高 |
| 腹部检查 | 轻度腹肌紧张，深压痛及反跳痛 | 无异常 | 一侧压痛 | 腹肌紧张，麦氏点压痛及反跳痛 | 腹肌紧张，下腹两侧压痛、反跳痛 | 患侧触及包块、压痛 |
| 妇科检查 | 后穹隆饱满触痛、宫颈举痛、宫旁包块压痛 | 宫口稍开，子宫增大变软 | 一侧附件压痛，无肿块 | 子宫及附件正常，右侧压痛部位较高 | 双侧附件增厚、压痛 | 宫旁角及包块蒂部触痛明显 |
| 阴道后穹隆穿刺 | 可抽出陈旧不凝血液 | 无 | 可抽出血液 | 无 | 可抽出渗液或脓液 | 无 |
| 妊娠试验 | 多阳性 | 阳性或阴性 | 阴性 | 阴性 | 阴性 | 阴性 |
| 血象 | 红细胞和血红蛋白进行性下降 | 正常 | 正常 | 白细胞增多 | 白细胞增多 | 白细胞增多 |

# 四、治疗

输卵管妊娠的治疗原则是以手术为主，酌情应用保守治疗。

（一）手术治疗

如有休克，应在积极抢救休克的同时进行急症手术。休克患者，应取平卧位，及时输液、输血、吸氧、保暖等急救措施，做好手术前准备工作。开腹后迅速夹住出血部位止血，行患侧输卵管切除术。若腹腔内出血多、破裂不超过 24 小时、停经少于 12 周、胎膜未破且无感染者，可行自体输血。方法：每回收 100 mL 血液加 3.8％枸橼酸钠 10 mL 抗凝，最好经 6～8 层纱布过滤，立即输回体内。若为间质部妊娠可行患侧子宫角切除术或子宫次全切除术。腹腔镜治疗输卵管妊娠，适用于输卵管壶腹部妊娠尚未破裂者。

（二）药物治疗

药物治疗适用于年轻患者要求保留生育能力、无内出血、输卵管妊娠直径小于 3 cm，血

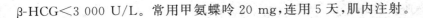

β-HCG＜3 000 U/L。常用甲氨蝶呤 20 mg，连用 5 天，肌内注射。

## 五、护理

### (一)护理诊断

**1.潜在并发症**

潜在并发症如出血性休克、切口感染等。

**2.恐惧**

其与担心生命安危有关。

**3.疼痛**

疼痛与疾病本身或手术创伤有关。

**4.自尊紊乱**

这与担心未来受孕能力有关。

### (二)护理措施

(1)做好心理护理及入院宣教。主动热情服务于患者，允许家属陪伴，提供心理安慰。

(2)对尚未确诊的患者，应配合做阴道后穹隆穿刺、尿妊娠试验及 B 超检查，以协助诊断。

(3)保守治疗：①嘱患者绝对卧床休息，避免腹部压力增大，从而减少异位妊娠破裂的机会。协助患者完成日常生活护理，减少其活动。②密切观察患者的生命体征和一般情况，并重视患者的主诉，若腹痛突然加重，或出现面色苍白、脉搏加快等变化应立即通知医师，做好抢救准备。③指导患者摄取足够的营养物质，尤其是富含铁蛋白的食物，如动物肝脏、豆类、绿色蔬菜等，增强患者的抵抗力。④协助医师正确留取血标本，以监测治疗效果。

(4)急性内出血患者的护理：①严密观察生命体征，每 10～15 分钟测量 1 次血压、脉搏、呼吸并记录。②配血，做好输血准备。③保持静脉通畅，按医嘱输液、输血、补充血容量。④吸氧。⑤按医嘱准确及时给药。⑥注意记录尿量，以协助判断组织灌注量。⑦复查血常规，观察血红蛋白及红细胞计数，判断贫血有无改善。⑧一旦决定手术，应在短时间内完成常规术前准备工作，如备皮、皮试、合血、留置尿管、更换病员服等。

(5)手术后护理。①体位：患者返回病室后，硬膜外麻醉者应去枕平卧 6～8 小时，头偏向一侧，防止唾液及呕吐物吸入气管造成吸入性肺炎或窒息，术后第 2 天可采取半卧位。②生命体征的观察：手术后24 小时内病情变化快，也极易出现紧急情况，护理人员要密切观察生命体征的变化，及时测量生命体征并准确记录。若24 小时内血压持续下降、脉搏快、患者躁动等情况出现，考虑为有内出血的可能，及时通知医师处理。每天测体温 4 次，直至正常后 3 天。③尿管的观察：保持尿管通畅，勿折、勿压，注意观察尿色及尿量。④饮食护理：未排气前禁食奶制品及甜食，排气后进半流食，排便后进普食(增加蛋白质和维生素的摄入)。⑤伤口敷料的观察：保持伤口敷料干燥、整洁，有渗血、渗液及时更换。⑥疼痛：术后 24 小时内疼痛最为明显，48 小时后疼痛逐渐缓解，根据具体情况遵医嘱适当应用止痛药，间隔 4～6 小时可重复使用。

### (三)应急措施

急性大量内出血及剧烈腹痛可引起患者晕厥和休克，患者表现为面色苍白、痛苦面容、出汗、脉细数、血压降低或测不到，伴恶心、呕吐和肛门坠胀。护士应立即将患者取去枕平卧位，保暖、吸氧；迅速建立有效的静脉通道(快速静脉滴注乳酸林格液)，补充血容量，纠正休克；交叉配血，做好输血准备；快速做好术前准备、心理护理，严密观察病情，做到"迅速、准确、及时、严密、严格",这是取得成功抢救的关键所在。

**(四)健康教育**

(1)注意休息,可从事日常活动,注意劳逸结合,适当锻炼。

(2)加强营养,尤其是富含铁蛋白的食物,如动物肝脏、豆类、绿色蔬菜、木耳等,积极纠正贫血,提高机体抵抗力。忌食辛辣煎炸之品。

(3)注意保持外阴清洁,勤换清洁内衣裤,注意个人卫生。术后禁止性生活 1 个月,以免引起盆腔炎。

(4)生育过的患者,应采取避孕措施,防止再次发生宫外孕。

(5)未生育过的患者,避孕 6 个月,同时保持乐观情绪,不背思想包袱,有利于再次受孕。

(6)再次妊娠后,孕早期及时到医院检查,判断妊娠正常与否。

(龙　慧)

# 第四节　多　胎　妊　娠

　　一次妊娠宫腔内同时有两个或两个以上胎儿时称为多胎妊娠。一般双胎妊娠多见。Hellin 根据大量资料推算出自然状态下,多胎妊娠发生公式为 $1:80^{n-1}$(n 代表一次妊娠的胎儿数)。近年辅助生殖技术广泛开展,多胎妊娠发生率明显增高。多胎妊娠易引起妊娠期高血压疾病等并发症,属高危妊娠范畴。本节主要讨论双胎妊娠。

## 一、病因与分类

### (一)双卵双胎

　　两个卵子分别受精形成的双胎妊娠,称为双卵双胎。双卵双胎约占双胎妊娠的 70%,与应用促排卵药物、多胚胎宫腔内移植及遗传因素有关。两个卵子分别受精形成两个受精卵,各自的遗传基因不完全相同,故形成的两个胎儿有区别,如血型、性别不同或相同,但指纹、外貌、精神类型等多种表型不同。胎盘多为两个,也可融合成一个,但血液循环各自独立。胎盘胎儿面有两个羊膜腔,中间隔有两层羊膜、两层绒毛膜(图 7-2)。

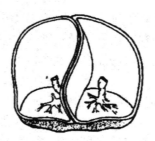

图 7-2　双卵双胎的胎盘及胎膜示意

### (二)单卵双胎

　　由一个受精卵分裂形成的双胎妊娠,称为单卵双胎。单卵双胎约占双胎妊娠 30%。形成原因不明,不受种族、遗传、年龄、胎次、医源的影响。一个受精卵分裂形成两个胎儿,具有相同的遗传基因,故两个胎儿性别、血型及外貌等相同。由于受精卵在早期发育阶段发生分裂的时间不同,形成下述 4 种类型。

1.双羊膜囊双绒毛膜单卵双胎

分裂发生在桑葚期(早期胚泡),相当于受精后 3 天内,形成两个独立的受精卵、两个羊膜囊。两个羊膜囊之间,隔有两层绒毛膜、两层羊膜,胎盘为两个。此种类型约占单卵双胎的 30%。

2.双羊膜囊单绒毛膜单卵双胎

分裂发生在受精后第 4～8 天,胚胎发育处于胚泡期,即已分化出滋养细胞,羊膜囊尚未形成。胎盘为一个,两个羊膜囊之间仅隔有两层羊膜,此种类型约占单卵双胎的 68%。

3.单羊膜囊单绒毛膜单卵双胎

受精卵在受精后第 9～13 天分裂,此时羊膜囊已形成,两个胎儿共存于一个羊膜腔内。共有一个胎盘。此类型占单卵双胎的 1%～2%。

4.联体双胎受精卵

在受精第 13 天后分裂,此时原始胚盘已形成,机体不能完全分裂成两个,形成不同形式的联体儿,极罕见。

## 二、临床表现

### (一)症状

双卵双胎多有家族史,孕前曾用促排卵药或体外受精多个胚胎移植,早孕反应重。中期妊娠后体重增加迅速,腹部增大明显,下肢水肿、静脉曲张等压迫症状出现早且明显,妊娠晚期常有呼吸困难,活动不便。

### (二)体征

子宫大于停经周数,妊娠中晚期腹部可触及多个小肢体或 3 个以上胎极;胎头较小,与子宫大小不成比例;不同部位可听到两个胎心,其间有无音区,或同时听诊 1 分钟,两个胎心率相差10 次以上。双胎妊娠时胎位多为纵产式。以两个头位或一头一臀常见(图 7-3)。

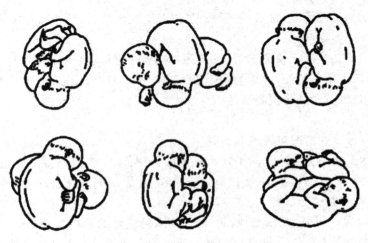

图 7-3 双胎胎位

## 三、处理原则

无论阴道分娩还是剖宫产,均需积极防治产后出血:①临产时应备血;②胎儿娩出前需建立静脉通道;③第二胎儿娩出后立即使用宫缩剂,并使其作用维持到产后 2 小时以上。

### (一)妊娠期

及早诊断出双胎妊娠者,增加其产前检查次数,注意休息。加强营养,补充足够营养;进食含高蛋白质、高维生素以及必需脂肪酸的食物,注意补充铁、叶酸及钙剂,预防贫血及妊娠期高血压疾病。防止早产、羊水过多、产前出血等。双胎妊娠有下列情况之一,应考虑剖宫产:①第一胎儿为肩先露、臀先露;②宫缩乏力致产程延长,经保守治疗效果不佳;③胎儿窘迫,短时间内不能经阴道结束分娩;④联体双胎孕周>26周;⑤严重妊娠并发症需尽快终止妊娠,如重度子痫前期、胎盘早剥等。

### (二)分娩期

观察产程和胎心变化,如发现有宫缩乏力或产程较长,应及时处理。第一个胎儿娩出后,应立即断脐,助手扶正第二个胎儿的胎位,使保持纵产式,等待 15~20 分钟后,第二个胎儿自然娩出。如等待 15 分钟仍无宫缩,则可人工破膜或静脉滴注缩宫素促进宫缩。如发现脐带脱垂或怀疑胎盘早剥时,即手术助产。如第一个胎儿为臀位,第二个胎儿为头位,应注意防止胎头交锁导致难产。

### (三)产褥期

第二个胎儿娩出后立即肌内注射或静脉滴注缩宫素,腹部放置沙袋,防止腹压骤降而引起休克,同时预防发生产后出血。

## 四、护理

### (一)护理评估

1.病史

询问家族中有无多胎史,孕妇的年龄、胎次,孕前是否使用促排卵药。

2.身体评估

评估孕妇的早孕反应程度,食欲、呼吸情况,以及下肢水肿、静脉曲张程度。孕妇经常主诉感到多处胎动而非某一固定部位。

多胎妊娠的孕妇在孕期必须适应两次角色的转变,首先是接受妊娠,其次当被告知是双胎妊娠时,必须适应第二次角色转变,即成为两个孩子的母亲。双胎妊娠属于高危妊娠,孕妇既兴奋又常常担心母儿的安危,尤其是担心胎儿的存活率。

3.诊断检查

(1)产前检查:有下列情况应考虑双胎妊娠。①子宫比孕周大,羊水量也较多;②孕晚期触及多个小肢体和两胎头;③胎头较小,与子宫大小不成比例;④在不同部位听到两个频率不同的胎心,同时计数 1 分钟,胎心率相差 10 次以上,或两胎心音之间隔有无音区;⑤孕中晚期体重增加过快,不能用水肿及肥胖进行解释者。

(2)B 超检查:可以早期诊断双胎、畸胎,能提高双胎妊娠的孕期监护质量。B 超检查在孕期7~8 周时见到两个妊娠囊,孕 13 周后清楚显示两个胎头光环及各自拥有的脊柱、躯干、肢体等,B 超检查对中晚期的双胎诊断率几乎达 100%。

**(二)护理诊断**

1.有受伤的危险

有受伤的危险与双胎妊娠引起早产有关。

2.潜在并发症

早产、脐带脱垂或胎盘早剥。

**(三)预期目标**

(1)孕妇摄入足够营养,保证母婴需要。

(2)孕妇及胎儿、婴儿的并发症被及时发现,保证了母婴的安全。

**(四)护理措施**

1.一般护理

(1)增加产前检查的次数。每次检测宫高、腹围和体重。

(2)注意多休息,尤其是妊娠最后2～3个月,要求卧床休息,防止跌伤意外。卧床时最好取左侧卧位,增加子宫、胎盘的血供,减少早产的机会。

(3)加强营养,尤其是注意补充铁、钙、叶酸等,以满足妊娠的需要。

2.心理护理

帮助双胎妊娠的孕妇完成两次角色的转变,接受成为两个孩子母亲的事实。告知双胎妊娠虽属于高危妊娠,但孕妇不必过分担心母儿的安危,随时保持心情愉快,积极配合治疗的重要性。指导家属准备双份新生儿用物。

3.病情观察

双胎妊娠孕妇易伴发妊娠期高血压疾病、羊水过多、前置胎盘、贫血等并发症,因此,应加强病情观察,及时发现并处理。

4.症状护理

双胎妊娠孕妇胃区受压致胃食欲缺乏、食欲减退,因此应鼓励孕妇减少多餐,满足孕妇需要,必要时给予饮食指导,如增加铁、叶酸、维生素的供给。因双胎妊娠的孕妇腰背部疼痛症状较明显,应增加休息,可指导其做盆骨倾斜的运动,局部热敷也可缓解症状。采取措施预防静脉曲张的发生。

5.治疗配合

(1)严密观察产程和胎心率的变化。如发现有宫缩乏力或产程延长,及时处理。

(2)第一个胎儿娩出后,立即断脐,协助扶正第二个胎儿的胎位,以保持纵产式,通常再等待20分钟左右,第二个胎儿自然娩出。如等待15分钟仍无宫缩,则可协助人工破膜或遵医嘱静脉滴注缩宫素促进宫缩。产程过程中应严密观察,及时发现脐带脱垂或胎盘早剥等并发症。

(3)为预防产后出血的发生,第二个胎儿娩出后应立即肌内注射或静脉滴注缩宫素,腹部放置沙袋。并以腹带紧裹腹部,防止腹压骤降而引起休克。

(4)双胎妊娠者如系早产,产后应加强对早产儿的观察和护理。

6.健康教育

护士应指导孕妇注意休息,加强营养。注意阴道流血量和子宫复旧情况。防止产后出血。并指导产妇正确进行母乳喂养,选择有效的避孕措施。

**(五)护理评价**

(1)孕妇能主动与他人讨论两个孩子的将来,并做好分娩的准备。

(2)孕产妇、胎儿或新生儿安全。

(郑海英)

# 第五节　妊　娠　剧　吐

少数孕妇早孕反应严重,频繁恶心呕吐,不能进食,以致发生体液失衡及新陈代谢障碍,甚至危及孕妇生命,称为妊娠剧吐。发生率 0.35％～0.47％。

## 一、临床表现

恶心呕吐,头晕,厌食,甚则食入即吐,或恶闻食气,不食也吐。体格检查见精神萎靡消瘦,严重者可见血压下降,体温升高,黄疸,嗜睡和昏迷。

## 二、治疗

对妊娠剧吐者,应给予安慰,注意其精神状态,了解其思想情绪,解除顾虑。通常应住院治疗。应先禁食 2～3 天,每天静脉滴注葡萄糖液及葡萄糖盐水共 3 000 mL。输液中加入氯化钾、维生素 C 及维生素 $B_6$,同时肌内注射维生素 $B_1$。合并有代谢性酸中毒者,应根据血二氧化碳结合力值或血气分析结果,静脉滴注碳酸氢钠溶液。每天尿量至少应达到 1 000 mL。一般经上述治疗 2～3 天后,病情多迅速好转。呕吐停止后,可以试进饮食。若进食量不足,应适当补液,经上述治疗,若病情不见好转,体温增高达 38 ℃以上,心率每分钟超过 120 次或出现黄疸时,应考虑终止妊娠。

## 三、护理

**(一)护理措施**

**1.心理护理**

了解患者的心理状态,充分调动患者的主动性,帮患者分析病情,使患者了解妊娠剧吐是一种常见的生理现象,经过治疗和护理是可以预防和治愈的,消除不必要的思想顾虑,克服妊娠剧吐带来的不适,树立妊娠的信心,提高心理舒适度。

**2.输液护理**

考虑患者的感受,输液前做好解释工作,操作时做到沉着、稳健、熟练、一针见血,尽可能减少穿刺中的疼痛,经常巡视输液情况,观察输液是否通畅,针头是否脱出,输液管有无扭曲、受压,注射部位有无液体外溢、疼痛等。

**3.饮食护理**

妊娠剧吐往往与孕妇自主神经系统稳定性、精神状态、生活环境有密切关系,患者在精神紧张下,呕吐更加频繁,引起水及电解质紊乱,由于呕吐后怕进食,长期饥饿热量摄入不足,故在治疗同时应注意患者的心理因素,予以解释安慰,妊娠剧吐患者见到食物往往有种恐惧心理,食欲缺乏,因此,呕吐时禁食,使胃肠得到休息。但呕吐停止后应适当进食,饮食以清淡、易消化为主,还应含丰富蛋白质和碳水化合物,可少量多餐,对患者进行营养与胎儿发育指导,把进餐当成轻松愉快的享受而不是负担,使胎儿有足够的营养,顺利度过早孕反应期。

4.家庭护理

(1)少吃多餐,选择能被孕妇接受的食物,以流质为主,避免油腻、异味。吐后应继续再吃,若食后仍吐,多次进食补充,仍可保持身体营养的需要,同时避免过冷过热的食物。必要时饮口服补液盐。

(2)卧床休息,环境安静,通风,减少在视线范围内引起不愉快的情景和异味。呕吐时做深呼吸和吞咽动作即大口喘气,呕吐后要及时漱口,注意口腔卫生。另外要保持外阴的清洁,床铺的整洁。

(3)关心、体贴孕妇,解除不必要的顾虑,孕妇保持心情愉快,避免急躁和情绪激动。

(4)若呕吐导致体温上升,脉搏增快,眼眶凹陷,皮肤无弹性,精神异常,要立即送医院。

5.健康教育

(1)保持情绪的安定与舒畅。呕吐严重者,须卧床休息。

(2)居室尽量布置得清洁、安静、舒适。避免异味的刺激。呕吐后应立即清除呕吐物,以避免恶性刺激,并用温开水漱口,保持口腔清洁。呕吐较剧者,可在食前口中含生姜1片,以达到暂时止呕的目的。

(3)注意饮食卫生,饮食宜营养价值稍高且易消化为主。可采取少吃多餐的方法。为防止脱水,应保持每天的液体摄入量,平时宜多吃一些西瓜、生梨、甘蔗等水果。

(4)保持大便的通畅。

**(二)护理效果评估**

(1)患者呕吐减轻,水电解质平衡。

(2)患者情绪稳定。

(郑海英)

# 第六节 羊 水 栓 塞

羊水栓塞(amniotic fluid embolism,AFE)是指在分娩过程中,羊水突然进入母体血循环而引起的急性肺栓塞、休克和弥散性血管内凝血(DIC)、肾衰竭和猝死的严重分娩并发症。其起病急、病情凶险,是造成孕产妇死亡的重要原因之一,发生于足月分娩者死亡率高达70%～80%。也可发生在妊娠早、中期的流产,但病情较轻,死亡率较低。

## 一、病因

羊水栓塞是由污染羊水中的有形物质(胎儿毳毛、角化上皮、胎脂、胎粪)进入母体血循环引起。通常有以下几个原因。

(1)羊膜腔内压力增高(子宫收缩过强),胎膜与宫颈壁分离或宫颈口扩张引起宫颈黏膜损伤时,静脉血窦开放,羊水进入母体血循环。

（2）宫颈裂伤、子宫破裂、前置胎盘、胎盘早剥或剖宫产术中羊水通过病理性开放的子宫血窦进入母体血循环。

（3）羊膜腔穿刺或钳刮术时子宫壁损伤处静脉窦也可以成为羊水进入母体通道。

## 二、病理生理

近年来研究认为，羊水栓塞主要是变态反应。羊水进入母体循环后，通过阻塞肺小血管，引起变态反应而导致凝血机制异常，使机体发生一系列的病理生理变化。

### （一）肺动脉高压

羊水内的有形物质如胎儿毳毛、胎脂、胎粪、角化上皮细胞等直接形成栓子。一方面，羊水的有形物质激活凝血系统，使小血管内形成广泛的血栓而阻塞肺小血管，反射性引起迷走神经兴奋，使肺小血管痉挛加重。另一方面，羊水内有形物质经肺动脉进入肺循环，阻塞小血管，引起肺内小支气管痉挛，支气管内分泌物增加，使肺通气、换气量减少，反射性地引起肺小血管痉挛，肺小管阻塞而引起肺动脉压增高，导致急性右心衰竭，继而发生呼吸和循环衰竭、休克，甚至死亡。

### （二）过敏性休克

羊水中有形物质成为致敏原，作用于母体，引起变态反应所导致的过敏性休克，多在羊水栓塞后立即出现血压骤降甚至消失，甚至心、肺衰竭的表现。

### （三）弥散性血管内凝血（DIC）

妊娠时母体血液呈高凝状态。羊水中含有大量促凝物质可激活母体凝血系统，进入母血循环后，在血管内产生大量的微血栓，消耗大量的凝血因子和纤维蛋白原，从而导致DIC。同时纤维蛋白原下降时，可激活纤溶系统，由于大量凝血物质的消耗和纤溶系统的激活，产妇血液系统由高凝状态转变为纤溶亢进，血液不凝固，极易发生严重的产后出血及失血性休克。

### （四）急性肾衰竭

由于休克和DIC，导致肾脏急剧缺血，进一步发生肾衰竭。

## 三、临床表现

### （一）症状

羊水栓塞起病急骤、来势凶险，多发生于分娩过程中，尤其发生在胎儿娩出前后的短时间内。临床经过可分为以下3个阶段。

1.急性休克期

在分娩过程中。尤其是刚破膜不久，产妇突感寒战、烦躁不安、气急、恶心、呕吐等先兆症状，继而出现呛咳、呼吸困难、发绀、抽搐、昏迷，迅速出现循环衰竭，进入休克或昏迷状态。病情严重者仅在数分钟内死亡。

2.出血期

患者度过呼吸、循环衰竭和休克而进入凝血功能障碍阶段，表现为难以控制的大量出血，血液不凝，身体其他部位出血如切口渗血、全身皮肤黏膜出血、血尿、消化道大出血或肾脏出血，产妇可死于出血性休克。

3.急性肾衰竭

后期存活的患者出现少尿、无尿和尿毒症的症状。主要为循环功能衰竭引起的肾脏缺血，DIC早期形成的血栓堵塞肾内小血管，引起肾脏缺血、缺氧，导致肾脏器质性损害。

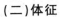

### (二)体征

心率增快,血压骤降,肺部听诊可闻及湿啰音。全身皮肤黏膜有出血点及瘀斑,阴道流血不止,切口渗血不凝。

## 四、处理原则

及时处理,立即抢救,抗过敏,纠正呼吸、循环系统衰竭和改善低氧血症,抗休克,防止 DIC 和肾衰竭的发生。

## 五、护理

### (一)护理评估

**1.病史**

评估发生羊水栓塞临床表现的各种诱因,有无胎膜早破或人工破膜,前置胎盘或胎盘早剥,宫缩过强或强直性宫缩,中期妊娠引产或钳刮术,羊膜腔穿刺术等病史。

**2.身心状况**

胎膜破裂后,胎儿娩出后或手术中产妇突然出现寒战、呛咳、气急、烦躁不安、尖叫、呼吸困难、发绀、抽搐、出血不凝、不明原因休克等症状和体征,血压下降或消失,应考虑为羊水栓塞,立即进行抢救。

**3.辅助检查**

(1)血涂片查找羊水有形物质:采集下腔静脉血,镜检见到羊水有形成分可确诊。

(2)床旁胸部 X 线片:可见肺部双侧弥散性点状、片状浸润影,沿肺门分布,伴轻度肺不张和右心扩大。

(3)床旁心电图或心脏彩色多普勒超声检查:提示有心房、有心室扩大,ST 段下降。

(4)若患者死亡,行尸检时,可见肺水肿、肺泡出血。心内血液查到有羊水有形物质,肺小动脉或毛细血管有羊水有形成分栓塞,子宫或阔韧带血管内查到羊水有形物质。

### (二)护理诊断

(1)气体交换受损:与肺血管阻力增加、肺动脉高压、肺水肿有关。

(2)组织灌注无效:与弥散性血管内凝血及失血有关。

(3)有胎儿窘迫的危险:与羊水栓塞、母体血循环受阻有关。

### (三)护理目标

(1)实施抢救后,患者胸闷、气急、呼吸困难等症状有所改善。

(2)患者心率、血压恢复正常,出血量减少,肾功能恢复正常。

(3)新生儿无生命危险。

### (四)护理措施

**1.羊水栓塞的预防**

加强产前检查,及时注意有无诱发因素,及时发现前置胎盘、胎盘早剥等并发症并予以积极处理。严密观察产程进展情况,正确掌握缩宫素的使用方法,防止宫缩过强。严格掌握人工破膜的指征和时间,宜在宫缩间歇期行人工破膜术,破口要小,并注意控制羊水流出的速度。

**2.配合医师,并积极抢救患者**

(1)吸氧:最初阶段是纠正缺氧。给予患者半卧位,加压给氧,必要时给予气管插管或者气管切开,减轻肺水肿,改善脑缺氧。

(2)抗过敏:根据医嘱,尽快给予大剂量肾上腺糖皮质激素抗过敏、解除痉挛,保护细胞。可予地塞米松 20～40 mg 静脉推注,以后根据病情可静脉滴注维持。氢化可的松 100～200 mg 加入 5%～10%葡萄糖注射液 50～100 mL 快速静脉滴注,后予 300～800 mg 加入 5%葡萄糖注射液 250～500 mL 静脉滴注,日用上限可达 500～1 000 mg。

(3)缓解肺动脉高压:解痉药物能改善肺血流灌注,预防心力衰竭所致的呼吸循环衰竭。首选盐酸罂粟碱,30～90 mg 加入 25%葡萄糖注射液 20 mL 缓慢推注,能松弛平滑肌,扩张冠状动脉、肺和脑动脉,降低小血管阻力。与阿托品合用扩张小动脉效果更佳。其次使用阿托品,阿托品能阻断迷走神经反射所导致的肺血管和支气管痉挛。1 mg 阿托品加入 10%～25%葡萄糖注射液 10 mL,每 15～30 分钟静脉推注1次。直至症状缓解,微循环改善为止。再次使用氨茶碱。氨茶碱具有松弛支气管平滑肌、解除肺血管痉挛的作用,250 mg 氨茶碱加入 25%葡萄糖注射液 20 mL 缓慢推注。最后,酚妥拉明为 α 肾上腺素能抑制剂,能解除肺血管痉挛,降低肺动脉阻力,消除肺动脉高压。可用 5～10 mg 加入 10%葡萄糖注射液100 mL 静脉滴注。

(4)抗休克。①补充血容量、使用升压药物:扩容常使用右旋糖酐-40 静脉滴注,并且补充新鲜的血液和血浆。在抢救过程中,监测中心静脉压,了解心脏负荷情况,并据此调节输液量和输液速度。升压药物可用多巴胺 20 mg 加入 5%葡萄糖溶液 250 mL 静脉滴注,随时根据血压调节滴速。②纠正酸中毒:根据血氧分析和血清电解质结果,判断是否存在酸中毒。一旦发现,5%碳酸氢钠 250 mL 静脉滴注。及时应用可纠正休克和代谢失调,并根据血清电解质,及时纠正电解质紊乱。③纠正心力衰竭消除肺水肿:使用毛花苷 C 或毒毛花苷 K 静脉滴注。同时使用呋塞米静脉推注,有利于消除肺水肿,防止急性肾衰竭。

(5)防治 DIC:DIC 阶段应早期抗凝,补充凝血因子,及时输注新鲜血液和血浆、纤维蛋白原等;应用肝素钠,尤其在羊水栓塞其血液呈高凝状态时短期内使用。用药过程中监测出凝血时间,如使用肝素过量(凝血时间＞30 分钟),则出现出血倾向,如伤口渗血、血肿、阴道流血不止等,可用鱼精蛋白对抗。

DIC 晚期纤溶时期,抗纤溶可使用氨基己酸、氨甲苯酸、氨甲环酸抑制纤溶激活酶,使纤溶酶原不被激活,从而抑制纤维蛋白溶解。抗纤溶的同时补充纤维蛋白原和凝血因子,防止大出血。

(6)预防肾衰竭:抢救的同时注意尿量,如补足血容量后仍然少尿或无尿,需要及时使用呋塞米等利尿剂,预防与治疗肾衰竭。

(7)预防感染:使用肾毒性较小的抗生素防止感染。

(8)产科处理:第一产程发病的产妇应立即考虑行剖宫产终止妊娠,去除病因。第二产程发病者,及时行阴道助产结束分娩,并且密切观察出血量、出凝血时间等,如果发生产后出血不止,应及时配合医师,做好子宫切除术的准备。

3.提供心理支持

如果在发病抢救过程中,产妇神志清醒,应给予产妇鼓励,安抚其紧张和恐惧的心理,使其配合医师抢救;对于家属要表示理解和抚慰,向家属解释产妇的病情,争取家属的支持和配合。在产妇病情稳定的情况下,可允许家属探视并且陪伴产妇,同时,病情稳定的康复期,可与产妇和家属一起制订康复计划,适时地给予相应的健康教育。

(郑海英)

# 第七节 前置胎盘

妊娠28周后,胎盘附着于子宫下段,甚至胎盘下缘达到或覆盖宫颈内口,其位置低于胎先露部,称为前置胎盘。前置胎盘是妊娠晚期严重并发症,也是妊娠晚期阴道流血最常见的原因。其发病率国外报道0.5%,国内报道0.24%～1.57%。

## 一、病因

目前尚不清楚,高龄初产妇(年龄＞35岁)、经产妇及多产妇、吸烟或吸毒妇女为高危人群。其病因可能与下述因素有关。

### (一)子宫内膜病变或损伤

多次刮宫、分娩、子宫手术史等是前置胎盘的高危因素。上述情况可损伤子宫内膜,引起子宫内膜炎或萎缩性病变,再次受孕时子宫蜕膜血管形成不良、胎盘血供不足,刺激胎盘面积增大延伸到子宫下段。前次剖宫产手术瘢痕可妨碍胎盘在妊娠晚期向上迁移。增加前置胎盘的可能性。据统计,发生前置胎盘的孕妇,85%～95%为经产妇。

### (二)胎盘异常

双胎妊娠时胎盘面积过大,前置胎盘发生率较单胎妊娠高1倍;胎盘位置正常而副胎盘位于子宫下段接近宫颈内口;膜状胎盘大而薄,扩展到子宫下段,均可发生前置胎盘。

### (三)受精卵滋养层发育迟缓

受精卵到达子宫腔后,滋养层尚未发育到可以着床的阶段,继续向下游走到达子宫下段,并在该处着床而发育成前置胎盘。

## 二、分类

根据胎盘下缘与宫颈内口的关系,将前置胎盘分为3类(图7-4)。

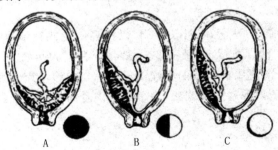

**图 7-4 前置胎盘的类型**
A.完全性前置胎盘;B.部分性前置胎盘;C.边缘性前置胎盘

(1)完全性前置胎盘:又称中央性前置胎盘,胎盘组织完全覆盖宫颈内口。

(2)部分性前置胎盘:宫颈内口部分为胎盘组织所覆盖。

(3)边缘性前置胎盘:胎盘附着于子宫下段,胎盘边缘到达宫颈内口,未覆盖宫颈内口。

胎盘位于子宫下段,与胎盘边缘极为接近,但未达到宫颈内口,称为低置胎盘。胎盘下缘与宫颈内口的关系可因宫颈管消失、宫口扩张而改变。前置胎盘类型可因诊断时期不同而改变,如临产前为完全性前置胎盘,临产后因口扩张而成为部分性前置胎盘。目前临床上均依据处理前最后一次检查结果来决定其分类。

## 三、临床表现

### (一)症状

前置胎盘的典型症状是妊娠晚期或临产时,发生无诱因、无痛性反复阴道流血。妊娠晚期子宫下段逐渐伸展,牵拉宫颈内口,宫颈管缩短;临产后规律宫缩使宫颈管消失成为软产道的一部分。宫颈外口扩张,附着于子宫下段及宫颈内口的胎盘前置部分不能相应伸展而与其附着处分离,血窦破裂出血。前置胎盘出血前无明显诱因,初次出血量一般不多,剥离处血液凝固后,出血自然停止;也有初次即发生致命性大出血而导致休克的。由于子宫下段不断伸展,前置胎盘出血常反复发生,出血量也越来越多。阴道流血发生的迟早、反复发生次数、出血量多少与前置胎盘类型有关。完全性前置胎盘初次出血时间早,多在妊娠28周左右,称为"警戒性出血"。边缘性前置胎盘出血多发生于妊娠晚期或临产后,出血量较少。部分性前置胎盘的初次出血时间、出血量及反复出血次数,介于两者之间。

### (二)体征

患者一般情况与出血量有关,大量出血呈现面色苍白、脉搏增快微弱、血压下降等休克表现。腹部检查:子宫软,无压痛,大小与妊娠周数相符。由于子宫下段有胎盘占据,影响胎先露部入盆,故胎先露高浮,易并发胎位异常。反复出血或一次出血量过多,使胎儿宫内缺氧,严重者胎死宫内。当前置胎盘附着于子宫前壁时,可在耻骨联合上方听到胎盘杂音。临产时检查见宫缩为阵发性,间歇期子宫完全松弛。

## 四、处理原则

处理原则是抑制宫缩、止血、纠正贫血和预防感染。根据阴道流血量、有无休克、妊娠周数、胎位、胎儿是否存活、是否临产及前置胎盘类型等综合做出决定。

### (一)期待疗法

应在保证孕妇安全的前提下尽可能延长孕周,以提高围生儿存活率。适用于妊娠<34周、胎儿体重<2 000 g、胎儿存活、阴道流血量不多、一般情况良好的孕妇。

尽管国外有资料证明,前置胎盘孕妇的妊娠结局住院与门诊治疗并无明显差异,但我国仍应强调住院治疗。住院期间密切观察病情变化,为孕妇提供全面优质护理是期待疗法的关键措施。

### (二)终止妊娠

1.终止妊娠指征

孕妇反复发生多量出血甚至休克者,无论胎儿成熟与否,为了母亲安全应终止妊娠;期待疗法中发生大出血或出血量虽少,但胎龄达孕36周以上,胎儿成熟度检查提示胎儿肺成熟者;胎龄未达孕36周,出现胎儿窘迫征象,或胎儿电子监护发现胎心异常者;出血量多。危及胎儿;胎儿已死亡或出现难以存活的畸形,如无脑儿。

2.剖宫产

剖宫产可在短时间内娩出胎儿,迅速结束分娩,对母儿相对安全,是处理前置胎盘的主要手段。剖宫产指征应包括：完全性前置胎盘,持续大量阴道流血;部分性和边缘性前置胎盘出血量较多,先露高浮,短时间内不能结束分娩;胎心异常。术前应积极纠正贫血、预防感染等,备血,做好处理产后出血和抢救新生的准备。

3.阴道分娩

边缘性前置胎盘、枕先露、阴道流血不多、无头盆不称和胎位异常,估计在短时间内能结束分娩者,可予试产。

## 五、护理

**(一)护理评估**

1.病史

除个人健康史外,在孕产史中尤其注意识别有无剖宫产术、人工流产术及子宫内膜炎等前置胎盘的易发因素。此外,妊娠中特别是孕28周后,是否出现无痛性、无诱因、反复阴道流血症状,并详细记录具体经过及医疗处理情况。

2.身心状况

患者的一般情况与出血量的多少密切相关。大量出血时可见面色苍白、脉搏细速、血压下降等休克症状。孕妇及其家属可因突然阴道流血而感到恐惧或焦虑,既担心孕妇的健康,更担心胎儿的安危,可能显得恐慌、紧张、手足无措。

3.诊断检查

(1)产科检查:子宫大小与停经月份一致,胎儿方位清楚,先露高浮,胎心可以正常,也可因孕妇失血过多致胎心异常或消失。前置胎盘位于子宫下段前壁时,可于耻骨联合上方听见胎盘山管杂音。临产后检查,宫缩为阵发性,间歇期子宫肌肉可以完全放松。

(2)超声波检查:B超断层相可清楚看到子宫壁、胎头、宫颈和胎盘的位置,胎盘定位准确率达95%以上,可反复检查,是目前最安全、有效的首选检查方法。

(3)阴道检查:目前一般不主张应用。只有在近临产期出血不多时,终止妊娠前为除外其他出血原因或明确诊断决定分娩方式前考虑采用。要求阴道检查操作必须在输血、输液和做好手术准备的情况下方可进行。怀疑前置胎盘的个案,切忌肛查。

(4)术后检查胎盘及胎膜:胎盘的前置部分可见陈旧血块附着呈黑紫色或暗红色,如这些改变位于胎盘的边缘,而且胎膜破口处距胎盘边缘<7 cm,则为部分性前置胎盘。如行剖宫产术,术中可直接了解胎盘附着的部分并确立诊断。

**(二)护理诊断**

1.潜在并发症

出血性休克。

2.有感染的危险

与前置胎盘剥离面靠近子宫颈口、细菌易经阴道上行感染有关。

**(三)预期目标**

(1)接受期待疗法的孕妇血红蛋白不再继续下降,胎龄可达或更接近足月。

(2)产妇产后未发生产后出血或产后感染。

**(四)护理措施**

根据病情须立即接受终止妊娠的孕妇,立即安排孕妇去枕侧卧位,开放静脉,配血,做好输血准备。在抢救休克的同时,按腹部手术患者的护理进行术前准备,并做好母儿生命体征监护及抢救准备工作。接受期待疗法的孕妇的护理措施如下。

**1.保证休息**

减少刺激孕妇需住院观察,绝对卧床休息,尤以左侧卧位为佳,并定时间断吸氧,每天 3 次,每次 1 小时,以提高胎儿血氧供应。此外,还需避免各种刺激,以减少出血可能。医护人员进行腹部检查时动作要轻柔,禁做阴道检查和肛查。

**2.纠正贫血**

除采取口服硫酸亚铁、输血等措施外,还应加强饮食营养指导,建议孕妇多食高蛋白及含铁丰富的食物,如动物肝脏、绿叶蔬菜和豆类等,一方面有助于纠正贫血,另一方面还可以增强机体抵抗力,同时也促进胎儿发育。

**3.监测生命体征**

及时发现病情变化严密观察并记录孕妇生命体征,阴道流血的量、色,流血事件及一般状况,检测胎儿宫内状态。按医嘱及时完成实验室检查项目,并交叉配血备用。发现异常及时报告医师并配合处理。

**4.预防产后出血和感染**

(1)产妇回病房休息时严密观察产妇的生命体征及阴道流血情况,发现异常及时报告医师处理,以防止或减少产后出血。

(2)及时更换会阴垫,以保持会阴部清洁、干燥。

(3)胎儿分娩后,及早使用宫缩剂,以预防产后大出血;对新生儿严格按照高危儿处理。

**5.健康教育**

护士应加强对孕妇的管理和宣教。指导围孕期妇女避免吸烟、酗酒等不良行为,避免多次刮宫、引产或宫内感染,防止多产,减少子宫内膜损伤或子宫内膜炎。对妊娠期出血,无论量多少均应就医,做到及时诊断、正确处理。

**(五)护理评价**

(1)接受期待疗法的孕妇胎龄接近(或达到)足月时终止妊娠。

(2)产妇产后未出现产后出血和感染。

(刘　明)

# 第八节　胎膜早破

胎膜早破(premature rupture of membranes,PROM)是指在临产前胎膜自然破裂。它是常见的分娩期并发症,妊娠满 37 周的发生率为 10%,妊娠不满 37 周的发生率为 2%～3.5%。胎膜早破可引起早产及围生儿死亡率增加,亦可导致孕产妇宫内感染率和产褥期感染率增加。

## 一、病因

一般认为胎膜早破与以下因素有关,常为多因素所致。

### (一)上行感染

可由生殖道病原微生物上行感染,引起胎膜炎,使胎膜局部张力下降而破裂。

### (二)羊膜腔压力增高

常见于多胎妊娠、羊水过多等。

### (三)胎膜受力不均

胎先露高浮、头盆不称、胎位异常可使胎膜受压不均导致破裂。

### (四)营养因素

缺乏维生素 C、锌及铜,可使胎膜张力下降而破裂。

### (五)宫颈内口松弛

常因手术创伤或先天性宫颈组织薄弱,宫颈内口松弛,胎膜进入扩张的宫颈或阴道内,导致感染或受力不均,而使胎膜破裂。

### (六)细胞因子

IL-1、IL-6、IL-8、TNF-α 升高,可激活溶酶体酶,破坏羊膜组织,导致胎膜早破。

### (七)机械性刺激

创伤或妊娠后期性交也可导致胎膜早破。

## 二、临床表现

### (一)症状

孕妇突感有较多液体自阴道流出,有时可混有胎脂及胎粪,无腹痛等其他产兆,当咳嗽、打喷嚏等腹压增加时,羊水可少量间断性排出。

### (二)体征

肛诊或阴检时,触不到羊膜囊,上推胎儿先露部可见到羊水流出。如伴羊膜腔感染时,可有臭味,并伴有发热、母儿心率增快、子宫压痛,以及白细胞计数增多、C反应蛋白升高。

## 三、对母儿的影响

### (一)对母亲的影响

胎膜早破后,生殖道病原微生物易上行感染,通常感染程度与破膜时间有关。羊膜腔感染易发生产后出血。

### (二)对胎儿的影响

胎膜早破经常诱发早产,早产儿易发生呼吸窘迫综合征。羊膜腔感染时,可引起新生儿吸入性肺炎,严重者发生败血症、颅内感染等。脐带受压、脐带脱垂时可致胎儿窘迫。胎膜早破发生的孕周越小,胎肺发育不良发生率越高,围生儿死亡率越高。

## 四、处理原则

预防感染和脐带脱垂,如有感染、胎窘征象,及时行剖宫产终止妊娠。

## 五、护理

### (一)护理评估

1.病史

询问病史,了解是否有发生胎膜早破的病因,确定具体的胎膜早破的时间、妊娠周数,是否有宫缩、见红等产兆,是否出现感染征象,是否出现胎窘现象。

2.身心状况

观察孕妇阴道流液的色、质、量,是否有气味。孕妇常可能因为不了解胎膜早破的原因,而对不可自控的阴道流液形成恐慌,可能担心自身与胎儿的安危。

3.辅助检查

(1)阴道流液的 pH 测定:正常阴道液 pH 为 4.5～5.5,羊水 pH 为 7.0～7.5。若 pH＞6.5,提示胎膜早破,准确率为 90％。

(2)肛查或阴道窥阴器检查:肛查时未触到羊膜囊,上推胎儿先露部,有羊水流出。阴道窥阴器检查时见液体自宫口流出或可见阴道后穹隆有较多混有胎脂和胎粪的液体。

(3)阴道液涂片检查:阴道液置于载玻片上,干燥后镜检可见羊齿植物叶状结晶为羊水,准确率为 95％。

(4)羊膜镜检查:可直视胎先露部,看不到前羊膜囊,即可诊断。

(5)胎儿纤维结合蛋白(fetal fibronectin,fFN)测定:fFN 是胎膜分泌的细胞外基质蛋白。当宫颈及阴道分泌物内 fFN 含量＞0.05 mg/L 时,胎膜抗张能力下降,易发生胎膜早破。

(6)超声检查:羊水量减少可协助诊断,但不可确诊。

**(二)护理诊断**

(1)有感染的危险:与胎膜破裂后,生殖道病原微生物上行感染有关。

(2)知识缺乏:缺乏预防和处理胎膜早破的知识。

(3)有胎儿受伤的危险:与脐带脱垂、早产儿肺部发育不成熟有关。

**(三)护理目标**

(1)孕妇无感染征象发生。

(2)孕妇了解胎膜早破的知识如突然发生胎膜早破,能够及时进行初步应对。

(3)胎儿无并发症发生。

**(四)护理措施**

1.预防脐带脱垂的护理

胎膜早破并胎先露未衔接的孕妇绝对卧床休息,多采用左侧卧位,注意抬高臀部防止脐带脱垂造成胎儿宫内窘迫。注意监测胎心变化,进行肛查或阴检时,确定有无隐性脐带脱垂,一旦发生,立即通知医师,并于数分钟内结束分娩。

2.预防感染

保持床单位清洁。使用无菌的会阴垫于外阴处,勤于更换,保持清洁干燥,防止上行感染。更换会阴垫时观察羊水的色、质、量、气味等。嘱孕妇保持外阴清洁,每天对其会阴擦洗 2 次。同时观察产妇的生命体征,血生化指标,了解是否存在感染征象。按医嘱一般破膜,大于 12 小时给了抗生素防止感染。

3.监测胎儿宫内情况

密切观察胎心率的变化,嘱孕妇自测胎动。如有混有胎粪的羊水流出,即为胎儿宫内缺氧的表现,应及时予以吸氧,左侧卧位,并根据医嘱做好相应的护理。

若胎膜早破孕周小于 35 周者。根据医嘱予地塞米松促进胎肺成熟。若孕周小于 37 周并已临产,或孕周大于 37 周。胎膜早破大于 18 小时后仍未临产者,可根据医嘱尽快结束分娩。

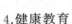

**4.健康教育**

孕期时为孕妇讲解胎膜早破的定义与原因,并强调孕期卫生保健的重要性。指导孕妇,如出现胎膜早破现象,无须恐慌,应立即平卧,及时就诊。孕晚期禁止性交,避免腹部碰撞或增加腹压。指导孕期补充足量的维生素和锌、铜等微量元素。如宫颈内口松弛者,应多卧床休息,并遵医嘱根据需要于孕 14～16 周时行宫颈环扎术。

(刘 明)

# 第九节 胎盘早剥

妊娠 20 周后或分娩期,正常位置的胎盘在胎儿娩出前部分或全部从子宫壁剥离,称为胎盘早剥。胎盘早剥是妊娠晚期的一种严重并发症,往往起病急,进展快,如处理不及时,可威胁母儿生命。

## 一、类型

胎盘早剥的主要病理变化是宫底蜕膜出血,形成胎盘后血肿,致胎盘由附着处剥离,有 3 种类型。

### (一)显性出血

胎盘剥离后形成血肿,血液冲开胎盘边缘,沿胎膜与子宫壁之间向子宫颈口外流出,即显性出血或外出血。

### (二)隐性出血

胎盘边缘与子宫壁未因血肿而分离,使血流积聚于胎盘与子宫壁之间,形成胎盘后血肿,即隐性出血或内出血。内出血逐渐增多,压力也逐渐增大,而使血液浸入子宫肌层,引起肌纤维分离、断裂、变性,血液浸入子宫浆肌层时,子宫表面呈紫蓝色,称为子宫胎盘卒中。有时出血穿破羊膜溢入羊水中,形成血性羊水。

### (三)混合性出血

隐性出血的血液冲破胎盘边缘,部分流向子宫颈口外,即隐性出血与显性出血同时存在,称混合性出血。

## 二、临床表现

典型症状是妊娠晚期突然发生的持续性腹痛和阴道流血。由于胎盘剥离面积的大小和出血情况的不同,患者的临床表现亦有轻重差异。

### (一)轻型

以外出血为主,胎盘剥离面积一般不超过 1/3 多见于分娩期。主要症状为阴道流血,量较多,色暗红,贫血程度与外出血量呈正比,可伴有轻度腹痛。腹部检查:子宫软,压痛不明显或轻,子宫大小与妊娠月份相符,胎位、胎心清楚,出血多时胎心率可有改变。产后检查胎盘,可见母体面有凝血块及压迹。

## （二）重型

以内出血为主,胎盘剥离面积超过 1/3,多发生于妊娠晚期。主要症状为突然发生的持续性腹痛,阴道无流血或少量流血,贫血程度与外出血量不成比例。严重时出现休克。腹部检查:子宫触诊硬如板状,有压痛,尤以胎盘附着处最明显,子宫底较前升高,胎位、胎心不清,胎儿多因严重宫内窘迫而死亡。

## 三、诊断

重型胎盘早剥根据病史及临床表现即可确诊。对临床表现不典型患者,可作 B 型超声检查以助诊断。

## 四、鉴别诊断

重型胎盘早剥应与先兆子宫破裂鉴别(表 7-3),轻型胎盘早剥应与前置胎盘鉴别。

**表 7-3　重型胎盘早期剥离与先兆子宫破裂的鉴别诊断**

|  | 重型胎盘早期剥离 | 先兆子宫破裂 |
| --- | --- | --- |
| 发病情况 | 常较急,常有诱因如妊高征或外伤史等 | 有梗阻性难产或剖宫产史 |
| 腹痛 | 剧烈 | 剧烈、烦躁不安 |
| 阴道流血 | 有内、外出血,以内出血为主,外出血量与失血征不成正比 | 外出血量少,可出现血尿 |
| 子宫 | 宫底升高,硬如板状,有压痛 | 可见病理缩复环,子宫下段有压痛 |
| 胎位胎心 | 查不清 | 胎位尚清楚,胎儿宫内窘迫 |
| B 型超声 | 示胎盘后液性暗区 | 无特殊 |
| 胎盘检查 | 有血块及压迹 | 无特殊发现 |

## 五、处理

### （一）纠正休克

迅速补充血容量是纠正休克的关键。尽量输新鲜血液,同时注意保暖、吸氧、平卧位、改善患者状况。

### （二）及时终止妊娠

一旦确诊,应尽快终止妊娠。因胎儿娩出前,子宫不能充分收缩,胎盘继续剥离,出血难以控制,时间越久,并发症越多。终止妊娠方式有以下几种。

1.经阴道分娩

经阴道分娩适用于轻型患者,一般情况好,宫口已开大,估计在短期内能经阴道分娩者。先行人工破膜,后用腹带包裹腹部,严密观察阴道流血量、血压、脉搏、宫底高度、宫体压痛及胎心率的变化,必要时可静脉滴注缩宫素加强宫缩。待宫口开全,阴道手术助产;若胎儿已死亡行毁胎术。

2.剖宫产

剖宫产适用于重型患者,出血多,尤其是初产妇,不能在短期内分娩者,破膜后产程无进展,病情恶化,不管胎儿存亡,均应及时行剖宫产术。

### （三）并发症的防治

分娩后及时用缩宫素,以防止产后出血;严密观察病情,及早发现弥散性血管内凝血以便及时处理;缩短休克时间,补充血容量,防止急性肾衰竭;纠正贫血,应用抗生素,预防产褥感染。

## 六、评估要点

### (一)一般情况

询问孕妇有无外伤史,有无妊娠期高血压疾病、慢性高血压、慢性肾脏病及血管性疾病等病史。

### (二)专科情况

(1)评估孕妇阴道流血的量、颜色;是否伴有腹痛,腹痛的性质、持续时间、严重程度;是否伴有恶心、呕吐。

(2)评估孕妇贫血的程度,与外出血是否相符。腹部检查:子宫的质地,有无压痛,压痛的部位、程度,子宫大小与妊娠周数是否相符,胎心音是否正常,胎位情况等。观察是否有面色苍白、出冷汗、血压下降等休克体征。

### (三)实验室及其他检查

(1)B超检查胎盘与子宫之间有无液性暗区。

(2)血常规检查了解孕妇的贫血程度。血小板计数、凝血时间、凝血酶原时间、纤维蛋白原测定和 3P 试验等,了解孕妇的凝血功能。

### (四)心理社会评估

评估时应了解孕妇及家属的心理状态,对大出血的情绪反应,有无恐惧心理,支持系统是否有力。

## 七、护理诊断

### (一)潜在并发症

出血、凝血功能障碍,肾衰竭等。

### (二)胎儿有受伤的危险

胎儿受伤与大出血有关。

### (三)恐惧

恐惧与大出血、担心胎儿及自身安危有关。

## 八、护理措施

### (一)绝对卧床休息

建议左侧卧位,定时间断吸氧,加强会阴护理。

### (二)心理护理

允许孕产妇及家属表达心理感受,并给予心理方面的支持,讲解有关疾病的知识,解除由于出血引起的恐惧,以期配合治疗。

### (三)病情观察

(1)严密监测生命体征并及时记录。

(2)观察阴道流血量、腹痛情况及伴随症状,重点注意宫底高度、子宫压痛、子宫壁的紧张度及在宫缩间歇期能否松弛。

（3）监测胎心、胎动，观察产程进展。

（4）疑有胎盘早剥，或破膜时见有血性羊水，应密切观察胎心、胎动情况，观察宫底高度，密切注意生命体征。

（5）在积极抗休克治疗的同时，配合做必要的辅助检查。

### （四）手术准备

一经确诊为胎盘早剥，立即配合做好阴道分娩或即刻手术的准备工作，积极准备新生儿抢救器材。

### （五）治疗配合

确诊胎盘早剥后，应密切观察凝血功能，以防 DIC 的发生。及时足量输入新鲜血，补充血容量和凝血因子，根据医嘱给予纤维蛋白原、肝素或抗纤溶剂等药物治疗。

### （六）尿量观察

重症胎盘早剥应观察尿量，防止肾衰竭，注意尿色，警惕 DIC 的发生。若出现少尿或无尿症状时，应考虑肾衰竭的可能。

### （七）术后护理

分娩过程中及胎盘娩出后立即给予子宫收缩药物，防止产后出血。产后仍应注意观察生命体征和阴道流血量，若流出的血液不凝固，应考虑 DIC。

## 九、急救措施

（1）重型胎盘早剥患者可突然出现持续性腹痛、腰酸或腰背痛，以及面色苍白、四肢湿冷、脉细数、血压下降等休克症状，并伴恶心、呕吐。腹部检查见：子宫硬如板状，宫缩间歇不松弛，胎位扪不清，胎心消失。此时应积极开放静脉通道，迅速补充血容量，改善血液循环。最好输新鲜血，既可补充血容量又能补充凝血因子。并及时给孕妇吸氧。

（2）一旦确诊重型胎盘早剥应及时终止妊娠，根据孕妇病情及胎儿状况决定终止妊娠的方式。①阴道分娩：适于以外出血为主，Ⅰ度胎盘早剥，患者一般情况良好，宫口已扩张，估计短时间内能结束分娩者。护士应立即备好接产用物，密切观察胎心及产程进展情况。②剖宫产：适于Ⅱ度胎盘早剥，特别是初产妇，不能在短时间内结束分娩者；Ⅰ度胎盘早剥，出现胎儿窘迫征象，需抢救胎儿者；Ⅲ度胎盘早剥，产妇病情恶化，胎儿已死，不能立即分娩者；破膜后产程无进展者。要求护士在输血、输液的同时，迅速做好术前准备，配血备用。

（3）并发症的处理。①如患者阴道出血不止，且为不凝血，考虑为凝血功能障碍，遵医嘱补充凝血因子，应用肝素及抗纤溶药物。②肾衰竭：若尿量 <30 mL/h，应及时补充血容量，若血容量已补足而尿量 <17 mL/h，可给予甘露醇或呋塞米。出现尿毒症时，应及时行透析治疗挽救孕妇生命。③产后出血：胎儿娩出后立即给予子宫收缩药物，如缩宫素、麦角新碱等；胎儿娩出后行人工剥离胎盘、持续子宫按摩等。若仍有不能控制的子宫出血，或血不凝、凝血块较软，应快速输入新鲜血，同时行子宫次全切除术。

## 十、健康教育

（1）妊娠期定期产前检查，积极防治妊娠期高血压疾病、慢性高血压、慢性肾脏疾病等。

（2）妊娠晚期或分娩期，应鼓励孕妇适量活动，睡眠时取左侧卧位，避免长时间仰卧，避免腹部外伤。

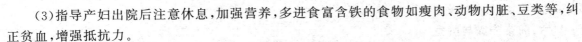

（3）指导产妇出院后注意休息,加强营养,多进食富含铁的食物如瘦肉、动物内脏、豆类等,纠正贫血,增强抵抗力。

（4）死产者及时给予退乳措施,遵医嘱给予大剂量雌激素口服,嘱患者少进汤汁等。

（刘　明）

# 第十节　脐带异常

脐带异常是胎儿窘迫的首位因素,脐带是子宫-胎盘-胎儿联系的纽带,正常脐带长度 30～70 cm(平均为 55 cm),是血、氧供应及代谢交换的转运站。

## 一、病因

如果脐带的结构或位置异常,可因母儿血液循环障碍,造成胎儿宫内缺氧而窘迫,严重者可导致胎儿死亡。

## 二、临床表现

脐带异常可分为形态异常、生长异常、位置异常及脐带附着异常。形态异常如脐带扭转、打结、缠绕(绕颈、绕躯干、绕四肢),生长异常如脐带过长、过短、单脐动脉,位置异常如脐带先露、脐带脱垂。

### (一)脐带缠绕

脐带围绕胎儿颈部、四肢或躯干者,称脐带缠绕是最为常见的脐带异常,其中以脐带绕颈最为多见。脐带缠绕对胎儿的危害主要是缠绕过紧时引起血氧交换循环障碍,而致胎儿缺氧,甚至窘迫或死亡。尤其在分娩过程中,胎头下降后脐带出现相对长度不足,拉紧脐带就会阻断血液循环,或引起胎先露入盆下降受阻、产程延长、胎盘早剥及子宫内翻等并发症。

### (二)脐带扭转

脐带过度扭转发生于近胎儿脐轮部时,可使胎儿血运受阻。

### (三)脐带打结

有脐带假结和真结两种。假结是由于脐静脉迂曲形似打结或脐血管较脐带长、血管在脐带中扭曲而引起,对胎儿没有危害。另一种是脐带真结,与胎儿活动有关,一般发生在怀孕中期,先是出现脐带绕体,后因胎儿穿过脐带套环而形成真结。如果真结处未拉紧则无症状,拉紧后就会阻断胎儿血液循环而引起宫内窒息或胎死宫内。

### (四)脐带长度异常

脐带正常长度为 30～70 cm,平均 55 cm。脐带超过 80 cm 称为脐带过长,不足 30 cm 称为脐带过短。脐带过长易导致脐带缠绕、打结、脱垂、脐血管受压等并发症。脐带过短在妊娠期常无临床征象,临产后因脐带过短,引起胎儿下降受阻,产程延长或者是过度牵拉使脐带及血管过紧、破裂,胎儿血液循环受阻,胎心率失常致胎儿窘迫、胎盘早剥。

### (五)单脐动脉

脐带血管中仅一条脐动脉、一条脐静脉称为单脐动脉,临床罕见,大多合并胎儿畸形或胎儿

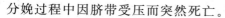

分娩过程中因脐带受压而突然死亡。

### （六）脐带先露与脱垂

胎膜未破,脐带位于胎先露之前或一侧称脐带先露。胎膜已破,脐带位于胎先露与子宫下段之间称隐性脐带脱垂;脐带脱出子宫口外,降至阴道内,甚至露于外阴称脐带脱垂。胎先露与骨盆入口不衔接存在间隙(如胎先露异常、胎先露下降受阻、胎儿小、羊水过多、低置胎盘等)时可发生脐带脱垂。

### （七）脐带附着异常

正常情况下脐带附着于胎盘的中央或侧方,如果脐带附着于胎盘之外的胎膜上,则脐血管裸露于宫腔内,称为脐带帆状附着,这种情况在双胞胎中较多见,单胎的发生率只有百分之一。如果帆状血管的位置在宫体较高处,对胎儿的影响很小,只有在分娩时牵拉脐带或者娩出胎盘时脐带附着处容易发生断裂,使产时出血的机会增高。如果帆状血管位于子宫下段或脐血管绕过子宫口,血管则容易受到压迫而发生血液循环阻断、血管破裂,对胎儿危害极大。

## 三、护理评估

### （一）健康史
详细了解产前检查结果,有无羊水过多、胎儿过小、胎位异常、低置胎盘等。

### （二）生理状况
1.症状

若脐带未受压可无明显症状,若脐带受压,产妇自觉胎动异常甚至消失。

2.体征

出现频繁的变异减速,上推胎先露部及抬高臀部后恢复,若胎儿缺氧严重可伴有胎心消失。胎膜已破者,阴道检查可在胎先露旁或其前方触及脐带,甚至脐带脱出于外阴。

3.辅助检查

(1)产科检查:在胎先露旁或其前方触及脐带,甚至脐带脱出于外阴。

(2)胎儿电子监护:伴有频繁的变异减速,甚至胎心音消失。

(3)B超检查:有助于明确诊断。

### （三）心理-社会因素
评估孕产妇及家属有无焦虑、恐慌等心理问题,对脐带脱垂的认识程度及家庭支持度。

## 四、护理诊断

### （一）有胎儿窒息的危险
其与脐带缠绕、受压、牵拉等导致胎儿缺氧等有关。

### （二）焦虑
其与预感胎儿可能受到危害有关。

### （三）知识缺乏
缺乏对脐带异常的认识。

## 五、护理措施

(1)脐带异常的判定:应告知孕妇密切注意宫缩、胎动等情况,特别是有胎位不正、骨盆异常、低置胎盘、胎儿过小等情况的孕妇,如果发现 12 小时内胎动数＜10 次,或逐日下降 50％而不能复原,说明胎儿宫内窘迫,应立即就诊。B 超检查结合电子监护观察胎心变化可以确诊大部分脐带异常的情况。如果经阴道检查在前羊膜囊内摸到搏动的、手指粗的索状物,其搏动频率与胎心率一致而与孕妇的脉率不一致,则可以诊断为脐带先露。此时胎心大多已有明显异常,出现胎动突然频繁增强、胎心率明显减速等。

(2)存在脐带异常的孕妇在分娩前一般不会出现特殊不适,但孕妇在得知有关胎儿的异常情况时,都会出现紧张、担心等心理负担。应该及时、准确地将脐带异常相关知识告知孕妇,并注意安慰孕妇,避免因孕妇紧张焦虑等心理因素进一步影响胎儿。发现早期的脐带异常,如单纯的脐带过长、过短、缠绕、扭转等,如未引起宫内窘迫,应向孕妇讲明可以通过改变体位进行纠正。

(3)嘱孕妇注意卧床休息,一般以左侧卧位为主,床头抬高 15°,以缓解膨大子宫对下腔静脉压迫,以增加胎盘血供,改善胎盘循环,有时改变体位还能减少脐带受压。同时可根据情况给予低流量吸氧,通过胎儿电子监护仪观察胎儿宫内变化,并结合胎动计数,必要时行胎儿生物物理评分,能较早发现隐性胎儿宫内窘迫。

(4)如妊娠晚期,因脐带异常而不能继续妊娠时,应协助医师做好待产准备。对于临产的产妇,密切观察产程进展,根据医师要求做好阴道助产或剖宫产准备,对于脐带脱垂或宫内窘迫严重的胎儿应做好新生儿窒息抢救准备。

(刘　明)

# 第十一节　产道异常

产道是胎儿经阴道娩出时必经的通道,包括骨产道及软产道。产道异常可使胎儿娩出受阻,临床上以骨产道异常多见。

## 一、骨产道异常

### (一)疾病概要

骨盆是产道的主要构成部分,其大小和形状与分娩的难易有直接关系。骨盆结构形态异常,或径线较正常为短,称为骨盆狭窄。

1.骨盆入口平面狭窄

我国妇女状况常见有单纯性扁平骨盆和佝偻病性扁平骨盆两种类型。狭窄分级见表 7-4。

表 7-4　骨盆入口狭窄分级

| 分级 | 狭窄程度 | 分娩方式选择 |
| --- | --- | --- |
| 1 级临界性狭窄(临床常见) | 入口前后径 10 cm<br>骶耻外径 18 cm | 绝大多数可经阴道分娩 |
| 2 级相对狭窄(临床常见) | 入口前后径 8.5～9.5 cm<br>骶耻外径 16.5～17.5 cm | 需经试产后才能决定可否阴道分娩 |

| 分级 | 狭窄程度 | 分娩方式选择 |
|---|---|---|
| 3级绝对狭窄 | 入口前后径≤8.0 cm<br>骶耻外径≤16.0 cm | 必须剖宫产结束分娩 |

**2.骨盆及出口平面狭窄**

我国妇女状况常见有漏斗骨盆和横径狭窄骨盆两种类型。狭窄分级见表7-5。

表 7-5　骨盆及出口平面狭窄分级

| 分级 | 狭窄程度 | 分娩方式选择 |
|---|---|---|
| 1级临界性狭窄 | 坐骨棘间径 10 cm<br><br>坐骨结节间径 7.5 cm | 根据头盆适应情况考虑可否经阴道分娩。不宜试产，考虑助产或剖宫产结束分娩 |
| 2级相对狭窄 | 坐骨棘间径 8.5～9.5 cm<br>坐骨结节间径 6.0～7.0 cm | |
| 3级绝对狭窄 | 坐骨棘间径≤8.0 cm<br>坐骨结节间径≤5.5 cm | |

**3.骨盆三个平面狭窄**

骨盆三个平面狭窄称为均小骨盆。骨盆形状正常,但骨盆入口、中骨盆及出口平面均狭窄,各径线均小于正常值 2 cm 或以上,多见于身材矮小、体型匀称妇女。

**4.畸形骨盆**

畸形骨盆见于小儿麻痹后遗症、先天性畸形、长期缺钙、外伤以及脊柱与骨盆关节结核病等。骨盆变形,左右不对称,骨盆失去正常形态称畸形骨盆。

**(二)护理评估**

**1.病史**

询问孕妇幼年有无佝偻病、脊髓灰质炎、脊柱和髋关节结核以及外伤史。应了解经产妇既往有无难产史及其发生原因,新生儿有无产伤等。

**2.身心状态**

(1)骨盆入口平面狭窄的临床表现:①若入口狭窄时,即使已经临产而胎头仍未入盆,经检查胎头跨耻征阳性。胎位异常如臀先露,颜面位或肩先露的发生率是正常骨盆的 3 倍。②若已临产,根据骨盆狭窄程度,产力强弱,胎儿大小及胎位情况不同,临床表现也不尽相同。

(2)中骨盆平面狭窄的临床表现:①潜伏期及活跃期早期进展顺利。当胎头下降达中骨盆时,由于内旋转受阻,胎头双顶径被阻于中骨盆狭窄部位之上,常出现持续性枕横位或枕后位。同时出现继发性宫缩乏力,活跃期后期及第二产程延长甚至第二产程停滞。②当胎头受阻于中骨盆时,有一定可塑性的胎头开始变形,颅骨重叠,胎头受压,使软组织水肿,产瘤较大,严重时可发生脑组织损伤,颅内出血及胎儿宫内窘迫。若中骨盆狭窄程度严重,宫缩又较强,可发生先兆子宫破裂及子宫破裂,强行阴道助产,可导致严重软产道裂伤及新生儿产伤。

(3)骨盆出口平面狭窄的临床表现:骨盆出口平面狭窄与中骨盆平面狭窄常同时存在。若单纯骨盆出口平面狭窄者,第一产程进展顺利,胎头达盆底受阻,胎头双顶径不能通过出口横径。

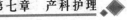

强行阴道助产,可导致软产道,骨盆底肌肉及会阴严重损伤。

3.检查

(1)一般检查:测量身高,孕妇身高 145 cm 应警惕均小骨盆。观察孕妇体型,步态有无跛足,有无脊柱及髋关节畸形,米氏菱形窝是否对称,有无尖腹及悬垂腹等。

(2)腹部检查:①腹部形态。观察腹型,尺测子宫长度及腹围,预测胎儿体重,判断能否通过骨产道。②胎位异常。骨盆入口狭窄往往因头盆不称,胎头不易入盆导致胎位异常,如臀先露、肩先露。③估计头盆关系。正常情况下,部分初孕妇在预产期前 2 周,经产妇于临产后,胎头应入盆。如已临产,胎头仍未入盆,则应充分估计头盆关系。检查头盆是否相称的具体方法:孕妇排空膀胱,仰卧,两腿伸直。检查者将手放在耻骨联合上方,将浮动的胎头向骨盆腔方向推压。若胎头低于耻骨联合前表面,表示胎头可以入盆,头盆相称,称胎头跨耻征阴性;若胎头与耻骨联合前表面在同一平面,表示可疑头盆不称,称胎头跨耻征可疑阳性;若胎头高于耻骨联合前表面,表示头盆明显不称,称胎头跨耻征阳性。图 7-5 为头盆关系检查。

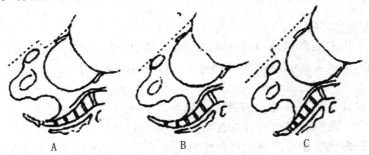

图 7-5　头盆关系检查

A.头盆相称;B.头盆可能不称;C.头盆不称

(3)骨盆测量:①骨盆外测量。骨盆外测量各径线<正常值 2 cm 或以上为均小骨盆。骶耻外径<18 cm 为扁平骨盆。坐骨结节间径<8 cm,耻骨弓角度<90°,为漏斗骨盆。骨盆两侧径(以一侧髂前上棘至对侧髂后上棘间的距离)及同侧(从髂前上棘至同侧髂后上棘间的距离)直径相差大于 1 cm 为偏斜骨盆。②骨盆内测量。骨盆外测量发现异常,应进行骨盆内测量。对角径<11.5 cm,骶岬突出为骨盆入口平面狭窄,属扁平骨盆。中骨盆平面狭窄及骨盆出口平面狭窄往往同时存在,应测量骶骨前面弯度,坐骨棘间径,坐骨切迹宽度。若坐骨棘间径<10 cm,坐骨切迹宽度<2 横指,为中骨盆平面狭窄。若坐骨结节间径<8 cm,应测量出口后矢状径及检查骶尾关节活动度,估计骨盆出口平面的狭窄程度。若坐骨结节间径与出口后矢状径之和<15 cm,为骨盆出口狭窄。图 7-6 为"对角径"测量法。

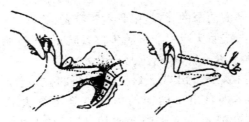

图 7-6　"对角径"测量法

（三）护理诊断

1.恐惧

与分娩结果未知及手术有关。

2.有新生儿受伤的危险

与手术产有关。

3.有感染的危险

与胎膜早破有关。

4.潜在并发症

失血性休克。

（四）护理目标

（1）产妇恐惧感减轻。

（2）孕产妇及新生儿未出现因护理不当引起并发症。

（五）护理措施

1.心理支持及一般护理

在分娩过程中，应安慰产妇，使其精神舒畅，信心倍增，保证营养及水分的摄入，必要时补液。还需注意产妇休息，要监测宫缩强弱，应勤听胎心，检查胎先露部下降及宫口扩张程度。

2.执行医嘱

（1）明确狭窄骨盆类别和程度，了解胎位、胎儿大小、胎心率、宫缩强弱、宫口扩张程度、破膜与否，结合年龄、产次、既往分娩史进行综合判断，决定分娩方式。

（2）骨盆入口平面狭窄在临产前或在分娩发动时有下列情况时实施剖宫产术。①明显头盆不称（绝对性骨盆狭窄）：骶耻外径≤16.0 cm，骨盆入口前后径≤8.0 cm，胎头跨耻征阳性者。若胎儿死亡，如骨盆入口前后径＜6.5 cm时，虽碎胎也不能娩出，必须剖宫。②轻度狭窄，同时具有下列情况者：胎儿大、胎位异常、高龄初产妇、重度妊高征及胎儿珍贵患者。③屡有难产史且无一胎儿存活者。

（3）试产：骨盆入口平面狭窄属轻度头盆不称（相对性骨盆狭窄），骶耻外径16.5～17.5 cm，骨盆入口前后径8.5～9.5 cm，胎头跨耻征可疑阳性。足月活胎体重＜3 000 g，胎心率和产力正常，可在严密监护下进行试产。试产时应密切观察宫缩、胎心音及胎头下降情况，并注意产妇的营养和休息。如宫口渐开大，儿头渐下降入盆，即为试产成功，多能自产，必要时可用负压吸引或产钳助产。若宫缩良好，经2～4小时（视头盆不称的程度而定）胎头仍不下降、宫口扩张迟缓或停止扩张者，表明试产失败，应及时行剖宫产术结束分娩。若试产时出现子宫破裂先兆或胎心音有改变，应从速剖宫，并发宫缩乏力、胎膜早破及持续性枕后位者，也以剖宫为宜。如胎儿已死，则以穿颅为宜。

（4）中骨盆及骨盆出口平面狭窄的处理：中骨盆狭窄者，若宫口已开全，胎头双顶径下降至坐骨棘水平以下时，可采用手法或胎头吸引器将胎头位置转正，再行胎头吸引术或产钳术助产；若胎头双顶径阻滞在坐骨棘水平以上时，应行剖宫产术。

出口狭窄多伴有中骨盆狭窄。出口是骨产道最低部位，应慎重选择分娩方式。出口横径＜7 cm时，应测后矢状径，即自出口横径的中心点至尾骨尖的距离。如横径与后矢状径之和＞15 cm，儿头可通过，大都须做较大的会阴切开，以免发生深度会阴撕裂。如二者之和＜15 cm，则胎头不能通过，需剖宫或穿颅。

（5）骨盆三个平面狭窄的处理：若估计胎儿不大，胎位正常，头盆相称，宫缩好，可以试产，通常可通过胎头变形和极度俯屈，以胎头最小径线通过骨盆腔，可能经阴道分娩。若胎儿较大，有明显头盆不称，胎儿不能通过产道，应尽早行剖宫产术。

（6）畸形骨盆的处理：根据畸形骨盆种类，狭窄程度，胎儿大小，产力等情况具体分析。若畸形严重，明显头盆不称者，应及时行剖宫产术。

## 二、软产道异常

软产道异常亦可引起难产，软产道包括子宫下段、宫颈、阴道及外阴。软产道异常所致的难产少见，容易被忽视。应于妊娠早期常规行双合诊检查，以了解外阴、阴道及宫颈情况，以及有无盆腔其他异常等，具有一定临床意义。

### （一）外阴异常

有会阴坚韧、外阴水肿、外阴瘢痕等。

### （二）阴道异常

有阴道横隔、阴道纵隔、阴道狭窄、阴道尖锐湿疣、阴道囊肿和肿瘤等。

### （三）宫颈异常

有宫颈外口黏合、宫颈水肿、宫颈坚韧常见于高龄初产妇、宫颈瘢痕、宫颈癌、宫颈肌瘤、子宫畸形等。

### （四）盆腔肿瘤

有子宫肌瘤或卵巢肿瘤等。

（刘　明）

# 第十二节　产力异常

## 一、疾病概要

产力是以子宫收缩力为主，子宫收缩力贯穿于分娩全过程。在分娩过程中，子宫收缩的节律性、对称性及极性不正常或强度、频率发生改变时，称子宫收缩力异常，简称产力异常。产力异常临床上分为子宫收缩乏力和子宫收缩过强两类，每类又分为协调性子宫收缩和不协调性子宫收缩，具体分类见图7-7。

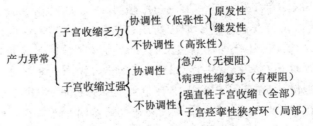

图 7-7　产力异常的分类

## 二、子宫收缩乏力

### (一)护理评估

**1.病史**

有头盆不称或胎位异常;胎儿先露部下降受阻;子宫壁过度伸展;多产妇子宫肌纤维变性;子宫发育不良或畸形;产妇精神紧张及过度疲劳;内分泌失调产妇体内雌激素、缩宫素、前列腺素、乙酰胆碱等分泌不足;过多应用镇静剂或麻醉剂等因素。

**2.身心状况**

(1)宫缩乏力:有原发性和继发性两种。原发性宫缩乏力是指产程开始就出现宫缩乏力,宫口不能如期扩张,胎先露部不能如期下降,导致产程延长;继发性宫缩乏力是指产程开始子宫收缩正常,只是在产程较晚阶段(多在活跃期后期或第二产程),子宫收缩转弱,产程进展缓慢甚至停滞。①协调性宫缩乏力(低张性宫缩乏力):子宫收缩具有正常的节律性、对称性和极性,但收缩力弱,宫腔内压力低,表现为持续时间短,间歇期长且不规律,每10分钟宫缩<2次。此种宫缩乏力多属继发性宫缩乏力。协调性宫缩乏力时由于宫腔内压力低,对胎儿影响不大。②不协调性宫缩乏力(高张性宫缩乏力):子宫收缩的极性倒置,宫缩的兴奋点不是起自两侧宫角部,而是来自子宫下段的一处或多处冲动,子宫收缩波由下向上扩散,收缩波小而不规律,频率高,节律不协调;宫腔内压力虽高,但宫缩时宫底部不强,而是子宫下段强,宫缩间歇期子宫壁也不完全松弛,表现为子宫收缩不协调,宫缩不能使宫口扩张,不能使胎先露部下降,属无效宫缩。

(2)产程延长:通过肛查或阴道检查,发现宫缩乏力导致异常(图7-8)。

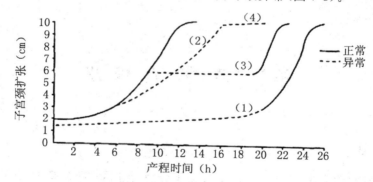

(1)潜伏期延长;(2)活跃期延长;(3)活跃期停滞;(4)第二产程延长

**图 7-8 产程异常示意图**

产程延长有以下7种。①潜伏期延长:从临产规律宫缩开始至宫口扩张3 cm称潜伏期。初产妇潜伏期正常约需8小时,最大时限16小时,超过16小时称潜伏期延长。②活跃期延长:从宫口扩张3 cm开始至宫口开全称活跃期。初产妇活跃期正常约需4小时,最大时限8小时,超过8小时称活跃期延长。③活跃期停滞:进入活跃期后,宫口扩张无进展达2小时以上,称活跃期停滞。④第二产程延长:第二产程初产妇超过2小时,经产妇超过1小时尚未分娩,称第二产程延长。⑤第二产程停滞:第二产程达1小时胎头下降无进展,称第二产程停滞。⑥胎头下降延缓:活跃期晚期至宫口扩张9~10 cm,胎头下降速度每小时少于1 cm,称胎头下降延缓。⑦胎头下降停滞:活跃期晚期胎头停留在原处不下降达1小时以上,称胎头下降停滞。

以上7种产程进展异常,可以单独存在,也可以合并存在。当总产程超过24小时称滞产。

（3）对母儿影响。①对产妇的影响：由于产程延长可出现疲乏无力、肠胀气、排尿困难等，影响子宫收缩，严重时可引起脱水、酸中毒、低钾血症；由于第二产程延长，可导致组织缺血、水肿、坏死，形成膀胱阴道瘘或尿道阴道瘘；胎膜早破以及多次肛查或阴道检查增加感染机会；产后宫缩乏力影响胎盘剥离，娩出和子宫壁的血窦关闭，容易引起产后出血。②对胎儿的影响：协调性宫缩乏力容易造成胎头在盆腔内旋转异常，使产程延长，增加手术产机会，对胎儿不利。不协调性宫缩乏力，不能使子宫壁完全放松，对子宫胎盘循环影响大，胎儿在子宫内缺氧，容易发生胎儿窘迫。胎膜早破易造成脐带受压或脱垂，造成胎儿窘迫甚至胎死宫内。

**（二）护理诊断**

**1.疼痛**

与不协调性子宫收缩有关。

**2.有感染的危险**

与产程延长、胎膜破裂时间延长有关。

**3.焦虑**

与担心自身和胎儿健康有关。

**4.潜在并发症**

胎儿窘迫，产后出血。

**（三）护理目标**

（1）疼痛减轻，焦虑减轻，情绪稳定。

（2）未发生软产道损伤、产后出血和胎儿缺氧。

（3）新生儿健康。

**（四）护理措施**

（1）首先配合医师寻找原因，估计不能经阴道分娩者遵医嘱做好剖宫产术准备，或阴道分娩过程中应做好助产的准备。

（2）估计能经阴道分娩者应实施下列护理措施：①加强产时监护，改善产妇全身状况加强产程观察，持续胎儿电子监护。第一产程应鼓励产妇多进食，必要时静脉补充营养；避免过多使用镇静药物，注意及时排空直肠和膀胱。②协助医师加强宫缩。协调性宫缩乏力应实施下列措施。①人工破膜：宫口扩张 3 cm 或 3 cm 以上，无头盆不称，胎头已衔接者，可行人工破膜。②缩宫素静脉滴注：适用于协调性宫缩乏力，宫口扩张 3 cm，胎心良好，胎位正常，头盆相称者。使用方法和注意事项如下：取缩宫素 2.5 U 加入 5% 葡萄糖液 500 mL 内，使每滴糖液含缩宫素 0.33 mU，每分钟 4～5 滴即每分钟 12～15 mU，根据宫缩强弱进行调整，通常不超过 30～40 滴，维持宫缩为间歇时间 2～3 分钟，持续时间 40～60 秒。对于宫缩仍弱者，应考虑到酌情增加缩宫素剂量。在使用缩宫素时，必须有专人守护，严密观察，应注意观察产程进展，监测宫缩、听胎心率及测量血压。③不协调性宫缩乏力应调节子宫收缩，恢复其极性。给予强镇静剂哌替啶 100 mg，或地西泮 10 mg 静脉推注，不协调性宫缩多能恢复为协调性宫缩。在宫缩恢复为协调性之前，严禁应用缩宫素。若经处理，不协调性宫缩未能得到纠正，或伴有胎儿窘迫征象，或伴有头盆不称，均应行剖宫产术。若不协调性宫缩已被控制，但宫缩仍弱时，可用协调性宫缩乏力时加强宫缩的各种方法处理。

（3）预防产后出血及感染：破膜 12 小时以上应给予抗生素预防感染。当胎儿前肩娩出时，给予缩宫素 10～20 U 静脉滴注,使宫缩增强,促使胎盘剥离与娩出及子宫血窦关闭。

(4)详尽评估新生儿。

**(五)护理教育**

应对孕妇进行产前教育,使孕妇了解分娩是生理过程,增强其对分娩的信心。分娩前鼓励多进食,必要时静脉补充营养;避免过多使用镇静药物,注意检查有无头盆不称等,均是预防宫缩乏力的有效措施;注意及时排空直肠和膀胱,必要时可行温肥皂水灌肠及导尿。

## 三、子宫收缩过强

**(一)护理评估**

**1.协调性子宫收缩过强(急产)**

子宫收缩的节律性、对称性和极性均正常,仅子宫收缩力过强、过频。若产道无阻力,宫口迅速开全,分娩在短时间内结束,总产程不足 3 小时,称急产。经产妇多见。

对产妇及胎儿新生儿的影响:宫缩过强过频,产程过快,可致初产妇宫颈、阴道以及会阴撕裂伤;接产时来不及消毒可致产褥感染;胎儿娩出后子宫肌纤维缩复不良,易发生胎盘滞留或产后出血;宫缩过强、过频影响子宫胎盘血液循环,胎儿在宫内缺氧,易发生胎儿窘迫、新生儿窒息甚至死亡;胎儿娩出过快,胎头在产道内受到的压力突然解除,可致新生儿颅内出血;接产时来不及消毒,新生儿易发生感染;若坠地可致骨折、外伤。

**2.不协调性子宫收缩过强**

由分娩发生梗阻或不适当地应用缩宫素,粗暴地进行阴道内操作或胎盘早剥血液浸润子宫肌层等因素造成。引起宫颈内口以上部分的子宫肌层出现强直性痉挛性收缩,宫缩间歇期短或无间歇。产妇烦躁不安,持续性腹痛,拒按。胎位触不清,胎心听不清。有时可出现病理缩复环,血尿等先兆子宫破裂征象。子宫壁局部肌肉呈痉挛性不协调性收缩形成的环状狭窄,持续不放松,称子宫痉挛性狭窄环。狭窄环可发生在宫颈,宫体的任何部分,多在子宫上下段交界处,也可在胎体某一狭窄部,以胎颈,胎腰处常见。

**(二)护理措施**

(1)有急产史的孕妇,在预产期前 1～2 周不应外出远走,以免发生意外,有条件应提前住院待产。临产后不应灌肠,提前做好接产及抢救新生儿窒息的准备。胎儿娩出时,勿使产妇向下屏气。若急产来不及消毒及新生儿坠地者,新生儿应肌内注射维生素 $K_1$ 10 mg 预防颅内出血,并尽早肌内注射精制破伤风抗毒素 1 500 U。产后仔细检查软产道,若有撕裂应及时缝合。若属未消毒的接产,应给予抗生素预防感染。

(2)确诊为强直性宫缩,应及时给予宫缩抑制剂,如 25％硫酸镁 20 mL 加入 5％葡萄糖液 20 mL 内缓慢静脉推注(不少于 5 分钟)。若属梗阻性原因,应立即行剖宫产术。若仍不能缓解强直性宫缩,应行剖宫产术。

(3)子宫痉挛性狭窄环,应认真寻找导致子宫痉挛性狭窄环的原因,及时纠正,停止一切刺激,如禁止阴道内操作,停用缩宫素等。若无胎儿窘迫征象,给予镇静剂,也可给予宫缩抑制剂,一般可消除异常宫缩。

(4)经上述处理,子宫痉挛性狭窄环不能缓解,宫口未开全,胎先露部高,或伴有胎儿窘迫征象,均应立即行剖宫产术。若胎死宫内,宫口已开全,可行乙醚麻醉,经阴道分娩。

(刘  明)

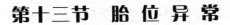

# 第十三节 胎位异常

## 一、概要

胎位异常是造成难产的常见因素之一。最常见的异常胎位为臀位,占 3%～4%。本节仅介绍持续性枕后位、枕横位、臀先露、肩先露。

### (一)持续性枕后位、枕横位

在分娩过程中,胎头以枕后位或枕横位衔接。在下降过程中,胎头枕部因强有力宫缩绝大多数能向前转,转成枕前位自然分娩。仅有 5%～10%胎头枕骨持续不能转向前方,直至分娩后期仍位于母体骨盆后方或侧方,致使分娩发生困难者,称持续性枕后位或持续性枕横位。国外报道发病率均为 5%左右。

### (二)臀先露

臀先露是最常见的异常胎位,占妊娠足月分娩总数的 3%～4%,多见于经产妇。臀先露以骶骨为指示点,有骶左前、骶左横、骶左后、骶右前、骶右横、骶右后 6 种胎位。根据胎儿两下肢所取姿势,分为 3 类:单臀先露或腿直臀先露,最多见;完全臀先露或混合臀先露,较多见;不完全臀先露或足位,较少见。

### (三)肩先露

胎体纵轴与母体纵轴相垂直为横产式。胎体横卧于骨盆入口之上,先露部为肩,称肩先露,又称横位,占妊娠足月分娩总数的 0.25%,是一种对母儿最不利的胎位。胎儿极小或死胎浸软极度折叠后才能自然娩出外,正常大小的足月胎儿不可能从阴道自产。根据胎头在母体左或右侧和胎儿肩胛朝向母体前或后方,有肩左前、肩左后、肩右前、肩右后 4 种胎位。

## 二、护理评估

### (一)病史

骨盆形态、大小异常是发生持续性枕后位、枕横位的重要原因。胎头俯屈不良、子宫收缩乏力、头盆不称、前置胎盘、膀胱充盈、子宫下段宫颈肌瘤等均可影响胎头内旋转,形成持续性枕横位或枕后位。

肩先露与臀先露发生原因相似有:①胎儿在宫腔内活动范围过大,如羊水过多、经产妇腹壁松弛以及早产儿羊水相对过多,胎儿容易在宫腔内自由活动形成臀先露。②胎儿在宫腔内活动范围受限,如子宫畸形、胎儿畸形等。③胎头衔接受阻,如狭窄骨盆,前置胎盘易发生。

### (二)身心状况与检查

1.持续性枕后位、枕横位

(1)表现:临产后胎头衔接较晚及俯屈不良,常导致协调性宫缩乏力及宫口扩张缓慢,产妇自觉肛门坠胀及排便感,致使宫口尚未开全时过早使用腹压。持续性枕后位常致活跃期晚期及第二产程延长。

(2)腹部检查:在宫底部触及胎臀,胎背偏向母体后方或侧方,在对侧明显触及胎儿肢体。若胎头已衔接,有时可在胎儿肢体侧耻骨联合上方扪到胎儿颏部。胎心在脐下一侧偏外方听得最响亮,枕后位时因胎背伸直,前胸贴近母体腹壁,胎心在胎儿肢体侧的胎胸部位也能听到。

(3)肛门检查或阴道检查:当肛查宫口部分扩张或开全时,若为枕后位,感到盆腔后部空虚,查明胎头矢状缝位于骨盆斜径上。前囟在骨盆右前方,后囟(枕部)在骨盆左后方则为枕左后位,反之为枕右后位。查明胎头矢状缝位于骨盆横径上,后囟在骨盆左侧方,则为枕左横位,反之为枕右横位。当出现胎头水肿,颅骨重叠,囟门触不清时,需行阴道检查借助胎儿耳郭及耳屏位置及方向判定胎位,若耳郭朝向骨盆后方,诊断为枕后位;若耳郭朝向骨盆侧方,诊断为枕横位。

(4)B超检查:根据胎头颜面及枕部位置,能准确探清胎头位置以明确诊断。

(5)危害:①对产妇的影响有胎位异常导致继发性宫缩乏力,使产程延长,常需手术助产,容易发生软产道损伤,增加产后出血及感染机会。若胎头长时间压迫软产道,可发生缺血坏死脱落,形成生殖道瘘。②对胎儿的影响有第二产程延长和手术助产机会增多,常出现胎儿窘迫和新生儿窒息,使围生儿死亡率增高。

2.臀先露

(1)表现:孕妇常感肋下有圆而硬的胎头。常致宫缩乏力,宫口扩张缓慢,产程延长。

(2)腹部检查:子宫呈纵椭圆形,胎体纵轴与母体纵轴一致。在宫底部可触到圆而硬,按压时有浮球感的胎头。若未衔接,在耻骨联合上方触到不规则,软而宽的胎臀,胎心在脐左(或右)上方听得最清楚。衔接后,胎臀位于耻骨联合之下,胎心听诊以脐下最明显。

(3)肛门检查及阴道检查肛门检查时,触及软而不规则的胎臀或触到胎足、胎膝(图7-9、图7-10)。

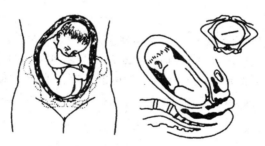

图 7-9　臀先露检查示意图

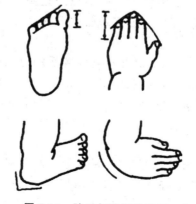

图 7-10　胎手与胎足的鉴别

（4）B超检查：可明确诊断，能准确探清臀先露类型以及胎儿大小，胎头姿势等。

（5）危害：①对产妇的影响有容易发生胎膜早破或继发性宫缩乏力，使产后出血与产褥感染的机会增多，容易造成宫颈撕裂甚至延及子宫下段。②对胎儿及新生儿的影响有胎臀高低不平，对前羊膜囊压力不均匀，常致胎膜早破，发生脐带脱垂是头先露的10倍，脐带受压可致胎儿窘迫甚至死亡；胎膜早破，使早产儿及低体重儿增多。后出胎头牵出困难，常发生新生儿窒息，臂丛神经损伤及颅内出血。

3.肩先露

（1）表现：分娩初期，因先露部高，不能紧贴子宫下段及宫颈内口，缺乏直接刺激，容易发生宫缩乏力；由于先露部不能紧贴骨盆入口，致前后羊水沟通，当宫缩时，宫颈口处胎膜所承受的压力很大，胎肩对宫颈压力不均，容易发生胎膜破裂及脐带脱垂。破膜后羊水迅速外流，胎儿上肢或脐带容易脱出，导致胎儿窘迫甚至死亡。羊水流出后，胎体紧贴宫壁，宫缩转强，胎肩被挤入盆腔，胎臂可脱出于阴道口外，而胎头和胎体则被阻于骨盆入口之上，称为"忽略性横位。"此时由于羊水流失殆尽，子宫不断收缩，上段越来越厚，下段异常伸展变薄，出现"病理性缩复环"，可导致子宫破裂。由于失血、感染及水电解质发生紊乱等，可严重威胁产妇生命，多数胎儿因缺氧而死亡。有时破膜后，分娩受阻，子宫呈麻痹状态，产程延长，常并发严重宫腔感染。

（2）腹部检查：外形呈横椭圆形，子宫底部较低，耻骨联合上方空虚，在腹部一侧可触到大而硬的胎头，对侧为臀，胎心在脐周两旁最清晰。子宫呈横椭圆形，子宫长度低于妊娠周数，子宫横径宽。宫底部及耻骨联合上方较空虚，在母体腹部一侧触到胎头，另侧触到胎臀。肩前位时，胎背朝向母体腹壁，触之宽大平坦；肩后位时，胎儿肢体朝向母体腹壁，触及不规则的小肢体。胎心在脐周两侧最清楚。根据腹部检查多能确定胎位。

（3）肛门检查或阴道检查：在临产初期，先露部较高，不易触及，当宫口已扩开。由于先露部不能紧贴骨盆入口，致前后羊水沟通，当宫缩时，宫颈口处胎膜所承受的压力很大，易发生胎膜破裂及脐带或胎臂脱垂。胎膜未破者，因胎先露部浮动于骨盆入口上方，肛查不易触及胎先露部。若胎膜已破，宫口已扩张者，阴道检查可触到肩胛骨或肩峰，肋骨及腋窝。肩胛骨朝向母体前或后方，可决定肩前位或肩后位。例如，胎头在母体右侧，肩胛骨朝向后方，则为肩右后位。胎手若已脱出于阴道口外，可用握手法鉴别是胎儿左手或右手。

（4）B超检查：能准确探清肩先露，并能确定具体胎位。

## 三、护理诊断

**（一）恐惧**

其与分娩结果未知及手术有关。

**（二）有新生儿受伤的危险**

其与胎儿缺氧及手术产有关。

**（三）有感染的危险**

其与胎膜早破有关。

**（四）潜在并发症**

产后出血、子宫破裂、胎儿窘迫。

## 四、护理目标

（1）产妇恐惧感减轻，积极配合医护工作。

（2）孕产妇及新生儿未出现因护理不当引起并发症。

（3）产妇与家属对胎儿夭折能正确面对。

## 五、护理措施

### (一)及早发现异常并纠正

妊娠期加强围生期保健,宣传产前检查,妊娠发现胎位异常者,配合医师进行纠正。28周以前臀位多能自行转成头位,可不予处理。30周以后仍为臀位者,应设法纠正。常用的矫正方法有以下几种。

**1.胸膝卧位**

让孕妇排空膀胱,松解裤带,做胸膝卧位姿势,每天2次,每次15分钟,使胎臀离开骨盆腔,有助于自然转正。为了方便进行早晚各做一次为宜,连做1周后复查。

**2.激光照射或艾灸至阴穴**

激光照射至阴穴,左右两侧各照射10分钟,每天1次,7次为1个疗程,有良好效果。也可用艾灸条,每天1次,每次15~20分钟,5次为1个疗程。1周后复查B超。

**3.外转胎位术**

现已少用。腹壁较松子宫壁不太敏感者,可试外倒转术,将臀位转为头位。倒转时切勿用力过猛,亦不宜勉强进行,以免造成胎盘早剥。倒转前后均应仔细听胎心音。

### (二)执行医嘱,协助做好不同方式分娩的一切准备

**1.持续性枕后位、枕横位**

在骨盆无异常,胎儿不大时,可以试产。试产时应严密观察产程,注意胎头下降,宫口扩张程度,宫缩强弱及胎心有无改变。

第一产程:①潜伏期:需保证产妇充分营养与休息。若有情绪紧张,睡眠不好可给予哌替啶或地西泮。②活跃期宫口开大3~4 cm,产程停滞除外头盆不称可行人工破膜;若产力欠佳,静脉滴注缩宫素。在试产过程中,出现胎儿窘迫征象,应行剖宫产术结束分娩。

第二产程:若第二产程进展缓慢,初产妇已近2小时,经产妇已近1小时,应行阴道检查。当胎头双顶径已达坐骨棘平面或更低时,可先行徒手将胎头枕部转向前方;若转成枕前位有困难时,也可向后转成正枕后位,再以产钳助产。若以枕后位娩出时,需作较大的会阴后一斜切开。若胎头位置较高,疑有头盆不称,需行剖宫产术,中位产钳禁止使用。

第三产程:因产程延长,容易发生产后宫缩乏力,胎盘娩出后应立即静脉注射或肌内注射子宫收缩剂,以防发生产后出血。有软产道裂伤者,应及时修补。新生儿应重点监护。产后应给予抗生素预防感染。

**2.臀先露**

臀位分娩的关键在于胎头能否顺利娩出,儿头娩出的难易,与胎儿与骨盆的大小以及与宫颈是否完全扩张有直接关系。对疑有头盆不称、高龄初产妇及经产妇屡有难产史者,均应仔细检查骨盆及胎儿的大小,常规作B超以进一步判断胎儿大小,排除胎儿畸形。未发现异常者,可从阴道分娩,如有骨盆狭窄或相对头盆不称(估计胎儿体重≥3 500 g),或足先露、胎膜早破、胎儿宫内窘迫、脐带脱垂者,以剖宫取胎为宜。因此,应根据产妇年龄、胎产次、骨盆类型、胎儿大小、胎儿是否存活、臀先露类型以及有无合并症,于临产初期做出正确判断,决定分娩方式。

（1）择期剖宫产的指征:狭窄骨盆,软产道异常,胎儿体重≥3 500 g,胎儿窘迫,高龄初产,有

难产史,不完全臀先露等,均应行剖宫产术结束分娩。

(2)决定经阴道分娩的处理。

第一产程:待产时应耐心等待,做好产妇的思想工作,以解除顾虑,产妇应侧卧,不宜站立走动,少作肛查,不灌肠,尽量避免胎膜破裂。勤听胎心音,一旦破膜,应立即听胎心。若胎心变慢或变快,应行肛查,必要时行阴道检查,了解有无脐带脱垂。若有脐带脱垂,胎心尚好,宫口未开全,为抢救胎儿,需立即行剖宫产术。若无脐带脱垂,可严密观察胎心及产程进展。若出现协调性宫缩乏力,应设法加强宫缩。

臀位接产的关键在于儿头的顺利娩出,而儿头的顺利娩出有赖于产道,特别是宫颈是否充分扩张。胎膜破裂后,当宫口开大 4~5 cm 时,儿臀或儿足出现于阴道口时,消毒外阴之后,用一消毒巾盖住,每次阵缩用手掌紧紧按住使之不能立即娩出,使用"堵"外阴方法。此法有利于后出胎头的顺利娩出。在"堵"的过程中,应每隔 10~15 分钟听胎心一次,并注意宫口是否开全。宫口已开全再堵易引起胎儿窘迫或子宫破裂。宫口近开全时,要做好接产和抢救新生儿窒息的准备。"堵"时用力要适当,忌用暴力,直到胎臀显露于阴道口,检查宫口确已开全为止。"堵"的时间一般需 0.5~1 小时,初产妇有时需堵 2~3 小时。

第二产程:臀位阴道分娩,有自然娩出、臀位助产及臀位牵引等 3 种方式。自然分娩系胎儿自行娩出;臀位助产系胎臀及胎足自行娩出后,胎肩及胎头由助产者牵出;臀位牵引系胎儿全部由助产者牵引娩出,为手术的一种,应有一定适应证。后者对胎儿威胁较大。接产前,应导尿排空膀胱。初产妇应作会阴切开术。3 种分娩方式分述如下:①自然分娩。胎儿自然娩出,不作任何牵拉。极少见,仅见于经产妇,胎儿小,宫缩强,骨盆腔宽大者。②臀助产术。当胎臀自然娩出至脐部后,胎肩及后出胎头由接产者协助娩出。脐部娩出后,一般应在 2~3 分钟娩出胎头,最长不能超过 8 分钟。后出胎头娩出有主张用单叶产钳,效果佳。③臀牵引术。胎儿全部由接产者牵拉娩出,此种手术对胎儿损伤大,一般情况下应禁止使用。

第三产程:产程延长易并发子宫收缩乏力性出血。胎盘娩出后,应肌内注射缩宫素或麦角新碱,防止产后出血。行手术操作及有软产道损伤者,应及时检查并缝合,给予抗生素预防感染。

3.肩先露

妊娠期发现肩先露应及时矫正。可采用胸膝卧位,激光照射(或艾灸)至阴穴。上述矫正方法无效,应试行外转胎位术转成头先露,并包扎腹部以固定胎头。若行外转胎位术失败,应提前住院决定分娩方式。

分娩期应根据产妇年龄、胎产次、胎儿大小、骨盆有无狭窄、胎膜是否破裂、羊水留存量、宫缩强弱、宫颈口扩张程度、胎儿是否存活、有无并发感染及子宫先兆破裂等决定分娩方式。

(1)足月活胎,对于有骨盆狭窄、经产妇有难产史、初产妇横位估计经阴道分娩有困难者,应于临产前行择期剖宫产术结束分娩。

(2)初产妇,足月活胎,临产后应行剖宫产术。如系经产妇,宫缩不紧,胎膜未破,仍可试外倒转术,若外倒转失败,也可考虑剖宫产。

(3)破膜后,立即做阴道检查,了解宫颈口扩张情况、胎方位及有无脐带脱垂等。如胎心好,宫颈口扩张不大,特别是初产妇有脐带脱垂,估计短时期内不可能分娩者,应即剖宫取胎。如系经产妇,宫颈口已扩张至 5 cm 以上,胎膜破裂不久,可在全麻麻醉下试做内倒转术,使横位变为臀位,待宫口开全后再行臀位牵引术。如宫口已近开全或开全,倒转后即可作臀牵引。

(4)破膜时间过久,羊水流尽,子宫壁紧贴胎儿,胎儿存活,已形成忽略性横位时,应立即剖宫取胎。如胎儿已死,可在宫颈口开全后做断头术,出现先兆子宫破裂或子宫破裂征象,无论胎儿死活,均应立即行剖宫产术。如宫腔感染严重,应同时切除子宫。

(5)胎儿已死,无先兆子宫破裂征象,若宫口近开全,在全麻下行断头术或碎胎术。

(6)胎盘娩出后应常规检查阴道、宫颈及子宫下段有无裂伤,并及时作必要的处理。如有血尿,应放置导尿管,以防尿瘘形成。产后用抗生素预防感染。

(7)临时发现横位产及无条件就地处理者,可给哌替啶100 mg或氯丙嗪50 mg,设法立即转院,途中尽量减少颠簸,以防子宫破裂。

(刘　明)

# 第十四节　胎 儿 窘 迫

胎儿窘迫是指孕妇、胎儿和胎盘等各种原因引起的胎儿宫内缺氧,影响胎儿健康甚至危及生命。胎儿窘迫是一种综合征,主要发生在临产过程,也可发生在妊娠后期。发生在临产过程者,可以是妊娠后期的延续和加重。

## 一、病因

胎儿窘迫的病因涉及多方面,可归纳为三大类。

### (一)母体因素

妊娠妇女患有高血压疾病、慢性肾炎、妊娠高血压综合征、重度贫血、心脏病、肺源性心脏病、高热、吸烟、产前出血性疾病和创伤、急产或子宫不协调性收缩、缩宫素使用不当、产程延长、子宫过度膨胀及胎膜早破等;或者产妇长期仰卧位,镇静药、麻醉药使用不当等。

### (二)胎儿因素

胎儿心血管系统功能障碍、胎儿畸形,如严重的先天性心血管疾病、母婴血型不合引起的胎儿溶血、胎儿贫血及胎儿宫内感染等。

### (三)脐带、胎盘因素

脐带因素有长度异常、缠绕、打结、扭转、狭窄、血肿和帆状附着;胎盘因素有植入异常、形状异常、发育障碍和循环障碍等。

## 二、病理生理

胎儿窘迫的基本病理生理变化是缺血、缺氧引起的一系列变化。缺氧早期或者一过性缺氧时。机体主要通过减少胎盘和自身耗氧量代偿,胎儿则通过减少对肾与下肢血供等方式来保证心脑血流量,不产生严重的代偿障碍及器官损害。缺氧严重则可引起严重的并发症。缺氧初期通过自主神经反射兴奋交感神经,使肾上腺儿茶酚胺及皮质醇分泌增多,引起血压上升及心率加快。此时,胎儿的大脑、肾上腺、心脏及胎盘血流增加,而肾、肺和消化系统等血流减少,出现羊水减少、胎儿发育迟缓等。若缺氧继续加重,则转为兴奋迷走神经,血管扩张,有效循环血量减少,主要器官的功能由于血流不能保证而受损,于是胎心率减慢。缺氧继续发展下去可引起严重的器官功能损害,尤其可以引起缺血缺氧性脑病甚至胎死宫内。此过程基本是低氧血症至缺氧,然后至代谢性酸中毒,主要表现为胎动减少、羊水少、胎心监护基线变异差和出现晚期减速,甚至呼吸抑制。由于缺氧时肠蠕动加快,肛门括约肌松弛引起胎粪排出。此过程可以形成恶性循环,更加重母体及胎儿的危险。不同原因引起的胎儿窘迫表现过程可以不完全一致,所以应加强监护、积极评价、及时发现高危征象并积极处理。

### 三、临床表现

胎儿窘迫的主要表现为胎心音改变、胎动异常及羊水胎粪污染或羊水过少,严重者胎动消失。根据其临床表现,胎儿窘迫可以分为急性胎儿窘迫和慢性胎儿窘迫。急性胎儿窘迫多发生在分娩期,主要表现为胎心率加快或减慢;CST 或者 OCT 等出现频繁的晚期减速或变异减速;羊水胎粪污染和胎儿头皮血 pH 下降,出现酸中毒。羊水胎粪污染可以分为三度:Ⅰ度羊水呈浅绿色;Ⅱ度羊水呈黄绿色,浑浊;Ⅲ度羊水呈棕黄色,稠厚。慢性胎儿窘迫发生在妊娠末期,常延续至临产并加重,主要表现为胎动减少或消失、NST 基线平直、胎儿发育受限、胎盘功能减退和羊水胎粪污染等。

### 四、处理原则

急性胎儿窘迫者,应积极寻找原因并给予及时纠正。若宫颈未完全扩张、胎儿窘迫情况不严重者,给予吸氧,嘱产妇左侧卧位,若胎心率变为正常,可继续观察;若宫口开全、胎先露部已达坐骨棘平面以下3 cm者,应尽快助产经阴道娩出胎儿;若因缩宫素使宫缩过强造成胎心率减慢者。应立即停止使用,继续观察,病情紧迫或经上述处理无效者立即剖宫产结束分娩。慢性胎儿窘迫者,应根据妊娠周、胎儿成熟度和窘迫程度决定处理方案。首先,应指导妊娠妇女采取左侧卧位,间断吸氧,积极治疗各种并发症或并发症,密切监护病情变化。若无法改善,则应在促使胎儿成熟后迅速终止妊娠。

### 五、护理评估

#### (一)健康史
了解妊娠妇女的年龄、生育史和内科疾病史,如高血压疾病、慢性肾炎和心脏病等;本次妊娠经过,如妊娠高血压综合征、胎膜早破和子宫过度膨胀(如羊水过多和多胎妊娠);分娩经过,如产程延长(特别是第二产程延长)、缩宫素使用不当。了解有无胎儿畸形、胎盘功能的情况。

#### (二)身心状况
胎儿窘迫时,妊娠妇女自感胎动增加或停止。在窘迫的早期可表现为胎动过频(每 24 小时 >20 次);若缺氧未纠正或加重,则胎动转弱且次数减少,进而消失。胎儿轻微或慢性缺氧时,胎心率加快(>160 次/分);若长时间或严重缺氧。则会使胎心率减慢。若胎心率<100 次/分则提示胎儿危险。胎儿窘迫时主要评估羊水量和性状。

孕产妇夫妇因为胎儿的生命遭遇危险而产生焦虑,对需要手术结束分娩产生犹豫、无助感。对于胎儿不幸死亡的孕产妇夫妇,其感情上受到强烈的创伤,通常会经历否认、愤怒、抑郁和接受的过程。

#### (三)辅助检查
1.胎盘功能检查
出现胎儿窘迫的妊娠妇女一般 24 小时尿 $E_3$ 值急骤减少30%~40%,或于妊娠末期连续多次测定在每24小时10 mg以下。

2.胎心监测

胎动时胎心率加速不明显,基线变异率<3次/分,出现晚期减速、变异减速等。

3.胎儿头皮血血气分析

pH<7.20。

## 六、护理诊断/诊断问题

**(一)气体交换受损(胎儿)**

其与胎盘子宫的血流改变、血流中断(脐带受压)或血流速度减慢(子宫-胎盘功能不良)有关。

**(二)焦虑**

其与胎儿宫内窘迫有关。

**(三)预期性悲哀**

其与胎儿可能死亡有关。

## 七、预期目标

(1)胎儿情况改善,胎心率在120～160次/分。

(2)妊娠妇女能运用有效的应对机制控制焦虑。

(3)产妇能够接受胎儿死亡的现实。

## 八、护理措施

(1)妊娠妇女左侧卧位,间断吸氧。严密监测胎心变化,一般每15分钟听1次胎心或进行胎心监护,注意胎心变化。

(2)为手术者做好术前准备,如宫口开全、胎先露部已达坐骨棘平面以下3 cm者,应尽快阴道助产娩出胎儿。

(3)做好新生儿抢救和复苏的准备。

(4)心理护理:①向孕产妇提供相关信息,包括医疗措施的目的、操作过程、预期结果及孕产妇需做的配合;将真实情况告知孕产妇,有助于其减轻焦虑,也可帮助产妇面对现实。必要时,陪伴产妇,对产妇的疑虑给予适当的解释。②对于胎儿不幸死亡的父母亲,护理人员可安排一个远离其他婴儿和产妇的单人房间,陪伴他们或安排家人陪伴他们,勿让其独处;鼓励其诉说悲伤,接纳其哭泣及抑郁的情绪,陪伴在旁提供支持及关怀;若他们愿意,护理人员可让他们看看死婴并同意他们为死产婴儿做一些事情,包括沐浴、更衣、命名、拍照或举行丧礼,但事先应向他们描述死婴的情况,使之有心理准备。解除"否认"的态度而进入下一个阶段,提供足印卡、床头卡等作为纪念,帮助他们使用适合自己的压力应对技巧和方法。

## 九、结果评价

(1)胎儿情况改善,胎心率在120～160次/分。

(2)妊娠妇女能运用有效的应对机制来控制焦虑,叙述心理和生理上的感受。

(3)产妇能够接受胎儿死亡的现实。

(刘　明)

# 第十五节 产后出血

产后出血是指胎儿娩出后 24 小时内失血量超过 500 mL。它是分娩期的严重并发症。居我国产妇死亡原因首位。其发病率占分娩总数 2%～3%,其中 80% 以上在产后 2 小时内发生产后出血。

## 一、病因

临床上产后出血的主要原因有子宫收缩乏力、胎盘因素、软产道裂伤及凝血功能障碍等,这些病因可单一存在,也可互相影响,共同并存。

### (一)子宫收缩乏力

子宫收缩乏力是产后出血的最主要、最常见的病因,占产后出血总数的 70%～80%。

**1.全身因素**

产妇对分娩有恐惧心理,精神高度紧张;产程过长,造成产妇体力衰竭;产妇合并慢性全身性疾病;临产后过多地使用镇静剂、麻醉剂或子宫收缩抑制剂。

**2.局部因素**

(1)子宫过度膨胀,肌纤维过度伸展:多胎妊娠、巨大儿、羊水过多等。

(2)子宫肌肉水肿或渗血:前置胎盘、胎盘早剥、妊娠期高血压、宫腔感染等。

(3)宫肌壁损伤:剖宫产史、子宫肌瘤剔除术后、急产等。

(4)子宫病变:子宫肌瘤、子宫畸形等。

### (二)胎盘因素

(1)胎盘滞留:胎盘大多在胎儿娩出后 15 分钟内娩出,如 30 分钟后胎盘仍不娩出,胎盘剥离面血窦不能关闭而导致产后出血。常见于膀胱充盈,使已剥离的胎盘滞留宫腔;宫缩剂使用不当,使剥离后的胎盘嵌顿于宫腔内;第三产程时过早牵拉脐带或挤压宫底,影响胎盘正常剥离。胎盘剥离不全部位血窦开放而出血。

(2)胎盘粘连或胎盘植入:胎盘绒毛仅穿入子宫壁表层为胎盘粘连。胎盘绒毛穿入子宫壁肌层为胎盘植入。部分性胎盘粘连或植入表现为胎盘部分剥离,部分未剥离,导致子宫收缩不良,已剥离面的血窦开放而致出血。完全性胎盘粘连或植入因胎盘未剥离而无出血。

(3)胎盘部分残留:当部分胎盘小叶、胎膜或副胎盘残留于宫腔时,影响子宫收缩而出血。

### (三)软产道裂伤

常因为急产、子宫收缩过强、产程进展过快、软产道未经充分扩张、软产道组织弹性差、巨大儿分娩、会阴助产不当、未做会阴侧切或会阴侧切切口过小等,在胎儿娩出时可致软产道撕裂。

### (四)凝血功能障碍

任何原因引起的凝血功能异常均可导致产后出血。

(1)妊娠合并凝血功能障碍性疾病:如血小板减少症、白血病、再生障碍性贫血、重症肝炎等。

(2)妊娠并发症导致凝血功能障碍:如重度妊娠期高血压疾病、胎盘早剥、死胎、羊水栓塞等均可影响凝血功能,从而发生弥散性血管内凝血(DIC),导致子宫大量出血。

## 二、临床表现

产后出血主要表现为阴道大量流血及失血性休克导致的相关症状和体征。

### (一)症状

产后出血产妇会出现休克症状,面色苍白、冷汗淋漓、口渴、心慌、头晕、烦躁、畏寒、寒战,甚至表情淡漠、呼吸急促,很快会陷入昏迷状态。

胎儿娩出后立即出现鲜红色的阴道流血,应为软产道裂伤;胎儿娩出数分钟后出现暗红色阴道流血,可能是胎盘因素引起;胎盘娩出后见阴道流血较多,可能为子宫收缩乏力或胎盘、胎膜残留;胎儿娩出后阴道持续流血并且有出血不凝的现象,可能发生凝血功能障碍;如果产妇休克症状明显,但阴道流血量不多,可能发生软产道裂伤而造成阴道壁血肿,此类产妇会有尿频或明显的肛门坠胀感。

### (二)体征

产妇会出现脉压缩小、血压下降、脉搏细速,子宫收缩乏力和胎盘因素所致产后出血的产妇,子宫轮廓不清、触不到宫底,按摩后子宫可收缩变硬,停止按摩子宫又变软,按摩子宫时会有大量出血。如有宫腔积血或胎盘滞留,宫底可升高,按摩子宫并挤压宫底部等刺激宫缩时,可使胎盘或者积血排出。若腹部检查宫缩较好、子宫轮廓清晰,但阴道流血不止,可考虑为软产道裂伤或凝血功能障碍所致。

## 三、处理原则

针对出血原因,迅速止血,补充血容量,纠正失血性休克,同时防止感染。

## 四、护理

### (一)护理评估

#### 1.病史

评估产妇有无与产后出血相关的病史。如孕前有无出血性疾病,有无重症肝炎,有无子宫肌壁损伤史,有无多次人流史,有无产后出血史。孕期产妇有无妊娠合并妊娠期高血压疾病、前置胎盘、胎盘早剥、多胎妊娠,产妇有无合并内科疾病。分娩期产妇有无过多使用镇静剂,情绪是否稳定,是否产程过长或者急产,有无产妇衰竭、有无软产道裂伤等情况。

#### 2.身心状况

评估产妇产后出血所导致症状和体征的严重程度。产后出血发生初期,产妇有代偿功能,症状、体征可能不明显,待机体出现失代偿情况,可能很快进入休克期,并且容易发生感染。当产妇合并有内科疾病时,可能出血不多,也会很快进入休克状态。

#### 3.辅助检查

(1)评估产后出血量:注意阴道流血是否凝固,同时估计出血量。通常有以下 3 种方法:①称重法,失血量(mL)=[胎儿娩出后所有使用纱布、敷料总重(g)-使用前纱布、敷料总重(g)]÷1.05(血液比重g/mL)。②容积法,用产后接血容器收集血液后,放入量杯测量失血量。③面积法,可按接血纱布血湿面积粗略估计失血量。

(2)测量生命体征和中心静脉压:观察血压下降的情况;呼吸短促,脉搏细速,体温开始低于正常后升高,通过观察体温情况来判断有无感染征象。中心静脉压测定结果若低于

$1.96×10^{-2}$ kPa提示右心房充盈压力不足,即血容量不足。

（3）实验室检查:抽取产妇血进行生化指标化验,如血常规、出凝血时间、凝血酶原时间、纤维蛋白原测定等。

**(二)护理诊断**

(1)潜在并发症:出血性休克。

(2)有感染的危险:与出血过多、机体抵抗力下降有关。

(3)恐惧:与出血过多、产妇担心自身预后有关。

**(三)护理目标**

(1)及时补充血容量,产妇生命体征尽快恢复平稳。

(2)产妇无感染症状发生,体温、血常规指标等正常。

(3)产妇能理解病情,并且预后无异常。

**(四)护理措施**

1.预防产后出血

(1)妊娠期:加强孕前及孕期保健,如有凝血功能障碍等相关疾病的产妇,应积极治疗后再孕,定期接受产检,及时治疗高危妊娠。对有产后出血危险的高危妊娠者,应提早入院,住院待产。

(2)分娩期:①第一产程严密观察产妇的产程进展,鼓励产妇进食和休息,防止疲劳和产妇衰竭,同时合理使用宫缩剂,防止产程延长或急产,适当使用镇静剂以保证产妇休息。②第二产程严格执行无菌技术,指导产妇正确使用腹压;严格掌握会阴切开的时机,保护会阴,避免胎儿娩出过快,胎儿娩出后立即使用宫缩剂,以加强子宫收缩,减少出血。③第三产程时,不可过早牵拉脐带,挤压子宫,待胎盘剥离征象出现后及时协助胎盘娩出,并仔细检查胎盘、胎膜,软产道有无裂伤或血肿。若阴道出血量多,应查明原因,及时处理。

(3)产后观察:产后2小时产妇仍于产房观察,80%的产后出血发生在这一期间。注意观察产妇子宫收缩,恶露的色、质、量,会阴切口处有无血肿,定时测量产妇的生命体征,发现异常,及时处理。督促产妇及时排空膀胱,以免因膀胱充盈影响宫缩致产后出血。尽可能进行早接触、早吸吮,可刺激子宫收缩,减少阴道出血量。重视产妇主诉,同时对有高危因素的产妇,保持静脉通畅。做好随时急救的准备。

2.针对出血原因治疗

(1)子宫收缩乏力所致产后出血可加强子宫收缩,通过使用宫缩剂、按摩子宫、宫腔填塞或结扎血管等方法止血。①使用宫缩剂:胎儿、胎盘娩出后即刻使用宫缩剂促进子宫收缩。可用缩宫素肌内注射或静脉滴注,卡前列甲酯栓纳肛、地诺前列酮肌内注射等均可促进子宫收缩,用药前注意产妇有无禁忌证。②按摩子宫:胎盘娩出后,一手置于产妇腹部。触摸子宫底部,拇指在前,其余四指在后,均匀而有节律地按摩子宫,促使子宫收缩,直至子宫收缩正常为止(图7-11)。如效果不佳,可采用腹部-阴道双手压迫子宫方法。一手在子宫体部按摩子宫体后壁。另一手戴无菌手套伸入阴道握拳置于阴道前穹隆处,顶住子宫前壁,两手相对紧压子宫,均匀而有节律地按摩,不仅可以刺激子宫收缩且可压迫子宫内血窦,减少出血(图7-12)。③宫腔填塞:一种是宫腔纱条填塞法,即应用无菌纱布条填塞宫腔,有明显的局部止血作用,适用于子宫全部松弛无力,以及经过子宫按摩、应用宫缩剂仍然无效者。术者用卵圆钳将无菌纱布条送入宫腔内,自宫底由内向外填紧宫腔。压迫止血,助手在腹部固定子宫。一般于24小时后取出纱条,填塞纱条后要严密观察子宫收缩情况,观察生命体征,警惕填塞不紧,若留有空隙,可造成隐匿性出血,以及宫腔内继续出血、积血而阴道不流血的假象。24小时后取出纱条,取出前应先使用宫缩剂。另一种是宫腔填塞气囊(图7-13)。宫腔纱布条填塞可能会造成填塞不均匀、填塞不紧等情况而造成隐性出血,纱条填塞无效时或可直接使用宫腔气囊填塞。在气泵的作用下向气球囊充气配合止血辅料对子宫腔进行迅速止血,它对宫腔加压均匀,并且止血效果较好,操作简单,便于抢救时能及时使用。④结扎盆腔血管:如遇子宫收缩乏力、前置胎盘等严重产后出血的产妇,上述处理无效时,可经阴道结扎子宫动脉上行支或结扎髂内动脉。⑤动脉栓塞:在超声提示下,行股动脉穿刺插入导管至髂内动脉或子宫动脉,注入吸收性明胶海绵栓塞动脉。栓塞剂可于2~3周自行吸收,血管恢复畅通,但需要在产妇生命体征平稳时进行。⑥子宫切除:如经积极抢救无效者,危及产妇生命,根据医嘱做好全子宫切除术的术前准备。

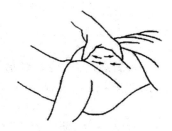

图 7-11　按摩子宫

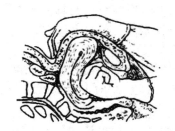

图 7-12　腹部-阴道双手压迫子宫

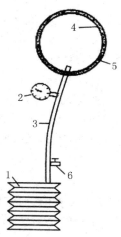

气囊球4外球面上设置有止血敷料5,硅胶管3一端固定连接气球囊4,
另一端连接气泵1,硅胶管3上设置有压力显示表2和放气开关6

图 7-13　宫腔填塞气囊

(2)胎盘因素:怀疑有胎盘滞留时应立即做阴道检查或宫腔探查,做好必要的刮宫准备。胎盘已剥离者,可协助产妇排空膀胱,牵拉脐带,按压宫底,协助胎盘娩出。若胎盘部分剥离、部分粘连时,可徒手进入宫腔,协助剥离胎盘后取出。若胎盘部分残留者。徒手不能取出胎盘,使用大刮匙刮取残留胎盘;胎盘植入者,不可强行剥离,做好子宫切除的准备。

(3)软产道裂伤:应及时准确地进行修复缝合。如果出现血肿,则需要切开血肿、清除积血、缝合止血,同时补充血容量,必要时可置橡皮引流。

（4）凝血功能障碍：排除以上各种因素后，根据血生化报告，针对不同病因治疗，及时补充新鲜全血，补充血小板、纤维蛋白原，或凝血酶原复合物、凝血因子等。如果发生弥散性血管内凝血应进行抗凝与抗纤溶治疗，积极抢救。

（5）失血性休克：对失血量多的产妇，其休克程度与出血量、出血速度和产妇自身状况有关。在抢救的同时，尽可能正确地判断出血量，判断出血程度，并补充相同的血量为原则，止血治疗的同时进行休克抢救。建立有效的静脉通路，测量中心静脉压，根据医嘱补充晶体和胶体，纠正低血压。给予产妇安静的环境，平卧，吸氧并保暖，纠正酸中毒，同时观察产妇的意识状态、皮肤颜色、生命体征和尿量。根据医嘱使用广谱抗生素防止感染。

3.健康指导

产后出血后，产妇抵抗力下降、活动无耐力，医护人员应主动给予产妇关心，使其增加安全感，并且帮助产妇进行生活护理，鼓励产妇说出内心感受，针对产妇的情况，逐步改善饮食，纠正贫血，逐步增加活动量，促进预后。

指导产妇加强营养和适度活动等自我保健知识，同时宣教关于自我观察子宫复旧和恶露情况，自我护理会阴伤口、功能锻炼等方法，指导其定时产后检查，随时根据医师的检查结果调节产后自我恢复的方案。向产妇提供产后避孕指导，产褥期禁止盆浴，禁止性生活。晚期产后出血可能发生于分娩24小时之后，于产褥期发生大量出血，也可能发生于产后1～2周，应予以高度警惕。

（刘　明）

# 第十六节　妊娠合并心脏病

## 一、概述

妊娠合并心脏病是严重的妊娠合并症，在我国孕产妇死因中居第二位。妊娠期、分娩期及产褥期均可使心脏病者的心脏负担加重而诱发心力衰竭，是造成孕产妇死亡的主要原因之一，因此产科工作者必须高度重视。目前，先天性心脏病居妊娠合并心脏病原因的首位，其次是风湿性心脏病。

### （一）不同时期对心脏病的影响

1.妊娠期对心脏病的影响

妊娠期孕妇血容量自孕6～8周逐渐增加，至孕32～34周达高峰，比非孕期增加30％～45％，随着血容量增加，心排血量增加，心率加快，心脏负担加重。妊娠晚期，子宫增大，膈肌上升，使心脏向左上方移位，致大血管扭曲，心脏负担进一步加重。

2.分娩期对心脏病的影响

此期心脏负担最重。

（1）第一产程：宫缩一次，有250～500 mL血液被挤至体循环，回心血量增加，心脏负担增加。

（2）第二产程：宫缩强度进一步加强，加之产妇屏气用力，腹肌及骨骼肌收缩，使肺循环压力及腹压增加,内脏血液大量涌向心脏,此期心脏负担最重。

（3）第三产程:胎儿娩出后,腹压骤减,大量血液向内脏血管灌注,回心血量骤减;胎儿、胎盘娩出后,子宫迅速缩小,胎盘循环停止,子宫血窦内大量的血液进入体循环,回心血量骤增,造成血流动力学急剧改变,使心脏负担加重,诱发心脏病孕妇出现心力衰竭。

3.产褥期对心脏病的影响

产后 3 天内仍是心脏负担较重时期,除宫缩使部分血液进入体循环外,妊娠期产妇组织内潴留的液体也回到体循环,使血容量再度增加,诱发心力衰竭。

由此可知,妊娠 32～34 周、分娩期及产褥期的最初 3 天内,心脏负担加重,是心脏病孕妇最易发生心力衰竭的危险时期,应加强监护。

**（二）心脏病对妊娠的影响**

心脏病不影响受孕,但较重的心脏病患者妊娠后心功能恶化,易致流产、早产、死胎、胎儿生长受限、胎儿宫内窘迫及新生儿窒息发生率明显增高,围生儿死亡率是正常妊娠的 2～3 倍。

## 二、护理评估

**（一）健康史**

（1）妊娠前有无心脏病和风湿热的病史,既往心脏病的治疗经过及心功能状态等。

（2）有无劳力性呼吸困难、夜间端坐呼吸、咯血、胸闷、胸痛等心功能异常的症状。

（3）了解有无妊娠期高血压疾病、重度贫血、上呼吸道感染等诱发心力衰竭的因素。

**（二）身体状况**

1.症状评估

心脏病孕妇心功能分级如下。

（1）Ⅰ级:一般体力活动不受限制。

（2）Ⅱ级:一般体力活动稍受限制,活动后心悸、轻度气短,休息时无症状。

（3）Ⅲ级:一般体力活动显著受限制,休息时无不适,轻微日常工作即感不适、心悸、呼吸困难或既往有心力衰竭史者。

（4）Ⅳ级:一般体力活动严重受限制,不能进行任何活动,休息时仍有心悸、呼吸困难等心力衰竭表现。早期心力衰竭表现如下:①轻微活动后出现胸闷、心悸、气短;②休息时心率每分钟超过 110 次,呼吸每分钟超过 20 次;③夜间常因胸闷而坐起呼吸或到窗口呼吸新鲜空气;④肺底部出现少量持续性湿啰音,咳嗽后不消失。

2.护理检查

可有以下体征:①Ⅱ级或Ⅲ级以上收缩期杂音;②舒张期杂音;③严重心律失常;④心脏扩大。

3.辅助检查

（1）心电图:心电图提示心律失常或心肌损害。

（2）X 线检查:显示心脏扩大,个别心腔扩大。

（3）超声心动图检查:显示心肌肥厚、瓣膜运动异常、心内结构畸形。

（4）产科 B 超检查:了解胎儿的大体情况及生物物理评分。

（5）胎儿电子监护仪:预测子宫内胎儿储备能力,评估胎儿健康。

### (三)心理-社会状况

患者常因担心妊娠期间病情加重影响胎儿发育,而感到紧张、恐惧不安,也担心自己无法承受妊娠和分娩带来的风险而出现生命危险。分娩时,恐惧、害怕、宫缩痛及缺氧,使患者烦躁不安,不易与医护合作。

### (四)处理要点

根据心功能分级确定是否能妊娠,不宜妊娠者应及时终止妊娠;可妊娠者需加强妊娠期检查及监测。妊娠晚期提前选择适宜的分娩方式,心功能较好、胎位正常、子宫颈条件良好者可行阴道分娩;而心功能分级Ⅲ~Ⅳ级、胎儿偏大、产道异常或有其他并发症者应选择剖宫产。产褥期注意休息及预防感染,心功能Ⅲ级以上者不宜哺乳。

## 三、护理问题

### (一)焦虑

与担心母儿安危有关。

### (二)自理能力缺陷

与心功能不全需卧床休息有关。

### (三)活动无耐力

与心排血量下降有关。

### (四)潜在并发症

心力衰竭、感染或洋地黄中毒。

## 四、护理措施

### (一)一般护理

(1)列入高危妊娠门诊,加强产前检查,及时了解心脏功能及胎儿情况,发现心力衰竭立即入院治疗。

(2)休息:每天保证至少 10 小时睡眠时间,采取左侧卧位或半卧位。

(3)饮食:高蛋白质、高维生素、低盐、低脂饮食,多吃水果和蔬菜,预防便秘,每周体重增长不超过 0.5 kg。

(4)预防心力衰竭:除加强上述各项护理外,还要预防和及时治疗感染、贫血、妊娠期高血压疾病等影响心功能的因素。

### (二)病情观察

监测心率、呼吸、液体出入量及胎动计数,如有发热、心悸、气促、咳嗽、水肿等不适及时报告医师。

### (三)对症护理

1.妊娠期

(1)终止妊娠:心功能Ⅲ~Ⅳ级不宜妊娠者,应于孕 12 周前行人工流产;妊娠 12 周以上者在控制心力衰竭的基础上行引产术;妊娠已达 28 周以上者,引产风险太大,应在内科生配合下严密监护,积极防治心力衰竭,使之度过妊娠期与分娩期。

(2)心力衰竭防治:注意休息,营养科学合理。妊娠早期不主张预防性使用洋地黄,早期心力衰竭者可给予地高辛治疗以减少药物的毒性反应;而妊娠晚期治疗原则是待心力衰竭控制后及早剖宫产结束妊娠,挽救生命。

2.分娩期

(1)分娩方式的选择:心功能Ⅲ~Ⅳ级且有产科指征者,宜选择剖宫产,术时上半身抬高30°,以防出现仰卧位低血压综合征;不宜再妊娠者,同时行输卵管结扎术。而心功能Ⅰ~Ⅱ级且胎儿不大且胎位正常、子宫颈条件好者,可在严密监护下经阴道试产。

(2)第一产程:专人护理,积极与产妇沟通,消除紧张情绪;指导患者深呼吸或按摩腹部以减轻因宫缩引起的腹部不适;充分休息,保存体力,适当镇静;注意控制输液速度,避免增加心脏负担;监测母儿情况及产程进展,做好剖宫产术前准备。

(3)第二产程:避免屏气用力,会阴侧切下行阴道助产,缩短第二产程。

(4)第三产程:胎儿娩出后,产妇腹部用沙袋加压,防止腹压骤降,诱发心力衰竭。应用缩宫素防止产后出血,但禁用麦角新碱,因其可升高静脉压诱发心力衰竭。必要时输血、输液。

3.产褥期

产后3天仍是发生心力衰竭的危险期,要求产妇充分卧床休息1~2周;心功能Ⅲ~Ⅳ级者不宜哺乳,及时回乳并指导家属人工喂养;常规应用抗生素至产后1周。

**(四)心理护理**

加强心理安慰,避免孕妇情绪紧张和过度激动,保持平稳豁达心情。

**(五)健康指导**

(1)心功能达Ⅲ级或Ⅲ级以上、有心力衰竭史者不宜妊娠,指导选择有效避孕方法或绝育。

(2)按产妇心功能情况的不同,帮助制订家庭康复计划,指导婴儿的喂养及护理。教会产妇心功能自我监护方法。

(3)出院后注意休息,保持情绪稳定,避免过度劳累。

(刘 明)

# 第十七节 妊娠糖尿病

## 一、概述

妊娠糖尿病是一组以血糖升高为特征的全身性代谢病,主要包含两种:一种是妊娠前已有糖尿病,之后再妊娠,称为糖尿病合并妊娠;另一种为妊娠前糖代谢正常或潜在糖耐量异常,妊娠期出现或发现糖尿病,称为妊娠期糖尿病,妊娠合并糖尿病中以后者为主,占80%以上。

## 二、妊娠对糖尿病的影响

妊娠后,母体糖代谢的主要变化是葡萄糖需要量增加、胰岛素抵抗和分泌相对不足。

### (一)葡萄糖需要量增加

胎儿能量的主要来源是通过胎盘从母体获取葡萄糖;妊娠时母体适应性改变,如雌、孕激素增加母体对葡萄糖的利用、肾血流量及肾小球滤过率增加,而肾小管对糖的再吸收率不能相应增加,都可使孕妇空腹血糖比非孕时偏低。

(二)胰岛素抵抗和分泌相对不足

胎盘合成的胎盘生乳素、雌激素、孕激素、胎盘胰岛素酶以及母体肾上腺皮质激素都具有拮抗胰岛素的功能,使孕妇体内组织对胰岛素的敏感性下降。应用胰岛素治疗的孕妇如果未及时调整胰岛素用量,部分患者可能会出现血糖异常。产后胎盘排出体外,胎盘所分泌的抗胰岛素物质迅速消失,胰岛素用量应立即减少。

## 三、糖尿病对妊娠的影响

糖尿病对妊娠的影响取决于血糖量、血糖控制情况、糖尿病的严重程度及有无并发症。

(一)糖尿病对孕妇的影响

1.孕早期自然流产发生率增加

高血糖可使胚胎发育异常甚至死亡,所以糖尿病妇女宜在血糖控制正常后再怀孕。

2.易并发妊娠期高血压疾病

糖尿病患者可导致血管广泛病变,使小血管内皮细胞增厚及管腔变窄,组织供血不足。

3.糖尿病患者抵抗力下降

易合并感染,以泌尿系统感染最常见。

4.羊水过多

发生率较非糖尿病孕妇多 10 倍。

5.危险系数增高

因巨大儿发生率明显增高,难产、产道损伤、手术产的概率高。产程长易发生产后出血。

6.易发生糖尿病酮症酸中毒

糖尿病酮症酸中毒对母儿危害较大,不仅是糖尿病产妇死亡的主要原因,酮症酸中毒发生在孕早期还有致畸作用,发生在妊娠中晚期易导致胎儿窘迫及胎死宫内。

(二)糖尿病对胎儿的影响

1.巨大儿

巨大儿的发生率达 25%～40%。胎儿长期处于高血糖状态,刺激胎儿胰岛素 β 细胞增生,产生大量胰岛素,活化氨基酸转移系统,促进蛋白、脂肪合成和抑制脂解作用,使胎儿巨大。

2.胎儿宫内生长受限

胎儿宫内生长受限的发生率为 21%。见于严重糖尿病伴有血管病变时,如肾脏、视网膜血管病变。

3.早产儿

早产儿的发生率为 10%～25%。早产的原因有羊水过多、妊娠期高血压疾病、胎儿窘迫以及其他严重并发症,常需提前终止妊娠。

4.胎儿畸形

胎儿畸形的发生率为 6%～8%,高于非糖尿病孕妇。主要原因是孕妇代谢紊乱,尤其是高血糖与胎儿畸形有关。

## 四、糖尿病对新生儿的影响

(一)新生儿呼吸窘迫综合征发生率增加

孕妇高血糖持续经胎盘到达胎儿体内,刺激胎儿胰岛素分泌增加,形成高胰岛素血症。后者具有拮抗糖皮质激素促进肺泡Ⅱ型细胞表面活性物质合成及释放的作用,使胎儿表面活性物质产生及分娩减少,胎儿肺成熟延迟。

### (二)新生儿低血糖

新生儿脱离母体高血糖环境后,高胰岛素血症仍存在,若不及时补充糖,易发生低血糖,严重时危及新生儿生命。

### (三)低钙血症和低镁血症

正常新生儿血钙为2～2.5 mmol/L,生后72小时血钙<1.75 mmol/L为低钙血症。出生后24～72小时血钙水平最低。糖尿病母亲的新生儿低钙血症的发生率为10％～15％。一部分新生儿同时合并低镁血症。

### (四)其他

高胆红素血症、红细胞增多症等的发生率均较正常妊娠的新生儿高。

## 五、临床表现

凡有糖尿病家族史(尤其是直系亲属)、孕前体重≥90 kg、胎儿出生体重≥4 000 g、孕妇曾有多囊卵巢综合征、不明原因流产、死胎、巨大儿或畸形儿分娩史本次妊娠胎儿偏大或羊水过多者应警惕患糖尿病。妊娠前糖尿病有典型的糖尿病三多一少症状。

## 六、孕期监测

### (一)孕妇血糖监测

1.血糖监测方法

用微量血糖仪测定毛细血管全血血糖水平。每天4次(包括空腹及三餐后2小时)末梢血糖监测;血糖控制不良或不稳定者以及孕期应用胰岛素治疗者,每天7次血糖监测(三餐前、三餐后2小时,夜间血糖);血糖控制稳定至少应每周行血糖轮廓试验监测1次,根据血糖监测结果及时调整胰岛素的用量。不主张使用连续血糖检测仪作为临床常规监测血糖的手段。

2.孕期血糖控制目标

(1)妊娠合并糖尿病的孕妇:餐前血糖≤5.3 mmol/L;餐后1小时血糖≤7.8 mmol/L;餐后2小时血糖≤6.7 mmol/L;夜间血糖不低于3.3 mmol/L,孕期糖化血红蛋白最好<5.5％。

(2)孕前糖尿病患者:早孕期间血糖控制勿过于严格,以防止低血糖的发生。孕期血糖控制目标:餐前、夜间及空腹血糖3.3～5.4 mmol/L,糖化血红蛋白<6.0％。

3.糖化血红蛋白测定

反映取血前2～3个月的平均血糖水平,可作为糖尿病长期控制的良好指标,用于妊娠合并糖尿病的初次评估时,在胰岛素治疗期间推荐每2个月检查1次。

4.尿糖、尿酮检查

妊娠期间尿糖阳性并不能真正反映患者的血糖水平,不建议孕期常规检测。检测尿酮体有助于及时发现孕妇摄取碳水化合物或热量不足,也是早期糖尿病酮症酸中毒的一个敏感指标,血糖控制不理想是应及时监测。

### (二)孕妇并发症的监测

1.妊娠期高血压的监测

每次孕期检查时应监测血压及尿蛋白,一旦发现子痫前期,按子痫前期处理原则。

2.羊水过多及其并发症的监测

注意患者的宫高曲线及子宫张力,如宫高增长过快或子宫张力增大,及时行 B 超检查,了解羊水量。

3.糖尿病酮症酸中毒症状的监测

孕期出现不明原因恶心、呕吐、乏力、头痛甚至昏迷者,注意检查患者的血糖,尿酮体,必要时行血气分析,明确诊断。

4.感染的监测

注意有无白带增多、外阴瘙痒、尿急、尿频、尿痛及腰痛等表现,定期行尿常规检测。

5.甲状腺功能监测

必要时行甲状腺功能检测,了解患者的甲状腺功能。

6.肾功能、眼底检查和血脂测定

糖尿病伴有微血管病变合并妊娠者,应在妊娠早、中、晚三个阶段进行肾功能、眼底检查和血脂测定。

**(三)胎儿监测**

1.胎儿发育异常的检查

在孕中期应用彩色多普勒超声对胎儿进行产前筛查,尤其要注意检查中枢神经系统和心脏的发育(有条件者推荐做胎儿超声心动图检查)。

2.胎儿生长速度的监测

28 周后应每 4～6 周 1 次超声波检查,监测胎儿发育、了解羊水量以及胎儿血流情况等。

3.胎儿宫内发育状况的评价

需要应用胰岛素或口服降糖药物的糖尿病者,孕 32 周起,注意胎动,每周 1 次营养支持;必要时,超声多普勒检查了解脐动脉血流情况。

4.促胎儿肺成熟

孕期血糖控制不满意记忆需要提前终止妊娠者,应在计划终止妊娠前 48 小时,促胎儿肺成熟。有条件者行羊膜腔穿刺术抽取羊水了解胎儿肺成熟度,同时羊膜腔内注射地塞米松 10 mg。

# 七、诊断标准

**(一)糖尿病合并妊娠的诊断**

(1)糖化血红蛋白≥6.5%。

(2)空腹血糖≥7.0 mmol/L。

(3)口服葡萄糖耐量试验 2 小时血糖水平≥11.1 mmol/L。

(4)伴有典型的高血糖或高血糖危象症状,同时任意血糖≥11.1 mmol/L。

如果没有明确的高血糖症状,(1)～(3)需在另一天进行复测核实。

**(二)妊娠合并糖尿病的诊断标准**

(1)有条件的医疗机构,妊娠 24～28 周,应对所有尚未被诊断为糖尿病的孕妇进行 75 g 口服葡萄糖耐量试验试验。

(2)75 g 口服葡萄糖耐量试验诊断标准:空腹及服葡萄糖后 1 小时、2 小时的血糖值分别为 5.1 mmol/L、10.0 mmol/L、8.5 mmol/L,任何一点血糖值达到或超过上述标准即诊断为妊娠合并糖尿病。

## 八、护理

### (一)护理评估

**1.健康史**

(1)了解有无糖尿病家族史、患病史,诊疗情况。

(2)既往孕产史,有无死胎、死产、巨大胎儿、畸形儿、新生儿低血糖史。

**2.身体状况**

(1)症状评估:①了解妊娠期间有无多饮、多食、多尿等糖尿病症状,孕妇有无过度肥胖。②是否出现过面色苍白、出冷汗、头晕、心慌等低血糖反应及恶心、呕吐、视力模糊、呼吸带烂苹果味等酮症酸中毒症状。③了解有无高血压、蛋白尿、巨大胎儿、羊水过多、外阴瘙痒、乳腺炎等合并症的情况。

(2)护理检查:重点检查眼睛、全身皮肤、乳房乳头及外阴、阴道、尿道有无感染及改变。

(3)辅助检查:①尿糖、尿酮体监测,阳性者进一步做糖筛查及空腹血糖。②空腹血糖检测,两次或两次以上≥5.8 mmol/L 者诊断为糖尿病。③糖筛查试验,一般在妊娠 24～48 周进行,将 50 g 葡萄糖粉溶于 200 mL 温水中,5 分钟内喝完,测 1 小时后血糖。阳性者需检查空腹血糖,空腹血糖异常诊断为糖尿病,正常者加做口服葡萄糖耐量试验。④口服葡萄糖耐量试验要求空腹 12 小时,口服葡萄糖粉 75 g,测空腹血糖及服糖后 1 小时、2 小时、3 小时 4 次血糖,其正常上限为空腹 5.6 mmol/L、1 小时 10.3 mmol/L、2 小时 8.6 mmol/L、3 小时 6.7 mmol/L。两项或两项以上达到或超过正常值者,可诊断为妊娠合并糖尿病,仅一项高于正常值,诊断为糖耐量异常。⑤眼底检查、糖化血红蛋白、产科 B 超及胎儿成熟度等检查。

**3.心理-社会状况**

很多孕妇在未发现糖尿病前心态良好,诊断后常因饮食的控制、血糖的监测及胰岛素的使用等出现厌烦情绪,再加之担心胎儿安危及畸形发生可能,常有焦虑不安感。

**4.处理要点**

严格控制血糖,防止营养失调;防止低血糖休克和酮症酸中毒;加强胎儿监护,防止围生儿受伤。

### (二)护理问题

**1.知识缺乏**

缺乏饮食控制的相关知识。

**2.营养失调**

低于或高于机体需要量与血糖代谢异常有关。

**3.有胎儿受伤的危险**

有胎儿受伤的危险与糖尿病引起巨大胎儿、畸形儿、新生儿呼吸窘迫综合征有关。

**4.潜在并发症**

酮症酸中毒等。

### (三)护理措施

**1.一般护理**

(1)加强产前检查,妊娠前 10 周,每周 1 次;妊娠 11～35 周,每 2 周 1 次,36 周后,每周 1 次。

(2)因血糖高降低机体的抵抗力,孕产妇易出现上呼吸道、泌尿系统、生殖系统及皮肤的感染。指导孕妇要注意卫生清洁,护理过程中要加强口腔、皮肤、会阴部、乳房的清洁,防止外阴阴道假丝酵母菌病、急性肾盂肾炎、尿道炎、产褥感染、乳腺炎的发生。

2.病情观察

(1)重点监测尿糖、尿酮体、血糖及胎儿子宫内发育情况,及早发现胎儿畸形及巨大胎儿。

(2)了解有无妊娠期高血压疾病、低血糖反应、酮症酸中毒症状的出现。

(3)产后注意观察体温、子宫复旧、恶露及乳房情况,预防产后出血,若有异常及时处理和报告医师。

3.对症护理

(1)饮食控制:糖尿病的主要治疗方法,适当增加蔬菜、豆制品、维生素、钙、铁等的摄入,保证血糖维持在 6.11~7.77 mmol/L 水平而孕妇又无饥饿感为理想。

(2)胰岛素治疗:因口服降糖药可通过胎盘影响胎儿发育,不宜使用。当控制饮食后血糖控制不理想时,主张胰岛素治疗,常采用皮下注射,如果出现酮症酸中毒可在监测条件下静脉用药。使用胰岛素期间务必仔细观察用药反应,避免出现低血糖反应。

(3)分娩期处理:分娩时间如胎儿和孕妇一般情况良好,尽量选择在妊娠 38~39 周进行;选择剖宫产者术前 3 小时要停用胰岛素,以防新生儿发生低血糖;选择阴道分娩,要注意防止产程过长,应在 12 小时内结束分娩。

(4)产褥期处理:胎盘娩出后,体内抗胰岛素物质急剧减少,大部分妊娠合并糖尿病患者不需要胰岛素治疗,大多产妇可在产后 1~2 周血糖恢复正常。

(5)新生儿处理:按高危新生儿护理,予保暖和吸氧,及早开奶,定时喂服葡萄糖水。

4.心理护理

向孕妇及家人介绍妊娠合并糖尿病的相关知识,了解只要配合治疗,血糖控制在正常水平,不会对母儿造成太大危害,减轻孕妇焦虑不安心理。

5.健康指导

(1)介绍有关糖尿病的知识,指导患者积极预防糖尿病的危险因素,改变不健康的生活方式,合理膳食,积极参加运动锻炼,减少肥胖。

(2)运动指导选择一些有氧运动,每天 1 次,一次持续 20~40 分钟,餐后 1 小时进行,避免过度劳累而致低血糖反应。

(3)妊娠合并糖尿病患者应于产后 6~12 周行口服葡萄糖耐量试验检查,以排除糖尿病合并妊娠。

(4)妊娠合并糖尿病患者有 17%~63%以后会发展为 2 型糖尿病,指导患者定期进行尿糖和血糖测定。

(刘　明)

# 第十八节　产　褥　感　染

产褥感染是指分娩时及产褥期生殖道受病原体感染,引起局部和全身的炎性变化。发病率为 1%~7.2%,是产妇死亡的四大原因之一。产褥病率是指分娩 24 小时以后的 10 天内用口表每天测量4次,体温有2次达到或超过38℃。可见产褥感染与产褥病率的含义不同。虽然造成产褥病率的原因以产褥感染为主,但也包括产后生殖道以外的其他感染与发热,如尿路感染、乳腺炎、上呼吸道感染等。

## 一、病因

### (一)感染来源

1.自身感染

正常孕妇生殖道或其他部位的病原体,当出现感染诱因时使机体抵抗力低下而致病。孕妇生殖道病原体不仅可以导致产褥感染,而且在孕期即可通过胎盘、胎膜、羊水间接感染胎儿,并导致流产、早产、死胎、IUGR、胎膜早破等。有些病原体造成的感染,在孕期只表现出阴道炎、宫颈炎等局部症状,常常不被患者重视,而在产后机体抵抗力低下时发病。

2.外来感染

被污染的衣物、用具、各种手术器械、物品等接触患者后引起感染,常常与无菌操作不严格有关。产后住院期间探视者、陪伴者的不洁护理和接触,是引起产褥感染极其重要的来源,也是极容易被疏忽的感染因素,应引起产科医师、医院管理者的高度重视。

### (二)感染病原体

引起产褥感染的病原体种类较多,较常见者有链球菌、大肠埃希菌、厌氧菌等,其中内源性需氧菌和厌氧菌混合感染的发生有逐渐增高的趋势。需氧性链球菌是外源性感染的主要致病菌,有极强的致病力、毒力和播散力,可致严重的产褥感染。大肠埃希菌属包括大肠埃希菌及其相关的革兰阴性杆菌、变形杆菌等,亦为外源性感染的主要致病菌之一,也是菌血症和感染性休克最常见的病原体。在阴道、尿道、会阴周围均有寄生,平常不致病,产褥期机体抵抗力低下时可迅速增殖而发病。厌氧性链球菌存在于正常阴道中,当产道损伤、机体抵抗力下降,可迅速大量繁殖,并与大肠埃希菌混合感染,其分泌物异常恶臭。

### (三)感染诱因

1.一般诱因

机体对入侵的病原体的反应,取决于病原体的种类、数量、毒力及机体自身的免疫力。女性生殖器官具有一定的防御功能,任何削弱产妇生殖道和全身防御功能的因素均有利于病原体的入侵与繁殖,如贫血、营养不良、临近预产期前性交、羊膜腔感染,以及肝功能不良、妊娠合并心脏病、糖尿病等慢性疾病。

2.与分娩相关的诱因

(1)胎膜早破:完整的胎膜对病原体的入侵起着有效的屏障作用,胎膜破裂导致阴道内病原体上行性感染。胎膜早破是病原体进入宫腔并进一步入侵输卵管、盆腔、腹腔的主要原因。

(2)产程延长、滞产、多次反复的肛查和阴道检查增加了病原体入侵机会。

(3)剖宫产操作中无菌措施不严格、子宫切口缝合不当,导致子宫内膜炎的发生率为阴道分娩的20倍,并伴随严重的腹壁切口感染,尤以分枝杆菌所致者为甚。

(4)产程中宫内仪器使用不当或使用次数过多、使用时间过长,如宫内胎儿心电监护、胎儿头皮血采集等,将阴道及宫颈的病原体直接带入宫腔而感染。宫内监护超过8小时者,产褥病率可达71%。

(5)各种产科手术操作(产钳助产、胎头吸引术、臀牵引等),以及产道损伤、产前产后出血、宫腔填塞纱布、产道异物、胎盘残留等,均为产褥感染的诱因。

## 二、分型及临床表现

发热、腹痛和异常恶露是最主要的临床表现。由于机体抵抗力不同,炎症反应程度、范围和部位的不同,临床表现有所不同。根据感染发生的部位可将产褥感染分为以下几种类型。

### (一)急性外阴、阴道、宫颈炎

急性外阴、阴道、宫颈炎常由于分娩时会阴损伤或手术产、孕前有外阴阴道炎者而诱发,表现为局部灼热、坠痛、肿胀,炎性分泌物刺激尿道可出现尿痛、尿频、尿急。会阴切口或裂伤处缝线嵌入肿胀组织内,针孔流脓。阴道与宫颈感染者其黏膜充血、水肿、溃疡、化脓,日久可致阴道粘连甚至闭锁。病变局限者,一般体温不超过 38 ℃,病情发展可向上或宫旁组织,导致盆腔结缔组织炎。

### (二)剖宫产腹部切口、子宫切口感染

剖宫产术后腹部切口的感染多发生于术后 3~5 天,局部红肿、触痛。组织侵入有明显硬结,并有浑浊液体渗出,伴有脂肪液化者其渗出液可呈黄色浮油状,严重患者组织坏死,切口部分或全层裂开,伴有体温明显升高,超过 38 ℃。Soper 报道剖宫产术后的持续发热主要为腹部切口的感染,尤其是普通抗生素治疗无效者。

据报道,3.97%的剖宫产术患者有切口感染、愈合不良,常见的原因有合并糖尿病、妊娠期高血压疾病、贫血等。剖宫产术后子宫切口感染者则表现为持续发热,早期低热多见,伴有阴道出血增多,甚至晚期产后大出血,子宫切口缝合过紧过密是其因素之一。妇检子宫复旧不良、子宫切口处压痛明显,B超检查显示子宫切口处隆起呈混合性包块,边界模糊,可伴有宫腔积液(血),彩色多普勒超声检查显示有子宫动脉血流阻力异常。

### (三)急性子宫内膜炎、子宫肌炎

此为产褥感染最常见的类型,由病原体经胎盘剥离而侵犯至蜕膜所致者为子宫内膜炎,侵及子宫肌层者为子宫肌炎,两者常互相伴随。临床表现为产后 3~4 天开始出现低热,下腹疼痛及压痛,恶露增多且有异味,如早期不能控制,病情加重,出现寒战、高热、头痛、心率加快、白细胞及中性粒细胞增高,有时因下腹部压痛不明显及恶露不一定多而容易误诊。Figucroa 报道急性子宫内膜炎的患者 100%有发热,61.6%其恶露有恶臭,60%的患者子宫压痛明显。最常培养分离出的病原体主要有溶血性葡萄球菌、大肠埃希菌、链球菌等。当炎症波及子宫肌壁时,恶露反而减少,异味亦明显减轻,容易误认为病情好转。感染逐渐发展可于肌壁间形成多发性小脓肿,B超检查显示子宫增大复旧不良、肌层回声不均,并可见小液性暗区,边界不清。如继续发展,可导致败血症甚至死亡。

### (四)急性盆腔结缔组织炎、急性输卵管炎

此多继发于子宫内膜炎或宫颈深度裂伤,病原体通过淋巴道或血行侵及宫旁组织,并延及输卵管及其系膜。临床表现主要为一侧或双侧下腹持续性剧痛,妇检或肛查可触及宫旁组织增厚或有边界不清的实质性包块,压痛明显,常常伴有寒战和高热。炎症可在子宫直肠聚积聚形成盆腔脓肿,如脓肿破溃则向上播散至腹腔。如侵及整个盆腔,使整个盆腔增厚呈巨大包块状,不能辨别其内各器官,整个盆腔似乎被冻结,称为"冰冻骨盆"。

### (五)急性盆腔腹膜炎、弥漫性腹膜炎

炎症扩散至子宫浆膜层。形成盆腔腹膜炎,继续发展为弥漫性腹膜炎,出现全身中毒症状:

高热、寒战、恶心、呕吐、腹胀、下腹剧痛,体检时下腹明显压痛、反跳痛。产妇因产后腹壁松弛,腹肌紧张多不明显。腹膜炎性渗出及纤维素沉积可引起肠粘连,常在直肠子宫陷凹形成局限性脓肿,刺激肠管和膀胱导致腹泻、里急后重及排尿异常。病情不能彻底控制者可发展为慢性盆腔炎。

### (六)血栓性静脉炎

细菌分泌肝素酶分解肝素导致高凝状态,加之炎症造成的血流淤滞、静脉脉壁损伤,尤其是厌氧菌和类杆菌造成的感染极易导致血栓性静脉炎。可累及卵巢静脉、子宫静脉、髂内静脉、髂总静脉及下腔静脉,病变常为单侧性,患者多在产后1～2周,继子宫内膜炎之后出现寒战、高热、反复发作,持续数周,不易与盆腔结缔组织炎鉴别。下肢血栓性静脉炎者:病变多位于一侧股静脉和腘静脉及大隐静脉,表现为弛张热、下肢持续性疼痛、局部静脉压痛或触及硬索状包块,血液循环受阻,下肢水肿,皮肤发白,称为股白肿。可通过彩色多普勒超声血流显像检测确诊。

### (七)脓毒血症及败血症

病情加剧则细菌进入血液循环引起脓毒血症、败血症,尤其是当感染血栓脱落时,可致肺、脑、肾脓肿或栓塞死亡。

## 三、处理原则

治疗原则是抗感染。辅以整体护理、局部病灶处理、手术治疗。

### (一)支持疗法

纠正贫血与电解质紊乱,增强免疫力。半卧位以利脓液流于陶氏腔,使之局限化。进食高蛋白、易消化的食物,多饮水,补充维生素,纠正贫血和水、电解质紊乱。发热者以物理退热方法为主,高热者酌情给予50～100 mg双氯芬酸栓塞肛门退热,一般不使用安替比林退热,以免体温不升。重症患者应少量多次输新鲜血或血浆、清蛋白,以提高机体免疫力。

### (二)清除宫腔残留物

有宫腔残留者应予以清宫,对外阴或腹壁切口感染者可采用物理治疗,如红外线或超短波局部照射,有脓肿者应切开引流,盆腔脓肿者行阴道后穹隆穿刺或切肿引流,并取分泌物培养及药物敏感试验。严重的子宫感染,经积极的抗感染治疗无效,病情继续扩展恶化者,尤其是出现败血症、脓毒血症者,应果断及时地行子宫全切术或子宫次全切除术,以清除感染源,拯救患者的生命。

### (三)抗生素的应用

应注意需氧菌与厌氧菌及耐药菌株的问题。感染严重者首选广谱高效抗生素,如青霉素、氨苄阿林、头孢类或喹诺酮类抗生素等,必要时进行细菌培养及药物敏感试验,并应用相应的有效抗生素。可短期加用肾上腺糖皮质激素,提高机体应激能力。

## 四、护理评估

### (一)病史

认真进行全身及局部体检,注意有无引起感染的诱因,排除可致产褥病的其他因素或切口感染等,查血尿常规、C反应蛋白(CRP)、红细胞沉降率(ESR)则有助于早期诊断。

### (二)身心状况

通过全身检查,三合诊或双合诊检查,有时可触到增粗的输卵管或盆腔脓肿包块,辅助检查如B超、彩色超声多普勒、CT、磁共振等检测手段能对产褥感染形成的炎性包块、脓肿及静脉血栓做出定位及定性诊断。

**（三）辅助检查**

病原体的鉴定对产褥感染诊断与治疗非常重要,方法有以下几种。

1.病原体培养

常规消毒阴道与宫颈后,用棉拭子通过宫颈管。取宫腔分泌物或脓液进行需氧菌和厌氧菌的双重培养。

2.分泌物涂片检查

若需氧培养结果为阴性,而涂片中出现大量细菌,应疑厌氧菌感染。

3.病原体抗原和特异抗体检查

已有许多商品药盒问世,可快速检测。

## 五、护理诊断

**（一）疼痛**

疼痛与产褥感染有关。

**（二）体温过高**

体温过高与伤口、宫内等感染有关。

**（三）焦虑**

焦虑与自身疾病有关。

## 六、护理目标

（1）产妇疼痛减轻,体温正常。

（2）产妇感染得到控制,舒适感增加。

（3）产妇焦虑减轻或消失,能积极配合治疗。

## 七、护理措施

**（一）卧床休息**

取半卧位,有利于恶露的排出及炎症的局限。

**（二）注意观察子宫复旧情况**

给予宫缩剂即缩宫素,促使子宫收缩,及时排出恶露。

**（三）饮食**

增强营养,提高机体抵抗力,高热量、高蛋白、高维生素、易消化饮食。产后 3 天内不能吃过于油腻、汤太多的食物。饮食中必须含足量的蛋白质、矿物质及维生素。少食或不食辛辣刺激性食物。保持精神愉快,心情舒畅,避免精神刺激。

**（四）体温升高的护理**

严密观察体温、脉搏,每 4 小时测量 1 次,体温在 39 ℃以上者,可采取物理降温（冰帽、温水、乙醇擦洗）,鼓励患者多饮水。

**（五）食欲缺乏者**

可静脉补液,注意纠正酸中毒,纠正电解质紊乱,必要时输血。

**（六）保持会阴部清洁、干燥**

每天消毒、擦洗外阴 2 次；会阴水肿严重者，可用 50％硫酸镁湿热敷；会阴伤口感染扩创引流者每天用消毒液换药或酌情坐浴；盆腔脓肿切开者，注意引流通畅。

**（七）抗感染治疗**

使用大剂量的抗生素。应用抗生素的原则是早用、快速、足量；对于严重的病例要采取联合用药（氨苄霉素、庆大霉素、卡那霉素、甲硝唑等）；必要时取分泌物做药敏试验。

**（八）下肢血栓性静脉炎**

卧床休息，局部保暖并给予热敷，以促进血液循环而减轻肿胀，注意抬高患肢，防栓子脱落栓塞肺部。急性期过后，指导和帮助患者逐渐增加活动。

**（九）做好患者的口腔、乳房护理**

感染患者实施床边隔离，尤其是患者使用的便盆要严格隔离，防止交叉感染；及时消毒患者用物，产妇出院后应严格消毒所用物品。

## 八、护理效果评价

（1）产妇疼痛减轻，体温正常。

（2）产妇感染得到控制，舒适感增加。

（3）产妇焦虑减轻或消失，积极配合治疗。

（刘　明）

# 第八章 内分泌科护理

## 第一节 糖 尿 病

糖尿病(diabetes mellitus,DM)是一组由多病因引起的以慢性高血糖为特征的代谢性疾病,是由胰岛素分泌和/或作用缺陷所引起。糖尿病是常见病、多发病。据国际糖尿病联盟统计,2011年全球有糖尿病患者3.66亿,比2010年的2.85亿增加近30%。我国成年人糖尿病患病率达9.7%,而糖尿病前期的比例更高达15.5%。因此,糖尿病是严重威胁人类健康的世界性公共卫生问题。

### 一、分型

**(一)1型糖尿病**

1型糖尿病:胰岛B细胞破坏,常导致胰岛素绝对缺乏。

**(二)2型糖尿病**

2型糖尿病:从以胰岛素抵抗为主伴胰岛素分泌不足到以胰岛素分泌不足为主伴胰岛素抵抗。

**(三)其他特殊类型糖尿病**

其他特殊类型糖尿病指病因相对比较明确,如胰腺炎、库欣综合征等引起的一些高血糖状态。

**(四)妊娠期糖尿病**

妊娠期糖尿病指妊娠期间发生的不同程度的糖代谢异常。

### 二、病因与发病机制

糖尿病的病因和发病机制至今未完全阐明。总的来说,遗传因素及环境因素共同参与其发病过程。胰岛素由胰岛B细胞合成和分泌,经血液循环到达体内各组织器官的靶细胞,与特异受体结合并引发细胞内物质代谢效应。该过程中任何一个环节发生异常,均可导致糖尿病。

**(一)1 型糖尿病**

**1.遗传因素**

遗传因素在 1 型糖尿病发病中起重要作用。

**2.环境因素**

糖尿病可能与病毒感染、化学毒物和饮食因素有关。

**3.自身免疫**

有证据支持 1 型糖尿病为自身免疫性疾病。

**4.1 型糖尿病的自然史**

1 型糖尿病的发生发展经历以下阶段。

(1)个体具有遗传易感性,临床无任何异常。

(2)某些触发事件,如病毒感染引起少量 B 细胞破坏并启动自身免疫过程。

(3)出现免疫异常,可检测出各种胰岛细胞抗体。

(4)B 细胞数目开始减少,仍能维持糖耐量正常。

(5)B 细胞持续损伤达到一定程度时(通常只残存 10%～20% 的 B 细胞),胰岛素分泌不足,出现糖耐量降低或临床糖尿病,需用外源胰岛素治疗。

(6)B 细胞几乎完全消失,需依赖外源胰岛素维持生命。

**(二)2 型糖尿病**

**1.遗传因素与环境因素**

有资料显示遗传因素主要影响 B 细胞功能。环境因素包括年龄增加、现代生活方式改变、营养过剩、体力活动不足、子宫内环境以及应激、化学毒物等。

**2.胰岛素抵抗和 B 细胞功能缺陷**

胰岛素抵抗是指胰岛素作用的靶器官对胰岛素作用的敏感性降低。B 细胞功能缺陷主要表现为胰岛素分泌异常。

**3.糖耐量减低和空腹血糖调节受损**

糖耐量减低是葡萄糖不耐受的一种类型。空腹血糖调节受损是指一类非糖尿病性空腹血糖异常,其血糖浓度高于正常,但低于糖尿病的诊断值。目前认为两者均为糖尿病的危险因素,是发生心血管病的危险标志。

**4.临床糖尿病**

达到糖尿病的诊断标准(表 8-1)。

表 8-1　糖尿病诊断标准(WHO,1999)

| 诊断标准 | 静脉血浆葡萄糖水平 |
| --- | --- |
| (1)糖尿病症状＋随机血糖或 | ≥11.1 mmol/L |
| (2)空腹血浆血糖(FPG)或 | ≥7.0 mmol/L |
| (3)葡萄糖负荷后两小时血糖(2 小时 PG) | ≥11.1 mmol/L |
| 无糖尿病症状者,需改天重复检查,但不做第 3 次 OGTT | |

注:空腹的定义是至少 8 小时没有热量的摄入;随机是指一天当中的任意时间而不管上次进餐的时间及食物摄入量。

### 三、临床表现

**(一)代谢紊乱综合征**

**1."三多一少"**

多饮、多食、多尿和体重减轻。

**2.皮肤瘙痒**

患者常有皮肤瘙痒,女性患者可出现外阴瘙痒。

**3.其他症状**

四肢酸痛、麻木、腰痛、性欲减退、月经失调、便秘和视物模糊等。

**(二)并发症**

**1.糖尿病急性并发症**

(1)糖尿病酮症酸中毒(diabetic ketoacidosis,DKA):为最常见的糖尿病急症,以高血糖、酮症和酸中毒为主要表现。DKA 最常见的诱因是感染,其他诱因有胰岛素治疗中断或不适当减量、饮食不当、各种应激及酗酒等。临床表现为早期三多一少,症状加重;随后出现食欲缺乏、恶心、呕吐,多尿、口干、头痛、嗜睡,呼吸深快,呼气中有烂苹果味(丙酮);后期严重失水、尿量减少、眼球下陷、皮肤黏膜干燥、血压下降、心率加快,四肢厥冷;晚期出现不同程度意识障碍。

(2)高渗高血糖综合征:是糖尿病急性代谢紊乱的另一临床类型,以严重高血糖、高血浆渗透压、脱水为特点,无明显酮症酸中毒,患者常有不同程度的意识障碍或昏迷。本病起病缓慢,最初表现为多尿、多饮,但多食不明显或反而食欲缺乏;随病情进展出现严重脱水和神经精神症状,患者反应迟钝、烦躁或淡漠、嗜睡,逐渐陷入昏迷、出现抽搐,晚期尿少甚至尿闭,但无酸中毒样深大呼吸。与 DKA 相比,失水更为严重、神经精神症状更为突出。

(3)感染性疾病:糖尿病容易并发各种感染,血糖控制差者更易发生,病情也更严重。

(4)低血糖:一般将血糖≤2.8 mmol/L 作为低血糖的诊断标准,而糖尿病患者血糖值≤3.9 mmol/L 就属于低血糖范畴。低血糖有两种临床类型,即空腹低血糖和餐后(反应性)低血糖。低血糖的临床表现呈发作性,具体分为两类:①自主(交感)神经过度兴奋表现为多有出汗、颤抖、心悸、紧张、焦虑、饥饿、流涎、软弱无力、面色苍白、心率加快、四肢冰凉和收缩压轻度升高等。②脑功能障碍表现为初期表现为精神不集中、思维和语言迟钝、头晕、嗜睡、视物不清、步态不稳,后可有幻觉、躁动、易怒、性格改变、认知障碍,严重时发生抽搐和昏迷。

**2.糖尿病慢性并发症**

(1)微血管病变:这是糖尿病的特异性并发症。微血管病变主要发生在视网膜、肾、神经和心肌组织,尤其以肾脏和视网膜病变最为显著。

(2)大血管病变:这是糖尿病最严重、突出的并发症,主要表现为动脉粥样硬化。动脉粥样硬化主要侵犯主动脉、冠状动脉、脑动脉、肾动脉和肢体外周动脉等。

(3)神经系统并发症:以周围神经病变最常见,通常为对称性,下肢较上肢严重,病情进展缓慢。患者常先出现肢端感觉异常,如呈袜子或手套状分布,伴麻木、烧灼、针刺感或如踏棉垫感,可伴痛觉过敏、疼痛;后期可有运动神经受累,出现肌力减弱甚至肌萎缩和瘫痪。

(4)糖尿病足:指与下肢远端神经异常和不同程度周围血管病变相关的足部溃疡、感染和/或深层组织破坏,主要表现为足部溃疡、坏疽。糖尿病足是糖尿病最严重且需治疗费用最多的慢性并发症之一,是糖尿病非外伤性截肢的最主要原因。

(5)其他:糖尿病还可引起黄斑病、白内障、青光眼、屈光改变和虹膜睫状体病变等。牙周病是最常见的糖尿病口腔并发症。

在我国,糖尿病是导致成人失明、非创伤性截肢的主要原因;心血管疾病是使糖尿病患者致残、致死的主要原因。

## 四、辅助检查

### (一)尿糖测定

尿糖受肾糖阈的影响。尿糖呈阳性只提示血糖值超过肾糖阈(大约10 mmol/L),尿糖呈阴性不能排除糖尿病可能。

### (二)血糖测定

血糖测定的方法有静脉血葡萄糖测定、毛细血管血葡萄糖测定和24小时动态血糖测定3种。前者用于诊断糖尿病,后两种仅用于糖尿病的监测。

### (三)口服葡萄糖耐量试验

当血糖高于正常范围而又未达到诊断糖尿病标准时,须进行口服葡萄糖耐量试验(OGTT)。OGTT应在无摄入任何热量8小时后,清晨空腹进行,75 g无水葡萄糖,溶于250～300 mL水中,5～10分钟内饮完,空腹及开始饮葡萄糖水后2小时测静脉血浆葡萄糖。儿童服糖量按1.75 g/kg计算,总量不超过75 g。

### (四)糖化血红蛋白 $A_1$ 测定

糖化血红蛋白 $A_1$ 测定:其测定值者取血前8～12周血糖的总水平,是糖尿病病情控制的监测指标之一,正常值是3%～6%。

### (五)血浆胰岛素和 C 肽测定

主要用于胰岛 B 细胞功能的评价。

### (六)其他

根据病情需要选用血脂、肝肾功能等常规检查,急性严重代谢紊乱时的酮体、电解质、酸碱平衡检查,心、肝、肾、脑、眼科以及神经系统的各项辅助检查等。

## 五、治疗要点

糖尿病管理须遵循早期和长期、积极而理性、综合治疗和全面达标、治疗措施个体化等原则。国际糖尿病联盟(IDF)提出糖尿病综合管理5个要点(有"五驾马车"之称):糖尿病健康教育、医学营养治疗、运动治疗、血糖监测和药物治疗。

### (一)健康教育

健康教育是重要的基础管理措施,是决定糖尿病管理成败的关键。每位糖尿病患者均应接受全面的糖尿病教育,充分认识糖尿病并掌握自我管理技能。

### (二)医学营养治疗

医学营养治疗是糖尿病基础管理措施,是综合管理的重要组成部分。详见饮食护理。

### (三)运动疗法

在糖尿病的管理中占重要地位,尤其对肥胖的2型糖尿病患者,运动可增加胰岛素敏感性,有助于控制血糖和体重。运动的原则是适量、经常性和个体化。详见运动护理。

**(四)药物治疗**

1.口服药物治疗

(1)促胰岛素分泌剂。①磺脲类药物:其作用不依赖于血糖浓度。常用的有格列苯脲、格列吡嗪、格列齐特、格列喹酮和格列美脲等。②非磺脲类药物:降血糖作用快而短,主要用于控制餐后高血糖。如瑞格列奈和那格列奈。

(2)增加胰岛素敏感性药物。①双胍类:常用的药物有二甲双胍。二甲双胍通常每天剂量500～1 500 mg,分 2～3 次口服,最大剂量不超过每天2 g。②噻唑烷二酮类:也称格列酮类,有罗格列酮和吡格列酮两种制剂。

(3)α-葡萄糖苷酶抑制剂:作为 2 型糖尿病第一线药物,尤其适用于空腹血糖正常(或偏高)而餐后血糖明显升高者。常用药物有阿卡波糖和伏格列波糖。

2.胰岛素治疗

胰岛素治疗是控制高血糖的重要和有效手段。

(1)适应证:①1 型糖尿病。②合并各种严重的糖尿病急性或慢性并发症。③处于应激状态,如手术、妊娠和分娩等。④2 型糖尿病血糖控制不满意,B 细胞功能明显减退者。⑤某些特殊类型糖尿病。

(2)制剂类型:按作用快慢和维持作用时间长短,可分为速效、短效、中效、长效和预混胰岛素 5 类。根据胰岛素的来源不同,可分为动物胰岛素、人胰岛素和胰岛素类似物。

(3)使用原则:①胰岛素治疗应在综合治疗基础上进行。②胰岛素治疗方案应力求模拟生理性胰岛素分泌模式。③从小剂量开始,根据血糖水平逐渐调整。

**(五)人工胰**

人工胰由血糖感受器、微型电子计算机和胰岛素泵组成。目前尚未广泛应用。

**(六)胰腺和胰岛细胞移植**

治疗对象主要为 1 型糖尿病患者,目前尚局限于伴终末期肾病的患者。

**(七)手术治疗**

部分国家已将减重手术(代谢手术)推荐为肥胖 2 型糖尿病患者的可选择的治疗方法之一,我国也已开展这方面的治疗。

**(八)糖尿病急性并发症的治疗**

1.糖尿病酮症酸中毒

对于早期酮症患者,仅需给予足量短效胰岛素和口服液体,严密观察病情,严密监测血糖、血酮变化,调节胰岛素剂量。对于出现昏迷的患者应立即抢救,具体方法如下。

(1)补液:是治疗的关键环节。基本原则是"先快后慢,先盐后糖"。在 1～2 小时内输入0.9%氯化钠溶液 1 000～2 000 mL,前 4 小时输入所计算失水量的1/3。24 小时输液量应包括已失水量和部分继续失水量,一般为 4 000～6 000 mL,严重失水者可达 6 000～8 000 mL。

(2)小剂量胰岛素治疗:每小时 0.1 U/kg 的短效胰岛素加入生理盐水中持续静脉滴注或静脉泵入。根据血糖值调节胰岛素的泵入速度,血糖下降速度一般以每小时 3.9～6.1 mmol/L(70～110 mg/dL)为宜,每 1～2 小时复查血糖;病情稳定后过渡到胰岛素常规皮下注射。

(3)纠正电解质及酸碱平衡失调:①轻度酸中毒一般不必补碱。补碱指征为血 pH<7.1,$HCO_3^-$<5 mmol/L。应采用等渗碳酸氢钠(1.25%～1.4%)溶液。补碱不宜过多、过快,以避免诱发或加重脑水肿。②根据血钾和尿量补钾。

(4)防治诱因和处理并发症:如休克、严重感染、心力衰竭、心律失常、肾衰竭、脑水肿和急性胃扩张等。

**2.高渗高血糖综合征**

治疗原则同DKA。严重失水时,24小时补液量可达6 000～10 000 mL。

**3.低血糖**

对轻至中度的低血糖,口服糖水或含糖饮料,进食面包、饼干、水果等即可缓解。重者和疑似低血糖昏迷的患者,应及时测定毛细血管血糖,甚至无须血糖结果,及时给予50%葡萄糖60～100 mL静脉注射,继以5%～10%葡萄糖液静脉滴注。另外,应积极寻找病因,对因治疗。

### (九)糖尿病慢性并发症的治疗

**1.糖尿病足**

控制高血糖、血脂异常和高血压,改善全身营养状况和纠正水肿等;神经性足溃疡给予规范的伤口处理;给予扩血管和改善循环治疗;有感染出现时给予抗感染治疗;必要时行手术治疗。

**2.糖尿病高血压**

血脂紊乱和大血管病变,要控制糖尿病患者血压<17.3/10.7 kPa(130/80 mmHg);如尿蛋白排泄量达到1 g/24 h,血压应控制低于16.7/10.0 kPa(125/75 mmHg)。低密度脂蛋白胆固醇(LDL-C)的目标值为<2.6 mmol/L。

**3.糖尿病肾病**

早期筛查微量蛋白尿及评估GFR。早期应用血管紧张素转化酶抑制剂或血管紧张素Ⅱ受体阻滞剂,除可降低血压外,还可减轻微量清蛋白尿和使GFR下降缓慢。

**4.糖尿病视网膜病变**

定期检查眼底,必要时尽早使用激光进行光凝治疗。

**5.糖尿病周围神经病变**

早期严格控制血糖并保持血糖稳定是糖尿病神经病变最重要和有效的防治方法。在综合治疗的基础上,采用多种维生素及对症治疗可改善症状。

## 六、护理措施

### (一)一般护理

**1.饮食护理**

应帮助患者制订合理、个性化的饮食计划,并鼓励和督促患者坚持执行。

(1)制订总热量:①计算理想体重(简易公式法)的公式为理想体重(kg)=身高(cm)-105。②计算总热量。成年人休息状态下每天每千克理想体重给予热量105～126 kJ,轻体力劳动126～147 kJ,中度体力劳动147～167 kJ,重体力劳动>167 kJ。儿童、孕妇、乳母、营养不良和消瘦以及伴有消耗性疾病者应酌情增加,肥胖者酌减,使体重逐渐恢复至理想体重的±5%左右。

(2)食物的组成和分配:①总的原则是高碳水化合物、低脂肪、适量蛋白质和高纤维的膳食。碳水化合物所提供的热量占饮食总热量的50%～60%,蛋白质的摄入量占供能比的10%～15%,脂肪所提供的热量不超过总热量的30%,饱和脂肪酸不应超过总热量的7%,每天胆固醇摄入量宜<300 mg。②确定每天饮食总热量和碳水化合物、脂肪、蛋白质的组成后,按每克碳水化合物、蛋白质产热16.7 kJ,每克脂肪产热37.7 kJ,将热量换算为食品后制订食谱,可按每天三餐分配为1/5、2/5、2/5或1/3、1/3、1/3。

（3）注意事项：①超重者，禁食油炸、油煎食物，炒菜宜用植物油，少食动物内脏、蟹黄、蛋黄、鱼子、虾子等含胆固醇高的食物。②每天食盐摄入量应<6 g，限制摄入含盐高的食物，如加工食品、调味酱等。③严格限制各种甜食，包括各种糖果、饼干、含糖饮料、水果等。为满足患者口味，可使用甜味剂。对于血糖控制较好者，可在两餐之间或睡前加水果，例如，苹果、梨、橙子等。④限制饮酒量，尽量不饮白酒，不宜空腹饮酒。每天饮酒量≤1 份标准量（1 份标准量为：啤酒350 mL或红酒150 mL或低度白酒45 mL，各约含乙醇15 g）。

2.运动护理

（1）糖尿病患者运动锻炼的原则：有氧运动、持之以恒和量力而行。

（2）运动方式的选择：有氧运动为主，如散步、慢跑、快走、骑自行车、做广播体操、打太极拳和球类活动等。

（3）运动量的选择：合适的运动强度为活动时患者的心率达到个体60%的最大氧耗量，简易计算方法为：心率＝170－年龄。

（4）运动时间的选择：最佳运动时间是餐后1小时（以进食开始计时）。每天安排一定量的运动，至少每周3次。每次运动时间30～40分钟，包括运动前作准备活动和运动结束时的整理运动时间。

（5）运动的注意事项：①不宜空腹时进行，运动过程应补充水分，携带糖果，出现低血糖症状时，立即食用。②运动过程中出现胸闷、胸痛、视物模糊等应立即停止运动，并及时处理。③血糖>14 mmol/L，应减少活动，增加休息。④随身携带糖尿病卡以备急需。⑤运动时，穿宽松的衣服，棉质的袜子和舒适的鞋子，可以有效排汗和保护双脚。

**（二）用药护理**

1.口服用药的护理

指导患者正确服用口服降糖药，了解各类降糖药的作用、剂量、用法、不良反应和注意事项。

（1）口服磺脲类药物的护理：①协助患者于早餐前30分钟服用，每天多次服用的磺脲类药物应在餐前30分钟服用。②严密观察药物的不良反应。最主要的不良反应是低血糖，护士应教会患者正确识别低血糖的症状及如何及时应对和选择医疗支持。③注意药物之间的协同与拮抗。水杨酸类、磺胺类、保泰松、利血平、β受体阻滞剂等药物与磺脲类药物合用时会产生协同作用，增强后者的降糖作用；噻嗪类利尿剂、呋塞米、依他尼酸、糖皮质激素等药物与磺脲类药物合用时会产生拮抗作用，降低后者的降糖作用。

（2）口服双胍类药物的护理：①指导患者餐中或餐后服药。②如出现轻微胃肠道反应，给予患者讲解和指导，以减轻患者的紧张或恐惧心理。③用药期间限制饮酒。

（3）口服 α-葡萄糖苷酶抑制剂类药物的护理：①应与第一口饭同时服用。②本药的不良反应有腹部胀气、排气增多或腹泻等症状，在继续使用或减量后消失。③服用该药时，如果饮食中淀粉类比例太低，而单糖或啤酒过多则疗效不佳。④出现低血糖时，应直接给予葡萄糖口服或静脉注射，进食淀粉类食物无效。

（4）口服噻唑烷二酮类药物的护理：①每天服用1次，可在餐前、餐中、餐后任何时间服用，但服药时间应尽可能固定。②密切观察有无水肿、体重增加等不良反应，缺血性心血管疾病的风险增加，一旦出现应立即停药。③如果发现食欲缺乏等情况，警惕肝功能损害。

2.使用胰岛素的护理

（1）胰岛素的保存：①未开封的胰岛素放于冰箱4～8 ℃冷藏保存，勿放在冰箱门上，以免震荡受损。②正在使用的胰岛素在常温下(≤28 ℃)可使用 28 天,无须放入冰箱。③运输过程尽量保持低温,避免过热、光照和剧烈晃动等,否则可因蛋白质凝固变性而失效。

(2)胰岛素的注射途径:包括静脉注射和皮下注射。注射工具有胰岛素专用注射器、胰岛素笔和胰岛素泵。

(3)胰岛素的注射部位:皮下注射胰岛素时,宜选择皮肤疏松部位,如上臂三角肌、臀大肌、大腿前侧、腹部等。进行运动锻炼时,不要选择大腿、臂部等要活动的部位注射。注射部位要经常更换,如在同一区域注射,必须与上次注射部位相距 1 cm 以上,选择无硬结的部位。

(4)胰岛素不良反应的观察与处理:①低血糖反应。②变态反应表现为注射部位瘙痒,继而出现荨麻疹样皮疹,全身性荨麻疹少见。处理措施包括更换高纯胰岛素,使用抗组胺药及脱敏疗法,严重反应者中断胰岛素治疗。③注射部位皮下脂肪萎缩或增生时,采用多点、多部位皮下注射和及时更换针头可预防其发生。若发生则停止注射该部位后可缓慢自然恢复。④胰岛素治疗初期可发生轻度水肿,以颜面和四肢多见,可自行缓解。⑤部分患者出现视物模糊,多为晶状体屈光改变,常于数周内自然恢复。⑥体重增加以老年 2 型糖尿病患者多见,多引起腹部肥胖。护士应指导患者配合饮食、运动治疗控制体重。

(5)使用胰岛素的注意事项:①准确执行医嘱,按时注射。对 40 U/mL 和 100 U/mL 两种规格的胰岛素,使用时应注意注射器与胰岛素浓度的匹配。②长、短效或中、短效胰岛素混合使用时,应先抽吸短效胰岛素,再抽吸长效胰岛素,然后混匀,禁忌反向操作。③注射胰岛素时应严格无菌操作,防止发生感染。④胰岛素治疗的患者,应每天监测血糖 2～4 次,出现血糖波动过大或过高,及时通知医师。⑤使用胰岛素笔时要注意笔与笔芯是否匹配,每次注射前确认笔内是否有足够的剂量,药液是否变质。每次注射前安置新针头,使用后丢弃。⑥用药期间定期检查血糖、尿常规、肝肾功能、视力、眼底视网膜血管、血压及心电图等,了解病情及糖尿病并发症的情况。⑦指导患者配合糖尿病饮食和运动治疗。

**(三)并发症的护理**

1.低血糖的护理

(1)加强预防:①指导患者应用胰岛素和胰岛素促分泌剂,从小剂量开始,逐渐增加剂量,谨慎调整剂量。②指导患者定时定量进餐,如果进餐量较少,应相应减少药物剂量。③指导患者运动量增加时,运动前应增加额外的碳水化合物的摄入。④乙醇能直接导致低血糖,应指导患者避免酗酒和空腹饮酒。⑤容易在后半夜及清晨发生低血糖的患者,晚餐适当增加主食或含蛋白质较高的食物。

(2)症状观察和血糖监测:观察患者有无低血糖的临床表现,尤其是服用胰岛素促分泌剂和注射胰岛素的患者。对老年患者的血糖不宜控制过严,一般空腹血糖≤7.8 mmol/L,餐后血糖≤11.1 mmol/L即可。

(3)急救护理:一旦确定患者发生低血糖,应尽快给予糖分补充,解除脑细胞缺糖状态,并帮助患者寻找诱因,给予健康指导,避免再次发生。

2.高渗高血糖综合征的护理

(1)预防措施:定期监测血糖,应激状况时每天监测血糖。合理用药,不要随意减量或停药。保证充足的水分摄入。

(2)病情监测:严密观察患者的生命体征、意识和瞳孔的变化,记录 24 小时出入液量等。遵医嘱定时监测血糖、血钠和渗透压的变化。

(3)急救配合与护理:①立即开放两条静脉通路,准确执行医嘱,输入胰岛素,按照正确的顺序和速度输入液体。②绝对卧床休息,注意保暖,给予患者持续低流量吸氧。③加强生活护理,尤其是口腔护理、皮肤护理。④昏迷者按昏迷常规护理。

3.糖尿病足的预防与护理

(1)足部观察与检查:①每天检查双足1次,视力不佳者,亲友可代为检查。②了解足部有无感觉减退、麻木、刺痛感;观察足部的皮肤温度、颜色及足背动脉搏动情况。③注意检查趾甲、趾间、足底皮肤有无红肿、破溃、坏死等损伤。④定期做足部保护性感觉的测试,常用尼龙单丝测试。

(2)日常保护措施:保持足部清洁,避免感染,每天清洗足部1次,10分钟左右;水温适宜,不能烫脚;洗完后用柔软的浅色毛巾擦干,尤其是脚趾间;皮肤干燥者可涂护肤软膏,但不要太油,不能常用。

(3)预防外伤:①指导患者不能赤足走路,外出时不能穿拖鞋和凉鞋,不能光脚穿鞋,禁忌穿高跟鞋和尖头鞋,防止脚受伤。②应帮助视力不好的患者修剪趾甲,趾甲修剪与脚趾平齐,并锉圆边缘尖锐部分。③冬天不要使用热水袋、电热毯或烤灯保暖,防止烫伤,同时应注意预防冻伤。夏天注意避免蚊虫叮咬。④避免足部针灸、修脚等,防止意外感染。

(4)选择合适的鞋袜:①指导患者选择厚底、圆头、宽松、系鞋带的鞋子;鞋子的面料以软皮、帆布或布面等透气性好的面料为佳;购鞋时间最好是下午,需穿袜子试穿,新鞋第1次穿20~30分钟,之后再延长穿鞋时间。②袜子选择以浅色、弹性好、吸汗、透气及散热好的棉质袜子为佳,大小适中、无破洞和不粗糙。

(5)促进肢体血液循环:①指导患者步行和进行腿部运动(如提脚尖,即脚尖提起、放下,重复20次。试着以单脚承受全身力量来做)。②避免盘腿坐或跷二郎腿。

(6)积极控制血糖,说服患者戒烟:足溃疡的教育应从早期指导患者控制和监测血糖开始。同时告知患者戒烟,因吸烟会导致局部血管收缩而促进足溃疡的发生。

(7)及时就诊:如果伤口出现感染或久治不愈,应及时就医,进行专业处理。

(四)心理护理

糖尿病患者常见的心理特征有否定、怀疑、恐惧紧张、焦虑烦躁、悲观抑郁、轻视麻痹、愤怒拒绝和内疚混乱等。针对以上特征,护理人员应对患者进行有针对性的心理护理。糖尿病患者的心理护理因人而异,但对每一个患者,护士都要做到以和蔼可亲的态度进行耐心细致、科学专业的讲解。

(1)当患者拒绝承认患病事实时,护士应耐心主动地向患者讲解糖尿病相关的知识,使患者消除否定、怀疑、拒绝的心理,并积极主动地配合治疗。

(2)有轻视、麻痹心理的患者,应耐心地向患者讲解不重视治疗的后果及各种并发症的严重危害,使患者积极地配合治疗。

(3)指导患者学习糖尿病自我管理的知识,帮助患者树立战胜疾病的信心,使患者逐渐消除上述心理。

(4)寻求社会支持,动员糖尿病患者的亲友学习糖尿病相关知识,理解糖尿病患者的困境,全面支持患者。

(焦国岩)

# 第二节 肥 胖 症

肥胖症是由包括遗传和环境因素在内的多种因素相互作用而引起的体内脂肪堆积过多、分布异常、体重增加的一组慢性代谢性疾病。根据肥胖的病因,可分为单纯性肥胖与继发性肥胖两大类。单纯性肥胖症是指无明显的内分泌和代谢性疾病病因引起的肥胖,它属于非病理性肥胖。单纯性肥胖是各类肥胖中最常见的一种,占肥胖人群的95%左右。许多城市的流行病学调查显示单纯性肥胖的患病率随着年龄的增长而增加,不同年龄段的患病率是不同的。本节主要讲述单纯性肥胖患者的护理。

## 一、病因与发病机制

单纯性肥胖的病因和发病机制尚未完全阐明,其主要原因是遗传因素和环境因素共同作用的结果。总的来说,热量摄入多于热量消耗使脂肪合成增加是肥胖的物质基础。正常脂肪组织主要由脂肪细胞、少数成纤维细胞和少量细胞间胶原物质组成。脂肪组织平均含脂肪约80%,含水约18%,含蛋白质约2%。深部脂肪组织比皮下脂肪组织含水略多,肥胖者脂肪组织含水量增多。当肥胖发生时,一般仅见脂肪细胞的明显肥大,但是当缓慢长期持续肥胖时,脂肪细胞既肥大,同时数量也增多。

## 二、临床表现

任何年龄都可以发生肥胖,但是女性单纯性肥胖者发病多在分娩后和绝经期后,男性多在35岁以后。喜欢进食肥肉、甜食、油腻食物或啤酒者容易发胖。睡前进食和多吃少动为单纯性肥胖的常见原因。一般轻度肥胖症无自觉症状。中重度肥胖症可以引起气急、关节痛、肌肉酸痛、体力活动减少、焦虑及忧郁等。肥胖症常有高胰岛素血症、血脂异常症、高尿酸血症、糖尿病、脂肪肝、胆囊疾病、高血压、冠心病、睡眠呼吸暂停综合征、静脉血栓等疾病伴发。

## 三、辅助检查

### (一)体重指数(BMI)

BMI=体重(kg)/身高(m)²,是较常用的指标,可以更好反映肥胖的情况。我国正常人的BMI在24以下,≥24即为超重,≥28为肥胖。

### (二)理想体重(IBW)

可衡量身体肥胖程度,主要用于计算饮食中热量。40岁以下,IBW(kg)=身高(cm)−105;40岁以上 IBW(kg)=身高(cm)−100,但通常认为合理体重范围为理想体重±10%。

### (三)腰围(WC)

WHO建议男性WC>94 cm,女性WC>80 cm诊断为肥胖。中国肥胖问题工作组建议,我国成年男性 WC≥85 cm,女性 WC≥80 cm为腹型肥胖的诊断界限。

### (四)腰/臀比(WHR)

以肋骨下缘至髂前上棘之间的中点的径线为腹围长度与以骨盆最突出点的径线为臀部围长

(以 cm 为单位)之比所得的比值。正常成人 WHR 男性＜0.90、女性＜0.85,超过此值为内脏型肥胖。

**(五)血液生化**

单纯性肥胖者可有口服糖耐量异常,故应检查空腹及餐后 2 小时血糖;可合并有高脂血症,严重者有乳糜血,应定期检查血脂;血尿酸可有升高,但机制尚未清楚。

**(六)腹部 B 超**

检查肝脏和胆囊,有无脂肪肝、胆结石、慢性胆囊炎。

## 四、治疗要点

防治的两个关键环节是减少热能摄取及增加热能消耗。治疗方法强调以行为、饮食、运动为主的综合疗法,必要时辅以药物或手术治疗。继发性肥胖症应针对病因进行治疗,各种并发症与伴随病应给予相应处理。结合患者实际情况制订合理减肥目标极为重要,体重短期内迅速下降而不能维持往往使患者失去信心。

## 五、护理措施

**(一)教育与行为护理**

(1)评估患者:评估患者发病的原因,体重增加的情况,饮食习惯、进餐量及次数,排便习惯。有无行动困难、腰痛、便秘、怕热、多汗、头晕、心悸等伴随症状及其程度。观察是否存在影响摄食行为的精神心理因素。

(2)制订个体化饮食计划和目标,对患者进行行为教育,包括食物的选择与烹饪,摄食行为等,护士应检查计划执行情况。

(3)教导患者改变不良饮食行为技巧,如增加咀嚼次数,减慢进食速度;进餐时集中注意力,避免边看电视、边听广播或边阅读边吃饭。避免在社交场合因为非饥饿原因进食。

(4)克服疲乏、厌烦、抑郁期间的进食冲动。

**(二)饮食护理**

(1)合理分配营养比例:碳水化合物、蛋白质、脂肪所提供能量的比例,分别占总热量的60％～65％、15％～20％和 25％左右。

(2)合理搭配饮食:适量优质蛋白质、复合碳水化合物(例如,谷类)、足够的新鲜蔬菜(400～500 g/d)和水果(100～200 g/d)、适量维生素及微量营养素。

(3)避免进食油煎食品、方便面、快餐、巧克力等,少食甜食,可进食胡萝卜、芹菜、黄瓜、西红柿、苹果等低热量食物来满足"饱腹感"。

(4)提倡少食多餐,可每天 4～5 餐,每餐 7～8 分饱,因为有资料表明若每天 2 餐,可增加皮脂厚度和血清胆固醇水平。限制饮酒,鼓励患者多饮水。

**(三)运动护理**

制订个体化运动方案,提倡有氧运动,循序渐进并持之以恒。建议每次运动 30～60 分钟,包括前后 10 分钟的热身及整理运功,持续运动 20 分钟左右。运动形式包括散步、快走、慢跑、游泳、跳舞、做广播体操、打太极拳、各种球类活动等。运动方式及运动量根据患者的年龄、性别、病情及有无并发症等情况确定。避免运动过度或过猛,避免单独运动。

**(四)用药护理**

应指导患者正确服药,并观察和及时处理药物的不良反应。如西布曲明的不良反应有头痛、畏食、口干、失眠、心率加快等,一些受试者服药后血压轻度升高,因此禁用于患有冠心病、充血性心力衰竭、心律失常和脑卒中的患者。奥利司他主要的不良反应是胃肠积气、大便次数增多和脂肪泻,恶臭,肛门的周围常有脂滴溢出而容易污染内裤,应指导患者及时更换,并注意肛门周围皮肤护理。

**(五)精神心理调适**

对因焦虑、抑郁等不良情绪导致进食量增加的患者,应针对其精神心理状态给予相应的辅导;对于有严重心理问题的患者建议转入心理专科治疗。

**(六)病情观察**

观察患者的体重变化,并评估其营养状况,是否对日常生活产生影响或引起并发症。注意热量摄入过低是否引起衰弱、脱发、抑郁、甚至心律失常,因此必须严密观察并及时按医嘱处理。

**(七)健康指导**

对患者进行健康教育,说明肥胖对健康的危害性,使他们了解肥胖症与心血管疾病、高血压、糖尿病、血脂异常等患病率密切相关。宣讲基本的营养、饮食知识,培养患者养成健康的饮食习惯。

(焦国岩)

# 第三节　甲状腺功能亢进症

甲状腺功能亢进症(简称甲亢)指由多种病因导致的甲状腺激素(TH)分泌过多,引起各系统兴奋性增高和代谢亢进为主要表现的一组临床综合征。其中以毒性弥漫性甲状腺肿(Graves病)最多见。

## 一、病因

**(一)遗传因素**

弥漫性毒性甲状腺肿是器官特异性自身免疫病之一,有显著的遗传倾向。

**(二)免疫因素**

弥漫性毒性甲状腺肿的体液免疫研究较为深入。最明显的体液免疫特征为血清中存在甲状腺细胞促甲状腺激素(TSH)受体抗体。即甲状腺细胞增生,TH合成及分泌增加。

**(三)环境因素**

环境因素对本病的发生、发展有重要影响,如细菌感染、性激素、应激等,可能是该病发生和恶化的重要诱因。

## 二、临床表现

**(一)一般临床表现**

1.甲状腺激素分泌过多综合征

(1)高代谢综合征:多汗怕热、疲乏无力、体重锐减、低热和皮肤温暖潮湿。

（2）精神神经系统：焦躁易怒、神经过敏、紧张忧虑、多言好动、失眠不安、思想不集中和记忆力减退等。

（3）心血管系统：心悸、胸闷、气短，严重者可发生甲亢性心脏病。

（4）消化系统：常表现为食欲亢进，多食消瘦。重者可有肝功能异常，偶有黄疸。

（5）肌肉骨骼系统：部分患者有甲亢性肌病、肌无力和周期性瘫痪。

（6）生殖系统：女性月经常有减少或闭经。男性有勃起功能障碍，偶有乳腺发育。

（7）内分泌系统：早期血促肾上腺皮质激素（ACTH）及 24 小时尿 17-羟皮质类固醇升高，继而受过高 $T_3$、$T_4$ 抑制而下降。

（8）造血系统：血淋巴细胞数升高，白细胞计数偏低，血容量增加，可伴紫癜或贫血，血小板寿命缩短。

2.甲状腺肿

（1）弥漫性、对称性甲状腺肿大。

（2）质地不等、无压痛。

（3）肿大程度与甲亢轻重无明显关系。

（4）甲状腺上下可触及震颤，闻及血管杂音，为诊断本病的重要体征。

3.眼征

（1）单纯性突眼：眼球轻度突出，瞬目减少，眼裂增宽。

（2）浸润性突眼：眼球突出明显，眼睑肿胀，眼球活动受限，结膜充血水肿，严重者眼睑闭合不全、眼球固定、角膜外露而形成角膜溃疡、全眼炎，甚至失明。

**（二）特殊临床表现**

（1）甲亢危象：①高热（40 ℃以上）；②心率快（＞140 次/分）；③烦躁不安、呼吸急促、大汗、恶心、呕吐和腹泻等，严重者可出现心力衰竭、休克及昏迷。

（2）甲状腺毒症性心脏病主要表现为心排血量增加、心动过速、心房颤动和心力衰竭。

（3）淡漠型甲状腺功能亢进症：①多见于老年患者，起病隐袭；②明显消瘦、乏力、头晕、淡漠、昏厥等；③厌食、腹泻等消化系统症状。

（4）$T_3$ 型甲状腺毒症多见于碘缺乏地区和老年人，实验室检查：血清总三碘甲腺原氨酸（$TT_3$）与游离三碘甲腺原氨酸（$FT_3$）均增高，而血清总甲状腺素（$TT_4$）、血清游离甲状腺素（$FT_4$）正常。

（5）亚临床型甲状腺功能亢进症血清 $FT_3$、$FT_4$ 正常，促甲状腺激素（TSH）降低。

（6）妊娠期甲状腺功能亢进症：①妊娠期甲状腺激素结合球蛋白增高，引起 $TT_4$ 和 $TT_3$ 增高。②一过性甲状腺毒症。③新生儿甲状腺功能亢进症。④产后由于免疫抑制的解除，弥漫性毒性甲状腺肿易于发生，称为产后弥漫性毒性甲状腺肿。

（7）胫前黏液性水肿多发生在胫骨前下 1/3 的部位，也见于足背、踝关节、肩部、手背或手术瘢痕处，偶见于面部，皮损大多为对称性。

（8）Graves 眼病（甲状腺相关性眼病）。

# 三、辅助检查

**（一）实验室检查**

检测血清游离甲状腺素（$FT_4$）、游离三碘甲腺原氨酸（$FT_3$）和促甲状腺激素（TSH）。

### (二)影像学及其他检查

放射性核素扫描、CT 检查、B 超检查、MRI 检查等有助于甲状腺、异位甲状腺肿和球后病变性质的诊断,可根据需要选用。

## 四、处理原则和治疗要点

### (一)抗甲状腺药物

口服抗甲状腺药物是治疗甲亢的基础措施,也是手术和 $^{131}$I 治疗前的准备阶段。常用的抗甲状腺药物包括硫脲类(丙硫氧嘧啶、甲硫氧嘧啶等)和咪唑类(甲巯咪唑、卡比马唑等)。

### (二) $^{131}$I 治疗甲亢

目的是破坏甲状腺组织,减少甲状腺激素产生。该方法简单、经济,治愈率高,尚无致畸、致癌、不良反应增加的报道。

### (三)手术治疗

通常采取甲状腺次全切术,两侧各留下 2～3 g 甲状腺组织。

## 五、护理评估

### (一)病史

详细询问过去健康情况,有无甲亢家族史,有无病毒感染,应激因素,诱发因素,生活方式,饮食习惯,排便情况;查询上次住院的情况,药物使用情况,以及出院后病情控制情况;询问最近有无疲乏无力、怕热多汗、大量进食却容易饥饿、甲状腺肿大、眼部不适、高热的症状。

### (二)身体状况

评估生命体征的变化,包括体温是否升高,脉搏是否加快,脉压是否增大等;情绪是否发生变化;有无体重下降,是否贫血。观察和测量突眼度;观察甲状腺肿大的程度,是否对称,有无血管杂音等。

### (三)心理-社会评估

询问对甲状腺疾病知识的了解情况,患病后对日常生活的影响,是否有情绪上的变化,如急躁易怒,易与身边的人发生冲突或矛盾;了解所在社区的医疗保健服务情况。

## 六、护理措施

### (一)饮食护理

(1)给予高蛋白、高维生素、矿物质丰富、高热量饮食。

(2)适量增加奶类、蛋类、瘦肉类等优质蛋白以纠正体内的负氮平衡,多摄取新鲜蔬菜和水果。

(3)多饮水,保证每天 2 000～3 000 mL,以补充腹泻、出汗等所丢失的水分。若患者并发心脏疾病应避免大量饮水,以预防水肿和心力衰竭的发生。

(4)为避免引起患者精神兴奋,不宜摄入刺激性的食物及饮料,如浓茶、咖啡等。

(5)为减少排便次数,不宜摄入过多的粗纤维食物。

(6)限制含碘丰富的食物,不宜食海带、紫菜等海产品,慎食卷心菜、甘蓝等易致甲状腺肿的食物。

**（二）用药护理**

（1）指导患者正确用药，不可自行减量或停药。

（2）观察药物不良反应：①粒细胞缺乏症多发生在用药后 2～3 个月内。定期复查血常规，如血白细胞计数$<3\times10^9$/L 或中性粒细胞计数$<1.5\times10^9$/L，应考虑停药，并给予升白药物。②如伴咽痛、发热、皮疹等症状须立即停药。③药疹较常见，可用抗组胺药控制，不必停药，发生严重皮疹时应立即停药，以免发生剥脱性皮炎。④发生肝坏死、中毒性肝炎、精神病、狼疮样综合征、胆汁淤滞综合征、味觉丧失等应立即停药进行治疗。

**（三）休息与活动**

评估患者目前的活动情况，与患者共同制订日常活动计划。不宜剧烈活动，活动时以不感疲劳为好，适当休息，保证充足睡眠，防止病情加重。如有心力衰竭或严重感染者应严格卧床休息。

**（四）环境**

保持病室安静，避免嘈杂，限制探视时间，告知家属不宜提供兴奋、刺激的信息，以减少患者激动、易怒的精神症状。甲亢患者因怕热多汗，应安排通风良好的环境，夏天使用空调，保持室温凉爽而恒定。

**（五）生活护理**

协助患者完成日常的生活护理，如洗漱、进餐、如厕等。对大量出汗的患者，加强皮肤护理，应随时更换浸湿的衣服及床单，防止受凉。

**（六）心理护理**

耐心细致地解释病情，提高患者对疾病的认知水平，让患者及其家属了解其情绪、性格改变是暂时的，可因治疗而得到改善，鼓励患者表达内心感受，理解和同情患者，建立互信关系。与患者共同探讨控制情绪和减轻压力的方法，指导和帮助患者正确处理生活中的突发事件。

**（七）病情观察**

观察患者精神状态和手指震颤情况，注意有无焦虑、烦躁、心悸等甲亢加重的表现，必要时使用镇静剂。

**（八）眼部护理**

采取保护措施，预防眼睛受到刺激和伤害。外出戴深色眼镜，减少光线、灰尘和异物的侵害。经常用眼药水湿润眼睛，避免过度干燥；睡前涂抗生素眼膏，眼睑不能闭合者用无菌纱布或眼罩覆盖双眼。指导患者当眼睛有异物感、刺痛或流泪时，勿用手直接揉眼睛。睡眠或休息时，抬高头部，使眶内液回流减少，减轻球后水肿。

## 七、健康指导

**（一）疾病知识指导**

为患者讲解有关甲亢的疾病知识，指导患者注意加强自我保护，上衣领宜宽松，避免压迫甲状腺，严禁用手挤压甲状腺以免 TH 分泌过多，加重病情。对有生育需要的女性患者，应告知其妊娠可加重甲亢，宜治愈后再妊娠。育龄女性在$^{131}$I 治疗后的 6 个月内应当避孕。妊娠期间监测胎儿发育。鼓励患者保持身心愉快，避免精神刺激或过度劳累，建立和谐的人际关系和良好的社会支持系统。

**（二）患者用药指导**

坚持遵医嘱按剂量、按疗程服药，不可随意减量或停药。对妊娠期甲亢患者，应指导其避免各种对母亲及胎儿造成影响的因素,宜选用抗甲状腺药物治疗,禁用$^{131}$I治疗,慎用普萘洛尔。产后如需继续服药,则不宜哺乳。

**(三)定期监测及复查**

指导患者服用抗甲状腺药物,开始的第1~3个月,每周检查血常规1次,每隔1~2个月做甲状腺功能测定,每天清晨卧床时自测脉搏,定期测量体重。脉搏减慢、体重增加是治疗有效的标志。若出现高热、恶心、呕吐、不明原因腹泻、突眼加重等症状,警惕甲状腺危象可能,应及时就诊。指导患者出院后定期复查甲状腺功能、甲状腺彩超等。

**(焦国岩)**

# 第四节 甲状腺功能减退症

甲状腺功能减退症(简称甲减)是由各种原因导致的甲状腺激素合成和分泌减少(低甲状腺激素血症),或组织利用不足(甲状腺激素抵抗)而引起的全身性低代谢并伴各系统功能减退的综合征。其病理征表现为黏液性水肿。起病于胎儿或新生儿的甲减称为呆小病,常伴有智力障碍和发育迟缓。起病于成人者称成年型甲减。本节主要介绍成年型甲减。

## 一、病因

**(一)自身免疫损伤**

常见于自身免疫性甲状腺炎引起TH合成和分泌减少。

**(二)甲状腺破坏**

甲状腺切除术后、$^{131}$I治疗后导致的甲状腺功能减退。

**(三)中枢性甲减**

由垂体外照射、垂体大腺瘤、颅咽管瘤及产后大出血引起的促甲状腺激素释放激素(TRH)和促甲状腺激素(TSH)产生和分泌减少所致。

**(四)碘过量**

可引起具有潜在性甲状腺疾病者发生甲减,也可诱发和加重自身免疫性甲状腺炎。

**(五)抗甲状腺药物使用**

硫脲类药物、锂盐等可抑制TH合成。

## 二、临床表现

甲减多病程较长、病情轻或早期可无症状,其临床表现与甲状腺激素缺乏的程度有关。

**(一)一般表现**

1.基础代谢率降低

体温偏低、怕冷,易疲倦、无力,水肿、体重增加,反应迟钝、健忘、嗜睡等。

2.黏液性水肿面容

面部虚肿、面色苍白或呈姜黄色,部分患者鼻唇增厚、表情淡漠、声音低哑、说话慢且发音不清。

3.皮肤及附属结构

皮肤苍白、干燥、粗糙少光泽,肢体凉。少数病例出现胫前黏液性水肿。指甲生长缓慢、厚脆,表面常有裂纹,毛发稀疏干燥、眉毛外 1/3 脱落。

### (二)各系统表现

1.心血管系统

主要表现为心肌收缩力减弱、心动过缓、心排血量降低。久病者由于胆固醇增高,易并发冠心病,10%的患者伴发高血压。

2.消化系统

主要表现为便秘、腹胀、畏食等,严重者可出现麻痹性肠梗阻或黏液水肿性巨结肠。

3.内分泌生殖系统

主要表现为性欲减退,女性常有月经过多或闭经情况。

4.肌肉与关节

主要表现为肌肉乏力,暂时性肌强直、痉挛和疼痛等。

5.血液系统

主要表现为贫血。

6.黏液水肿性昏迷

主要表现为低体温(＜35 ℃)、嗜睡、呼吸减慢、心动过缓、血压下降、四肢肌肉松弛、腱反射减弱或消失、血压明显降低,甚至发生昏迷、休克而危及生命。

## 三、辅助检查

### (一)实验室检查

血常规检查、血生化检查、尿常规检查、甲状腺功能检查。

### (二)影像学及其他检查

颈部 B 超检查、心电图检查、胸部 X 线检查、头 MRI 检查、头 CT 检查。

## 四、处理原则及治疗要点

### (一)替代治疗

首选左甲状腺素钠片口服。替代治疗时,需从最小剂量开始用药,之后根据 TSH 目标调整剂量,逐渐纠正甲减而不产生明显不良反应,使血 TSH 和 TH 水平恒定在正常范围内。

### (二)对症治疗

有贫血者补充铁剂、维生素 $B_{12}$、叶酸等。胃酸分泌过少者补充稀盐酸,与 TH 合用疗效好。

### (三)亚临床甲减的处理

亚临床甲减引起的血脂异常可导致动脉粥样硬化,部分亚临床甲减也可发展为临床甲减。目前认为只要患者有高胆固醇血症、血清 TSH＞10 mU/L,就需要给予左甲状腺素钠片进行替代治疗。

### (四)黏液性水肿昏迷的治疗

(1)立即静脉补充 TH,清醒后改口服维持治疗。

(2)保持呼吸道通畅,吸氧,同时给予保暖。

(3)糖皮质激素持续静脉滴注,待患者清醒后逐渐减量、停药。根据需要补液。

（4）祛除诱因,治疗原发病。

## 五、护理评估

### (一)病史

（1）详细了解患者患病的起始时间,有无诱因,发病的缓急,主要症状及其特点。

（2）评估患者有无进食异常或营养异常,有无排泄功能异常和体力减退等。

（3）评估患者有无失眠、瞌睡、记忆力下降、注意力不集中、畏寒、手足搐搦、四肢感觉异常或麻痹等症状。

（4）评估患者既往检查情况,是否遵从医嘱治疗,用药及治疗效果。

（5）询问患者家族有无类似疾病发生。

### (二)身体状况

（1）观察有无体温降低、脉搏减慢等体征。

（2）观察患者有无记忆力减退、反应迟钝和表情淡漠等表现。

（3）观察患者皮肤有无干燥发凉、粗糙脱屑、毛发脱落和黏液性水肿等表现。

（4）有无畏食、腹胀和便秘等。

（5）有无肌肉乏力、暂时性肌强直、痉挛、疼痛等表现,有无关节病变。

（6）有无心肌收缩力减弱、心动过缓、心排血量下降等表现。

### (三)心理-社会状况

（1）评估患者患病后的精神、心理变化。

（2）评估疾病对患者日常生活、学习或工作、家庭的影响,是否适应角色的转变。

（3）评估患者对疾病的认知程度。

（4）评估社会支持系统,如家庭成员、经济状况等能否满足患者的医疗护理需求。

## 六、护理措施

### (一)心理护理

多与患者接触交流,鼓励患者表达其感受,交谈时语言温和,耐心倾听,消除患者的陌生感和紧张感。耐心向患者解释病情,消除紧张和顾虑,保持一个健康的心态,积极面对疾病,使其积极配合治疗,树立信心。

### (二)饮食护理

给予高维生素、高蛋白、低钠、低脂饮食。宜进食粗纤维食物,促进排便。桥本甲状腺炎所致的甲减应避免摄取含碘食物和药物,以免诱发严重的黏液性水肿。

### (三)低体温护理

（1）保持室内空气新鲜,每天通风,调节室温在 22～24 ℃,注意保暖。可通过添加衣服,包裹毛毯,睡眠时加盖棉被,冬季外出时戴手套、穿棉鞋,以避免着凉。

（2）注意监测生命体征变化,观察有无体温过低、心律失常等表现,并给予及时处理。

### (四)便秘护理

指导患者每天定时排便,养成规律的排便习惯。适当地按摩腹部,多进食富含粗纤维的蔬菜、水果、全麦制品。根据患者病情、年龄进行适度的运动,如慢走、慢跑,促进胃肠蠕动。

### （五）用药护理

通常需要终身服药,从小剂量开始,逐渐加量至达到完全替代剂量。空腹或餐前30分钟口服,一般与其他药物分开服用。如用泻剂,观察排便的次数、量,有无腹痛、腹胀等麻痹性肠梗阻的表现。

### （六）黏液水肿昏迷的护理

（1）应立即建立静脉通路,给予急救药物。

（2）保持呼吸道通畅,给予吸氧,必要时配合气管插管术或气管切开术。

（3）监测生命体征和动脉血气分析的变化,记录24小时出入液量。

（4）给予保暖,避免局部热敷,以免烫伤和加重循环不良。

## 七、健康指导

### （一）疾病知识指导

讲解疾病发生原因及注意事项,如地方性缺碘者可采用碘化盐。药物引起者应调整剂量或停药。注意个人卫生,注意保暖,避免在人群集中的地方停留时间过长,预防感染和创伤。慎用催眠、镇静、止痛等药物。

### （二）饮食原则

遵循高蛋白、高维生素、低钠、低脂肪的饮食原则。

### （三）药物指导

向其解释终身坚持服药的必要性。不可随意停药或更改剂量,否则可能导致心血管疾病,如心肌缺血、心肌梗死或充血性心力衰竭。替代治疗效果最佳的指标为血 TSH 恒定在正常范围内,长期行替代治疗者宜每 6～12 个月检测1次。对有心脏病、高血压、肾炎的患者,注意剂量的调整。服用利尿药时,指导患者记录 24 小时出入量。

### （四）病情观察

观察患者的症状和体征改善情况,如出现明显的药物不良反应或并发症,应及时给予处置。讲解黏液性水肿昏迷发生的原因及表现,若出现低血压、心动过缓、体温<35 ℃等,应及时就医。指导患者自我监测甲状腺激素服用过量的症状,如出现多食消瘦、脉搏>100 次/分、心律失常、体重减轻、发热、大汗、情绪激动等情况,及时报告医师。指导患者定期复查肝肾功能、甲状腺功能、血常规、心电图等。

### （五）定期复查甲状腺功能

药物治疗开始后 4～8 周或剂量调整后检测 TSH,TSH 恢复正常后每 6～12 个月检查 1 次甲状腺功能。监测体重,以了解病情控制情况,及时调整用药剂量。

（焦国岩）

# 第九章 消化内科护理

## 第一节 胆囊结石

### 一、概述

胆囊结石是指原发于胆囊的结石,是胆石症中最多的一种疾病。近年来随着卫生条件的改善以及饮食结构的变化,胆囊结石的发病率呈升高趋势,已高于胆管结石。胆囊结石以女性多见,男女之比为 1:(3~4);其以胆固醇结石或以胆固醇为主要成分的混合性结石为主。少数结石可经胆囊管排入胆总管,大多数存留于胆囊内,且结石越聚越大,可呈多颗小米粒状,在胆囊内可存在数百粒小结石,也可呈单个巨大结石;有些终身无症状而在尸检中发现(静止性胆囊结石),大多数反复发作腹痛症状,一般小结石容易嵌入胆囊管发生阻塞引起胆绞痛症状,发生急性胆囊炎。

### 二、诊断

#### (一)症状

1.胆绞痛

胆绞痛是胆囊结石并发急性胆囊炎时的典型表现,多在进油腻食物后胆囊收缩,结合移位并嵌顿于胆囊颈部,胆囊压力升高后强力收缩而发生绞痛。小结石通过胆囊管或胆总管时可发生典型的胆绞痛,疼痛位于右上腹,呈阵发性,可向右肩背部放射,伴恶心、呕吐,呕吐物为胃内容物,吐后症状并不减轻。存留在胆囊内的大结石堵塞胆囊腔时并不引起典型的胆绞痛,故胆绞痛常反映结石在胆管内的移动。急性发作特别是坏疽性胆囊炎时还可出现高热、畏寒等显著的感染症状,严重病例由于炎性渗出或胆囊穿孔可引起局限性腹膜炎,从而出现腹膜刺激症状。胆囊结石一般无黄疸,但30%的患者因伴有胆管炎或肿大的胆囊压迫胆管,肝细胞损害时也可有一过性黄疸。

2.胃肠道症状

大多数慢性胆囊炎患者有不同程度的胃肠道功能紊乱,表现为右上腹隐痛不适、厌食油腻、进食后上腹饱胀感,常被误认为"胃病"。有近半数的患者早期无症状,称为静止性胆囊结石,此类患者在长期随访中仍有部分出现腹痛等症状。

(二)体征

1.一般情况

无症状期间患者大多一般情况良好,少数急性胆囊炎患者在发作期可有黄疸,症状重时可有感染中毒症状。

2.腹部情况

如无急性发作,患者腹部常无明显异常体征,部分患者右上腹可有深压痛;急性胆囊炎患者可有右上腹饱满、呼吸运动受限、右上腹触痛及肌紧张等局限性腹膜炎体征,Murphy 征阳性。有 1/3～1/2 的急性胆囊炎患者,在右上腹可扪及肿大的胆囊或由胆囊与大网膜粘连形成的炎性肿块。

(三)检查

1.化验检查

胆囊结石合并急性胆囊炎有白细胞计数升高,少数患者丙氨酸氨基转移酶也升高。

2.B 超

B 超检查简单易行,价格低廉,且不受胆囊大小、功能、胆管梗阻或结石含钙多少的影响,诊断正确率可达 96％以上,是首选的检查手段。典型声像特征是胆囊腔内有强回声光团并伴声影,改变体位时光团可移动。

3.胆囊造影

能显示胆囊的大小及形态并了解胆囊收缩功能,但易受胃肠道功能、肝功能及胆囊管梗阻的影响,应用很少。

4.X 线

腹部 X 线平片对胆囊结石的显示率为 10％～15％。

5.十二指肠引流

有无胆汁可确定是否有胆囊管梗阻,胆汁中出现胆固醇结晶提示结石存在,但此项检查目前已很少用。

6.CT、MRI、ERCP、PTC

在 B 超不能确诊或者怀疑有肝内胆管、肝外胆管结石或胆囊结石术后多年复发又疑有胆管结石者,可选用其中某一项或几项诊断方法。

(四)诊断要点

1.症状

20％～40％的胆囊结石可终生无症状,称"静止性胆囊结石"。有症状的胆囊结石的主要临床表现:进食后,特别是进油腻食物后,出现上腹部或右上腹部隐痛不适、饱胀,伴嗳气、呃逆等。

2.胆绞痛

胆囊结石的典型表现,疼痛位于上腹部或右上腹部,呈阵发性,可向肩胛部和背部放射,多伴恶心、呕吐。

**3.Mirizzi 综合征**

持续嵌顿和压迫胆囊壶腹部和颈部的较大结石,可引起肝总管狭窄或胆囊管瘘,以及反复发作的胆囊炎、胆管炎及梗阻性黄疸,称"Mirizzi 综合征"。

**4.Murphy 征**

右上腹部局限性压痛、肌紧张,Murphy 征阳性。

**5.B 超**

胆囊暗区有一个或多个强回声光团,并伴声影。

**(五)鉴别诊断**

**1.肾绞痛**

胆绞痛需与肾绞痛相鉴别,后者疼痛部位在腰部,疼痛向外生殖器放射,伴有血尿,或尿路刺激症状。

**2.胆囊非结石性疾病**

胆囊良、恶性肿瘤、胆囊息肉样病变等,B 超、CT 等影像学检查可提供鉴别线索。

**3.胆总管结石**

可表现为高热、黄疸、腹痛,超声等影像学检查可以鉴别,但有时胆囊结石可与胆总管结石并存。

**4.消化性溃疡性穿孔**

多有溃疡病史,腹痛发作突然并很快波及全腹,腹壁呈板状强直,腹部 X 线平片可见膈下游离气体。较小的十二指肠穿孔,或穿孔后很快被网膜包裹,形成一个局限性炎性病灶时,易与急性胆囊炎混淆。

**5.内科疾病**

一些内科疾病如肾盂肾炎、右侧胸膜炎、肺炎等,亦可发生右上腹疼痛症状,根据实验室检查可鉴别。

# 三、治疗

**(一)一般治疗**

饮食宜清淡,防止急性发作,对无症状的胆囊结石应定期 B 超随诊;伴急性炎症者宜进食,注意维持水、电解质平衡。

**(二)药物治疗**

溶石疗法服用鹅去氧胆酸或熊去氧胆酸对胆固醇结石有一定溶解效果,主要用于胆固醇结石。但此种药物有肝毒性,服药时间长,反应大,价格贵,停药后结石易复发。其适应证为:胆囊结石直径在 2 cm 以下;结石为含钙少的 X 线能够透过的结石;胆囊管通畅;患者的肝脏功能正常,无明显的慢性腹泻史。目前多主张采取熊去氧胆酸单用或与鹅去氧胆酸合用,不主张单用鹅去氧胆酸。鹅去氧胆酸总量为15 mg/(kg・d),分次口服。熊去氧胆酸为 8~10 mg/(kg・d),分餐后或晚餐后 2 次口服。疗程 1~2 年。

**(三)手术治疗**

对于无症状的静止胆囊结石,一般认为无须施行手术切除胆囊。但有下列情况时,应进行手术治疗:①胆囊造影胆囊不显影;②结石直径超过 2~3 cm;③并发糖尿病且在糖尿病已控制时;④老年人或有心肺功能障碍者。

腹腔镜胆囊切除术适于无上腹创伤及手术史者,无急性胆管炎、胰腺炎和腹膜炎及腹腔脓肿的患者。对并发胆总管结石的患者应同时行胆总管探查术。

1.术前准备

胆囊切除术手后引起死亡的最常见原因是心血管疾病。这强调了详细询问病史发现心绞痛和仔细进行心电图检查注意有无心肌缺血或以往心肌梗死证据的重要性。此外,还应寻找脑血管疾病特别是一过性缺血发作的症状。若病史阳性或有问题时应做非侵入性颈动脉血流检查。此时胆囊切除术应当延期,按照指征在冠状动脉架桥或颈动脉重新恢复血管流通后施行。除心血管病外,引起胆囊切除术后第 2 位的死亡原因是肝胆疾病,主要是肝硬化。除了术中出血外,还可发生肝衰竭和败血症。自从在特别挑选的患者中应用预防性措施以来,胆囊切除术后感染中毒性并发症的发生率已有显著下降。慢性胆囊炎患者胆汁内的细菌滋生率占 10％～15％;而在急性胆囊炎消退期患者中则高达 50％。细菌菌种为肠道菌如大肠埃希菌、产气克雷伯杆菌和粪链球菌,其次也可见到产气荚膜杆菌、类杆菌和变形杆菌等。胆管内细菌的发生率随年龄而增长,故主张年龄在 60 岁以上、曾有过急性胆囊炎发作刚恢复,术前应预防性使用抗生素。

2.手术治疗

已成定论对有症状胆石症的治疗是建议腹腔镜胆囊切除术。虽然此技术的常规应用时间尚短,但是其结果十分突出,以致仅在不能施行腹腔镜手术或手术不安全时,才选用开腹胆囊切除术,包括无法安全地进入腹腔完成气腹,或者由于腹内粘连,或者解剖异常不能安全地暴露胆囊等。外科医师在遇到胆囊和胆管解剖不清以及遇到止血或胆汁渗漏而不能满意地控制时,应当及时中转开腹。目前,中转开腹率在 5％以下。

### (四)其他治疗

体外震波碎石适用于胆囊内胆固醇结石,直径不超过 3 cm,且胆囊具收缩功能。治疗后部分患者可发生急性胆囊炎或结石碎片进入胆总管而引起胆绞痛和急性胆管炎,此外碎石后仍不能防止结石的复发。因并发症多,疗效差,现已基本不用。

## 四、护理措施

### (一)术前护理

1.饮食

指导患者选用低脂肪、高蛋白质、高糖饮食。因为脂肪饮食可促进胆囊收缩排出胆汁,加剧疼痛。

2.术前用药

严重的胆石症发作性疼痛可使用镇痛剂和解痉剂,但应避免使用吗啡,因吗啡有收缩胆总管的作用,可加重病情。

3.病情观察

应注意观察胆石症急性发作患者的体温、脉搏、呼吸、血压、尿量及腹痛情况,及时发现有无感染性休克征兆。注意患者皮肤有无黄染及粪便颜色变化,以确定有无胆管梗阻。

### (二)术后护理

1.症状观察及护理

定时监测患者生命体征的变化,注意有无血压下降、体温升高及尿量减少等全身中毒症状,及时补充液体,保持出入量平衡。

### 2.T 形管护理

胆总管切开放置 T 形管的目的是为了引流胆汁,使胆管减压:①T 形管应妥善固定,防止扭曲、脱落;②保持 T 形管无菌,每天更换引流袋,下地活动时引流袋应低于胆囊水平,避免胆汁回流;③观察并记录每天胆汁引流量、颜色及性质,防止胆汁淤积引起感染;④如果 T 形管引流通畅,胆汁色淡黄、清澄、无沉渣且无腹痛无发热等症状,术后 10～14 天可夹闭管道。开始每天夹闭 2～3 小时,无不适可逐渐延长时间,直至全日夹管。在此过程中要观察患者有无体温增高,腹痛,恶心,呕吐及黄疸等。经 T 形管造影显示胆管通畅后,再引流 2～3 天,以及时排出造影剂。经观察无特殊反应,可拔除 T 形管。

### 3.健康指导

进少油腻、高维生素、低脂饮食。烹调方式以蒸煮为宜,少吃油炸类的食物。

(焦国岩)

# 第二节　炎症性肠病

炎症性肠病是一种病因不明的肠道慢性非特异性炎症性疾病。包括溃疡性结肠炎(ulcerative colitis,UC)和克罗恩病(Crohn's disease,CD)。一般认为,UC 和 CD 是同一疾病的不同亚类,组织损伤的基本病理过程相似,但可能由于致病因素不同,发病的具体环节不同,最终导致组织损害的表现不同。

## 一、溃疡性结肠炎

UC 是一种病因不明的直肠和结肠慢性非特异性炎症性疾病。病变主要位于大肠的黏膜与黏膜下层。主要症状有腹泻、黏液脓血便和腹痛,病程漫长,病情轻重不一,常反复发作。本病多见于 20～40 岁,男女发病率无明显差别。

### (一)病理

病变主要位于直肠和乙状结肠,可延伸到降结肠,甚至整个结肠。病变一般仅限于黏膜和黏膜下层,少数重症者可累及肌层。活动期黏膜呈弥漫性炎症反应,可见水肿、充血与灶性出血,黏膜脆弱,触之易出血。由于黏膜与黏膜下层有炎性细胞浸润,大量中性粒胞在肠腺隐窝底部聚集,形成小的隐窝脓肿。当隐窝脓肿融合破溃,黏膜即出现广泛的浅小溃疡,并可逐渐融合成不规则的大片溃疡。结肠炎症在反复发作的慢性过程中,大量新生肉芽组织增生,常出现炎性息肉。黏膜因不断破坏和修复,丧失其正常结构,并且由于溃疡愈合形成瘢痕,黏膜肌层与肌层增厚,使结肠变形缩短,结肠袋消失,甚至出现肠腔狭窄。少数患者有结肠癌变,以恶性程度较高的未分化型多见。

### (二)临床分型

临床上根据本病的病程、程度、范围和病期进行综合分型。

1.根据病程经过分型

(1)初发型:无既往史的首次发作。

(2)慢性复发型:最多见,发作期与缓解期交替。

（3）慢性持续型:病变范围广,症状持续半年以上。

（4）急性暴发型:少见,病情严重,全身毒血症状明显,易发生大出血和其他并发症。

上述后3型可相互转化。

2.根据病情程度分型

（1）轻型:多见,腹泻每天4次以下,便血轻或无,无发热、脉速,贫血轻或无,血沉正常。

（2）重型:腹泻频繁并有明显黏液脓血便,有发热、脉速等全身症状,血沉加快、血红蛋白下降。

（3）中型:介于轻型和重型之间。

3.根据病变范围分型

可分为直肠炎、直肠乙状结肠炎、左半结肠炎、全结肠炎以及区域性结肠炎。

4.根据病期分型

可分为活动期和缓解期。

**（三）临床表现**

起病多数缓慢,少数急性起病,偶见急性暴发起病。病程长,呈慢性经过,常有发作期与缓解期交替,少数症状持续并逐渐加重。

1.症状

（1）消化系统表现:主要表现为腹泻与腹痛。①腹泻为最主要的症状,黏液脓血便是本病活动期的重要表现。腹泻主要与炎症导致大肠黏膜对水钠吸收障碍以及结肠运动功能失常有关。粪便中的黏液或黏液脓血,为炎症渗出和黏膜糜烂及溃疡所致。排便次数和便血程度可反映病情程度,轻者每天排便2～4次,粪便呈糊状,可混有黏液、脓血,便血轻或无,重者腹泻每天可达10次以上,大量脓血,甚至呈血水样粪便。病变限于直肠和乙状结肠的患者,偶有腹泻与便秘交替的现象,此与病变直肠排空功能障碍有关。②腹痛,轻者或缓解期患者多无腹痛或仅有腹部不适,活动期有轻或中度腹痛,为左下腹的阵痛,亦可涉及全腹。有疼痛-便意-便后缓解的规律,大多伴有里急后重,为直肠炎症刺激所致。若并发中毒性巨结肠或腹膜炎,则腹痛持续且剧烈。③其他症状可有腹胀、食欲缺乏、恶心、呕吐等。

（2）全身表现:中、重型患者活动期有低热或中等度发热,高热多提示有并发症或急性暴发型。重症患者可出现衰弱、消瘦、贫血、低清蛋白血症、水和电解质平衡紊乱等表现。

（3）肠外表现:本病可伴有一系列肠外表现,包括口腔黏膜溃疡、结节性红斑、外周关节炎、坏疽性脓皮病、虹膜睫状体炎等。

2.体征

患者呈慢性病容,精神状态差,重者呈消瘦贫血貌。轻者仅有左下腹轻压痛,有时可触及痉挛的降结肠和乙状结肠。重症者常有明显腹部压痛和鼓肠。若有反跳痛、腹肌紧张、肠鸣音减弱等应注意中毒性巨结肠和肠穿孔等并发症。

**（四）护理**

1.护理目标

患者大便次数减少,粪质正常;腹痛缓解,营养改善,体重恢复,未发生并发症,焦虑减轻。

2.护理措施

（1）一般护理。①休息与活动:在急性发作期或病情严重时均应卧床休息,缓解期适当休息,注意劳逸结合。②合理饮食:指导患者食用质软、易消化、少纤维素又富含营养、有足够热量的食物,以利于吸收、减轻对肠黏膜的刺激并供给足够的热量,以维持机体代谢的需要。避免食用冷饮、水果、多纤维的蔬菜及其他刺激性食物,忌食牛乳和乳制品。急性发作期患者,应进流质或半流质饮食,病情严重者应禁食,按医嘱给予静脉高营养,以改善全身状况。应注意给患者提供良好的进餐环境,避免不良刺激,以增进患者食欲。

(2)病情观察:观察患者腹泻的次数、性质,腹泻伴随症状,如发热、腹痛等,监测粪便检查结果。严密观察腹痛的性质、部位以及生命体征的变化,以了解病情的进展情况,如腹痛性质突然改变,应注意是否发生大出血、肠梗阻、中毒性巨结肠、肠穿孔等并发症。观察患者进食情况,定期测量患者的体重,监测血红蛋白、血清电解质和清蛋白的变化,了解营养状况的变化。

(3)用药护理:遵医嘱给予柳氮磺吡啶(SASP)、糖皮质激素、免疫抑制剂等治疗,以控制病情,使腹痛缓解。注意药物的疗效及不良反应,如应用 SASP 时,患者可出现恶心、呕吐、皮疹、粒细胞减少及再生障碍性贫血等。应嘱患者餐后服药,服药期间定期复查血象,应用糖皮质激素者,要注意激素不良反应,不可随意停药,防止反跳现象,应用硫唑嘌呤或巯嘌呤时患者可出现骨髓抑制的表现,应注意监测白细胞计数。

(4)心理护理:安慰鼓励患者,向患者解释病情,使患者以平和的心态应对疾病,自觉地配合治疗。

(5)健康指导。①心理指导:由于病情反复发作,迁延不愈,常给患者带来痛苦,尤其是排便次数的增加,给患者的精神和日常生活带来很多困扰,易产生自卑、忧虑,甚至恐惧心理。应鼓励患者以平和的心态应对疾病,积极配合治疗。②指导患者合理饮食及活动:指导患者食用质软、易消化、少纤维素又富含营养、有足够热量的食物,避免食用冷饮、水果、多纤维的蔬菜及其他刺激性食物,忌食牛乳和乳制品。在急性发作期或病情严重时均应卧床休息,缓解期适当休息,注意劳逸结合。③用药指导:嘱患者坚持治疗,不要随意更换药物或停药。教会患者识别药物的不良反应,出现异常症状要及时就诊,以免耽搁病情。

3.护理评价

患者腹泻、腹痛缓解,营养改善,体重恢复。

## 二、克罗恩病

CD 是一种病因尚不十分清楚的胃肠道慢性炎性肉芽肿性疾病。病变多见于末段回肠和邻近结肠,但从口腔至肛门各段消化道均可受累,呈节段性或跳跃式分布。临床上以腹痛、腹泻、体重下降、腹块、瘘管形成和肠梗阻为特点,可伴有发热等全身表现以及关节、皮肤、眼、口腔黏膜等肠外损害。本病有终生复发倾向,重症患者迁延不愈,预后不良。

### (一)病理

病变表现为同时累及回肠末段与邻近右侧结肠者,只涉及小肠者,局限在结肠者。病变可涉及口腔、食管、胃、十二指肠,但少见。

大体形态上,克罗恩病特点为:①病变呈节段性或跳跃性,而不呈连续性。②黏膜溃疡早期呈鹅口疮样溃疡,随后溃疡增大、融合,形成纵行溃疡和裂隙溃疡,将黏膜分割呈鹅卵石样外观。③病变累及肠壁全层,肠壁增厚变硬,肠腔狭窄。

组织学上,克罗恩病的特点为:①非干酪性肉芽肿,由类上皮细胞和多核巨细胞构成,可发生在肠壁各层和局部淋巴结。②裂隙溃疡,呈缝隙状,可深达黏膜下层甚至肌层。③肠壁各层炎症,伴固有膜底部和黏膜下层淋巴细胞聚集、黏膜下层增宽、淋巴管扩张及神经节炎等。肠壁全层病变致肠腔狭窄,可发生肠梗阻。溃疡穿孔引起局部脓肿,或穿透至其他肠段、器官、腹壁,形成内瘘或外瘘。肠壁浆膜纤维素渗出、慢性穿孔均可引起肠粘连。

**(二)临床分型**

区别本病不同临床情况,有助全面估计病情和预后,制订治疗方案。

1.临床类型

依疾病行为分型,可分为狭窄型(以肠腔狭窄所致的临床表现为主)、穿通型(有瘘管形成)和非狭窄非穿通型(炎症型)。各型可有交叉或互相转化。

2.病变部位

参考影像和内镜结果确定,可分为小肠型、结肠型、回结肠型。如消化道其他部分受累亦应注明。

3.严重程度

根据主要临床表现的程度及并发症计算 CD 活动指数(CDAI),用于疾病活动期与缓解期区分、病情严重程度估计(轻、中、重度)和疗效评定。

**(三)临床表现**

起病大多隐匿、缓渐,从发病早期症状出现至确诊往往需数月至数年。病程呈慢性,长短不等的活动期与缓解期交替,有终生复发倾向。少数急性起病,可表现为急腹症,酷似急性阑尾炎或急性肠梗阻。腹痛、腹泻和体重下降三大症状是本病的主要临床表现。但本病的临床表现复杂多变,这与临床类型、病变部位、病期及并发症有关。

1.消化系统表现

(1)腹痛:为最常见症状。多位于右下腹或脐周,间歇性发作,常为痉挛性阵痛伴肠鸣。常于进餐后加重,排便或肛门排气后缓解。腹痛的发生可能与进餐引起胃肠反射或肠内容物通过炎症、狭窄肠段,引起局部肠痉挛有关。体检常有腹部压痛,部位多在右下腹。腹痛亦可由部分或完全性肠梗阻引起,此时伴有肠梗阻症状。出现持续性腹痛和明显压痛,提示炎症波及腹膜或腹腔内脓肿形成。全腹剧痛和腹肌紧张,提示病变肠段急性穿孔。

(2)腹泻:亦为本病常见症状,主要由病变肠段炎症渗出、蠕动增加及继发性吸收不良引起。腹泻先是间歇发作,病程后期可转为持续性。粪便多为糊状,一般无脓血和黏液。病变涉及下段结肠或肛门直肠者,可有黏液血便及里急后重。

(3)腹部包块:见于 10%～20% 患者,由于肠粘连、肠壁增厚、肠系膜淋巴结肿大、内瘘或局部脓肿形成所致。多位于右下腹与脐周。固定的腹块提示有粘连,多已有内瘘形成。

(4)瘘管形成:是克罗恩病的特征性临床表现,因透壁性炎性病变穿透肠壁全层至肠外组织或器官而成。瘘分内瘘和外瘘,前者可通向其他肠段、肠系膜、膀胱、输尿管、阴道、腹膜后等处,后者通向腹壁或肛周皮肤。肠段之间内瘘形成可致腹泻加重及营养不良。肠瘘通向的组织与器官因粪便污染可致继发性感染。外瘘或通向膀胱、阴道的内瘘均可见粪便与气体排出。

(5)肛门周围病变:包括肛门周围瘘管、脓肿形成及肛裂等病变,见于部分患者,有结肠受累者较多见。有时这些病变可为本病的首发或突出的临床表现。

2.全身表现

(1)发热:为常见的全身表现之一,与肠道炎症活动及继发感染有关。间歇性低热或中度热常见,少数呈弛张高热伴毒血症。少数患者以发热为主要症状,甚至较长时间不明原因发热之后才出现消化道症状。

(2)营养障碍:由慢性腹泻、食欲减退及慢性消耗等因素所致。主要表现为体重下降,可有贫血、低蛋白血症和维生素缺乏等表现。青春期前患者常有生长发育迟滞。

3.肠外表现

本病肠外表现与溃疡性结肠炎的肠外表现相似,但发生率较高,据我国统计报道以口腔黏膜溃疡、皮肤结节性红斑、关节炎及眼病为常见。

**(四)护理**

1.护理目标

患者腹泻、腹痛缓解,营养改善,体重恢复,无并发症。

2.护理措施

(1)一般护理。①休息与活动:在急性发作期或病情严重时均应卧床休息,缓解期适当休息,注意劳逸结合。必须戒烟。②合理饮食:一般给高营养低渣饮食,适当给予叶酸、维生素 $B_{12}$ 等多种维生素。重症患者酌用要素饮食或全胃肠外营养,除营养支持外还有助诱导缓解。

(2)病情观察:观察患者腹泻的次数、性质,腹泻伴随症状,如发热、腹痛等,监测粪便检查结果。严密观察腹痛的性质、部位以及生命体征的变化,测量患者的体重,监测血红蛋白、血清电解质和清蛋白的变化,了解营养状况的变化。

(3)用药护理:遵医嘱腹痛、腹泻可使用抗胆碱能药物或止泻药,合并感染者静脉途径给予广谱抗生素。给予柳氮磺吡啶(SASP)、糖皮质激素、免疫抑制剂等治疗,以控制病情,使腹痛缓解。注意避免药物的不良反应,如应嘱患者餐后服药,服药期间定期复查血象,不可随意停药,防止反跳现象等。

(4)心理护理:向患者解释病情,使患者树立战胜疾病信心,自觉地配合治疗。

(5)健康指导。①疾病知识指导:指导患者合理休息与活动,戒烟,食用质软、易消化、少纤维素又富含营养、有足够热量的食物,避免食用冷饮、水果、多纤维的蔬菜及其他刺激性食物,忌食牛乳和乳制品。②安慰鼓励患者:使患者树立信心,积极地配合治疗。③用药指导:嘱患者坚持服药并了解药物的不良反应,病情有异常变化要及时就诊。

3.护理评价

患者腹泻、腹痛缓解,无发热、营养不良,体重增加。

(焦国岩)

# 第十章　神经内科护理

## 第一节　脊　髓　炎

### 一、概述

脊髓炎是指由于感染或毒素侵及脊髓所致的疾病,更因其在脊髓的病变常为横贯性者,故亦称横贯性脊髓炎。

### 二、病因

脊髓炎不是一个独立的疾病,它可由许多不同的病因所引起,主要包括感染与毒素两类。

#### (一)感染

感染是引致脊髓炎的主要原因之一。可以是原发的,亦可以为继发的。原发性者最为多见,即指由于病毒所引致的急性脊髓炎而言。继发性者为起病于急性传染病,如麻疹、猩红热、白喉、流行性感冒、丹毒、水痘、肺炎、心内膜炎、淋病与百日咳等病的病程中,疫苗接种后或泌尿系统慢性感染性疾病时。

#### (二)毒素

无论是外源毒素还是内源毒素,当作用于脊髓时均可引致脊髓炎。较为常见可能引起脊髓炎的外源毒素有下列几种:一氧化碳中毒、二氧化碳中毒、脊髓麻醉与蛛网膜下腔注射药物等。脊髓炎亦偶可发生于妊娠或产后期。

### 三、病理

脊髓炎的病理改变,主要在脊髓本身。

#### (一)急性期

脊髓肿胀、充血、发软,灰质与白质界限不清。镜检则可见细胞浸润,少量出血,神经胶质增生,血管壁增厚,神经细胞和纤维变性改变。

### (二)慢性期

脊髓萎缩、苍白、发硬,镜检则可见神经细胞和纤维消失,神经胶质纤维增生。

## 四、临床表现

病毒所致的急性脊髓炎多见于青壮年,散在发病。起病较急,一般多有轻度前驱症状,如低热、全身不适或上呼吸道感染的症状,脊髓症状急骤发生。可有下肢的麻木与麻刺感,背痛并放射至下肢或围绕躯体的束带状感觉等,一般持续 1 或 2 天(罕有持续数小时者),长者可至 1 周,即显现脊髓横贯性损害症状,因脊髓横贯性损害可为完全性者,亦可为不完全性者,同时因脊髓罹患部位的不同,故其症状与体征亦各异,胸节脊髓最易罹患,此盖因胸髓最长且循环功能不全之故。这里依据脊髓罹患节段,分别论述其症状与体征如下。

### (一)胸髓

胸髓脊髓炎患者的最初症状为下肢肌力弱,可迅速进展而成完全性瘫痪。在疾病早期,瘫痪为弛缓性者,此时肌张力低下,浅层反射与深层反射消失,病理反射不能引出,是谓脊髓休克,为痉挛性截瘫。与此同时,出现膀胱与直肠的麻痹,故初为尿与大便潴留,其后为失禁。因病变的横贯性,故所有感觉束皆受损,因此病变水平下的各种感觉皆减退或消失。感觉障碍的程度,决定于病变的严重度。瘫痪的下肢可出现血管运动障碍,如水肿与少汗或无汗。阴茎异常搏起偶可见到。

由于感觉消失、营养障碍与污染,压疮常发生于骶部、股骨粗隆、足跟等骨骼隆起处。

### (二)颈髓

颈髓脊髓炎患者,弛缓性瘫痪见于上肢,而痉挛性瘫痪见于下肢。感觉障碍在相应的颈髓病变水平下,病变若在高颈髓(颈髓 3、4),则为完全性痉挛性四肢瘫痪且合并有膈肌瘫痪,可出现呼吸麻痹,并有高热,可导致死亡。

### (三)腰骶髓

严重的腰骶髓脊髓炎呈现下肢的完全性弛缓性瘫痪,明显的膀胱与直肠功能障碍,下肢腱反射消失,其后肌肉萎缩。

## 五、实验室检查

血液中白细胞数增多,尤以中性多形核者为甚。脑脊髓液压力可正常,除个别急性期脊髓水肿严重者外,一般无椎管阻塞现象。脑脊髓液外观无色透明,白细胞数可增高,主要为淋巴细胞,蛋白质含量增高,糖与氯化物含量正常。

## 六、诊断与鉴别诊断

确定脊髓炎的部位与病理诊断并不困难,其特点包括起病急骤、有前驱症状、迅即发生的脊髓横贯性损害症状与体征以及脑脊髓液的异常等。但欲确定病因则有时不易,详细的病史非常重要,例如起病前不久曾接种疫苗,则其脊髓炎极可能与之有关。

本病需与急性硬脊膜外脓肿、急性多发性神经根神经炎、视神经脊髓炎和脊髓瘤相鉴别。

## 七、治疗

一切脊髓炎患者在急性期皆应绝对卧床休息。急性期可应用糖皮质激素,如氢化可的松

100～200 mg 或地塞米松 5～10 mg 静脉滴注,1 天 1 次,连续 10 天,以后改为口服泼尼松,已有并发感染或为预防感染,可选用适当的抗生素,并应加用维生素 $B_1$、维生素 $B_{12}$ 等。

有呼吸困难者应注意呼吸道通畅,勤翻身,定时拍背,务必使痰液尽量排出。如痰不能咳出或有分泌物储积,可行气管切开。

必须采取一切措施预防压疮的发生,患者睡衣与被褥必须保持清洁、干燥、柔软,且无任何皱褶。骶部应置于裹有白布的橡皮圈上,体位应定时变换,受压部分的皮肤亦应涂擦滑石粉。若压疮已发生,可局部应用氧化锌粉、代马妥或鞣酸软膏。

尿潴留时应使用留置导尿管,每 3～4 小时放尿 1 次,每天应以 3%硼酸或 1%呋喃西林或者 1%高锰酸钾液,每次 250 mL 冲洗灌注,应停留 0.5 小时再放出,每天冲洗 1～2 次,一有功能恢复迹象时则应取去导尿管,训练患者自动排尿。

便秘时应在食物中增加蔬菜,给予缓泻剂,必要时灌肠。

急性期时应注意避免屈曲性截瘫的发生以及注意足下垂的预防,急性期后应对瘫痪肢进行按摩、全关节的被动运动与温浴,可改善局部血循环与防止挛缩。急性期后仍为弛缓性瘫痪时,可应用平流电治疗。

## 八、护理

### (一)评估要点

1.一般情况

了解患者起病的方式、缓急;有无接种疫苗、病毒感染史;有无受凉、过劳、外伤等明显的诱因和前驱症状。评估患者的生命体征有无改变,了解患者对疾病的认识。

2.专科情况

(1)评估患者是否存在呼吸费力、吞咽困难和构音障碍。

(2)评估患者感觉障碍的部位、类型、范围及性质。观察双下肢麻木、无力的范围和持续时间;了解运动障碍的性质、分布、程度及伴发症状。评估运动和感觉障碍的平面是否上升。

(3)评估排尿情况:观察排尿的方式、次数与量,了解膀胱是否膨隆。区分是尿潴留还是充溢性尿失禁。

(4)评估皮肤的情况:有无皮肤破损、发红等。

3.实验室及其他检查

(1)肌电图是否呈失神经改变;下肢体感诱发电位及运动诱发电位是否异常。

(2)脊髓 MRI 是否有典型的改变,即病变部位脊髓增粗。

### (二)护理诊断

1.躯体移动障碍

躯体移动障碍与脊髓病变所致截瘫有关。

2.排尿异常

排尿异常与自主神经功能障碍有关。

3.低效性呼吸形态

低效性呼吸形态与高位脊髓病变所致呼吸肌麻痹有关。

4.感知改变

感知改变与脊髓病变、感觉传导通路受损有关。

5.潜在并发症

压疮、肺炎、泌尿系统感染。

**(三)护理措施**

1.心理护理

双下肢麻木、无力易引起患者情绪紧张,护理人员应给予安慰,向患者及家属讲解疼痛过程。教会患者分散注意力的方法,如听音乐、看书。多与患者进行沟通,帮助患者树立战胜疾病的信心,提高疗效。

2.病情观察

(1)监测生命体征:如血压偏低、心率慢、呼吸慢、血氧饱和度低、肌张力低,立即报告医师,同时建立静脉通道,每15分钟监测生命体征1次,直至正常。

(2)观察双下肢麻木、无力的范围与持续时间。

(3)监测血常规、脑脊液中淋巴细胞及蛋白、肝功能、肾功能情况,并准确记录。

3.皮肤护理

每1～2小时翻身1次,并观察受压部位皮肤情况。保持皮肤清洁、干燥,床单柔软、平坦、舒适,受压部位皮肤用软枕、海绵垫悬空,防止压疮形成。保持肢体的功能位置,定时活动,防止关节挛缩和畸形,避免屈曲性痉挛的发生。

4.饮食护理

饮食上给予清淡、易消化、营养丰富的食物,新鲜的瓜果和蔬菜,如苹果、梨、香蕉、冬瓜、木耳等,避免辛辣刺激性强和油炸食物。

5.预防并发症

(1)预防压疮,做到"七勤"。如已发生压疮,应积极换药治疗。

(2)做好便秘、尿失禁、尿潴留的护理,防治尿路感染。

(3)注意保暖,避免受凉。

(4)经常拍背,帮助排痰,防止坠积性肺炎。

**(四)应急措施**

如患者出现呼吸费力、呼吸动度减小、呼吸浅慢、发绀、吞咽困难时,即刻给予清理呼吸道,吸氧,建立人工气道,应用简易呼吸器进行人工捏球辅助呼吸,有条件者给予呼吸机辅助呼吸;建立静脉液路,按医嘱给予抢救用药,必要时行气管插管或气管切开。

**(五)健康教育**

1.入院教育

(1)鼓励患者保持良好的心态,关心、体贴、尊重患者,帮助患者树立战胜疾病的信心。

(2)告知患者本病的治疗、护理及预后等相关知识。

(3)患者病情稳定后及早开始瘫痪肢体的功能锻炼。

2.住院教育

(1)指导患者按医嘱正确服药,告知患者药物的不良反应与服药注意事项。

(2)给予患者高热量、高蛋白、高维生素饮食,多吃酸性及纤维素丰富的食物,少食胀气食物。

(3)告知患者及家属膀胱充盈的表现及尿路感染的表现,鼓励患者多饮水,每天饮水2 500～3 000 mL,保持会阴部清洁。保持床单位及衣物整洁、干燥。

(4)指导患者早期进行肢体的被动与主动运动。

3.出院指导

(1)告诉患者坚持肢体的功能锻炼和日常生活动作的训练,忌烟酒,做力所能及的家务和工作,促进功能恢复。

(2)患者出院后,继续遵医嘱服药。

(3)定期门诊复查,一旦发现肢体麻木、乏力、四肢瘫痪等情况,立即就医。

(李　燕)

# 第二节　面神经炎

面神经炎又称 Bell 麻痹,属于面神经在茎乳孔以上面神经管内段的急性非化脓性炎症。

## 一、病因

病因不明,一般认为是面部受冷风吹袭、病毒感染、自主神经功能紊乱造成面神经的营养微血管痉挛,引起局部组织缺血、缺氧所致。近年来也有认为其可能是一种免疫反应。疱疹性膝状神经节炎则系带状疱疹病毒感染,使膝状神经节及面神经发生炎症所致。

## 二、临床表现

无年龄和性别差异,多为单侧,偶见双侧,多为吉兰-巴雷综合征。发病与季节无关,通常急性起病,数小时至 3 天达到高峰。病前 1～3 天患侧乳突区可有疼痛。同侧额纹消失,眼裂增大,闭眼时,眼睑闭合不全,眼球向外上方转动并露出白色巩膜,称特发性面神经麻痹。病侧鼻唇沟变浅,口角下垂。不能做噘嘴和吹口哨动作,鼓腮时病侧口角漏气,食物常滞留于齿颊之间。

若病变波及鼓索神经,尚可有同侧舌前 2/3 味觉减退或消失。镫骨肌支以上部位受累时,出现同侧听觉过敏。膝状神经节受累时,除面瘫、味觉障碍和听觉过敏外,还有同侧唾液、泪腺分泌障碍,耳内及耳后疼痛,外耳道及耳郭部位带状疱疹,称疱疹性膝状神经节炎。一般预后良好,通常于起病 1～2 周后开始恢复,2～3个月内痊愈。发病时伴有乳突疼痛,老年、患有糖尿病和动脉硬化者预后差。可遗有面肌痉挛或面肌抽搐。可根据肌电图检查及面神经传导功能测定判断面神经受损的程度和预后。

## 三、诊断与鉴别诊断

根据急性起病的周围性面瘫即可诊断。但需与以下疾病鉴别。

(1)吉兰-巴雷综合征:可有周围面瘫,多为双侧性,并伴有对称性肢体瘫痪和脑脊液蛋白-细胞分离。

(2)中耳炎、迷路炎、乳突炎等并发的耳源性面神经麻痹,以及腮腺炎、肿瘤、下颌化脓性淋巴结炎等所致者,多有原发病的特殊症状及病史。

(3)颅后窝肿瘤或脑膜炎引起的周围性面瘫:起病较慢,且有原发病及其他脑神经受损表现。

## 四、治疗

### (一)急性期治疗

急性期治疗以改善局部血液循环,消除面神经的炎症和水肿为主。如系带状疱疹所致的疱疹性膝状神经节炎,可口服阿昔洛韦 5 mg/(kg·d),每天 3 次,连服 7～10 天。①类固醇皮质激素:泼尼松(20～30 mg)每天 1 次,口服,连续 7～10 天。②改善微循环,减轻水肿:羟乙基淀粉40 氯化钠注射液或右旋糖酐-40 250～500 mL,静脉滴注,每天 1 次,连续 7～10 天,亦可加用脱水利尿药。③神经营养代谢药物的应用:维生素 $B_1$ 50～100 mg,维生素 $B_{12}$ 500 μg,胞磷胆碱250 mg,辅酶 $Q_{10}$ 5～10 mg 等,肌内注射,每天 1 次。④理疗:茎乳孔附近超短波透热疗法,红外线照射。

### (二)恢复期治疗

恢复期治疗以促进神经功能恢复为主。①口服维生素 $B_1$、维生素 $B_{12}$ 各 1～2 片,每天 3 次;地巴唑 10～20 mg,每天 3 次。亦可用加兰他敏 2.5～5 mg,肌内注射,每天 1 次。②中药,针灸,理疗。③采用眼罩、滴眼药水、涂眼药膏等方法保护暴露的角膜。④病后 2 年仍不恢复者,可考虑行神经移植治疗。

## 五、护理

### (一)一般护理

(1)病后 2 周内应注意休息,减少外出。

(2)本病一般预后良好,约 80% 患者可在 3～6 周内痊愈,因此应向患者说明病情,使其积极配合治疗,解除心理压力,尤其年轻患者,应保持健康心态。

(3)给予易消化、高热能的半流质饮食,保证机体足够营养代谢,增加身体抵抗力。

### (二)观察要点

面神经炎是神经科常见病之一,在护理观察中主要注意以下两方面的鉴别。

#### 1.分清面瘫属中枢性还是周围性瘫痪

中枢性面瘫系由对侧皮质延髓束受损引起的,故只产生对侧下部面肌瘫痪,表现为鼻唇沟浅、口角下坠、露齿、鼓腮、吹口哨时出现肌肉瘫痪,而皱额、闭眼仍正常或稍差。哭笑等情感运动时,面肌仍能收缩。周围性面瘫所有表情肌均瘫痪,不论随意或情感活动,肌肉均无收缩。

#### 2.正确判断患病一侧

面肌挛缩时病侧鼻唇沟加深,眼裂缩小,易误认健侧为病侧。如让患者露齿时可见挛缩侧面肌不收缩,而健侧面肌收缩正常。

### (三)保护暴露的角膜及防止结膜炎

由于患者不能闭眼,因此必须注意眼的清洁卫生。①外出必须戴眼罩,避免尘沙进入眼内;②每天用抗生素眼药水滴眼,入睡前用眼药膏,以防止角膜炎或暴露性角结膜炎;③擦拭眼泪的正确方法是向上,以防止加重外翻;④注意用眼卫生,养成良好习惯,不能用脏手、脏手帕擦泪。

### (四)保持口腔清洁防止牙周炎

由于患侧面肌瘫痪,进食时食物残渣常停留于患侧颊齿间,故应注意口腔卫生。①经常漱口,必要时使用消毒漱口液;②正确使用刷牙方法,应采用"短横法或竖转动法"两种方法,以去除菌斑及食物残片;③牙齿的邻面与间隙容易堆积菌斑而发生牙周炎,可用牙线紧贴牙齿颈部,然后在邻面作上下移动,每个牙齿 4～6 次,直至刮净;④牙龈乳头萎缩和齿间空隙大的情况下,可用牙签沿着牙龈的形态线平行插入,不宜垂直插入,以免影响美观和功能。

### (五)家庭护理

1.注意面部保暖

夏天避免在窗下睡觉,冬天迎风乘车要戴口罩,在野外作业时注意面部及耳后的保护。耳后及病侧面部给予温热敷。

2.平时加强身体锻炼

增强抗风寒侵袭的能力,积极治疗其他炎性疾病。

3.瘫痪面肌锻炼

因面肌瘫痪后常松弛无力,患者自己可对着镜子用手掌贴于瘫痪的面肌上做环形按摩,每天 3～4 次,每次 15 分钟,以促进血液循环,并可减轻患者面肌受健侧的过度牵拉。当神经功能开始恢复时,鼓励患者练习病侧的各单个面肌的随意运动,以促进瘫痪肌的早日康复。

(李　燕)

# 第三节　脑　出　血

脑出血(ICH)是指原发性非外伤性脑实质内出血,发病率为每年(60～80)/10 万,在我国占全部脑卒中的 20%～30%。虽然脑出血发病率低于脑梗死,但其致死率却高于后者,急性期病死率为 30%～40%。

## 一、病因与发病机制

### (一)病因

最常见的病因是高血压合并细小动脉硬化,其他病因包括脑动脉粥样硬化、颅内动脉瘤和动静脉畸形、脑动脉炎、脑淀粉样血管病变、血液病(如白血病、再生障碍性贫血、血小板减少性紫癜、血友病、红细胞增多症等)、抗凝或溶栓治疗等。

### (二)发病机制

高血压脑出血的主要发病机制是脑内细小动脉在长期高血压作用下发生慢性病变破裂。颅内动脉具有中层肌细胞和外弹力层缺失的特点。长期高血压可使脑细小动脉发生玻璃样变性、纤维素样坏死,甚至形成微动脉瘤或夹层动脉瘤,在此基础上血压骤然升高时易导致血管破裂出血。

## 二、临床表现

常发生于中老年人,男性略多见,北方多于南方,冬季发病较多,多有高血压病史,常在情绪激动、用力排便、饱餐、剧烈运动时发生,数分钟到数小时达高峰。因出血部位及出血量不同而临床表现各异。

### (一)基底核区出血

1.壳核出血

最常见,占 ICH 病例的 50%～60%,是由豆纹动脉尤其是其外侧支破裂所致。常有对侧偏

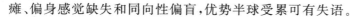

瘫、偏身感觉缺失和同向性偏盲,优势半球受累可有失语。

2.丘脑出血

丘脑出血占ICH病例的20％,是由丘脑膝状体和丘脑穿通动脉破裂所致。丘脑出血的特征是上视麻痹、瞳孔缩小和对光反射丧失。丘脑出血经常造成邻近结构损害,出现眼球向病灶对侧凝视、失语(优势侧半球受累)、偏瘫(多为下肢重于上肢)和对侧半身深浅感觉减退,感觉过敏或自发性疼痛。

3.尾状核头出血

较少见,多由高血压动脉硬化和血管畸形破裂所致。常有头痛、呕吐、颈强直、精神症状,神经系统缺损症状并不多见。

(二)脑叶出血

脑叶出血占脑出血的5％～10％,出血以顶叶最常见,其次为颞叶、枕叶、额叶,也可多发脑叶出血。

1.额叶出血

前额痛、呕吐、痫性发作较多见,对侧偏瘫、共同偏视、精神障碍,优势半球出血时可出现运动性失语。

2.顶叶出血

偏瘫较轻,而偏侧感觉障碍显著,对侧下象限盲,优势半球出血时可出现混合性失语。

3.颞叶出血

颞叶出血表现为对侧中枢性面舌瘫及上肢为主的瘫痪,对侧上象限盲,优势半球出血时可出现感觉性失语或混合性失语;可有颞叶癫痫、幻嗅、幻视。

4.枕叶出血

对侧同向性偏盲,并有黄斑回避现象,可有一过性黑矇和视物变形,多无肢体瘫痪。

5.较大的脑叶出血

较大的脑叶出血会累及两个或多个脑叶,出现严重的神经功能缺损和意识障碍。

(三)脑桥出血

脑桥出血约占脑出血的10％,多由基底动脉脑桥支破裂所致。出血量少时可意识清楚,可出现交叉性瘫痪、偏瘫或四肢瘫,眩晕、复视、眼球不同轴,可表现为福维尔综合征(同侧凝视麻痹和周围性面瘫,对侧偏瘫)、米亚尔-居布勒综合征(外展及面神经交叉瘫);出血量大时,患者迅速进入昏迷,双侧针尖样瞳孔,呕吐咖啡样胃内容物,中枢性高热及中枢性呼吸障碍,四肢瘫痪和去大脑强直,多在48小时内死亡。

(四)中脑出血

中脑出血少见,突然出现复视、眼睑下垂;一侧或两侧瞳孔扩大、眼球不同轴、水平或垂直眼震、同侧肢体共济失调,严重者很快出现意识障碍、去大脑强直,可迅速死亡。

(五)小脑出血

小脑出血约占脑出血的10％,多由小脑上动脉分支破裂所致。起病突然,发病时意识清楚,眩晕明显,频繁呕吐,枕部疼痛,无肢体瘫痪,瞳孔往往缩小,一侧肢体笨拙,行动不稳,共济失调,眼球震颤;晚期病情加重,意识模糊或昏迷,瞳孔散大,中枢性呼吸障碍,最后死于枕骨大孔疝。

(六)脑室出血

脑室出血占脑出血的3％～5％,小量脑室出血常有头痛、呕吐、脑膜刺激征,一般无意识障碍及局灶性神经缺损体征。大量脑室出血常起病急骤、迅速出现昏迷,频繁呕吐,针尖样瞳孔,眼球分离斜视或浮动,四肢弛缓性瘫痪,可有去大脑强直、呼吸深大,鼾声明显,体温明显升高,多迅速死亡。

## 三、辅助检查

### (一)头颅 CT 检查

头颅 CT 检查是确诊脑出血的首选检查方法,可清晰准确显示出血部位、出血量大小、血肿形态、脑水肿情况及是否破入脑室等,发病后即刻出现边界清楚的高密度影像。

### (二)头颅 MRI 和 MRA 检查

头颅 MRI 和 MRA 检查对发现结构异常,明确脑出血的病因很有帮助。对检出脑干、小脑的出血灶和监测脑出血的演进过程优于 CT 扫描,对急诊脑出血诊断不及 CT。MRA 可发现脑血管畸形、血管瘤等病变。

### (三)脑脊液检查

脑出血患者一般无须进行腰椎穿刺检查,以免诱发脑疝,如需排除颅内感染和蛛网膜下腔出血,可谨慎进行。

### (四)数字减影脑血管造影

数字减影脑血管造影可清楚显示异常血管和造影剂外漏的破裂血管及部位。易于发现脑动脉瘤、脑血管畸形及烟雾病等脑出血的原因。

### (五)其他检查

其他检查包括血常规、血液生化、凝血功能、心电图检查和胸部 X 线摄片检查等,有助于了解患者的全身状态。

## 四、治疗要点

治疗原则为安静卧床、脱水降颅压、调整血压、防止继续出血、减轻血肿所致继发性损害、促进神经功能恢复、防治并发症,以挽救生命,降低病死率、残疾率和减少复发。

### (一)调整血压

脑出血常伴颅内高压,此时高血压是维持有效脑灌流所必需的,过分降血压可能减少脑灌流,加重脑水肿。因此,脑出血急性期一般不予应用降压药物,而以脱水降颅压治疗为基础。但血压过高时,可增加再出血的风险,应积极控制血压。通常只有当收缩压＞26.7 kPa(200 mmHg)或舒张压＞14.7 kPa(110 mmHg)时,才需要降血压,使血压维持在略高于发病前水平或 24.0/14.0 kPa(180/105 mmHg)左右。

### (二)降低颅内压

脑水肿颅内压升高是影响急性出血性卒中预后最重要因素。降低颅内压是治疗急性出血性脑血管病的关键。目的在于减轻脑水肿,防止脑疝形成。目前最常用的是高渗脱水剂和利尿剂,可应用 20％甘露醇、呋塞米、甘油果糖等药物。

### (三)止血治疗

止血药物如 6-氨基己酸、氨甲苯酸、巴曲酶等对高血压动脉硬化性出血的作用不大。如果有凝血功能障碍,可针对性给予止血药物治疗。

### (四)亚低温治疗

亚低温治疗是脑出血的辅助治疗方法,可减轻脑水肿,减少自由基生成,促进神经功能缺损恢复,改善患者预后,且无不良反应,安全有效。采用降温毯、降温仪、降温头盔等进行全身和头部局部降温,将温度控制在 32～35 ℃。

### (五)外科治疗

严重脑出血危及患者生命时,内科治疗通常无效,外科治疗则可挽救患者生命。主要手术方法包括:去骨瓣减压术、小骨窗开颅血肿清除术、钻孔血肿抽吸术和脑室穿刺引流术等。

### (六)康复治疗

脑出血后,只要患者生命体征平稳、病情不再进展,宜尽早进行康复治疗。早期分阶段综合康复治疗对恢复患者的神经功能、提高生活质量有益。

## 五、护理措施

### (一)休息与安全

(1)急性期绝对卧床休息 2～4 周,抬高床头 15°～30°,以减少脑部的血流量,减轻脑水肿,但应避免过度搬动或抬高头部。

(2)病房环境安静舒适,减少探视,过度烦躁不安的患者可遵医嘱应用镇静药。

(3)各项治疗护理操作宜集中进行,以减少刺激。

(4)保持大便通畅,禁忌用力屏气排便,以防再次出血的发生。

(5)意识障碍或出现精神症状的患者,加保护性床档,必要时用约束带适当约束。

### (二)饮食指导

昏迷或吞咽障碍者,发病第 2～3 天遵医嘱给予鼻饲饮食。意识清醒者如无吞咽困难,可给予易吞咽软食。不能坐起者将床头摇起 30°,进食宜缓慢,防止误吸引起窒息或肺部感染。床旁备吸引装置,及时清理口、鼻腔内分泌物和呕吐物,保持呼吸道通畅。

### (三)病情观察

1.症状、体征的观察

密切观察病情变化,如患者发生意识障碍,常提示出血量大、继续出血或脑疝发生,应立即报告医师,并密切监测生命体征、意识、瞳孔、肢体功能等变化。

2.控制脑水肿

脑出血后 48 小时水肿达到高峰,维持 3～5 天或更长时间后逐渐消退。常用 20% 的甘露醇 125 mL 静脉滴入,速度要快(20～30 分钟内滴完),观察尿量,如用药后 4 小时内尿量少于 250 mL,要慎重或停用。

### (四)康复锻炼

脑出血稳定后宜尽早进行康复锻炼,包括肢体和语言功能的训练等,有助于预防并发症、促进康复、减轻致残程度和提高生活质量。

1.保持瘫痪肢体功能位置

进行关节按摩及被动运动以免肢体废用,病情稳定后可进行康复功能训练。

2.语言训练与肢体康复应同步进行

与患者进行语言交流,由简到繁、反复练习、持之以恒,并及时鼓励其进步,增强其康复的信心。

### (五)潜在并发症

**1.脑疝**

脑疝是脑出血患者最常见的直接死亡原因。应密切观察瞳孔、意识及生命体征的变化,如患者出现剧烈头痛、呕吐频繁呈喷射状、血压急剧升高、脉搏减慢、烦躁不安、双侧瞳孔不等大、呼吸不规则等脑疝的先兆表现,应立即报告医师并积极配合抢救。

**2.上消化道出血**

观察患者有无恶心、上腹部疼痛、饱胀感。观察呕吐物和大便的颜色、性状及量,及时留取标本,以了解有无消化道出血。胃管内有咖啡样液体或出现柏油样大便,提示消化道出血。

### (六)健康指导

**1.疾病预防指导**

指导高血压患者避免引起血压骤然升高的各种因素,保持愉快的心情,稳定的情绪,避免过分喜悦、愤怒、激动、紧张、焦虑、恐惧、悲伤等不良心理;劳逸结合,生活要有规律,保证充足的睡眠,适当运动,避免体力和脑力过度劳累;低盐、低脂、高蛋白、高维生素饮食,戒烟酒;保持大便通畅,养成定时排便的习惯。

**2.用药指导与疾病监测**

遵医嘱正确服用药物,特别是降压药物的正确应用,以维持血压的稳定;调控血压及血糖、血脂在正常水平;教会患者和家属测量血压的方法。

**3.康复指导**

教会患者和家属自我护理的方法及肢体、语言和感觉功能训练方法和康复训练技巧,鼓励患者做力所能及的事情,不要过分依赖家人,增强自我照顾能力。

**4.定期随访**

教会患者对疾病早期表现的识别,发现血压异常波动、剧烈头痛、头晕、肢体麻木无力、偏瘫或说话困难等症状,应立即到医院检查。

(李 燕)

# 第四节 帕 金 森 病

帕金森病(PD)又称震颤麻痹,是一种常见于中老年的神经系统变性疾病,临床上以静止性震颤、运动迟缓、肌强直和姿势平衡障碍为主要特征。由英国医师詹姆士·帕金森于 1817 年首先报道并系统描述。

## 一、病因与发病机制

本病的病因与发病机制迄今尚未明确,目前认为 PD 为多因素共同参与所致,可能与以下因素有关。

### (一)年龄老化

PD 主要发生于中老年人,40 岁以前少见,而 60 岁以上人口的患病率高达 1%,提示年龄老化可能与发病有关。当黑质神经元细胞减少至 15%~50%,纹状体多巴胺递质减少 80% 以上时,PD 的临床症状才会出现,正常情况的年龄老化只是 PD 的促发因素。

**(二)环境因素**

流行病学调查显示,长期接触杀虫剂、除草剂或某些工业化学品等可能是 PD 发病的危险因素,环境因素已引起人们的重视。

**(三)遗传因素**

本病在一些家族中呈聚集现象,有报道 10% 左右的 PD 患者有家族史,包括常染色体显性遗传或常染色体隐性遗传。

帕金森病患者的黑质受到严重损坏,多巴胺生成明显减少,使得纹状体失去抑制性作用,而乙酰胆碱的兴奋性则会相对增强,从而出现 PD 症状。

## 二、临床表现

**(一)发病情况**

(1)多见于 60 岁以上老年男性。

(2)起病隐匿,发展缓慢。

(3)首发症状多为震颤,其次为步行障碍、肌强直和运动迟缓。

(4)症状常由一侧上肢开始,逐渐波及同侧下肢、对侧上肢及对侧下肢。

**(二)临床症状与体征**

1.静止性震颤

静止性震颤常为首发症状,多从一侧上肢开始,呈现有规律的拇指对掌和手指屈曲的不自主震颤运动。具有静止时震颤明显,精神紧张时加重,随意动作时减轻,入睡后消失等特征,故称为"静止性震颤";随着病程的进展,震颤可逐步扩展到下颌、唇、面和四肢。

2.肌强直

肌强直表现屈肌和伸肌张力同时增强,关节被动运动时始终保持阻力增强,类似弯曲软铅管的感觉,称"铅管样肌强直"。多数患者因伴有震颤,检查时可感觉在均匀的阻力中出现断续停顿,如同转动齿轮感,称为"齿轮样强直",这是由于肌强直与静止性震颤叠加所致。

3.运动迟缓

患者随意动作减少、主动动作减慢,多表现为起始动作困难和动作执行困难、缓慢,如起床、翻身、方向变换等动作均有困难;面肌强直使面部表情呆板、笑容出现和消失缓慢、瞬目动作减少等造成"面具脸";手指精细动作(如系鞋带、裤带等)难以完成;书写时字越写越小,称"写字过小征"。

4.姿势步态异常

由于四肢、躯干和颈部肌强直,患者站立时呈特殊屈曲体姿,迈步时身体前倾,行走时步距缩短,上肢协同摆动次数减少或消失;到晚期,患者有时行走中全身僵硬,不能动弹,称"冻结"现象;行走常见碎步、往前冲,越走越快,不能立刻停步,呈现"慌张步态"。

5.其他

常见自主神经症状,如便秘、多汗、流涎、皮脂腺分泌亢进等。部分患者伴有睡眠障碍和/或抑郁症。15%～30%的患者在晚期可出现智能障碍。

### 三、辅助检查

**(一)血、脑脊液检查**

常规化验一般无异常,若血常规明显升高,应考虑存在感染。脑脊液中的高香草酸(HVA)含量可降低。

**(二)影像学检查**

CT、MRI检查无特征性改变,PET或SPECT检查有辅助诊断价值。

**(三)基因检测**

DNA印迹技术、PCR、DNA序列分析等对少数家族性PD患者有一定的检测作用。

### 四、治疗要点

PD为进展性疾病,若不及时诊治,可因严重的肌强直和继发性关节强硬等迫使患者长期卧床而并发肺炎、压疮等,甚至危及生命,故应及时治疗。

**(一)药物治疗**

早期PD无须药物治疗,当疾病持续进展继而影响到患者的日常生活和工作,并引起患者明显的苦恼时,适当的药物治疗可不同程度地减轻症状。目前临床上以替代性药物如复方左旋多巴和抗胆碱药物治疗为主。

1.抗胆碱药物

抗胆碱药物能拮抗黑质和纹状体内过多的乙酰胆碱,协助维持纹状体内递质平衡,对震颤和强直症状有一定改善作用,适用于震颤明显的年轻患者。常用药物有盐酸苯海索(安坦)、东莨菪碱等。

2.金刚烷胺

金刚烷胺能促进神经末梢释放多巴胺,并阻止其再吸收,对帕金森病的震颤、强直、运动迟缓均有改善作用。可与左旋多巴等药合用,增强疗效。

3.复方左旋多巴

复方左旋多巴至今仍是治疗本病最基本、最有效的药物,对震颤、强直、运动迟缓等均有较好疗效。临床上常用药物为多巴丝肼。

4.多巴胺受体激动剂

多巴胺受体激动剂能直接激动纹状体,产生和多巴胺相同作用的物质,从而减少和推迟运动并发症的发生。临床常用药物有普拉克索和吡贝地尔等。

**(二)外科治疗**

对于长期药物治疗疗效明显减退,同时出现异动症的患者可以考虑手术治疗,但手术治疗只能改善症状,并不能根治,术后仍需要配合药物治疗。手术方法有立体定向神经核毁损和脑深部电刺激术。

**(三)康复治疗**

进行肢体运动、进食等训练和指导可改善患者的生活质量,减少并发症,增强疗效。心理疏导和健康宣教也是PD综合治疗的重要措施。

### 五、护理措施

**（一）一般护理**

主动了解患者的需要，指导和鼓励患者自我护理，做自己力所能及的事；必要时协助患者洗漱、进食、沐浴、大小便，保证患者的舒适，预防并发症的发生。

1.个人卫生

对出汗多的患者，指导其穿柔软、宽松、透气的棉质衣物；经常清洁皮肤，勤换被褥、衣物，勤洗澡。

2.皮肤护理

对长期卧床的患者，皮肤护理尤为重要。要警惕压疮的发生，保持床单位整洁、干燥，帮助患者定时翻身，做好身体骨突隆起处的保护。

3.保持大小便通畅

（1）指导患者精神放松，进行腹部按摩、热敷以刺激排尿，必要时留置导管。

（2）对顽固性便秘者，应指导其多食用富含纤维素的食物，多吃新鲜的蔬菜水果，多喝水，按摩腹部可促进肠蠕动；必要时给予开塞露肛塞、灌肠或人工排便等。

4.提供生活方便

对行动不便、起坐困难者，可配备高位坐厕、高脚椅、高度适宜的床、手杖、床铺护栏、室内或走道扶手等必要辅助设施；提供便于穿脱的衣物、无须系鞋带的鞋子、大手柄的餐具等。

**（二）运动护理**

告知患者运动锻炼可以防止或推迟关节强直与肢体痉挛，有利于维持身体的灵活性，增加肺活量，防止便秘，增强自我照顾能力。

1.疾病早期

早期患者主要表现为震颤。鼓励、指导患者维持和增加业余爱好，鼓励患者参加各种形式力所能及的活动，坚持适当的体育锻炼，如散步、打太极拳等，尽量保持身体和各关节的活动强度和最大活动范围。

2.疾病中期

对于已出现某些功能障碍或运动困难的患者，要有计划地、循序渐进地进行锻炼，指导患者做一些简单而有效的运动，防止或减慢运动功能的衰退。另外，通过指导患者做一些简单的鼓腮、噘嘴、伸舌、吹气等训练进行面部活动，以改善面部表情和吞咽困难现象，协调发音。

3.疾病晚期

晚期患者可发生显著的运动障碍，卧床不起，最后丧失生活自理能力，应帮助患者采取舒适的体位，被动活动关节，尽量保持关节的活动范围，注意动作轻柔，勿引起患者疼痛和骨折。

**（三）安全护理**

由于帕金森病患者的震颤、肌强直及运动迟缓等，使患者时刻处于高危状态，如坠床、步行不稳而摔倒或自伤等，因此要注意加强安全防护。病房里物品摆放固定有序，患者活动时应穿防滑鞋底，卫生间放上防滑垫，过道旁设安全扶手等。为端碗困难的患者准备带有大把手的不易碎的材质餐具，并指导患者谨防烫伤。

**（四）心理护理**

由于病程较长，病中出现流涎、震颤等自身形象的改变，患者易产生紧张、自卑、脾气暴躁及

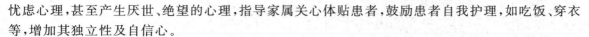

忧虑心理,甚至产生厌世、绝望的心理,指导家属关心体贴患者,鼓励患者自我护理,如吃饭、穿衣等,增加其独立性及自信心。

**(五)疗效观察**

服药过程中要仔细观察震颤、肌强直及其他运动障碍、语言障碍有无减轻,观察患者起坐灵活度、步行及姿势改善程度、讲话的音调与流利程度,写字、进食与其他手操作能力等,以确定药物疗效。

(1)"开-关现象"指患者症状在突然缓解(开期)和加重(关期)之间波动,一般"关期"表现为严重的帕金森症状,持续数秒或几分钟后突然转为"开期",多见于病情较严重的患者,不可预料。减少服药剂量,增加服用次数而总量不变或适当加用多巴胺受体激动剂,可以防止或减少此现象的发生。

(2)剂末恶化,即疗效减退,指每次服药后药物作用时间逐渐缩短,疗效逐渐下降,症状随血药浓度而波动,可以预知。故增加每天总剂量并分开多次服用,或改用缓释剂可以预防。

(3)"异动症"表现为舞蹈症或手足徐动样不自主运动、肌强直或阵挛,可累及头面部、四肢和躯干。应遵医嘱调整复方左旋多巴用药剂量和服药次数。

**(六)饮食护理**

(1)给予高热量、高维生素、低盐、低脂、适量优质蛋白的易消化饮食,并给予患者充足的时间和安静的环境缓慢用餐。

(2)对于咀嚼能力和消化功能减退的患者,应给予易消化、易咀嚼、细软、无刺激性的软食或半流质饮食。

(3)对于进食困难、饮水呛咳的患者,要防止经口进食引起的误吸、窒息或吸入性肺炎,床旁备吸引装置,及时清理口、鼻腔内分泌物和呕吐物,必要时遵医嘱留置胃管给予鼻饲饮食。

**(七)健康指导**

1.疾病预防指导

保持平和心态和有规律的生活,指导患者遇事要冷静、沉着应对,避免情绪大幅度波动;保证充足的休息与睡眠,有利于体力恢复;均衡饮食,预防便秘。

2.康复指导

(1)坚持适当参加一些力所能及的活动与体育锻炼,指导患者根据病情及自己的体能,把握好方式、时间、强度等,以免运动量过大不适应反而加重病情。

(2)鼓励患者维持和培养兴趣爱好,树立自信。

(3)加强日常活动,动作、平衡功能及语言功能等康复训练,尽可能做到自理。

(4)协助卧床患者被动活动关节和按摩肢体,预防关节僵硬和肢体挛缩。

3.用药指导

告知患者按医嘱正确用药和坚持用药,以及药物不良反应和处理方法;定期做健康检查,复查肝、肾功能,血常规和监测血压变化。

4.照顾者指导

照顾者应关心体贴患者,协助患者进食、服药和日常生活照顾。细心观察病情,并及时识别病情变化,积极预防并发症;当患者出现发热、骨折、外伤、吞咽困难或运动障碍、精神智能障碍加重时应立即就诊。

(李 燕)

# 第五节 癫 痫

癫痫是多种原因导致的脑部神经元高度同步化异常放电所引起的临床综合征,临床表现具有发作性、短暂性、重复性和刻板性的特点。临床上每次发作或每种发作的过程称为痫性发作。

## 一、病因与发病机制

### (一)病因

癫痫不是独立的疾病,而是一组疾病或综合征。引起癫痫的病因非常复杂,根据病因学不同,癫痫可分为三大类。

1.症状性癫痫

症状性癫痫由各种明确的中枢神经系统结构损伤和功能异常引起,如脑肿瘤、脑外伤、脑血管病、中枢神经系统感染、寄生虫、遗传代谢性疾病、神经系统变性疾病等。

2.特发性癫痫

病因不明,未发现脑部有足以引起癫痫发作的结构性损伤或功能异常,可能与遗传因素密切相关。

3.隐源性癫痫

病因不明,但临床表现提示为症状性癫痫,现有的检查手段不能发现明确的病因。其占全部癫痫的 60%～70%。

### (二)发病机制

癫痫的发病机制非常复杂,至今尚未能完全了解其全部机制,但发病的一些重要环节已被探知。

1.痫性放电的起始

神经元异常放电是癫痫发病的电生理基础。

2.痫性放电的传播

异常高频放电反复通过突触联系和强化后的易化作用,诱发周边及远处的神经元的同步放电,从而引起异常电位的连续传播。

3.痫性放电的终止

目前机制尚未完全明了。

## 二、临床表现

### (一)痫性发作

依据发作时的临床表现和脑电图特征可将痫性发作分为不同临床类型。

1.部分性发作

(1)单纯部分性发作:常以发作性一侧肢体、局部肌肉节律性抽动或感觉障碍为特征,发作时程短。

(2)复杂部分性发作:表现为意识障碍,多有精神症状和自动症。

(3)部分性发作继发全面性发作:上述部分性发作后出现全身性发作。

2.全面性发作

这类发作起源于双侧脑部,发作初期即有意识丧失,根据其临床表现的不同,可分为以下几种发作。

(1)全面强直-阵挛发作:以意识丧失、全身抽搐为主要临床特征。早期出现意识丧失、跌倒,随后的发作过程分为 3 期:强直期、阵挛期和发作后期。发作过程可有喉部痉挛、尖叫、心率增快、血压升高、瞳孔散大、呼吸暂停等症状,发作后各项体征逐渐恢复正常。

(2)失神发作:典型表现为正常活动中突然发生短暂的意识丧失,两眼凝视且呼之不应,发作停止后立即清醒,继续原来的活动,对发作没有丝毫记忆。

(3)强直性发作:多在睡眠中发作,表现为全身骨骼肌强直性阵挛,常伴有面色潮红或苍白、瞳孔散大等症状。

(4)阵挛性发作:表现为全身骨骼肌阵挛伴意识丧失,见于婴幼儿。

(5)肌阵挛发作:表现为短暂、快速、触电样肌肉收缩,一般无意识障碍。

(6)失张力发作:表现为全身或部分肌张力突然下降,造成张口、垂颈、肢体下垂甚至跌倒。

3.癫痫持续状态

癫痫持续状态指一次癫痫发作持续 30 分钟以上,或连续多次发作致发作间期意识或神经功能未恢复至通常水平。可见于各种类型的癫痫,但通常是指全面强直-阵挛发作持续状态。可因不适当地停用抗癫痫药物或治疗不规范、感染、精神刺激、过度劳累、饮酒等诱发。

(二)癫痫综合征

特定病因引发的由特定症状和体征组成的癫痫。

## 三、辅助检查

(一)脑电图检查

脑电图检查是诊断癫痫最有价值的辅助检查方法,典型表现是尖波、棘波、棘-慢或尖-慢复合波。

(二)血液检查

通过血糖、血常规、血寄生虫等检查,可了解有无低血糖、贫血、寄生虫病。

(三)影像学检查

应用 DSA、CT、MRI 等技术可发现脑部器质性病变,为癫痫的诊断提供依据。

## 四、治疗要点

目前癫痫治疗仍以药物治疗为主,药物治疗应达到 3 个目的:①控制发作或最大限度地减少发作次数。②长期治疗无明显不良反应。③使患者保持或恢复其原有的生理、心理和社会功能状态。

(一)病因治疗

去除病因,避免诱因。如全身代谢性疾病导致癫痫的,应先纠正代谢紊乱;睡眠不足诱发癫痫的,要保证充足的睡眠;对于颅内占位性病变引起者,首先考虑手术治疗;对于脑寄生虫病行驱虫治疗。

(二)发作时期治疗

立即让患者就地平卧,保持呼吸道通畅,及时给氧;防止外伤,预防并发症;应用药物预防再次发作,如地西泮、苯妥英钠等。

### （三）发作间歇期治疗

合理应用抗癫痫药物,常用的抗癫痫药物有地西泮、氯硝西泮、卡马西平、丙戊酸、苯妥英钠、苯巴比妥、扑米酮、拉莫三嗪、奥卡西平、左乙拉西坦、加巴喷丁等。强直性发作、部分性发作和部分性发作继发全面性发作首选卡马西平;全面强直-阵挛发作、典型失神、肌阵挛发作、阵挛性发作首选丙戊酸。

### （四）癫痫持续状态的治疗

保持稳定的生命体征和进行性心肺功能支持;终止呈持续状态的癫痫发作,减少癫痫发作对脑部神经元的损害;寻找并尽可能根除病因及诱因;处理并发症。可依次选用地西泮、异戊巴比妥钠、苯妥英钠和水合氯醛等药物。及时纠正血酸碱度和电解质失衡,发生脑水肿时给予甘露醇和呋塞米注射,注意预防和控制感染。

### （五）其他治疗

对于药物难治性、有确定癫痫灶的癫痫可采用手术治疗。

## 五、护理措施

### （一）一般护理

**1.饮食**

为患者提供充足的营养,癫痫持续状态的患者可给予鼻饲,嘱发作间歇期的患者进食清淡、无刺激、富于营养的食物。

**2.休息与运动**

癫痫发作后宜卧床休息,平时应劳逸结合,保证充足的睡眠,生活规律,避免不良刺激。

**3.预防并发症**

纠正水、电解质及酸碱平衡紊乱,预防并发症。

### （二）病情观察

密切观察生命体征、意识状态、瞳孔变化、大小便等情况;观察并记录发作的类型、频率和持续时间;观察发作停止后意识恢复的时间,有无疲乏、头痛及行为异常。

### （三）安全护理

告知患者有发作先兆时立即平卧。活动中发作时,立即将患者置于平卧位,避免摔伤。摘下眼镜、手表、义齿等硬物,用软垫保护患者关节及头部,必要时用约束带适当约束,避免外伤。用牙垫或厚纱布置于患者口腔一侧上下磨牙间,防止口、舌咬伤。发作间歇期,应为患者创造安静、安全的休养环境,避免或减少诱因,防止意外的发生。

### （四）保持呼吸道通畅

发作时立即解开患者领扣、腰带以减少呼吸道受压,及时清除口腔内食物、呕吐物和分泌物,防止呼吸道阻塞。让患者平卧、头偏向一侧,必要时用舌钳拉出舌头,避免舌后坠阻塞呼吸道。必要时可行床旁吸引和气管切开。

### （五）用药护理

有效的抗癫痫药物治疗可使 80% 的患者发作得到控制。告诉患者抗癫痫药物治疗的原则以及药物疗效与不良反应的观察,指导患者遵医嘱坚持长期正确服药。

**1.服药注意事项**

（1）根据发作类型选择药物。

（2）药物一般从小剂量开始，逐渐加量，以尽可能控制发作、又不致引起毒性反应的最小有效剂量为宜。

（3）坚持长期有规律服药，完全不发作后还需根据发作类型、频率，再继续服药2～3年，然后逐渐减量至停药，切忌服药控制发作后就自行停药。

（4）间断不规则服药不利于癫痫控制，易导致癫痫持续状态发生。

2.常用抗癫痫药物不良反应的观察与处理

每种抗癫痫药物均有多种不良反应（表10-1）。不良反应轻者一般不需停药，从小剂量开始逐渐加量或与食物同服可以减轻，严重反应时应减量或停药、换药。服药前应做血、尿常规和肝、肾功能检查，服药期间定期监测血药浓度，复查血常规和生化检查。

表 10-1　常用抗癫痫药物的不良反应

| 药物 | 不良反应 |
| --- | --- |
| 苯妥英钠（PHT） | 胃肠道症状，毛发增多，齿龈增生，小脑症，粒细胞减少，肝损害 |
| 卡马西平（CBZ） | 胃肠道症状，小脑症，嗜睡，体重增加，骨髓与肝损害，皮疹 |
| 苯巴比妥（PB） | 嗜睡，小脑症，复视，认知与行为异常 |
| 丙戊酸钠（VPA） | 肥胖，毛发减少，嗜睡，震颤，骨髓与肝损害，胰腺炎 |
| 托吡酯（TPM） | 震颤，头痛，头晕，小脑症，胃肠道症状，体重减轻，肾结石 |
| 拉莫三嗪（LTG） | 头晕，嗜睡，恶心，皮疹 |
| 加巴喷丁（GBP） | 嗜睡，头晕，复视，健忘，感觉异常 |

**（六）避免促发因素**

1.癫痫的诱因

疲劳、饥饿、睡眠不足、便秘、经期、饮酒、感情冲动、一过性代谢紊乱和变态反应。过度换气对于失神发作、过度饮水对于强直性阵挛发作、闪光对于肌阵挛发作也有诱发作用。有些反射性癫痫还应避免如声光刺激、惊吓、心算、阅读、书写、下棋、玩牌、刷牙、起步、外耳道刺激等特定因素。

2.癫痫持续状态的诱发因素

常为突然停药、减药、漏服药及换药不当；其次为发热、感冒、劳累、饮酒、妊娠与分娩；使用异烟肼、利多卡因、氨茶碱或抗抑郁药亦可诱发。

**（七）手术的护理**

对于手术治疗癫痫的患者，术前应做好心理护理，以减少患者的恐惧和紧张。密切观察患者的意识、瞳孔、肢体活动和生命体征等情况，并按医嘱做好术前检查和准备；术后麻醉清醒后应采取头高脚低位，以减轻脑水肿的发生。严密监测病情，做好术后常规护理、用药护理和安全护理。

**（八）心理护理**

病情反复发作、长期服药常会给患者带来沉重的精神负担，易产生焦虑、恐惧、抑郁等不良心理状态。护士应多关心患者，随时关注其心理状态并给予安慰和疏导，缓解患者的心理负担，使其更好地配合治疗。

**（九）健康指导**

（1）向患者及家属介绍疾病治疗和预防的相关知识，教会其癫痫的基本护理方法，安静的环境、规律的生活、合理的饮食、充足的睡眠、远离不良刺激等均有利于患者的康复。

（2）告知患者及家属遵医嘱长期、规律用药，不可突然减药甚至停药，定期复查，病情变化立即就诊。

（3）应尽量避免患者单独外出，不参与蹦极、游泳等可能危及生命的活动，避免紧张、劳累。

（4）特发性癫痫且有家族史的女性患者，婚后不宜生育，双方均有癫痫，或一方患病，另一方有家族史者不宜婚配。

（李　燕）

# 第六节　重症肌无力

## 一、概念和特点

重症肌无力（myasthenia gravis，MG）由乙酰胆碱受体抗体介导的、细胞免疫依赖的及补体参与的一种神经-肌肉接头处传递障碍的自身免疫性疾病。任何年龄均可发病，40岁前女性患病率可为男性的2～3倍，中年以上发病者，则以男性为多。

## 二、病因与发病机制

其发病原因包括自身免疫、被动免疫（暂时性新生儿 MG）、遗传性（先天性肌无力综合征）及药源性（D-青霉胺等）因素。多数患者伴有胸腺增生或胸腺肿瘤；感染、精神创伤、过度劳累、妊娠、分娩可诱发或加重病情。临床发现，某些环境因素如环境污染造成免疫力下降，过度劳累造成免疫功能紊乱，病毒感染或使用氨基糖苷类抗生素或 D-青霉胺等药物诱发某些基因缺陷等。重症肌无力易患基因及基因多态性的原因非常复杂，不仅与主要组织相容性抗原复合物基因有关，而且与非相容性抗原复合物基因，如 T 细胞受体、免疫球蛋白、细胞因子、凋亡等基因有关。

## 三、临床表现

### （一）临床特征

某些特定的骨骼肌群表现出具有波动性和易疲劳性的肌无力症状，晨轻暮重，持续活动后加重，休息后可缓解。眼外肌无力所致非对称性上睑下垂和双眼复视是 MG 最为常见的首发症状，还可出现交替性或双侧上睑下垂、眼球活动障碍，通常瞳孔大小正常。面肌无力可致鼓腮漏气、眼睑闭合不全、鼻唇沟变浅、苦笑或面具样面容。咀嚼肌无力可致咀嚼困难。咽喉肌无力可致构音障碍、吞咽困难、鼻音、饮水呛咳及声音嘶哑。颈部肌肉无力可致抬头困难。肢体各组肌群均可出现肌无力症状，以近端为著。呼吸肌无力可致呼吸困难、发绀。

### （二）重症肌无力危象

重症肌无力危象是指重症肌无力患者急骤发生延髓肌和呼吸肌严重无力以至于不能排出分泌物和维持足够的通换气功能的情况，若不及时有效抢救，常可危及生命。其诱因和加重因素：除免疫力下降是其发病的内因，感染为重症肌无力危象发生最重要的诱因，劳累过度、激素不合理应用、胸腺瘤手术、药物滥用或误用、精神刺激、外伤、月经、怀孕、流产、其他疾病等。

## 四、辅助检查

### (一)疲劳试验

令患者做受累肌群的持续运动或收缩,例如睁闭眼睑、眼球向上凝视、持续吸气、咀嚼或双臂侧平举等动作,常在持续数十秒后迅速出现眼睑下垂、复视明显、咀嚼无力或两臂下垂等症状,为肌疲劳试验阳性。

### (二)抗胆碱酯酶药物试验

成人皮下注射胆碱酯酶抑制剂甲基硫酸新斯的明 1.0~1.5 mg,同时皮下注射阿托品消除其胆碱样不良反应;儿童可按体质量 0.02~0.03 mg/kg 进行皮下注射,最大剂量不超过 1 mg。注射前可参照 MG 临床绝对评分标准,记录一次单项肌力情况,注射后 10 分钟记录 1 次,持续记录 60 分钟。相对评分<25%为阴性,25%~60%为可疑阳性,>60%为阳性。

### (三)电生理检查

电生理检查包括低频重复电刺激和单纤维肌电图检查。RNS 常规检查的神经包括面神经、副神经、腋神经和尺神经。持续时间为 3 秒,结果判断用第 4 或第 5 波与第 1 波相比,当波幅衰竭 10%或 15%以上为异常,称为波幅递减。

### (四)血清学检查

30%~50%的单纯眼肌型 MG 患者可检测到 AChR 抗体,80%~90%的全身型 MG 患者可检测到 AChR 抗体。抗体检测阴性者不能排除 MG 的诊断。

### (五)胸腺影像学检查

约 15%的 MG 患者同时伴有胸腺瘤,约 60%的 MG 患者同时伴有胸腺增生,20%~25%的胸腺瘤患者可出现 MG 症状,纵隔 CT 检查胸腺瘤检出率可达 94%。

## 五、治疗

### (一)一般治疗

适当休息与活动、加强营养、避免用和慎用可诱发本症的药物,如新霉素、多黏菌素、奎宁等。呼吸肌训练和轻型 MG 患者进行力量锻炼,可以改善肌力。

### (二)药物治疗

(1)胆碱酯酶抑制剂:溴吡斯的明是最常用的胆碱酯酶抑制剂,用于改善临床症状,是所有类型 MG 的一线用药,其使用剂量应个体化,一般可配合其他免疫抑制药物联合治疗。

(2)激素或免疫抑制剂:如糖皮质激素、硫唑嘌呤和甲氨蝶呤等。

(3)静脉注射免疫球蛋白,可用于病情急性进展的 MG 患者、胸腺切除术前准备及辅助用药,与血浆置换疗效相同但不良反应更小。

### (三)血浆置换

病情急性进展的 MG 患者、胸腺切除术前准备以及作为辅助用药也可应用血浆置换。

### (四)外科治疗

确诊的胸腺肿瘤患者应行胸腺摘除手术,可不考虑 MG 的严重程度,早期手术治疗可以降低肿瘤扩散的风险。

### (五)危象的处理

根据不同的危象进行救治,保持呼吸道通畅,积极控制肺部感染,必要时行气管切开,实施正压辅助通气。

## 六、护理评估

### (一)一般评估

**1.生命体征**

患者可呈现体温升高,病毒感染时患者体温可不升高;呼吸肌受累时,引发呼吸困难,导致呼吸频率和节律的变化等,评估患者的血氧饱和度合并甲状腺功能亢进患者可出现怕热多汗,心率较快或心律失常,收缩压升高而舒张压下降,脉压增大,呼吸较快。

**2.病史**

询问患者有无反复发作的重症肌无力病史;重症肌无力起病的形式;主要症状和体征(首发症状,肌无力的部位,受累部位的前后顺序,肌无力的程度);了解病前有无诱因如感染、精神创伤、过度劳累、服药史、妊娠、月经等;疾病加重和缓解的因素。

**3.相关记录**

体重、体位、饮食、皮肤、出入量等记录结果。评估患者的营养状态。

### (二)身体评估

**1.头颈部**

观察患者的面容表情及营养状态,判断起病的急缓;观察眼睑闭合的程度,眼球运动方向、面部表情肌及四肢肌肉的活动,如出现上睑下垂、斜视、眼球活动受限、表情淡漠、连续咀嚼无力、张口呼吸、吞咽困难等。检查眼肌和面部表情肌的肌力。肌力指肌肉主动运动时的力量、幅度和速度。检查方法:检查时令患者作肢体伸缩动作,检查者从相反方向给予阻力,测试患者对阻力的克服力量,并注意两侧比较。

**2.胸部**

检查躯干肌肌力。重症肌无力患者呼吸音可减弱或消失,由于吞咽困难导致误吸或咳痰无力及长期卧床患者可引发肺部感染等,可触诊语音震颤和听到呼吸音增强。

**3.腹部**

观察腹部和膀胱区外形,有无肠鸣音减弱和尿潴留。腹壁反射、提睾反射是否存在和对称。

**4.四肢**

检查肌肉容积(肌肉的外形和体积)是否出现肌萎缩。检查四肢骨骼肌的肌力,检查各个肌群的腱反射,如肱二头肌、肱三头肌、桡骨膜、膝反射和跟腱反射灯。是否存在病理反射。

### (三)心理-社会评估

主要了解患者的文化背景,患病后的情绪反应及其学习、工作与家庭生活的情况,家庭成员的支持程度,家庭的经济能力等。

### (四)辅助检查结果评估

抗胆碱酯酶药物试验涉及重症肌无力临床绝对评分标准如下。

**1.上睑无力计分**

患者平视正前方,观察上睑遮挡角膜的水平,以时钟位记录,左、右眼分别计分,共 8 分。0 分:11~1 点;1 分:10~2 点;2 分:9~3 点;3 分:8~4 点;4 分:7~5 点。

**2.上睑疲劳试验**

令患者持续睁眼向上方注视,记录诱发出眼睑下垂的时间(秒)。眼睑下垂:以上睑遮挡角膜

9～3 点为标准,左、右眼分别计分,共 8 分。0 分:＞60 秒;1 分:31～60 秒;2 分:16～30 秒;3 分:6～15 秒;4 分≤5 秒。

3.眼球水平活动受限计分

患者向左、右侧注视,记录外展、内收露白的毫米数,同侧眼外展露白毫米数与内收露白毫米数相加,左、右眼分别计分,共 8 分。0 分:外展露白＋内收露白≤2 mm,无复视;1 分:外展露白＋内收露白≤4 mm,有复视;2 分:外展露白＋内收露白＞4 mm,≤8 mm;3 分:外展露白＞8 mm,≤12 mm;4 分:外展露白＋内收露白＞12 mm。

4.上肢疲劳试验

两臂侧平举,记录诱发出上肢疲劳的时间(秒),左、右侧分别计分,共 8 分。0 分:＞120 秒;1 分:61～120 秒;2 分:31～60 秒;3 分:11～30 秒;4 分:0～10 秒。

5.下肢疲劳试验

患者取仰卧位,双下肢同时屈髋、屈膝各 90°。记录诱发出下肢疲劳的时间(秒),左、右侧分别计分,共 8 分。0 分:＞120 秒;1 分:61～120 秒;2 分:31～60 秒;3 分:11～30 秒;4 分:0～10 秒。

6.面肌无力的计分

0 分:正常;1 分:闭目力稍差,埋睫征不全;2 分:闭目力差、能勉强合上眼睑、埋睫征消失;3 分:闭目不能、鼓腮漏气;4 分:噘嘴不能、面具样面容。

7.咀嚼、吞咽功能的计分

0 分:能正常进食;2 分:进普食后疲劳、进食时间延长,但不影响每次进食量;4 分:进普食后疲劳、进食时间延长、已影响每次进食量;6 分:不能进普食,只能进半流质;8 分:鼻饲管进食。

8.呼吸肌功能的评分

0 分:正常;2 分:轻微活动时气短;4 分:平地行走时气短;6 分:静坐时气短;8 分:人工辅助呼吸。

## 七、主要护理诊断/问题

(1)有误吸的危险:与咽部、喉部肌肉无力、吞咽无力有关。

(2)低效型呼吸形态:与呼吸肌无力或胆碱能危象不能有效的呼吸有关。

(3)生活自理缺陷:与肌肉无力、吞咽无力、语言障碍等有关。

(4)语言沟通障碍:与肌无力及构音障碍有关。

(5)焦虑:与对疾病及其治疗、护理缺乏认识,担忧预后有关。

## 八、护理措施

### (一)休息与活动

急性期,患者应卧床休息,限制活动;缓解期,适当休息与活动,避免劳累;避免到人多的地方,以防感染。

### (二)饮食护理

给予低盐、高蛋白、富含钾、钙的饮食,切勿勉强进食。咀嚼无力或吞咽困难者,在药物生效后进食,以软食、半流、糊状物或流质(如肉汤、鸡汤、牛奶)为宜。吞咽困难、呛咳明显者,给予鼻饲。

（三）用药护理

1.药物配合

例如新斯的明、泼尼松、环磷酰胺等，注意调整剂量及给药次数及时间，观察药物不良反应。饮食和进水尽量安排在胆碱酯酶抑制剂服用起效之后，以防发生吞咽困难和呛咳。

2.并发症护理

吞咽困难患者易出现误吸甚至窒息，用药不足或过量易产生重症肌无力危象，及时报告医师并配合治疗与护理。

（四）重症肌无力危象的护理

1.保持呼吸道通畅

重症肌无力危象发生时常表现呼吸道分泌物增多、呼吸困难等，给予氧气吸入，加强呼吸道管理，注意呼吸道湿化，每2小时翻身、拍背1次，及时有效排痰，防止痰液堵塞，保持呼吸道通畅。

2.使用呼吸机患者的护理

严密观察病情变化，包括血氧、血压、心率、呼吸、痰液等指标的观察，定时做血气分析，根据血气分析调整呼吸机参数。加强呼吸道管理，预防肺部并发症；严密观察呼吸音变化，发现异常及时报告医师处理。

3.机械通气患者人机对抗的护理

人机对抗是重症肌无力危象机械通气患者最常见的问题之一。人机对抗的原因，主要有患者恐惧及过度紧张导致自主呼吸频率过快与机械通气不协调，呼吸机模式及参数设置不当，支气管痉挛和气道阻塞等。出现人机对抗现象，要评估患者的情况，分析人机对抗出现的原因，进行针对性处理，给予心理护理、使用镇静剂、调整呼吸机参数、解除支气管痉挛、吸痰、加强人工气道湿化等。

（五）心理护理

关心体贴患者、协助生活护理、多与其交谈，鼓励其保持乐观情绪，树立战胜疾病的信心，积极配合治疗及护理。

（六）健康教育

（1）定期复查治疗原发病，例如胸腺肿瘤，感染、精神创伤等。

（2）预防各种诱因，增强体质，避免呼吸道感染；保持居室通风良好，空气新鲜；生活有规律，劳逸结合，勿过劳累，保持充足睡眠。保持良好乐观情绪，避免精神紧张、焦虑、烦躁等不良情绪。

（3）遵医嘱用药；增加营养，合理饮食，进食高蛋白、高热量、富含维生素的食物；禁用和慎用对神经-肌肉传递阻滞的药物，注意药物治疗的注意事项。

（4）就诊指标：病情变化或加重需及时就诊，如活动后疲劳加重，休息后减轻，且晨轻暮重；出现上睑下垂、复视、吞咽困难、饮水反呛，发音困难、四肢无力、呼吸困难或咳嗽无力等现象及时就诊。

# 九、护理效果评估

（1）患者肌力逐渐恢复。

（2）患者呼吸困难减轻，脱离机械通气。

（3）患者眼部症状（眼睑下垂、斜视、复视等）减轻或消失。

（4）患者吞咽功能良好，无吞咽困难和饮水呛咳。

（李　燕）

# 第十一章　普外科护理

## 第一节　急性乳腺炎

### 一、疾病概述

**(一)概念**

急性乳腺炎是乳腺的急性化脓性感染。多发生于产后3～4周的哺乳期妇女,以初产妇最常见。主要致病菌为金黄色葡萄球菌,少数为链球菌。

**(二)相关病理生理**

急性乳腺炎开始时局部出现炎性肿块,数天后可形成单房或多房性的脓肿。表浅脓肿可向外破溃或破入乳管自乳头流出;深部脓肿不仅可向外破溃,也可向深部穿至乳房与胸肌间的疏松组织中,形成乳房后脓肿。感染严重者,还可并发脓毒血症。

**(三)病因与诱因**

1.乳汁淤积

乳汁是细菌繁殖的理想培养基,引起乳汁淤积的主要原因有:①乳头发育不良(过小或凹陷)妨碍哺乳。②乳汁过多或婴儿吸乳过少导致乳汁不能完全排空。③乳管不通(脱落上皮或衣服纤维堵塞),影响乳汁排出。

2.细菌入侵

当乳头破损时,细菌沿淋巴管入侵是感染的主要途径。细菌也可直接侵入乳管,上行至腺小叶而致感染。细菌主要来自婴儿口腔、母亲乳头或周围皮肤。多数发生于初产妇,因其缺乏哺乳经验;也可发生于断奶时,6个月以后的婴儿已经长牙,易致乳头损伤。

**(四)临床表现**

1.局部表现

初期患侧乳房红、肿、胀、痛,可有压痛性肿块,随病情发展症状进行性加重,数天后可形成单房或多房性的脓肿。脓肿表浅时局部皮肤可有波动感和疼痛,脓肿向深部发展可穿至乳房与胸肌间的疏松组织中,形成乳房后脓肿和腋窝脓肿,并出现患侧腋窝淋巴结肿大、压痛。局部表现可有个体差异,应用抗生素治疗的患者,局部症状可被掩盖。

2.全身表现

感染严重者,可并发败血症,出现寒战、高热、脉快、食欲减退、全身不适、白细胞计数上升等症状。

**(五)辅助检查**

(1)实验室检查:白细胞计数及中性粒细胞比例增多。

(2)B超检查:确定有无脓肿及脓肿的大小和位置。

(3)诊断性穿刺:在乳房肿块波动最明显处或压痛最明显的区域穿刺,抽出脓液可确诊脓肿已经形成。脓液应做细菌培养和药敏试验。

**(六)治疗原则**

主要原则为控制感染,排空乳汁。脓肿形成以前以抗菌药治疗为主,脓肿形成后,需及时切开引流。

1.非手术治疗

(1)一般处理:①患乳停止哺乳,定时排空乳汁,消除乳汁淤积。②局部外敷,用25%硫酸镁湿敷,或采用中药蒲公英外敷,也可用物理疗法促进炎症吸收。

(2)全身抗菌治疗:原则为早期、足量应用抗生素。针对革兰阳性球菌有效的药物,如青霉素、头孢菌素等。由于抗生素可被分泌至乳汁,故避免使用对婴儿有不良影响的抗菌药,如四环素、氨基苷类、磺胺类和甲硝唑。如治疗后病情无明显改善,则应重复穿刺以了解有无脓肿形成,或根据脓液的细菌培养和药敏试验结果选用抗生素。

(3)中止乳汁分泌:患者治疗期间一般不停止哺乳,因停止哺乳不仅影响婴儿的喂养,且提供了乳汁淤积的机会。但患侧乳房应停止哺乳,并以吸乳器或手法按摩排出乳汁,局部热敷。若感染严重或脓肿引流后并发乳瘘(切口常出现乳汁)需回乳,常用方法:①口服溴隐亭1.25 mg,每天2次,服用7~14天;或口服己烯雌酚1~2 mg,每天3次,2~3天。②肌内注射苯甲酸雌二醇,每次2 mg,每天1次,至乳汁分泌停止。③中药炒麦芽,每天60 mg,分2次煎服或芒硝外敷。

2.手术治疗

脓肿形成后切开引流。于压痛、波动最明显处先穿刺抽吸取得脓液后,于该处切开放置引流,脓液做细菌培养及药物敏感试验。脓肿切开引流时注意:①切口一般呈放射状,避免损伤乳管引起乳瘘;乳晕部脓肿沿乳晕边缘做弧形切口;乳房深部较大脓肿或乳房后脓肿,沿乳房下缘做弧形切口,经乳房后间隙引流。②分离多房脓肿的房间隔以利引流。③为保证引流通畅,引流条应放在脓腔最低部位,必要时另加切口作对口引流。

# 二、护理评估

**(一)一般评估**

1.生命体征(T、P、R、BP)

评估是否有体温升高,脉搏加快。急性乳腺炎患者通常有发热,可有低热或高热;发热时呼吸、脉搏加快。

2.患者主诉

询问患者是否为初产妇,有无乳腺炎、乳房肿块、乳头异常溢液等病史;询问有无乳头内陷;评估有无不良哺乳习惯,如婴儿含乳睡觉、乳头未每天清洁等;询问有无乳房胀痛,浑身发热、无力、寒战等症状。

3.相关记录

体温、脉搏、皮肤异常等记录结果。

**(二)身体评估**

1.视诊

乳房皮肤有无红、肿、破溃、流脓等异常情况;乳房皮肤红肿的开始时间、位置、范围、进展情况。

2.触诊

评估乳房乳汁淤积的位置、范围、程度及进展情况;乳房有无肿块,乳房皮下有无波动感,脓肿是否形成,脓肿形成的位置、大小。

**(三)心理-社会评估**

评估患者心理状况,是否担心婴儿喂养与发育、乳房功能及形态改变。

**(四)辅助检查阳性结果评估**

患者血常规检查示血白细胞计数及中性粒细胞比例升高提示有炎症的存在;根据B超检查的结果判断脓肿的大小及位置,诊断性穿刺后方可确诊脓肿形成;根据脓液的药物敏感试验选择抗生素。

**(五)治疗效果的评估**

1.非手术治疗评估要点

应用抗生素是否有效果,乳腺炎症是否得到控制,患者体温是否恢复正常;回乳措施是否起效,乳汁淤积情况有无改善,患者乳房肿胀疼痛有无减轻或加重;患者是否了解哺乳卫生和预防乳腺炎的知识,情绪是否稳定。

2.手术治疗评估要点

手术切开排脓是否彻底;伤口愈合情况是否良好。

# 三、主要护理诊断(问题)

(1)疼痛:与乳汁淤积、乳房急性炎症使乳房压力显著增加有关。

(2)体温过高:与乳腺急性化脓性感染有关。

(3)知识缺乏:与不了解乳房保健和正确哺乳知识有关。

(4)潜在并发症:乳瘘。

# 四、护理措施

**(一)缓解疼痛**

1.防止乳汁淤积

患乳暂停哺乳,定时用吸乳器吸净乳汁。

2.按摩、热敷

每天定时给予手法按摩、辅助热敷物理治疗,疏通阻塞的乳腺管,刺激乳窦,使乳汁流畅,淤积的硬块消散,预防乳腺脓肿发生。

**3.托起乳房**

用三角巾或宽松胸罩拖起患侧乳房,减轻疼痛和肿胀。

**(二)控制体温和感染**

**1.控制感染**

遵医嘱抽血培养和药物敏感试验,使用抗菌药物并观察疗效。

**2.病情观察**

定时测量体温、脉搏、呼吸,监测白细胞、中性粒细胞变化。

**3.高热护理**

发热期间予温水擦浴、冰袋降温等物理降温,必要时遵医嘱予药物降温;伴有畏寒、发抖等症状者,注意保暖;保持口腔和皮肤清洁。

**(三)脓肿切开引流术后护理**

保持引流通畅,观察引流液的量、性状、颜色及气味变化,及时更换敷料。

**(四)用药护理**

遵医嘱早期使用抗菌药,根据药物敏感试验选择合适的抗菌药,注意评估患者有无药物不良反应。

**(五)饮食与运动**

给予高蛋白、高维生素、低脂肪食物,保证足量水分摄入。注意休息,适当运动,劳逸结合。

**(六)心理护理**

观察了解患者心理状况,给予必要的疾病有关的知识宣教,抚慰其紧张急躁情绪。

**(七)健康教育**

**1.保持乳头和乳晕清洁**

每次哺乳前后清洁乳头,保持局部干燥清洁。

**2.纠正乳头内陷**

妊娠期每天挤捏、提拉乳头。

**3.养成良好的哺乳习惯**

定时哺乳,每次哺乳时让婴儿吸净乳汁,如有淤积及时用吸乳器或手法按摩排出乳汁;培养婴儿不含乳头睡眠的习惯;注意婴儿口腔卫生,及时治疗婴儿口腔炎症。

**4.及时处理乳头破损**

乳晕破损或皲裂时暂停哺乳,用吸乳器吸出乳汁哺乳婴儿;局部用温水清洁后涂以抗菌药软膏,待愈合后再行哺乳;症状严重时及时诊治。

## 五、护理评价

(1)患者的乳汁淤积情况有无改善,是否学会正确排出淤积乳汁的方法,是否坚持每天挤出已经淤积的乳汁,回乳措施是否产生效果,乳房胀痛有无逐渐减轻。

(2)患者乳房皮肤的红肿情况有无好转,乳房皮肤有无溃烂,乳房肿块有无消失或增大。

(3)患者应用抗生素后体温有无恢复正常,炎症有无消退,炎症有无进一步发展为脓肿。

(4)患者脓肿有无及时切开引流,伤口愈合情况是否良好。

(5)患者是否了解哺乳卫生和预防乳腺炎的知识,焦虑情绪是否改善。

(部秀云)

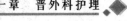

# 第二节 急性胰腺炎

## 一、病因

### （一）梗阻因素
梗阻是最常见原因。常见于胆总管结石，胆管蛔虫症，Oddi 括约肌水肿和痉挛等引起的胆管梗阻以及胰管结石、肿瘤导致的胰管梗阻。

### （二）酒精中毒
乙醇引起 Oddi 括约肌痉挛，使胰管引流不畅、压力升高。同时乙醇刺激胃酸分泌，胃酸又刺激促胰液素和缩胆囊素分泌增多，促使胰腺外分泌增加。

### （三）暴饮暴食
尤其是高蛋白、高脂肪食物、过量饮酒可刺激胰腺大量分泌，胃肠道功能紊乱，或因剧烈呕吐导致十二指肠内压骤增，十二指肠液反流，共同通道受阻。

### （四）感染因素
腮腺炎病毒、肝炎病毒、伤寒杆菌等经血流、淋巴进入胰腺所致。

### （五）损伤或手术
胃胆管手术或胰腺外伤、内镜逆行胰管造影等因素可直接或间接损伤胰腺，导致胰腺缺血、Oddi 括约肌痉挛或刺激迷走神经，使胃酸、胰液分泌增加亦可导致发病。

### （六）其他因素
内分泌或代谢性疾病，如高脂血症、高钙血症等，某些药物，如利尿剂，吲哚美辛、硫唑嘌呤等均可损害胰腺。

## 二、病理生理

根据病理改变可分为水肿性胰腺炎和出血坏死性胰腺炎两种。基本病理改变是水肿、出血和坏死，严重者可并发休克、化脓性感染及多脏器衰竭。

## 三、临床表现

### （一）腹痛
大多为突然发作，常在饱餐后或饮酒后发病。多为全上腹持续剧烈疼痛伴有阵发性加重，向腰背部放射，疼痛与病变部位有关。胰头部以右上腹痛为主，向右肩部放射；胰尾部以左上腹为主，向左肩放射；累及全胰则呈束带状腰背疼痛。重型患者腹痛延续时间较长，由于渗出液扩散，腹痛可弥散至全腹，并有麻痹性肠梗阻现象。

### （二）恶心、呕吐
早期为反射性频繁呕吐，多为胃、十二指肠内容物，后期因肠麻痹或肠梗阻可呕吐小肠内容物。呕吐后腹胀不缓解为其特点。

**(三)发热**

发热与病变程度相一致。重型胰腺炎继发感染或合并胆管感染时可持续高热,如持续高热不退则提示合并感染或并发胰周脓肿。

**(四)腹胀**

腹胀是重型胰腺炎的重要体征之一,其原因是腹膜炎造成麻痹性肠梗阻所致。

**(五)黄疸**

黄疸多在胆源性胰腺炎时发生。严重者可合并肝细胞性黄疸。

**(六)腹膜炎体征**

水肿性胰腺炎时,压痛只局限于上腹部,常无明显肌紧张;出血性坏死性胰腺炎压痛明显,并有肌紧张和反跳痛,范围较广泛或波及全腹。

**(七)休克**

严重患者出现休克,表现为脉细速,血压降低,四肢厥冷,面色苍白等。有的患者以突然休克为主要表现,称为暴发性急性胰腺炎。

**(八)皮下瘀斑**

少数患者因胰酶及坏死组织液穿过筋膜与基层渗入腹壁下,可在季肋及腹部形成蓝棕色斑(Grey-turner 征)或脐周皮肤青紫(Cullen 征)。

## 四、辅助检查

**(一)胰酶测定**

1.血清淀粉酶

90%以上的患者血清淀粉酶升高,通常在发病后 3～4 小时后开始升高,12～24 小时达到高峰,3～5 天恢复正常。

2.尿淀粉酶测定

通常在发病后 12 小时开始升高,24～48 小时达高峰,持续5～7 天开始下降。

3.血清脂肪酶测定

在发病 24 小时升高至 1.5 康氏单位(正常值 0.5～1.0 U)。

**(二)腹腔穿刺**

穿刺液为血性混浊液体,可见脂肪小滴,腹水淀粉酶较血清淀粉酶值高 3～8 倍。并发感染时呈脓性。

**(三)B 超检查**

B 超检查可见胰腺弥漫性均匀肿大,界限清晰,内有光点反射,但较稀少,若炎症消退,上述变化持续 1～2 周即可恢复正常。

**(四)CT 检查**

CT 扫描显示胰腺弥漫肿大,边缘不光滑,当胰腺出现坏死时可见胰腺上有低密度、不规则的透亮区。

## 五、临床分型

**(一)水肿性胰腺炎(轻型)**

主要表现为腹痛、恶心、呕吐、腹膜炎体征、血和尿淀粉酶增高,经治疗后短期内可好转,死亡率低。

**(二)出血坏死性胰腺炎(重型)**

除上述症状、体征继续加重外,高热持续不退,黄疸加深,神志模糊和谵妄,高度腹胀,血性或脓性腹水,两侧腰部或脐下出现青紫瘀斑,胃肠出血、休克等。实验室检查:白细胞增多($>16 \times 10^9/L$),红细胞和血细胞比容降低,血糖升高($>11.1$ mmol/L),血钙降低($<2.0$ mmol/L),$PaO_2 < 8.0$ kPa(60 mmHg),血尿素氮或肌酐增高,酸中毒等。甚至出现急性肾衰竭、DIC、ARDS 等,死亡率较高。

## 六、治疗原则

**(一)非手术治疗**

急性胰腺炎大多采用非手术治疗。①严密观察病情。②减少胰液分泌,应用抑制或减少胰液分泌的药物。③解痉镇痛。④有效抗生素防治感染。⑤抗休克,纠正水电解质平衡失调。⑥抗胰酶疗法。⑦腹腔灌洗。⑧激素和中医中药治疗。

**(二)手术治疗**

1.目的

清除含有胰酶、毒性物质的坏死组织。

2.指征

采用非手术疗法无效者;诊断未明确而疑有腹腔脏器穿孔或肠坏死者;合并胆管疾病者;并发胰腺感染者。应考虑手术探查。

3.手术方式

有灌洗引流、坏死组织清除和规则性胰腺切除术、胆管探查,T 形管引流和胃造瘘、空肠造瘘术等。

## 七、护理措施

**(一)非手术期间的护理**

1.病情观察

严密观察神志,监测生命体征和腹部体征的变化,监测血气、凝血功能、血电解质变化,及早发现坏死性胰腺炎、休克和多器官衰竭。

2.维持正常呼吸功能

给予高浓度氧气吸入,必要时给予呼吸机辅助呼吸。

3.维护肾功能

详细记录每小时尿量、尿比重、出入水量。

4.控制饮食、抑制胰腺分泌

对病情较轻者,可进少量清淡流质或半流质饮食,限制蛋白质摄入量,禁进脂肪。对病情较重或频繁呕吐者要禁食,行胃肠减压,遵医嘱给予抑制胰腺分泌的药物。

5.预防感染

对病情重或胆源性胰腺炎患者给予抗生素,为预防真菌感染,应加用抗真菌药物。

6.防治休克

维持水电解质平衡,应早期迅速补充水电解质,血浆,全血。还应预防低钾血症,低钙血症,在疾病早期应注意观察,及时矫正。

7.心理护理

指导患者减轻疼痛的方法,解释各项治疗措施的意义。

**(二)术后护理**

1.术后各种引流管的护理

(1)熟练掌握各种管道的作用,将导管贴上标签后与引流装置正确连接,妥善固定,防止导管滑脱。

(2)分别观察记录各引流管的引流液性状、颜色、量。

(3)严格遵循无菌操作规程,定期更换引流装置。

(4)保持引流通畅,防止导管扭曲。重型患者常有血块、坏死组织脱落,容易造成引流管阻塞。如有阻塞可用无菌温生理盐水冲洗,帮患者经常更换体位,以利引流。

(5)冲洗液、灌洗液现用现配。

(6)拔管护理:当患者体温正常并稳定 10 天左右,白细胞计数正常,腹腔引流液少于 5 mL,每天引流液淀粉酶测定正常后可考虑拔管。拔管后要注意拔管处伤口有无渗漏,如有渗液应及时更换敷料。拔管处伤口可在 1 周左右愈合。

2.伤口护理

观察有无渗液、有无裂开,按时换药,并发胰外瘘时,要注意保持负压引流通畅,并用氧化锌糊剂保护瘘口周围皮肤。

3.营养支持治疗与护理

根据患者营养评定状况,计算需要量,制订计划。第一阶段,术前和术后早期,需抑制分泌功能,使胰腺处于休息状态,同时因胃肠道功能障碍,此时需完全胃肠外营养(TPN)2～3 周。第二阶段,术后 3 周左右,病情稳定,肠道功能基本恢复,可通过空肠造瘘提供营养 3～4 周,称为肠道营养(TEN)。第三阶段,逐渐恢复经口进食,称为胃肠内营养(EN)。

4.并发症的观察与护理

(1)胰腺脓肿及腹腔脓肿:术后 2 周的患者出现高热,腹部肿块,应考虑其可能。一般均为腹腔引流不畅,胰腺坏死组织及渗出液局部积聚感染所致。非手术疗法无效时应手术引流。

(2)胰瘘:如观察到腹腔引流有无色透明腹腔液经常外漏,其中淀粉酶含量高,为胰液外漏所致,合并感染时引流液可显脓性。多数可逐渐自行愈合。

(3)肠瘘:主要表现为明显的腹膜刺激征,引流液中伴有粪渣。瘘管形成后用营养支持治疗。长期不愈者,应考虑手术治疗。

(4)假性胰腺囊肿:多数需手术行囊肿切除或内引流手术,少数患者经非手术治疗 6 个月可自行吸收。

(5)糖尿病:胰腺部分切除后,可引起内、外分泌缺失。注意观察血糖、尿糖的变化,根据化验报告补充胰岛素。

5.心理护理

由于病情重,术后引流管多,恢复时间长,患者易产生悲观急躁情绪,因此应关心体贴鼓励患者,帮助患者树立战胜疾病的信心,积极配合治疗。

### 八、健康教育

(1) 饮食应少量多餐,注意食用富有营养易消化食物,避免暴饮暴食及酗酒。

(2) 有胆管疾病、病毒感染者应积极治疗。

(3) 告知会引发胰腺炎的药物种类,不得随意服药。

(4) 有高糖血症,应遵医嘱口服降糖药或注射胰岛素,定时查血糖、尿糖,将血糖控制在稳定水平,防治各种并发症。

(5) 出院 4～6 周,避免过度疲劳。

(6) 门诊应定期随访。

(部秀云)

# 第三节　急性阑尾炎

### 一、概念

急性阑尾炎是外科最常见的急腹症之一,多发生于青壮年,以 20～30 岁为多,男性比女性发病率高。若能正确处理,绝大多数患者可以治愈,但如延误诊断治疗,可引起严重并发症,甚至造成死亡。

根据急性阑尾炎发病过程的病理解剖学变化,分为 4 种类型。

**(一)急性单纯性阑尾炎**

炎症主要侵及黏膜和黏膜下层,渐向肌层和浆膜层扩散。阑尾外观轻度肿胀,黏膜和黏膜下层充血、水肿,黏膜表面有小溃疡和出血点。浆膜轻度充血,表面可有少量纤维素性渗出物。

**(二)急性化脓性阑尾炎**

炎症主要侵及肌层和浆膜层。此时阑尾明显肿胀,阑尾黏膜的溃疡面加大,阑尾腔内有积脓。浆膜高度充血,有脓性渗出物。阑尾周围的腹腔内有少量混浊液。

**(三)坏疽性及穿孔性阑尾炎**

阑尾管壁坏死或部分坏死,呈暗紫色或黑色。如管腔梗阻又合并管壁坏死时,2/3 病例可发生穿孔,穿孔后可引起急性弥漫性腹膜炎。

**(四)阑尾周围脓肿**

急性阑尾炎化脓坏疽时,大网膜将坏疽阑尾包裹或将穿孔后形成的弥漫性腹膜炎局限,出现炎性肿块或形成阑尾周围脓肿。急性阑尾炎与阑尾管腔堵塞、胃肠道疾病影响、细菌入侵等因素有关。

### 二、临床表现

**(一)腹痛**

典型的急性阑尾炎多起于中上腹和脐周,数小时后腹痛转移并固定于右下腹,腹痛为持续性、阵发性加剧。早期阶段是由于管腔扩张和管壁肌收缩引起的内脏神经反射性疼痛,常不能确切定位。当阑尾炎症波及浆膜层和壁腹膜时,因后者受体神经支配,痛觉敏感,定位确切,疼痛即固定于右下腹。转移性右下腹痛是阑尾炎特征性的症状。据统计70%～80%急性阑尾炎患者具有这种典型的转移性腹痛的特点。不同病理类型阑尾炎的腹痛有差异。如单纯性阑尾炎是轻度隐痛;化脓性阑尾炎呈阵发性胀痛和剧痛;坏疽性阑尾炎呈持续性剧烈腹痛;穿孔性阑尾炎因阑尾管腔压力骤减,腹痛可暂时减轻,但出现腹膜炎后,腹痛呈持续性加剧。

### (二)胃肠道症状

食欲缺乏、恶心、呕吐常很早发生,但多不严重,一部分患者可有腹泻(青年人多见)或便秘(老年人多见)等。盆腔位阑尾炎时,炎症刺激直肠和膀胱,可引起里急后重和排尿痛。并发弥漫性腹膜炎时,可出现腹胀。

### (三)全身症状

早期体温多正常或低热,体温在38℃以下,患者有乏力、头痛等。化脓性阑尾炎坏疽穿孔后,体温明显升高,全身中毒症状重。如有寒战、高热、黄疸,应考虑为化脓性门静脉炎。

### (四)体征

1.右下腹压痛

右下腹压痛是急性阑尾炎最重要的体征。压痛点常在脐与右髂前上棘连线中、外1/3交界处,也称为麦氏(Mcburney)点。随阑尾解剖位置的变异,压痛点可改变,但压痛点始终在一个固定的位置上,右下腹固定压痛是早期阑尾炎诊断的重要依据。

2.反跳痛(Blumberg征)

用手指深压阑尾部位后迅速抬起手指,患者感到剧烈腹痛为反跳痛,表明炎症已经波及壁腹膜。

3.腹肌紧张

化脓性阑尾炎时,可出现腹肌紧张,阑尾炎坏疽穿孔时则更为明显。检查腹肌时,腹部两侧及上下应对比触诊,可准确判断有无腹肌紧张及其紧张程度。

4.结肠充气试验

用一手压住左下腹降结肠部,再用另一手反复压迫近侧结肠部,结肠内积气即可传至盲肠和阑尾部位,引起右下腹痛感者为阳性。

5.腰大肌试验

患者取左侧卧位,将右下肢向后过伸,引起右下腹痛者为阳性。提示阑尾位置靠后,炎症波及腰大肌(即后位阑尾炎)。

6.闭孔肌试验

患者取仰卧位,右髋和右膝均屈曲90°,并将右股向内旋转,引起右下腹痛者为阳性,说明阑尾位置较低,炎症已波及闭孔肌(即低位性阑尾炎)。

7.直肠指诊

盆腔阑尾炎,直肠右前方可有触痛;盆腔脓肿者,可触及有弹性感的压缩包块。

## 三、辅助检查

### (一)实验室检查

多数急性阑尾炎患者的白细胞计数及中性粒细胞比例增高;尿常规检查可见有少量红细胞及白细胞。

（二）腹部 X 线平片检查

少数患者可发现阑尾粪石。

## 四、护理措施

急性阑尾炎诊断明确后,如无手术禁忌,原则上应早期手术治疗,既安全,又可防止并发症的发生。非手术治疗仅适用于早期单纯性阑尾炎或有手术禁忌证者。

**（一）非手术治疗的护理**

(1)体位:取半卧位卧床休息。

(2)禁食:减少肠蠕动,利于炎症局限,禁食期间给静脉补液。

(3)密切观察病情变化。①腹部症状和体征的变化:观察期间如腹痛突然减轻,并有明显的腹膜刺激征,且范围扩大,提示阑尾已穿孔,应立即手术治疗。②全身情况:观察精神状态,每4～6 小时测量体温、脉搏、呼吸 1 次,若出现寒战、高热、黄疸,可能为门静脉炎,应及时通知医师处理。③观察期间每 6～12 小时查血常规 1 次。

(4)非手术治疗期间禁用吗啡类镇痛剂,以免掩盖病情。同时禁服泻药及灌肠,以免肠蠕动加快,肠内压增高,导致阑尾穿孔或炎症扩散。

(5)使用有效的抗生素抗感染。

(6)做好术前准备:非手术治疗期间如确定患者需手术治疗,应做好术前准备。

**（二）术后护理**

(1)卧位:术后血压平稳后,取半卧位,使炎性液体流至盆腔,防止膈下感染。

(2)饮食:通常在排气后进食。

(3)早期活动:术后 24 小时可起床活动,促进肠蠕动恢复,防止肠粘连,增进血液循环,促进伤口愈合。

(4)应用抗生素:化脓性或坏疽穿孔性阑尾炎术后应选用有效抗生素。

(5)做好腹腔引流管护理:保持引流通畅,并做好观察记录。根据病情变化,可在术后48～72 小时酌情拔除。

(6)术后并发症的观察与护理。①切口感染:多因手术时污染伤口、腹腔引流不畅所致,阑尾坏疽或穿孔者尤易发生。术后 3～5 天体温逐渐升高,患者感觉伤口疼痛,切口周围皮肤有红肿、触痛,应及时发现并报告医师进行处理。②腹腔脓肿:由于腹腔残余感染或阑尾残端处理不当所致。常发生于术后 5～7 天。表现为体温持续升高或下降后又上升,有腹痛、腹胀、腹部包块,及里急后重感。应采取半卧位,使脓液流入盆腔,减少中毒反应。同时使用抗生素,未见好转者,应及时行手术切开引流。③腹腔出血:少见,但很严重。由于阑尾动脉结扎线脱落所致。常发生于术后几小时至数天内。患者有腹痛、腹胀,并伴有面色苍白、脉速、出冷汗、血压下降等出血性休克症状。必须立即平卧,氧气吸入,并与医师联系,静脉输血、输液,必要时手术止血。④粪瘘:少见。由于阑尾残端结扎线脱落或手术时误伤肠管所致。感染较局限,患者表现为持续低热、腹痛、切口不能愈合且有粪水不断地从肠腔流至腹腔或腹壁外。应及时更换伤口敷料,应用抗生素治疗后大多能治愈。如长期不能愈合,则需手术修补。

（部秀云）

# 第四节　胃十二指肠损伤

## 一、概述

由于有肋弓保护且活动度较大,柔韧性较好,壁厚,钝挫伤时胃很少受累,只有胃膨胀时偶有发生胃损伤。上腹或下胸部的穿透伤则常导致胃损伤,多伴有肝、脾、横膈及胰等损伤。胃镜检查及吞入锐利异物或吞入酸、碱等腐蚀性毒物也可引起穿孔,但很少见。十二指肠损伤是由于上中腹部受到间接暴力或锐器的直接刺伤而引起的,缺乏典型的腹膜炎症状和体征,术前诊断困难,漏诊率高,多伴有腹部脏器合并伤,病死率高,术后并发症多,肠瘘发生率高。

## 二、护理评估

### (一)健康史

详细询问患者、现场目击者或陪同人员,以了解受伤的时间地点、环境,受伤的原因,外力的特点、大小和作用方向,坠跌高度;了解受伤前后饮食及排便情况,受伤时的体位,有无防御,伤后意识状态、症状、急救措施、运送方式,既往疾病及手术史。

### (二)临床表现

(1)胃损伤若未波及胃壁全层,可无明显症状。若全层破裂,由于胃酸有很强的化学刺激性,可立即出现剧痛及腹膜刺激征。当破裂口接近贲门或食管时,可因空气进入纵隔而呈胸壁下气肿。较大的穿透性胃损伤时,可自腹壁流出食物残渣、胆汁和气体。

(2)十二指肠破裂后,因有胃液、胆汁及胰液进入腹腔,早期即可发生急性弥漫性腹膜炎,有剧烈的刀割样持续性腹痛伴恶心、呕吐,腹部检查可见有板状腹、腹膜刺激征症状。

### (三)辅助检查

(1)疑有胃损伤者,应置胃管,若自胃内吸出血性液或血性物者可确诊。

(2)腹腔穿刺术和腹腔灌洗术:腹腔穿刺抽出不凝血液、胆汁,灌洗吸出 10 mL 以上肉眼可辨的血性液体,即为阳性结果。

(3)X 线检查:腹部 X 线片可显示腹膜后组织积气、肾脏轮廓清晰、腰大肌阴影模糊不清等有助于腹膜后十二指肠损伤的诊断。

(4)CT 检查:可显示少量的腹膜后积气和渗至肠外的造影剂。

### (四)治疗原则

抗休克和及时、正确的手术处理是治疗的两大关键。

### (五)心理-社会因素

胃、十二指肠外伤性损伤多数在意外情况下发生,患者出现突发外伤后易出现紧张、痛苦、悲哀、恐惧等心理变化,担心手术成功及疾病预后。

### 三、护理问题

**(一)疼痛**

疼痛与胃肠破裂、腹腔内积液、腹膜刺激征有关。

**(二)组织灌注量不足**

这与大量失血、失液、严重创伤、有效循环血量减少有关。

**(三)焦虑或恐惧**

这种情绪与经历意外及担心预后有关。

**(四)潜在并发症**

出血、感染、肠瘘、低血容量性休克。

### 四、护理目标

(1)患者疼痛减轻。

(2)患者血容量得以维持,各器官血供正常、功能完整。

(3)患者焦虑或恐惧减轻或消失。

(4)护士密切观察病情变化,如发现异常,及时报告医师,并配合处理。

### 五、护理措施

**(一)一般护理**

1.预防低血容量性休克

吸氧、保暖、建立静脉通道,遵医嘱输入温热生理盐水或乳酸盐林格液,抽血查全血细胞计数、血型和交叉配血。

2.密切观察病情变化

每15～30分钟应评估患者情况。评估内容包括意识状态、生命体征、肠鸣音、尿量、氧饱和度、有无呕吐、肌紧张和反跳痛等。观察胃管内引流物颜色、性质及量,若引流出血性液体,提示有胃十二指肠破裂的可能。

3.术前准备

胃十二指肠破裂大多需要手术处理,故患者入院后,在抢救休克的同时,尽快完成术前准备工作,如备皮、备血、插胃管及留置尿管、做好抗生素皮试等,一旦需要,可立即实施手术。

**(二)心理护理**

评估患者对损伤的情绪反应,鼓励他们说出自己内心的感受,帮助建立积极有效的应对措施。向患者介绍有关病情、损伤程度、手术方式及疾病预后,鼓励患者,告诉患者良好的心态、积极的配合有利于疾病早日康复。

**(三)术后护理**

1.体位

患者意识清楚、病情平稳,给予半坐卧位,有利于引流及呼吸。

2.禁食、胃肠减压

观察胃管内引流液颜色、性质及量,若引流出血性液体,提示有胃、十二指肠再出血的可能。十二指肠创口缝合后,胃肠减压管置于十二指肠腔内,使胃液、肠液、胰液得到充分引流,一定要妥善固定,避免脱出。一旦脱出,要在医师的指导下重新置管。

3.严密监测生命体征

术后15～30分钟监测生命体征直至患者病情平稳。注意肾功能的改变,胃、十二指肠损伤后,特别有出血性休克时,肾脏会受到一定的损害,尤其是严重腹部外伤伴有重度休克者,有发生急性肾功能障碍的危险,所以,术后应密切注意尿量,争取保持每小时尿量在50 mL以上。

4.补液和营养支持

根据医嘱,合理补充水、电解质和维生素,必要时输新鲜血、血浆,维持水、电解质、酸碱平衡。给予肠内、外营养支持,促进合成代谢,提高机体防御能力。继续应用有效抗生素,控制腹腔内感染。

5.术后并发症的观察和护理

(1)出血:如胃管内24小时内引流出新鲜血液超过300 mL,提示吻合口出血,要立即配合医师给予胃管内注入凝血酶粉、冰盐水洗胃等止血措施。

(2)肠瘘:患者术后持续低热或高热不退,腹腔引流管中引流出黄绿色或褐色渣样物,有恶臭或引流出大量气体,提示肠瘘发生,要配合医师进行腹腔双套管冲洗,并做好相应护理。

(四)健康教育

(1)讲解术后饮食注意事项,当患者胃肠功能恢复,一般3～5天后开始恢复饮食,由流质逐步恢复至半流质、普食,进食高蛋白、高能量、易消化饮食,增强抵抗力,促进愈合。

(2)行全胃切除或胃大部分切除术的患者,因胃肠吸收功能下降,要及时补充微量元素和维生素等营养素,预防贫血、腹泻等并发症。

(3)避免工作过于劳累,注意劳逸结合。讲明饮酒、抽烟对胃十二指肠疾病的危害性。

(4)避免长期大量服用非甾体抗炎药,如布洛芬等,以免引起胃肠道黏膜损伤。

(部秀云)

# 第十二章　骨科护理

## 第一节　锁骨骨折

### 一、基础知识

#### (一)解剖生理

锁骨又名"锁子骨""缺盆骨",位于胸廓前上部两侧,全骨浅居皮下,桥架于胸骨与肩峰之间,是联系肩胛带与躯干的唯一支架。其骨干较细,内侧 2/3 呈三棱棒形,凸向前,有胸锁乳突肌和胸大肌附着,中外 1/3 交界处是骨折的好发部位。锁骨的功能是支持肩胛骨,使上肢骨与胸廓之间保持一定的距离,从而保证上肢的灵活运动。骨折后,近折端受胸锁乳突肌的牵拉而向上向后移位,远折端因上肢本身重量牵拉而向下移位,又因胸大肌、斜方肌、背阔肌的牵拉而向前向内移位,造成断端重叠(图 12-1)。锁骨骨折可发生于各种年龄,但多见于儿童及青壮年,约有 2/3 为儿童患者,又以幼儿多见。

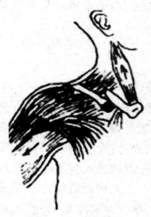

图 12-1　锁骨骨折

**(二)病因**

直接暴力和间接暴力均可造成锁骨骨折,但多为间接暴力所致。

**(三)分类**

**1.横断骨折**

跌倒时肩部外侧或手掌先着地,向上传导的外力经肩锁关节传至锁骨而发生骨折,以斜形或横断骨折为多。除有重叠移位,内侧段因胸锁乳突肌的牵拉向后上方移位,外侧段则由于上肢的重力和胸大肌、斜方肌、三角肌的牵拉而向前下方移位。

**2.青枝骨折**

幼儿骨质柔嫩而富有韧性,多发生青枝骨折。

**3.粉碎骨折**

直接暴力所致者,多因棒打、撞击等外力直接作用于锁骨而造成横断或粉碎骨折。粉碎骨折若严重移位,骨折片向下、向内移位时刺破胸膜或肺尖,可造成气胸、血胸。

**(四)临床表现**

骨折后局部疼痛、肿胀明显,锁骨上、下窝变浅或消失,骨折处异常隆起,出现功能障碍,患肩下垂并向前、内倾斜。患者常以健手托着患侧肘部,以减轻上肢重力牵拉而引起的疼痛。幼儿如不愿活动上肢,穿衣伸袖时哭闹,提示有锁骨骨折。X线检查,可了解骨折和移位情况。

## 二、治疗原则

(1)幼儿青枝骨折用三角巾悬吊即可,有移位骨折用"8"字绷带固定1～2周。

(2)少年或成年人有移位骨折,手法复位"8"字石膏固定。手法复位可在局麻下进行。患者坐在木凳上,双手叉腰,肩部外旋后伸挺胸,医师站在背后,一脚踏在凳上,顶在患者肩胛间区,双手握住两肩向后、向外、向上牵拉纠正移位。复位后用纱布棉垫保护腋窝,用绷带缠绕两肩在背后交叉呈"8"字形,然后用石膏绷带同样固定,使两肩固定在高度后伸、外旋和轻度外展位置。固定后即可练习握拳、伸屈肘关节及双手叉腰后伸,卧木板床休息,肩胛区可稍垫高,保持肩部后伸。3～4周后拆除。锁骨骨折复位并不难,但不易保持位置,愈合后上肢功能无影响,所以临床不强求解剖复位。

(3)锁骨骨折合并神经、血管压迫症状,畸形愈合影响功能,不愈合或少数要求解剖复位者,可切开复位内固定。

## 三、护理

**(一)护理要点**

(1)手法复位固定患者,要经常检查固定情况,既保持有效固定,又不能压迫腋窝。若发现患肢有麻木、发凉、运动障碍时,说明固定过紧,压迫血管神经,应及时调整固定。

(2)对粉碎性骨折,不必强行按压碎片使之复位,以防其刺伤肺尖及臂丛神经。对此种类型患者要严密观察呼吸及患肢运动情况,以便及时发现有无气胸、血胸及神经症状。

(3)术后患者要严密观察伤口渗血及末梢血循、感觉、运动情况,发现问题及时记录并处理。

(4)保持正常固定姿势。复位后,站立时保持挺胸提肩,卧位时应去枕仰卧于硬板床上。两肩胛间垫一窄枕,以使两肩后伸、外展,维持良好的复位位置。局部未加固定的患者,不可随便更换卧位。

**（二）护理问题**

有肩关节强直的可能。

**（三）护理措施**

（1）向患者解释功能锻炼的目的是促进气血运行，防止患肢肿胀，避免肩关节僵直，以取得患者配合。

（2）正确适时指导患者功能锻炼。

**（四）出院指导**

（1）锁骨骨折复位固定后，极少发生骨折不愈合，即使复位稍差，骨折畸形愈合，也不影响上肢功能，应先向患者及家属说明情况。

（2）复位固定后即出院的患者，应告诉其保持正确姿势，早期禁止做肩前屈动作，防止骨折移位；解除外固定出院的患者，应告诉其全面练习肩关节活动的要求：首先分别练习肩关节每个方向的动作，重点练习薄弱方面如肩前屈，活动范围由小到大，次数由少到多，然后进行各方面动作的综合练习，如肩关节环转活动，两臂做"箭步云手"等。不可过于急躁，活动幅度不可过大，力量不可过猛，以免造成软组织损伤。

（3）按时用药，患者出院时将药的名称、剂量、时间、用法、注意事项，向患者介绍清楚。

（4）饮食调养，骨折早期宜进清淡可口、易消化的半流食或软食；骨折中后期，饮食宜富有营养，增加钙质、胶质和滋补肝肾食品。

（5）注意休息，保持心情愉快，勿急躁。

（李琼华）

# 第二节　肱骨干骨折

## 一、基础知识

**（一）解剖生理**

肱骨干是指肱骨外科颈下 1 cm 至肱骨髁上 2 cm 之间的部分，肱骨干中下 1/3 交界处后外侧有桡神经沟，此处骨折易损伤桡神经；肱骨中段有营养动脉穿入下行，中段以下骨折易损伤营养血管而影响骨折愈合。此外，肱骨干骨折有时也伤及由上臂经过的肱动脉、肱静脉、正中神经和尺神经。

**（二）病因**

直接暴力和间接暴力均可造成肱骨干骨折，肱骨干的上 1/3、中 1/3 骨质较为坚硬。该段骨折多由直接暴力引起，如棍棒打击、重物挤压和机器缠绞等，折线多为横断或粉碎。肱骨干周围有许多肌肉附着，由于肩部和上臂周围肌肉牵拉，在不同平面的骨折可造成不同方向的移位。

**（三）分类**

1.肱骨干上 1/3 骨折

骨折线若在胸大肌附着点以下，三角肌止点以上，则近折端受三角肌、喙肱肌、肱二头肌和肱三头肌的牵拉而向上向外移位。

2.肱骨干中 1/3 骨折

骨折线若在三角肌止点以下,近折端受三角肌牵拉向前、向外移位,远折端受肱二头肌、肱三头肌牵拉而向上移位。如患者将患肢屈肘悬于胸前,远折端将向内旋转移位。

3.肱骨干下 1/3 骨折

肱骨干下 1/3 骨折多为间接暴力引起,折线多为斜形或螺旋形,暴力方向、前臂和肘关节的位置不同可引起不同移位,大多都有成角移位(图 12-2)。

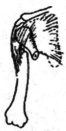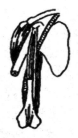

图 12-2　肱骨干骨折

**(四)临床表现**

伤后患臂疼痛、肿胀明显、活动障碍,患肢不能抬举,局部有明显环形压痛和纵向叩击痛。检查时必须注意腕及手指的功能,以便确定是否合并有神经损伤。肱骨中下 1/3 骨折常易合并桡神经损伤,桡神经损伤后,可出现腕下垂、掌指关节不能伸直、拇指不能伸展,手背第 1、第 2 掌骨间(虎口区)皮肤感觉障碍。

## 二、治疗原则

**(一)手法复位小夹板固定**

肱骨干各型骨折均可在局麻下或臂丛麻醉下行手法整复,根据 X 片移位情况,分析受伤机制,采取复位手法。麻醉后,纵向牵引纠正重叠,推按骨折两断端复位,小夹板固定。长管型石膏也可固定,但限制肩、肘关节活动。若石膏过重造成骨端分离,影响骨折愈合。

**(二)骨折合并桡神经损伤**

骨折无移位,神经多为挫伤,用小夹板或石膏固定,观察 1～3 个月,神经无恢复可手术探查。骨折移位明显,桡神经有嵌入骨折断端可能。手法复位可造成神经断裂,应特别小心。手术探查神经时,同时做骨折复位内固定。晚期神经损伤多为压迫或粘连,应考虑手术治疗。

**(三)开放骨折**

伤势轻、无神经受损,可彻底清创,关闭伤口,闭合复位外固定,变开放伤为闭合伤。伤情重、错位多可彻底清创,探查神经、血管,同时复位固定骨折。

**(四)陈旧性肱骨干骨折不愈合**

肱骨干骨折无论用石膏或小夹板固定,都因肢体重量悬吊作用很少发生重叠、旋转及成角畸形,而因牵拉过度造成延迟愈合或不愈合者则多见,用石膏固定尤为常见。治疗肱骨干骨折时,要注意骨折断端分离,早期发现及时处理。已经不愈合者,应手术内固定并植骨以促进愈合。

## 三、护理要点

**(一)非手术治疗及术前护理**

(1)减轻或预防不良情绪。

（2）给予高蛋白、高热量、高维生素、含钙丰富的饮食。

（3）U 形石膏托固定时可平卧。患肢以枕垫起，悬垂固定，2 周内只能取坐位或半坐位。

（4）合并桡神经损伤者应注意预防皮肤溃疡。

（5）外固定期间注意观察伤肢血液循环，合并桡神经损伤者观察感觉和运动功能恢复情况，注意肱动脉、肱静脉损伤情况。如发生可出现肢端皮肤苍白、皮温低、肿胀、发绀、湿冷等。

（6）功能锻炼：①早、中期：骨折固定后立即进行伤臂肌肉的舒缩活动。握拳、腕伸屈及主动耸肩等动作，每天 3 次。②晚期：去除固定后逐渐行摆肩。肩屈伸、内收、外展、内外旋等练习。

**（二）术后护理**

（1）内固定术后或使用外展架固定者，宜半卧位，平卧位时患肢下垫软枕。

（2）疼痛的护理：①找出引起疼痛的原因。②手术切口疼痛可用镇痛药；缺血性疼痛及时解除压迫；感染时及时处理伤口，应用抗生素。③移动时保护患处。

（3）预防血管痉挛：进行神经修复和血管重建术后，可能出现血管痉挛，应做到以下几点。①避免一切不良刺激。②一周内应用扩血管、抗凝药物。③密切观察患肢血液循环变化。④功能锻炼。

## 四、健康指导

（1）注意保持功能体位。

（2）合并桡神经损伤者遵医嘱服用神经营养药物。

（3）继续进行功能锻炼：复位固定后即可进行手指主动伸屈运动。外固定或手术内固定者，2～3 周后进行腕、肘关节的主动运动和肩关节的内收、外展运动；4～6 周后进行肩关节的旋转活动。

（4）复诊：U 形石膏固定者，肿胀消退后复诊；悬吊石膏固定 2 周后更换长臂石膏托，维持 6 周左右；伴桡神经损伤者，定期复查肌电图。

（姜莎莎）

# 第三节　肱骨髁上骨折

肱骨髁上骨折指在肱骨干与肱骨髁交界处发生的骨折，多发生于 10 岁以下儿童，易损伤神经和血管，导致前臂缺血性肌挛缩，引起爪形手畸形。

## 一、病因与发病机制

### （一）伸直型骨折

肘关节处于过伸位跌倒时，手掌着地，暴力经前臂向上，加上身体前倾，向下产生剪式应力，尺骨鹰嘴向前的杠杆力，使肱骨干与肱骨髁交界处发生骨折。骨折远端向后上移位，近折端向前位，尺神经、桡神经可因肱骨髁上骨折的侧方移位受伤。

### （二）屈曲型骨折

较少见，由间接暴力引起。跌倒时，肘关节屈曲，肘后方着地，暴力向上传导至肱骨下端,导致髁上屈曲型骨折。较少合并血管和神经损伤。

## 二、临床表现

肘部明显疼痛、肿胀、皮下瘀斑和功能障碍,伸直型骨折肘部向后突出,近折端向前移,并处于半屈位。局部明显压痛,有骨摩擦音及假关节活动,与肘关节脱位相比较肘后三角关系正常。如果合并有正中神经、尺神经、桡神经、肱动脉损伤,则出现前臂和手相应的神经支配区的感觉减弱或消失,及相应的功能障碍。如复位不当可致肘内翻畸形。

## 三、实验室及其他检查

肘部正、侧位 X 线摄片可以明确骨折部位、类型、移位方向,为选择治疗方法提供依据。

## 四、诊断要点

根据 X 线片和受伤病史可以明确诊断。

## 五、治疗要点

### (一)手法复位外固定

若受伤时间短,血循环良好,局部肿胀不明显者,可行手法复位后外固定。给予局部麻醉或臂丛神经阻滞麻醉。在持续牵引下,行手法复位,使患肢肘关节屈曲 60°～90°给予后侧石膏托固定 4～5 周,X 线摄片证实骨折愈合良好,即可拆除石膏。

### (二)持续牵引

对于手法复位不成功,受伤时间较长,肢体肿胀明显者,可行尺骨鹰嘴牵引,牵引重量为 1～2 kg,牵引时间控制在 4～6 周。

### (三)手术复位

对于骨折移位严重,手法复位失败,有神经、血管损伤者,采取手术复位。复位方法有经皮穿针内固定、切开复位内固定。

## 六、护理要点

### (一)保持有效的固定

观察固定的屈曲角度,离床活动时要用三角巾悬吊患肢于胸前。发现固定体位改变时,要及时给予纠正。

### (二)严密观察

重点观察患肢的血液循环、感觉、活动情况,以利于及时发现外伤后肱动脉、正中神经、尺桡神经的损伤。

### (三)康复锻炼

复位固定后当天可做握拳、屈伸手指练习,1 周后可做肩部主动活动,并逐渐加大运动幅度。3 周后去除外固定,可做腕、肘、肩部的屈伸练习。伸直型骨折注意恢复屈曲活动,屈曲型骨折注意恢复增加伸展活动。

(张

# 第四节 尺桡骨干双骨折

尺桡骨干双骨折可由直接暴力、间接暴力、扭转暴力引起,青少年多见,占各类骨折的 6%。

## 一、病因与发病机制

### (一)直接暴力
由重物打击、机器或车轮的直接碾压,导致同一平面的横形或粉碎性骨折。

### (二)间接暴力
跌倒时手掌着地,暴力通过腕关节向上传导,暴力作用首先使桡骨骨折。若暴力较强,则通过骨间膜向内下方传导,可引起低位尺骨斜形骨折。

### (三)扭转暴力
跌倒时前臂旋转、手掌着地,或手遭受机器扭转暴力,导致不同平面的尺桡骨螺旋形骨折或斜形骨折。可并发软组织撕裂、神经血管损伤,或合并他处骨折。

## 二、临床表现

伤侧前臂出现疼痛、肿胀、成角畸形及功能障碍,主要不能进行旋转活动。局部明显压痛,严重者出现剧痛、患肢肿胀、手指屈曲,可扪及骨折端、骨摩擦感及假关节活动。听诊骨传导音减弱或消失。严重者可发生骨筋膜室综合征。

## 三、实验室及其他检查

正位及侧位 X 线片可见骨折的部位、类型及移位方向,及是否合并有桡骨头脱位或尺骨小头脱位。

## 四、诊断要点

可依据临床检查、X 线正侧位片确诊。

## 五、治疗要点

### (一)手法复位外固定
可在局部麻醉或臂丛神经阻滞麻醉下进行,重点是矫正旋转移位,恢复骨膜紧张度,紧张的骨间膜牵动骨折端复位。复位成功后,用小夹板或石膏托固定。

### (二)切开复位内固定
不稳定骨折或手法复位失败者倾向于切开复位,螺钉钢板或髓内针内固定术治疗。

## 六、护理要点

### (一)保持有效的固定
注意观察石膏或夹板是否有松动和移位。

**(二)维持患肢良好血液循环**

术后抬高患肢,观察患肢皮肤的颜色、温度、有无肿胀及桡动脉搏动情况。如出现剧痛,手部皮肤苍白、发凉、麻木,被动伸指疼痛,桡动脉搏动减弱或消失等表现时,提示骨筋膜室综合征的发生。如有缺血表现,立即通知医师处理。

**(三)康复锻炼**

术后 2 周开始练习手指屈伸活动和腕关节活动。4 周后开始练习肘、肩关节活动。8～10 周后 X 线片证实骨折愈合后,可进行前臂旋转活动。

(余　勤)

# 第五节　桡骨远端骨折

桡骨远端骨折(Colles 骨折)指距桡骨远端关节面 3 cm 内的骨折,占全身骨折的 6.7%～11%,多见于有骨质疏松的中老年人。

## 一、病因与发病机制

本病多由间接暴力引起,通常跌倒时腕关节处于背伸位、手掌着地、前臂旋前,应力由手掌传导到桡骨下端发生骨折。骨折远端向背侧及桡侧移位。

## 二、临床表现

骨折部疼痛、肿胀,可出现典型畸形,由于骨折远端向背侧移位,侧面看呈"银叉"畸形,骨折远端向桡侧移位,并有缩短桡骨茎突上移畸形,正面看呈"枪刺刀样"畸形(见图 12-3)。检查局部压痛明显,腕关节活动障碍,皮下出现瘀斑。

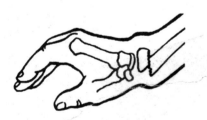

图 12-3　骨折后典型移位

## 三、实验室及其他检查

X 线片可见骨折端移位表现有:桡骨远骨折端向背侧移位,远端向桡侧移位,骨折端向掌侧成角。可同时有下尺桡关节脱位及尺骨茎突撕脱骨折。

## 四、诊断要点

根据 X 线检查结果和受伤史可明确诊断。

**(三)护理措施**

1.一般护理措施

(1)创伤骨折、外固定过紧、压迫、伤口感染等均可引起疼痛,针对引起疼痛的不同原因对症处理,对疼痛严重而诊断已明确者,在局部对症处理前可应用吗啡、哌替啶、布桂嗪、曲马朵等镇痛药物,减轻患者的痛苦。

(2)适当抬高患肢,如无禁忌应及早恢复肌肉、关节的功能锻炼,促进损伤局部血液循环,以利于静脉血液及淋巴液回流,防止、减轻或及早消除肢体肿胀。

(3)突然的创伤刺激及较重的伤势,可能会遗留较严重的肢体功能障碍或丧失,患者会有焦虑、恐惧、忧郁、消沉、悲观失望等应激的心理反应,要有针对性地进行医疗卫生知识宣教,及时了解患者的思想情绪波动,通过谈心、聊天,有的放矢地进行心理护理。

(4)有些骨折的老年患者合并有潜在的心脏病、高血压、糖尿病等疾病,受到疼痛刺激后,可能诱发脑血管意外、心肌梗死、心脏骤停等意外的发生,应予以密切观察,以防发生意外。

(5)加强营养,提高机体的抗病能力,对严重营养缺乏的患者可从静脉补充脂肪乳剂、氨基酸、人血清蛋白等。

(6)股骨粗隆间骨折因牵引、手术或保持有效固定的被迫体位,长期不能下床,导致生活自理能力下降。应从生活上关心体贴患者,以理解宽容的态度主动与患者交往,了解生活所需,尽量满足患者的要求,并引导患者做一些力所能及的事,以助于锻炼和增强信心,并告诫患者力所不及的事不要勉强去做,以免影响体位,引起骨折错位。

(7)因疼痛、恐惧、焦虑、对环境不熟悉、生活节奏被打乱等常导致患者失眠,应同情、关心、体贴患者,消除影响患者情绪的不良因素,使患者尽快适应医院环境。避免一切影响患者睡眠的不良刺激,如噪声、强光等,为患者创造一个安静舒适的优良环境,鼓励患者适当娱乐,分散患者对疾病的注意力。

(8)注意观察伤口情况,伤口疼痛的性质是否改变,有无红肿、波动感。对于伤口污染或感染严重的,应根据情况拆除缝线敞开伤口、中药外洗、抗生素湿敷等。定期细菌培养,合理有效使用抗生素,积极控制感染。

(9)保持病室空气新鲜,温湿度适宜,定期紫外线消毒,预防感染。鼓励患者做扩胸运动、深呼吸、拍背咳痰、吹气球等,以改善肺功能,预防发生坠积性肺炎。保持床铺平整、松软、清洁、干燥、无皱褶、无渣屑。经常为患者温水擦浴,保持皮肤清洁。每天定时按摩骶尾部、膝关节、足跟等受压部位,预防压疮发生。督促患者多饮水,便后清洗会阴部,预防泌尿系统感染。多食新鲜蔬菜和水果,以防发生胃肠道感染和大便秘结。鼓励患者及早进行正确的活动锻炼,如肌肉的等长收缩、关节活动,辅以肌肉按摩,指导髌骨及关节的被动活动,以促进血液循环、维持肌力和关节的正常活动度,以防止发生肌肉萎缩、关节僵硬、骨质疏松等并发症。

2.股骨粗隆间骨折的特殊护理

(1)早期满意的整复和有效固定是防止发生髋内翻畸形的关键。因此,在整复对位后应向患者说明保持正确体位的重要性和必要性,以取得他们的配合。

(2)保持患肢外展、中立位,切忌内收,保持有效牵引,预防内收肌牵拉引起髋内翻畸形。

(3)为了防止患肢内收,应将骨盆放正,必要时进行两下肢同时外展中立位牵引,预防髋内翻畸形。

(4)牵引或外固定解除后,仍应保持患肢外展位,避免过早离拐。应在X线片检查骨折已坚固愈合后,方可弃拐负重行走。

(曹凤春)

# 第十三章　眼科护理

## 第一节　葡萄膜炎

### 一、概述

葡萄膜炎是一类发生于葡萄膜、视网膜、视网膜血管以及玻璃体的炎症统称。多发于青壮年,常合并全身性自身免疫性疾病,反复发作,引起继发性青光眼、白内障及视网膜脱离等严重并发症,是严重的致盲性眼病。按其发病部位可分为前葡萄膜炎(虹膜炎、虹膜睫状体炎和前部睫状体炎)、中间葡萄膜炎、后葡萄膜炎和全葡萄膜炎。

### 二、病情观察与评估

**(一)生命体征**

监测生命体征,观察患者有无体温异常。

**(二)症状体征**

(1)观察患者有无视力减退、视物模糊、畏光、流泪、眼痛、眼前黑影等。

(2)了解患者有无自身免疫性疾病、结核病、消化道溃疡、梅毒等病史。

**(三)安全评估**

(1)评估患者有无因视力下降导致跌倒/坠床的危险。

(2)评估患者及家属有无担心疾病的预后导致的焦虑、悲观。

### 三、护理措施

**(一)用药护理**

(1)散瞳剂可预防和拉开虹膜前后粘连,解除瞳孔括约肌和睫状肌的痉挛,缓解症状,防止并发症。滴药后压迫内眦部 2～3 分钟,以减少药物经泪道进入鼻腔由鼻黏膜吸收引起的全身毒副反应。如出现心跳加快、面色潮红、口渴等药物反应,症状加重时立即停药,通知医师,协助处理。

（2）糖皮质激素具有抗炎、抗过敏作用。用药过程中注意补钾，补钙，使用胃黏膜保护剂；饮食宜低盐、高钾，适当限制水的摄入；长期用药者应遵医嘱逐渐减量，不能自行突然停止用药。

（3）使用免疫抑制剂患者定期复查血常规、肝肾功能等。

（4）非甾体抗炎药抑制炎性介质的产生，达到抗炎的作用。

**（二）眼部护理**

（1）患眼湿热敷，扩张血管，促进血液循环，减轻炎症反应，缓解疼痛。每天 2～3 次，每次 15 分钟。

（2）观察患者视力改善情况及畏光、流泪、眼痛、眼部充血、眼前黑影飘动、遮挡感、闪光感等症状有无减轻。

（3）观察患者有无视力下降、视野缺损、眼压升高等青光眼症状；有无视物模糊、晶体混浊等白内障症状；有无眼前黑影、视物变形、闪光感、视野缺损等视网膜脱离症状。

**（三）心理护理**

加强与患者沟通，做好心理疏导，消除其焦虑、悲观心理，增强战胜疾病的信心，积极配合治疗。

### 四、健康指导

**（一）住院期**

（1）讲解疾病的病因、治疗方法及预后等知识，增强患者依从性，积极配合治疗。

（2）告知患者应生活规律、劳逸结合，适当参加体育锻炼以增强体质，戒烟酒、防感冒，保持心情舒畅、情绪稳定，预防疾病复发。

**（二）居家期**

（1）本病易反复发作，如有自身免疫性疾病或眼部感染性疾病时应积极治疗。

（2）强调使用糖皮质激素的注意事项，提高药物治疗的依从性。

（3）定期门诊复查，如有病情变化及时就诊。

（刘　颖）

# 第二节　视　神　经　炎

### 一、概述

视神经炎是指阻碍视神经传导，引起视功能一系列改变的视神经病变，如炎性脱髓鞘、感染、自身免疫性疾病等。临床上常分为视神经乳头炎及球后视神经炎。视神经乳头炎是指视神经乳头局限性炎症，多见于儿童及青少年，一般预后较好；球后视神经炎则以慢性多见，一般预后较差。

### 二、病情观察与评估

**（一）生命体征**

监测生命体征，观察患者有无体温、脉搏、呼吸、血压异常。

**（二）症状体征**

（1）观察患者视力、瞳孔对光反射、眼球运动情况。

（2）了解患者 VEP、眼底及视野的改变，有无眼球压痛、转动痛、色觉减退等。

（3）了解患者近期有无感冒、疲劳、接触有害物质等情况；有无神经系统及自身免疫性疾病；有无局部及全身感染。

**（三）安全评估**

（1）评估患者有无因视力障碍导致跌倒/坠床的危险。

（2）评估患者对疾病的认知程度，有无焦虑、急躁等表现。

## 三、护理措施

**（一）用药护理**

1.用药原则

遵医嘱给予激素、血管扩张剂、活血化瘀、神经营养支持等治疗。

2.使用糖皮质激素注意事项

（1）结核、消化道溃疡史者禁用；糖尿病、高血压患者慎用。

（2）骨质疏松、低钙、低钾、消化道溃疡是常见的药物不良反应，使用过程中注意补钙、补钾、使用胃黏膜保护剂。饮食宜低盐、高钾、适当限制水的摄入。

（3）长期大剂量使用可引起脂肪重新分布从而出现满月脸、水牛背等症状，停药或减量后可逐渐消退。

（4）长期大剂量使用会使机体抵抗力、免疫力下降，应预防感冒、皮肤及口腔感染。

（5）告知患者监测血糖、血压、电解质、眼压及体重变化的目的及重要性。

（6）长期用药者应遵医嘱逐渐减量，不能自行停止用药。

**（二）预防跌倒/坠床**

根据患者视力障碍程度及自理能力，协助其完成进食、洗漱、如厕等生活护理。将常用的物品置于随手可得之处，保持周围环境无障碍物，晚上使用夜灯，指导患者使用厕所、浴室、通道的扶手，活动及外出时有人全程陪同，避免跌倒/坠床。

**（三）心理护理**

加强与患者沟通，关心患者，讲解疾病的病因、诱因、治疗方法及预后等知识，消除其紧张、焦虑心理，以增强战胜疾病的信心，积极配合治疗。

## 四、健康指导

**（一）住院期**

（1）告知患者 VEP、眼底荧光血管造影、头部 MRI 等检查的目的及配合要点。

（2）告知患者视神经炎常与炎性脱髓鞘、感染、自身免疫性疾病等有关。一旦出现视力急剧下降、视野变小、眼球或眼眶后疼痛、色觉减退时，应立即就医。

**（二）居家期**

（1）遵医嘱用药，强调使用糖皮质激素的注意事项。

（2）讲解预防视神经炎复发的方法：生活有规律、劳逸结合、保证充足睡眠；饮食合理搭配，营养丰富,戒烟酒;适当参加体育锻炼,增强体质;保持情绪稳定;防感冒。

(3)出院后1周门诊复查。

(邵 珍)

# 第三节 弱 视

## 一、概述

弱视是指眼部无明显器质性病变,但在视觉发育期间,由于各种原因引起的视觉细胞有效刺激不足,导致单眼或双眼最好矫正视力低于0.8的一种视觉状态。弱视在学龄前儿童及学龄儿童患病率为1.3%～3%,是一种可治疗的视力缺损性常见眼病,越早发现,越早治疗,预后越好。

## 二、病因与发病机制

按发病机制的不同,弱视一般可分为如下几种。

### (一)斜视性弱视

斜视性弱视为消除和克服斜视引起的复视和视觉紊乱,大脑视皮层中枢主动抑制由斜视眼传入的视觉冲动,该眼黄斑功能长期被抑制而形成弱视。

### (二)屈光参差性弱视

一眼或两眼有屈光不正,两眼屈光参差较大,使两眼在视网膜上成像大小不等,融合困难,大脑视皮层中枢抑制屈光不正较重的一眼,日久便形成弱视。

### (三)屈光性弱视

屈光性弱视多见于双眼高度远视(也可高度近视),在发育期间未能矫正,使所成的像不能清晰聚焦于黄斑中心凹,造成视觉发育的抑制,而形成弱视。

### (四)形觉剥夺性弱视

由于先天性或早期获得的各种因素导致视觉刺激降低,如眼屈光间质混浊(如白内障、角膜瘢痕等)、完全性上睑下垂、不恰当的眼罩遮盖眼等,妨碍视网膜获得足够光刺激,而干扰了视觉的正常发育过程,造成弱视。

### (五)先天性弱视

先天性弱视包括器质性弱视如新生儿视网膜或视路出血和微小眼球震颤。

## 三、护理评估

### (一)健康史

向家长询问患儿出生时情况,有无眼病,有无不当遮眼史,有无复视和头位偏斜,有无家族史,了解患儿诊治经过。

### (二)症状与体征

视力减退,临床上将屈光矫正后视力在0.6～0.8者定为轻度弱视,在0.2～0.5者定为中度此型大于0.1者定为重度弱视。但在暗淡光线下,弱视眼的视力改变不大,临床上弱视患儿往往无主诉,常在视觉检查时发现异常。视力测定应在散瞳后检查更准确,常用方法如下。

(1)2岁以内婴幼儿:①观察法,婴幼儿视力检查比较困难,不伴有斜视的弱视则更不易发现。可用临床观察法衡量婴幼儿的视力。交替遮盖法,即先后交替遮盖患儿的一只眼,观察和比较其反应;或用一件有趣的图片或玩具引逗他,连续移动,根据患儿的单眼注视和追随运动估计其视力。②视动性眼球震颤方法,利用能旋转的黑色条纹的眼震鼓,观察眼动状态。

(2)2～4岁儿童:用图形视力表或E视力表检测。检测时应完全遮盖一眼,有拥挤现象(即对单个字体的识别能力比对同样大小但排列成行的字体的识别能力要强)。

(3)5岁以上儿童与成人一样,用E视力表检测。

**(三)心理-社会状况评估**

由于弱视患者多为年幼患儿,除应评估患者的年龄、受教育水平、生活方式和环境外,还应评估患儿家属接受教育的水平、对疾病的认识和心理障碍程度、社会支持系统的支持程度等。

## 四、护理诊断

**(一)感知改变**

感知改变与弱视致视力下降有关。

**(二)潜在并发症**

健眼遮盖性弱视。

**(三)知识缺乏**

缺乏弱视的防治知识。

## 五、护理措施

(1)向患儿和其家属详细解释弱视的危害性、可逆性、治疗方法及注意事项等,取得他们的信任与合作。随着弱视眼视力的提高,受抑制的黄斑中心凹开始注视但由于双眼视轴不平行(如斜视等),打开双眼后可出现复视,这是治疗有效的现象,应及时向家属解释清楚。只要健眼视力不下降,就应继续用遮盖疗法。矫正斜视和加强双眼视功能训练,复视能自行消失。

(2)治疗方法的指导:①常规遮盖疗法指导,利用遮盖视力较好一眼,即优势眼,消除双眼相互竞争中优势眼对弱视眼的抑制作用,强迫弱视眼注视,同时让大脑使用被抑制眼,提高弱视眼的固视能力和提高视力,这是弱视患儿最有效的治疗方法。遮盖期间鼓励患儿用弱视眼做描画、写字、编织、穿珠子等精细目力的作业。具体遮盖比例遵照医嘱,遮盖健眼必须严格和彻底,应避免偷看,同时警惕发生遮盖性弱视;定期随访,每次复诊都要检查健眼视力及注视性质。同时因遮盖疗法改变了患者的外形,予以心理疏导。②压抑疗法,利用过矫或欠矫镜片或睫状肌麻痹剂抑制健眼看远和/或看近的视力;视觉刺激疗法(光栅疗法);红色滤光胶片疗法等。③后像疗法指导,平时遮盖弱视眼,治疗时盖健眼,用强光炫耀弱视眼(黄斑中心凹3°～5°用黑影遮盖保护),再于闪烁的灯光下,注视某一视标,此时被保护的黄斑区可见视标,而被炫耀过的旁黄斑区则看不见视标。每天2～3次,每次15～20分钟。

(3)调节性内斜视经镜片全矫后,应每半年至1年检眼1次,避免长期戴远视镜片而引起调节麻痹。为巩固疗效、防止弱视复发,所有治愈者均应随访观察,一直到视觉成熟期,随访时间一般为3年。

(韩竹丽)

# 第四节 白 内 障

## 一、概述

白内障是指因年龄、代谢、外伤、药物、辐射、遗传、免疫、中毒等因素导致晶状体透明度降低或颜色改变所致光学质量下降的退行性变,是最常见的致盲性眼病。常分为年龄相关性白内障、先天性白内障、外伤性白内障、代谢性白内障等。白内障的治疗目前以手术治疗为主,手术方式主要采用超声乳化联合人工晶状体植入术、飞秒激光辅助白内障超声乳化联合人工晶体植入术。

## 二、病情观察与评估

### (一)生命体征

监测生命体征,观察患者有无血压异常。

### (二)症状体征

(1)观察患者有无视力下降、视物模糊、遮挡、变形、眼痛、眼胀等症状。有无眼部外伤史等。

(2)了解患者晶状体混浊部位及程度。

### (三)安全评估

评估患者有无因年龄、视力障碍导致跌倒/坠床的危险。

## 三、护理措施

### (一)术前护理

1.完善检查

协助完善术前常规及专科检查。

2.散瞳

术前充分散瞳,增大术野,有利于晶体、晶体核的吸出及人工晶体的植入,避免虹膜损伤,保证手术成功。前房型人工晶体植入者禁止散瞳。

3.访视与评估

了解患者基本信息和手术相关信息,确认术前准备完善情况。

4.患者交接

与手术室工作人员核对患者信息、手术部位标识及患者相关资料,完成交接。

### (二)术后护理

1.眼部护理

(1)观察患者术眼敷料有无渗血、渗液,保持敷料清洁干燥。

(2)术眼有无疼痛,有无恶心、呕吐等伴随症状。

(3)勿揉搓、碰撞术眼,避免突发震动引起伤口疼痛及晶体移位。

(4)术后如出现明显头痛、眼胀、恶心、呕吐时,应警惕高眼压的发生,报告医师给予相应处理。

(5)术眼佩戴治疗性角膜接触镜者,手术2小时后至睡前遵医嘱滴用抗生素眼液及人工泪液,每2小时1次,至少3次以上;术眼包扎者,术后1天敷料去除后遵医嘱滴眼药。

**2.用药护理**

(1)散瞳剂:防止术后瞳孔粘连,滴药后会出现视物模糊,应睡前使用,预防跌倒。

(2)激素类:严格遵医嘱用药。

**3.预防跌倒/坠床**

视力不佳者佩戴老花镜,晚上使用夜灯,将常用的物品置于随手可取之处,保持周围环境无障碍物,指导患者使用厕所、浴室的扶手,避免跌倒/坠床。

## 四、健康指导

### (一)住院期

(1)告知患者ERG、眼AB超、角膜曲率、角膜内皮细胞计数等专科检查的目的,积极配合检查。

(2)告知手术的目的、方法、大致过程及注意事项等,积极配合治疗。

### (二)居家期

(1)告知患者术后注意事项,指导用眼卫生,避免脏水入术眼。

(2)未植入人工晶体者3个月后验光配镜。

(3)出院后1周门诊复查,若出现视力突然下降,眼部分泌物增加等应及时就医。

(陈秋媛)

# 第五节 青 光 眼

## 一、概述

青光眼是病理性高眼压导致视神经损害和视野缺损的一种主要致盲性眼病,具有家族遗传性。高眼压、视盘萎缩及凹陷、视野缺损及视力下降是本病的主要特征。根据前房角形态、病因机制及发病年龄等主要因素,将青光眼分为原发性、继发性及先天性。原发性青光眼又分为开角型和闭角型。

## 二、病情观察与评估

### (一)生命体征

监测生命体征,观察患者有无体温、脉搏、呼吸、血压异常。

### (二)症状体征

(1)观察患者有无眼压升高、眼部充血、角膜水肿、瞳孔散大、光反射迟钝或消失等症状。

(2)观察患者有无剧烈头痛、眼胀、虹视、雾视、视力下降、视野变小、恶心、呕吐等症状。

(3)了解患者有无前房浅、房角变窄、虹膜节段萎缩、角膜后沉着物、晶体前囊下混浊等症状。

**(三)安全评估**

(1)评估患者有无因双眼视力障碍导致跌倒/坠床的危险。

(2)评估患者对疾病的认知程度、心理状态,有无焦虑、恐惧等表现。

## 三、护理措施

**(一)术前护理**

1.完善检查

协助完善术前常规及专科检查。

2.卧位

卧床休息,抬高床头 15°～30°。

3.疼痛护理

采用数字分级法(NRS)进行疼痛评估,分析疼痛的原因,安慰患者,遵医嘱予以降眼压对症处理,观察疼痛缓解情况及眼压的动态变化。

4.用药护理

(1)磺胺类降眼压药物:观察患者有无口唇、四肢麻木等低钾表现,遵医嘱同时补钾。该类药物易引起泌尿道结石,应少量多次饮水、服用小苏打等碱化尿液,磺胺过敏者禁用。

(2)缩瞳剂眼药、β受体阻滞剂眼药:滴药后压迫内眦部 2～3 分钟,防止药物经泪道进入鼻腔由鼻黏膜吸收引起心率减慢、哮喘及呼吸困难等全身毒副反应。有心功能不全、心动过缓、房室传导阻滞、哮喘、慢性阻塞性肺部疾病的患者慎用。

(3)20％甘露醇:快速静脉滴注完毕后平卧 1～2 小时,防止引起直立性低血压及脑疝等,观察神志、呼吸及脉搏的变化。长期输入者,监测电解质的变化。

5.心理护理

加强与患者沟通,做好心理疏导,消除其焦虑、恐惧心理,以免不良情绪导致青光眼急性发作,增强战胜疾病的信心,积极配合治疗。

6.访视与评估

了解患者基本信息和手术相关信息,确认术前准备完善情况。

7.患者交接

与手术室工作人员核对患者信息、手术部位标识及患者相关资料,完成交接。

**(二)术后护理**

1.卧位

卧床休息,抬高床头 15°～30°,减轻颜面水肿,利于房水引流。

2.眼部护理

(1)观察术眼敷料有无松脱、渗血渗液、脓性分泌物;有无头痛、眼痛、恶心呕吐、角膜水肿或角膜刺激症状。

(2)结膜缝线会有术眼异物感,勿揉搓术眼。

(3)观察眼压、视功能的变化。

(4)浅前房患者半卧位休息,加压包扎术眼,促进伤口愈合、前房形成。

3.用药护理

术眼应用散瞳剂防止虹膜粘连,非手术眼禁用散瞳剂。

**4.预防青光眼发作**

(1)进食清淡、软、易消化饮食,保持大便通畅;戒烟酒,不宜食用浓茶、咖啡及辛辣刺激性食品;不宜暴饮,应少量多次饮水,一次饮水不超过 300 mL。

(2)劳逸结合,保持精神愉快,避免情绪波动;不宜在黑暗环境中久留,衣着宽松,不宜长时间低头弯腰,睡觉时需垫枕,以免影响房水循环导致眼压升高。

(3)原发性青光眼术前禁用散瞳剂。

## 四、健康指导

### (一)住院期

(1)告知患者裂隙灯、房角镜、眼底、眼压、视野、OCT、VEP、角膜内皮细胞计数等检查的目的、重要性,积极配合检查。

(2)强调预防青光眼发作的措施及重要性。

(3)有青光眼家族史者,告知其直系亲属定期门诊检查,做到早发现、早诊断、早治疗。

### (二)居家期

(1)告知患者坚持局部滴药,教会正确滴眼药方法。

(2)出院后 1 周门诊复查。如发生眼胀、红肿、分泌物增多或突然视物不清,应立即就医。青光眼术后需终身随访。

(侯晓慧)

# 第六节　玻璃体积血

## 一、概述

玻璃体积血是各种原因造成视网膜、葡萄膜血管或新生血管破裂,血液流出并聚积于玻璃体腔。大量玻璃体积血时,不仅造成视力障碍,还可引起视网膜脱离、青光眼、白内障等并发症。

## 二、病情观察与评估

### (一)生命体征

监测生命体征,观察患者有无血压异常。

### (二)症状体征

(1)观察患者视力、眼压情况,眼前有无漂浮物、闪光感等症状。

(2)了解患者有无外伤史、手术史、视网膜血管病变史、高血压、糖尿病、血液病史等。

### (三)安全评估

(1)评估患者有无因视力障碍导致跌倒/坠床的危险。

(2)评估患者对疾病的认知程度、心理状态及家庭支持系统。

### 三、护理措施

**(一)术前护理**

1.完善检查

协助完善术前常规及专科检查。

2.卧位

半卧位休息,减少活动。

3.用药护理

(1)滴用散瞳剂麻痹睫状肌,保证眼球休息,利于检查,防止术后瞳孔粘连。

(2)滴药后压迫泪囊2~3分钟,以减少药物经泪道进入鼻腔由鼻黏膜吸收引起全身毒副反应。

(3)若出现呼吸加速、神经兴奋症状、全身皮肤潮红等应高度警惕药物中毒,立即停药、吸氧,协助医师处理。

(4)糖尿病、高血压患者坚持治疗,监测血糖、血压变化,观察患者有无并发症。

4.心理护理

加强与患者沟通,了解患者对治疗的预期效果,给予正确的引导。讲解成功案例,增强战胜疾病的信心,积极配合治疗。

5.访视与评估

了解患者基本信息和手术相关信息,确认术前准备完善情况。

6.患者交接

与手术室工作人员核对患者信息、手术部位标识及患者相关资料,完成交接。

**(二)术后护理**

1.卧位

合并视网膜脱离行玻璃体腔注气/硅油填充者取裂孔处于最高位休息,根据气体吸收及视网膜复位的情况变换体位。

2.眼部护理

(1)勿碰撞揉搓术眼、用力咳嗽、打喷嚏、用力排便,3个月内勿过度用眼、避免剧烈活动,防止再出血及视网膜再脱离。

(2)观察眼压、眼内气体吸收、视网膜复位等情况,若有异常,协助医师处理。

3.预防跌倒/坠床

根据患者视力障碍程度及自理能力,协助患者完成生活护理,落实住院患者跌倒/坠床干预措施,如使用床栏、保持地面干燥、穿防滑鞋、将用物置于易取放处,保持病房和通道畅通等。

### 四、健康指导

**(一)住院期**

(1)告知患者眼底、三面镜、眼压、眼底血管造影、OCT、ERG、VEP、眼B超等检查的目的、重要性,积极配合检查。

(2)强调正确体位的重要性,提高患者特殊体位依从性。

**(二)居家期**

(1)球内注气未吸收者 2 个月内禁止乘坐飞机或至海拔 1 200 米以上的地方。硅油填充者 3~6 个月后取出。

(2)出院后 1 周门诊复查。如出现视物变形、遮挡感、眼前闪光感等,立即就医。

(严　卉)

# 参 考 文 献

[1] 兰洪萍.常用护理技术[M].重庆:重庆大学出版社,2022.

[2] 寇建琼,刘庆芬.突发公共卫生事件应急处置护理手册[M].昆明:云南科技出版社,2022.

[3] 张洪波,王哲敏.外科围手术期护理1000问[M].上海:上海交通大学出版社,2022.

[4] 王芳,白志仙,赵蓉.肿瘤患者放疗护理指导手册[M].昆明:云南科技出版社,2022.

[5] 于翠翠.实用护理学基础与各科护理实践[M].北京:中国纺织出版社,2022.

[6] 孔翠,马莲,谭爱群.常见疾病基础护理实践[M].北京:世界图书出版有限公司,2022.

[7] 李艳.临床常见病护理精要[M].西安:陕西科学技术出版社,2022.

[8] 张红,黄伦芳.外科护理查房[M].北京:化学工业出版社,2021.

[9] 强万敏,樊代明,郝希山.肿瘤护理[M].天津:天津科技翻译出版有限公司,2022.

[10] 刘楠楠.内科护理[M].北京:人民卫生出版社,2021.

[11] 张兰凤.护理院护理技术[M].北京:科学出版社,2021.

[13] 张薇薇.基础护理技术与各科护理实践[M].开封:河南大学出版社,2021.

[14] 姜雪.基础护理技术操作[M].西安:西北大学出版社,2021.

[15] 张晓霞,于丽丽.外科护理[M].济南:山东人民出版社,2021.

[16] 刘爱杰,张芙蓉,景莉,等.实用常见疾病护理[M].青岛:中国海洋大学出版社,2021.

[17] 王岩.护理基础与临床实践[M].北京:化学工业出版社,2021.

[18] 陈素清.现代实用护理技术[M].青岛:中国海洋大学出版社,2021.

[19] 初钰华,刘慧松,徐振彦.妇产科护理[M].济南:山东人民出版社,2021.

[20] 刘峥.临床专科疾病护理要点[M].开封:河南大学出版社,2021.

[21] 关再凤,孙永梅.常见疾病护理技术[M].合肥:中国科学技术大学出版社,2021

[22] 蔡姣芝.肿瘤内科护理[M].广州:广东科学技术出版社,2021.

[23] 贺吉群,肖映平,许琼.全彩骨科手术护理[M].长沙:湖南科学技术出版社,2022.

[24] 秦寒枝.临床医用管道护理手册[M].北京:中国科学技术大学出版社,2022.

[25] 赵静.新编临床护理基础与操作[M].开封:河南大学出版社,2021.

[26] 王翠翠.实用护理学基础与各科护理实践[M].北京:中国纺织出版社,2022.

[27] 潘文彦.实用重症临床护理规范[M].上海:复旦大学出版社,2021.

［28］刘俊荣,范宇莹,张凤英,等.护理伦理学［M］.北京:人民卫生出版社,2022.

［29］邓雄伟,程明,曹富江,等.骨科疾病诊疗与护理［M］.北京:华龄出版社,2022.

［30］王美芝,孙永叶,隋青梅.内科护理［M］.济南:山东人民出版社,2021.

［31］王秀萍.临床内科疾病诊治与护理［M］.西安:西安交通大学出版社,2022.

［32］任秀英.临床疾病护理技术与护理精要［M］.北京:中国纺织出版社,2022.

［33］高淑平.专科护理技术操作规范［M］.北京:中国纺织出版社,2021.

［34］张翠华,张婷,王静,等.现代常见疾病护理精要［M］.青岛:中国海洋大学出版社,2021.

［35］郑娜,郭静,杨雅景.实用重症护理技术［M］.北京:中国纺织出版社,2022.

［36］刘敬,霍建霞.妊娠剧吐孕妇对于强化饮食及心理护理的效果观察［J］.继续医学教育,2020,34(5):117-119.

［37］顾慧敏,章悦,吴苏仙.妊娠中期瘢痕子宫破裂修补术后继续妊娠分娩的护理［J］.中华急危重症护理杂志,2022,3(3):228-231.

［38］陈爽.人性化护理干预模式应用于功能失调性子宫出血患者中的效果［J］.中国医药指南,2022,20(6):1-4.

［39］丁凤琴.慢性子宫颈炎、盆腔炎的病因分析及护理措施［J］.中外女性健康研究,2020(5):86-87.

［40］严淑英,顾凤仙,陈翠红,等.原发性痛经患者心理社会因素调查与临床护理干预［J］.护理实践与研究,2020,17(14):77-79.